成方切用

清·吴仪洛 著

李志庸 点校

天津出版传媒集团

天津科学技术出版社

图书在版编目（CIP）数据

成方切用 /（清）吴仪洛著；李志庸点校 . 一天津：
天津科学技术出版社，1999（2025.03 重印）
（实用中医古籍丛书）
ISBN 978-7-5308-2611-9

Ⅰ.①成… Ⅱ.①吴…②李… Ⅲ.成方-清代 Ⅳ.① R289.249

中国版本图书馆 CIP 数据核字（2000）第 55640 号

成方切用

CHENGFANG QIEYONG

责任编辑：张　冲　梁　旭
责任印刷：刘　彤

出　　版：天津出版传媒集团
　　　　　天津科学技术出版社
地　　址：天津市西康路 35 号
邮　　编：300051
电　　话：（022）23332490（编辑室）　23332392（发行科）
网　　址：www.tjkjcbs.com.cn
发　　行：新华书店经销
印　　刷：天津市宏博盛达印刷有限公司

开本 787×1092　1/32　印张 25.625　字数 377 000
2025 年 3 月第 1 版第 5 次印刷
定价：78.00 元

内容提要

　　本书编者取《医方考》《医方集解》两书加以增改,得古今成方凡一千一百八十余首,逐方解释制方原意,列述加减之法,使读者既知规范,又审时宜,以求通变适用,而无拘执之弊。

　　全书共十二卷,每卷各分上下,另以方制总义及《内经》方冠之卷首,从第一卷至第十二卷,根据方剂性类使用的不同,分列为治气、理血等二十四门,每方先述适应证候,次为组成药物及加减法,再次为方义及附方,条理概括,词旨明爽,而注释引证不厌详明,尤便读者深切体会。

　　本书卷末,题曰"勿药元诠",所采系养生家言,虽无具体方药,但可补方药所不能疗者,实为古代的无药疗法,颇具参考价值。

本书适宜于广大临床工作者及学习方剂学者作参考。

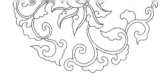

点校说明

吴仪洛,清代医家,字遵程,浙江海盐人。早年从儒,攻考科举,并读家藏医书,所寓目辄能谙写。中年欲以良医济世,博览岐黄家言,遂精其术。著有《成方切用》《伤寒分经》,并采入《四库全书》。又有《春秋传义》《周易注》《本草从新》《四诊须详》《女科宜今》等著作。

《成方切用》刊于 1761 年,本书在《医方考》及《医方集解》的基础上选录古今成方 1180 余首。卷首为制方总义及《内经》方;卷 1~12 将方剂分为治气、理血、补养、涩固等 24 门。每方记明主治、组方、配伍及方义,有的方剂注明出处。选方大多切于实用,注释也较详明,可供临床参考。卷末载《勿药元诠》二十四条。吴氏精于医理、又重临证，其所著《成方切用》历来被医家所称道，是中医初学者入门必读之书。

本次整理，以清乾隆二十六年辛巳（1761年）硖川利济堂藏版吴氏医学述第四种《成方切用》为底本，该书版本每半叶九行，每行十九字，无格、花口、四周单边。

在确定了该版本为底本后，曾分别从三个图书馆中找出同一版本，互相比勘，择善而从，以弥补古籍刊印时个别之处模糊不清等不足，从而更有利于充分体现原著原貌。以清道光二十七年丁未（1847年）瓶花书屋校刊本、上海科学技术出版社1958年校印本为校本。校勘中，以对校为主，并通过本校、他校和理校而完成。在整理中，除标点、校勘外，对书中不规范字，如"紫苑""血运""与"等字，均分别改为"紫菀""血晕""钦"等通用字。对于一些古今字、通假字，也做了必要的改动，如内→纳、畜→蓄、放→仿等字。为了保持古书原貌，如"唯"与"惟"、"玄"与"元"等，凡属用字习惯或避讳等情况均未做改动。另外，目录与正文不一致的，也根据具体情况做了相应调整，如有目而正文无方名者则删目，而正文中有方名而无目者则补目，以便统一。本次点校工作尽管做了较大的努力，但因水平所限，存在问题尚恐难免，恳望读者予以指正。

点 校 者

1998 年 5 月于天津中医学院

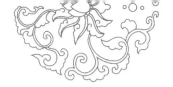

序

　　《内经》，医之奥旨也；诸方，医之粗迹也。近代时医，相率以方授受，而求经论者无之。舍奥旨而务粗迹，安望其术之神良乎？虽然，方亦何可废也！方以立法，法以制宜，譬之工倕，匠心独创，断未有倜规矩而为之者。特神而明之，存乎其人焉耳。古昔方书，得人乃传，扁鹊、仓公皆称禁方，秘不轻授。所以汉时以前，成方绝少，而仲景为方之祖也。仲景以后，方书充栋。无如制方者日益多，而注方者不少概见。宋·成无己始将仲景一百十三方，论而注之，使观者知其端绪，渐得解会，但循文训释，仲景之良法精义不能尽彻。迄明兴，始有吴鹤皋之《医方考》。因病分门，词旨明爽，海内盛行，但搜采不无阙略。近日汪认庵仿成氏、吴氏之意而扩充之,采辑古方,名曰《集解》,先详受病之由,次解用药之意,硕论名言,采搜甚富,然不能无承讹袭愆之说,且于新方总未采录,均未可以语全书也。洛不揣愚陋,取吴氏、汪氏所辑而增改之,得古今良方,凡一千三百余首,禀诸经以观其合,订之证以发其微,编为十四卷①,题其端曰《成方切用》,以所录皆取切于时用之方,而尤期用方者之切于病情也。何则? 迩来风气浸薄,人之禀受远不及古,故方有宜古不宜今者,设起仲景于今日,将必有审机察变损益无已者,而谓录方可不切于时用乎? 且病有标本先后,治有缓急逆从,医贵通变,药在合宜,苟执一定之方,以应无穷之证,未免实实虚虚,损不足而益有余,反致杀人者多矣。用方之切于

① 编为十四卷:道光本无此句。

病,岂易易哉？然则如之何而后可？曰：研穷乎《灵枢》《素问》而经义无不通也，详求夫望闻问切而证因莫能遁也，深悉于气味阴阳而药性剖其微也。夫然后经之以法，纬之以方，从斯集而合离变化焉，自迎刃而中其肯綮矣。

乾隆辛巳仲冬月长至日潋水吴仪洛遵
程书于硖川之利济堂

凡　　例

一、古人因病立方，加减出入，具有深意。若不明其受病之由，与用方之所以能治其病之故，而概执方以治之，其不至于误世殃人者几希。兹集病情方意，互相阐发，庶便资用。若每方皆释则重复烦恼，反生厌渎。故前后间见，详略不一，或释制方之意，或拟加减之法，读者汇观而统会之可也。

二、人身一小天地也，当天地初开，气化浓密，则受气常强。及其久也，气化渐薄，则受气常弱。尝考五帝之寿，咸逾百岁；三王之后，及百者鲜矣。故东汉之世，仲景处方辄以两计。宋元而后，东垣、丹溪不过钱计而已。岂非深明造化与时偕行者欤？今去宋元又远，元气转薄，所以临证施治，多事调养，专防克伐；多事温补，痛戒寒凉。此今时治法之变通也。若执成方，或矜家秘，惟知尽剂不顾本元；惟知古法不审时宜，则轻病即重，重病即死矣。有利济之心者，宜加战兢焉。

三、成无己所注仲景之方，不过循文训释而已。近世如方中行、喻嘉言、周扬俊辈，于仲景《伤寒论》具有发明，而喻氏尤能阐发其精义，故本集采录独多。

四、吴鹤皋之《医方考》，门分七十，则嫌其多；方凡七百首。每证不过数方则嫌其少，如五积散、逍遥散，皆不入选，不无阙略。近日汪讱庵《医方集解》，门分二十有一，正方三百有奇，附方之数过之。但专录古方，未及新方，兹集门分二十有六，古方、新方共一千三百余首。似已足尽医疗之法，其有未备，学者其神明而推广之，比例而善用之则得矣。

五、集中所分门类，医学始于《灵》《素》，故首列《内经》之方。而人之由生，全赖夫气，故先治气。血者所以配气，故次理血。今人血气亏者甚多，故次补养。而大虚者防滑脱，故次涩固。及受病则有汗吐下三法，故次发表、涌吐、攻里。又有宜缓攻者，故次消导。若病在半表半里，法当和解，故次和解。又有表证未除，里证又急者，当表里交治，故次表里。而受病之因，多起于六淫，故次风、寒、暑、湿、燥、火。而病有因痰者，故次除痰。有因虫者，故次杀虫。至于妇人、小儿、痈疡、眼目，各有专科。兹集欲便于用，故每科略取数方，以备采择。又录救急之方，以应仓卒。末附"勿药元诠"以为卫生之方，使人知病有勿药之治，真有方而具无方之妙已。

六、拙刻第三种《本草从新》刊布已

数年矣,今复出此集相辅而行,其间多有互相发明者。

七、拙著医学第五种《伤寒分经》,第六种《杂证条律》等书,俱嗣刻问世。

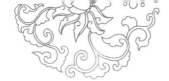

目　　录

I

卷　首

方 制 总 义

《灵枢·刺节真邪篇》曰：真气者，所受于天，与谷气并而充身也真气即元气也，人禀阴阳五行以生气、以成形，是所受于天者也。而所受于天之真气，必与后天水谷日生之气，合并以充周乎身，然后得以运行而不息焉。是故上有膻中之气，所以通呼吸而统摄诸气，以主一身之治节者也，此其运布在肺。中有水谷之气，所以执中央以运四旁，而升清降浊，熟腐饮食，以养营卫者也，此其转输在脾胃。下有丹田之气，所以吸引胸中之气下行，以归坎宫，而精气互根，以为三焦之本者也，此其藏纳在肾。气聚则生，气散则死。医欲活人，当先识此，为第一义耳。

《素问·疏五过论》曰：治病之道，气内为宝，循求其理，求之不得，过在表里凡治病者，当先于元气之在内者而珍重之。循法度以求其过之何在，而为理治。唯求元气之病而无所得，然后察其过之在表在里以治之,斯无误也。按:气有外气,天地之六气也。有内气,人身之元气也。唯元气充实,则六淫之外邪毫不敢犯。故人之所赖,唯斯而已。即如本篇始末所言,及终始等篇,皆惓惓以精气重虚为念。先圣惜人元气至意,于此可见矣。

《素问·阴阳应象大论》曰:阴阳者,天地之道也。万物之纲纪,变化之父母,生杀之本始,神明之府也。治病必求其本

万事万变,皆本阴阳,而病机论治为尤切。故凡治病者,必求其本。或本于阴,或本于阳。知病所由生而直取之,乃为善治。所以凡因病而致逆,因逆而致变,因寒热而生病,因病而生寒热者,但治其所生之本原,则后生诸病,不治自愈。所以得阴脉而见阳证者,本阴标阳也。得阳脉而见阴证者,本阳标阴也。若更治其标,而不治其本,则死矣(眉批:先病为本,后病为标;脉为本,证为标)。百病多生于本,六气之用则有生于标者,有生于中气者。太阳寒水,本寒标热。少阴君火,本热标寒。其治或从本,或从标。审寒热而异施也。少阳相火,从火化为本。太阴湿土,从湿化为本,其治但从火湿之本,不从少阳太阴之标也。阳明燥金,金从燥化,燥为本,阳明为标。厥阴风木,木从风化,风为本,厥阴为标。其治不从标本,而从乎中。中者,中见之气也。盖阳明与太阴为表里,其气互通于中,故燥

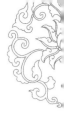

金从湿土之中气为治。厥阴与少阳为表里，其气互通于中，故风木从相火之中气为治。亦以二经标本之气不合，故从中见之气以定治尔。若太阳少阴，亦互为中见之气者。然其或寒或热，标本甚明，可以不求之于中尔。至诸病皆治其本，惟中满与大小便不通，治其标，盖中满则药食之气不能行，而脏腑皆失所禀，故无暇治其本，先治其标。二便不通，乃危急之候。诸病之急，无急于此。故亦先治之，舍此则无有治标者矣。至于病气之标本，又自不同。病发而有余，必累及他脏他气。先治其本，不使得入他脏他气为善。病发而不足，必受他脏他气之累。先治其标，不使累及本脏本气为善也。凡病有标本，更有似标之本，似本之标。若不明辨阴阳逆从，指标为本，指本为标，指似标者为标，似本者为本，迷乱经常，倒施针药，杀人如麻矣。

《素问·至真要大论》帝曰：气有多少，病有盛衰，治有缓急，方有大小，愿闻其约奈何？五运六气，各有太过不及，故曰气有多少。人之疾病，必随气而为盛衰。故治之缓急，方之大小，亦必随其轻重而有要约也。岐伯曰：气有高下，病有远近，证有中外，治有轻重，适其至所为故也岁有司天在泉，则气有高下。经有脏腑上下，则病有远近。在里曰中，在表曰外。缓者治宜轻，急者治宜重也。适其至所为故，言必及于病至之所，而不可过，亦不可不及也。

大要曰：君一臣二，奇之制也；君二臣四，偶之制也；君二臣三，奇之制也；君二臣六，偶之制也大要，大约也。主病之谓君，君当倍用；佐君之谓臣，比君当减。奇者阳数，即古所谓单方也；偶者阴数，即古所谓复方也。故君一臣二其数三，君二臣三其数五，皆奇之制也；君二臣四其数六，君二臣六其数八，皆偶之制也。奇方属阳而轻，偶方属阴而重。故曰：近者奇之，远者偶之。汗者不以偶，下者不以奇近者为上为阳，故用奇方，用其轻而缓也；远者为下为阴，故用偶方，用其重而急也。汗者不以偶，阴沉不能达表也，下者不以奇，阳升不能降下也。按：本节特举奇偶阴阳，以分汗下之概。则气味之阴阳，又岂后于奇偶哉？故下文复言之，此其微意。正不止于品数之奇偶，而实以发明方制之义尔。旧本云：汗者不以奇，下者不以偶。而王太仆注云：表汗药不以偶方，泄下药不以奇制。是注与本文相反矣。然王注得理，而本文似误，今改从之。奇音箕。补上治上制以缓；补下治下制以急。急则气味厚；缓则气味薄。适其至所，此之谓也补上治上制以缓，欲其留布上部也；补下治下制以急，欲其直达下焦也。故欲急者，须气味之厚；欲缓者，须气味之薄。若制缓方而气味厚，则峻而去速。用急方而气味薄，则柔而不前。唯缓急厚薄得其宜，则适其病至之所，而治得其要矣。**病所远而中道气味之者，食而过之，无越其制度也**言病所有深远，而药必由于胃，设用之无法，则药未及病，而气味在中道而止矣。故当以食为助，而使其无远勿达①，是过之也。如饮酒啜粥，以助药力之类。由此类推，则服食之疾徐，根梢之升降，以及汤膏丸散，各有所宜，故云：无越其制度也。王冰曰：假如病在肾，而心气不足，服药宜急过之。不以气味饲心，肾药凌心，心复益衰矣。余上下远近例同。完素曰：圣人治上不犯下，治下不犯上，治中则上下俱无犯。故曰：诛伐无过，命曰大惑。好古曰：治上必妨下，治表必连里。用黄芩以治肺，必妨脾；用苁蓉以治肾，必妨心。服干姜以治中，必僭上。服附子以补火，必涸水。按：服药节度，古今相传，有食前食后之分。然总宜食远腹空，然后服之。食后断不可服，盖饮食皆受纳于胃，胃气散精于脾，脾复传精于肺，肺主治节，然后分布脏腑。是胃乃人身分金之炉也，未有药不入胃，而能即至于六经者。况肺为华盖，窍皆下向，以受饮食之薰蒸。药入于胃，亦必游溢精气，以上蒸于肺。未闻心药饮至心间，而始入心。肺药饮至肺间，而始入肺也。若上膈之

① 勿：道光本作"弗"。

药,食后服之,胃气先为别食所填塞,必待前食化完,方能及后药。是欲速而反缓矣。且经脉在肉理之中,药之糟粕,如何得到,其所到者,不过气味尔。若云上膈之药,须令在上;下膈之药,须令在下。则治头之药,必须在头;治足之药,必须在足乎?此理之显明易见者也,不可不正其误。是故平气之道,近而奇偶,制小其服也;远而奇偶,制大其服也。大则数少,小则数多。多则九之,少则二之平气之道,平其不平之谓也。如在上为近,在下为远。远者近者,各有阴阳表里之分。故远方近方,亦各有奇偶相兼之法。如方奇而分两偶,方偶而分两奇,皆互用之妙也。故近而奇偶,制小其服,小则数多而尽于九,盖数多则分两轻。分两轻则性力薄而仅及近处也;远而奇偶,制大其服,大则数少而止于二,盖少则分两重,分两重则性力专而直达深远也。是皆奇偶兼用之法。若病近而大其制,则药胜于病,是谓诛伐无过;病远而小其制,则药不及病,亦犹风马牛不相及尔。上文云:近者奇之,远者偶之,言法之常也。此云近而奇偶,远而奇偶,言用之变也。知变知常,则其应用不穷矣。奇之不去,则偶之,是谓重方;偶之不去,则反佐以取之。所谓寒热温凉,反从其病也此示人以圆融通变也,如始也用奇,奇之而病不

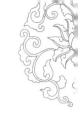

去，此其必有未合，乃当变而为偶，奇偶迭用，是曰重方。即后世所谓复方也。若偶之而又不去，则当求其微甚真假，而反佐以取之。反佐者，谓药同于病而顺其性也。如以热治寒，而寒拒热，则反佐于寒而入之；以寒治热，而热格寒，则反佐以热而入之。又如寒药热用，借热以行寒，热药寒用，借寒以行热。是皆反佐变通之妙用也。因势利导，则易为力尔。王太仆曰：夫热与寒背，寒与热违。微小之热，为寒所折。微小之冷，为热所消。甚大寒热，则必能与违性者争雄，能与异气者相格。声不同不相应，气不同不相合。如是则且惮而不敢攻之。攻之则病气与药气抗衡，而自为寒热，以开闭固守矣。是以圣人反其佐以同其气，令声气应合，复令寒热参合，使其始同终异。凌润而败坚，刚强必折，柔脆同消尔。完素曰：流变在乎病，主病在乎方，制方在乎人。方有七，大小缓急奇偶复也。大小者，制奇偶之法也。假如小承气汤，调胃承气汤，奇之小方也；大承气汤、抵当汤，奇之大方也。所谓因其攻里而用之也。桂枝、麻黄，偶之小方也；葛根、青龙，偶之大方也。所谓因其发表而用之也。故曰：汗不以奇，下不以偶。从正曰：大方有二，有君一臣三佐九之大方。病有兼证，而邪不一，不可以一、二味治者宜之。有分两大而顿服之大方，肝肾及下部之病，道远者宜之。王太仆以心肺为近，肝肾为远，脾胃为中。刘河间以身表为远，身里为近。以予观之，

身半以上其气三，天之分也；身半以下其气三，地之
分也；中脘，人之分也。小方有二，有君一臣二之小
方。病无兼证，邪气专一，可一、二味治者宜之。有
分两少而顿服之小方，心肺及在上之病者宜之。徐
徐细呷是也。完素曰：肝肾位远，药味多则其气缓，
不能速达于下，必大剂而数少，取其性急下走也。
心肺位近，药味少，则其气急下走，不能升发于上，
必小剂而数多，取其易散上行也。王氏所谓肺服
九，心服七，脾服五，肝服三，肾服一，乃五脏生成之
数也。从正曰：缓方有五，有甘以缓之之方，甘草糖
蜜之属是也。病在胸膈，取其留恋也，有丸以缓之
之方，比之汤散，其行迟慢也。有品件众多之缓方，
药众则递相拘制，不得各骋其性也。有无毒治病之
缓方，无毒则性纯功缓也。有气味俱薄之缓方，气
味俱薄，则长于补上治上，比至其下，药力已衰矣。
急方有四，有急病急攻之急方，中风关格之病是也。
有汤散荡涤之急方，下咽易散而行速也。有毒药之
急方，毒性能上涌下泄，以夺病势也。有气味俱厚
之急方，气味俱厚，则直趋于下，而力不衰也。奇方
有二，有独用一物之奇方，病在上而近者宜之。有
药合阳数，一三五七九之奇方，宜下不宜汗。偶方
有三，有两味相配之偶方，有古之二方相合之偶方，
古谓之复方，皆病在上而远者宜之。有药合阴数，
二四六八十之偶方，宜汗不宜下。王太仆言：汗药
不以偶，则气不足以外发。下药不以奇，则药毒攻

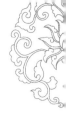

而致过。而仲景制方，桂枝汗药，反以五味为奇；大承气下药，反以四味为偶。岂临事制宜，复有增损乎？好古曰：奇之不去复以偶，偶之不去复以奇，故曰复，复者重也，再也。所谓十补一泄，数泄一补也。又伤寒见风脉，伤风见寒脉，为脉证不相应，宜以复方主之。从正曰：复方有三，有二方三方及数方，相合之复方，如桂枝二越婢一汤及五积散之属是也。又本方之外，别加余药，如调胃承气加连翘、薄荷、黄芩、栀子为凉膈散之属是也。有分两均齐之复方，如胃风汤各等分是也。王太仆以偶为复方，今七方中有偶又有复，岂非偶乃二方相合，复乃数方相合之谓乎？完素曰：方有七，剂有十。方不七，不足以尽方之变。剂不十，不足以尽剂之用。方不对证，非方也，剂不蠲疾，非剂也。此乃太古先师，设绳墨而取曲直。叔世方士，乃出规矩以为方圆。夫物各有性，制而用之，变而通之，施于品剂，其功用岂有穷哉？十剂大意，散见于《本草从新》内。

《素问·至真要大论》帝曰：五味阴阳之用何如？岐伯曰：辛甘发散为阳，酸苦涌泄为阴；咸味涌泄为阴，淡味渗泄为阳。六者，或收或散，或缓或急，或燥或润，或奥或坚，以所利而行之，调其气，使其平也涌，吐也。泄，泻也。渗泄，利小便及通窍也。辛甘酸苦咸淡，六者之性。辛主散、主润，甘主缓，酸主收、主急，苦主燥、主坚，咸主㬉，淡主渗泄。《藏气法时论》曰：辛散、酸收、甘缓、苦坚、咸㬉。故五味之用，升而轻者为阳；降而重者为阴。各因其利而行之，则气可调而平矣。涌，音湧，如泉涌也。㬉、软同。**帝曰：非调气而得者，治之奈何？有毒无毒，何先何后，愿闻其道**非调气，谓病有不因于气而得者也。王太仆曰：病生之类有四，一者始因气动而内有所成，谓积聚癥瘕，瘤气瘿气，结核癫痫之类也；二者因气动而外有所成，谓痈肿疮疡，疣疥疽痔，掉瘛浮肿，目赤熛疹，胕肿痛痒之类也；三者不因气动而病生于内，谓留饮癖食，饥饱劳损，宿食霍乱，悲恐喜怒，想慕忧结之类也；四者不因气动而病生于外，谓瘴气贼魅，虫蛇蛊毒，蜚尸鬼击，冲薄坠堕，风寒暑湿所射，刺割捶扑之类也。凡此四类，有独治内而愈者，有兼治内而愈者，有独治外而愈者，有兼治外而愈者，有须齐毒而攻击者，有须无毒而调引者。其于或重或轻，或缓或急，或收或散，或润或燥，或㬉或坚，用各有所宜也。**岐伯曰：有毒无毒，所治为主，适大小为制也**言但能去疾就安即为良方，不论药之有毒无毒，一以所治之病为主。方之大小，当因病之轻重，而为之制也。**帝曰：请言其制。岐伯曰：君一臣二，制之小也；君一臣三佐五，制之中也；**

君一臣三佐九，制之大也此言用方之制也。寒者热之，热者寒之治寒以热，治热以寒，此正治法也。微者逆之，甚者从之病之微者，如阳病则热，阴病则寒，真形易见，其病则微，故可逆之，逆即下文之正治也。病之甚者，如热极反寒，寒极反热，假证难辨，其病则甚，故当从之，从即下文之反治也。王太仆曰：夫病之微小者，犹人火也，遇草而焫，得木而燔，可以湿伏，可以水灭，故逆其性气以折之攻之；病之大甚者，犹龙火也，得湿而焰，遇水而燔，不知其性，以水折之，适足以光焰诣天，物穷方止矣。识其性者，反常之理，以火逐之，则燔灼自消，焰火扑灭。然逆之谓以寒攻热，以热攻寒；从之谓攻以寒热，须从其性用，不必皆同。是以下文曰：逆者正治，从者反治。从少从多，观其事也，此之谓乎？坚者削之，客者除之，劳者温之，结者散之，留者攻之，燥者濡之，急者缓之，散者收之，损者益之，逸者行之，惊者平之，上之下之，摩之浴之，薄之劫之，开之发之，适事为故温之，温养之也。逸者，奔逸溃乱也。行之，行其逆滞也。平之，安之也。上之，吐之也。摩之，按摩之也。薄之，追其隐藏也。劫之，夺其强盛也。适事为故，适当其为事之故也。帝曰：何谓逆从？岐伯曰：逆者正治，从者反治，从少从多，观其事也以寒治热，以热治寒，逆其病者，谓之正治；以寒治寒，以热治热，从其病者，谓之反治。从少，谓一同而二异；从多，谓二同而一异。必观其事之轻重，而为之增损。然则宜于全反者，自当尽同无疑矣。按：治有逆从者，以病有微甚。病有微甚者，以证有真假也。寒热有真假，虚实有真假。真者正治，知之无难；假者反治，乃为难尔。如寒热之真假者，真寒则脉沉而细，或弱而迟，为厥逆，为呕吐，为腹痛，为飧泄下利，为小便清频。即有发热，必欲得衣。此浮热在外，而沉寒在内也。真热则脉数有力，滑大而实。为烦躁喘满，为声音壮厉，或大便秘结，或小水赤涩，或发热掀衣，或胀疼热渴，此皆真病。真寒者宜温其寒，真热者宜解其热，是当正治者也。至若假寒者，阳证似阴，火极似水也，外虽寒而内则热，脉数而有力，或沉而鼓击，或身寒恶衣，或便热秘结，或烦渴引饮，或肠垢臭秽，此则恶寒非寒，明是热证。所谓热极反兼寒化，亦曰阳盛格阴也。假热者，阴证似阳，水极似火也，外虽热而内则寒，脉微而弱，或数而虚，或浮大无根，或弦芤断续，身虽炽热，而神则静，语虽谵妄，而声则微；或虚狂起倒，而禁之即止；或蚊迹假斑，而浅红细碎；或喜冷水，而所用不多，或舌胎面赤，而衣被不撤；或小水多利，而大便不结。此则恶热非热，明是寒证。所谓寒极反兼热化，亦曰阴盛格阳也，此皆假病。假寒者清其内热，内清

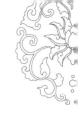

则浮阴退舍矣。假热者温其真阳，中温则虚火归原矣，是当从治者也。又如虚实之治，实则泻之，虚则补之，此不易之法也。然至虚有盛候，则有假实矣。大实有羸状，则有假虚矣。总之，虚者，正气虚也。为色惨形疲，为神衰气怯，或自汗不收，或二便失禁，或梦遗精滑，或呕吐隔塞，或病久攻多，或气短似喘，或劳伤过度，或暴困失志，或外证虽实，而脉弱无神者，皆虚证之当补也。实者，邪气实也。或外闭于经络，或内结于脏腑，或气壅而不行，或血留而凝滞，必脉病俱盛者，乃实证之当攻也。然而虚实之间，最多疑似，有不可不辨其真尔。如《通评虚实论》曰：邪气盛则实，正气夺则虚，此虚实之大法也。设有人焉，正已夺而邪方盛者，将顾其正而补之乎？抑先其邪而攻之乎？见有不的，则死生系之，此其所以宜慎。夫正者本也，邪者标也。若正气既虚，则邪气虽盛，亦不可攻，盖恐邪未去而正已先脱。呼吸变生，则措手无及。故治虚邪者，当先顾正气，正气存则不致于害，且补中自有攻意。盖补阴即所以攻热，补阳即所以攻寒。世未有正气复而邪不退者，亦未有正气竭而命不倾者。如必不得已，亦当酌量缓急，暂从权宜。从少从多，寓战于守，斯可矣。此治虚之道也。若正气无损者，邪气虽微，自不宜补。盖补之则正无兴而邪反盛，适足以藉寇兵而资盗粮。故治实证者，当直去其邪，邪去则身安。但法贵精专，便臻速效，此治实之法也。

要之能胜攻者,方是实证。实者可攻,何虑之有?不能胜攻者,便是虚证。气去不返,可不寒心,此邪正之本末,有不可不知也。惟是假虚之证不多见,而假实之证最多也。假寒之证不难治,而假热之治多误也。然实者多热,虚者多寒。如丹溪曰:气有余,便是火,故实能受寒;而不知气不足便是寒,故虚能受热。医有不知真假本末者,害无穷矣。**帝曰:反治谓何?岐伯曰:热因寒用,寒因热用,塞因塞用,通因通用。必伏其所主,而先其所因,其始则同,其终则异,可使破积,可使溃坚,可使气和,可使必已**热因寒用者,如大寒内结,当治以热,然寒甚格热,热不得前,则以热药冷服,下嗌之后,冷体既消,热性便发,情且不违,而致大益,此热因寒用之法也。寒因热用者,如大热在中,以寒攻治则不入,以热攻治则病增,乃以寒药热服,入腹之后,热气既消,寒性遂行,情且协和,而病以减,此寒因热用之法也。如《五常政大论》云:治热以寒,温而行之;治寒以热,凉而行之。亦寒因热用,热因寒用之义。塞因塞用者,如下气虚乏,中焦气壅,欲散满则更虚其下,欲补下则满甚于中,治不知本,而先攻其满,药入或减,药过依然,气必更虚,病必渐甚,乃不知少服则资壅,多服则宣通,峻补其下,以疏启其中,则下虚自实,中满自除,此塞因塞用之法也。如大热内蓄,或大寒

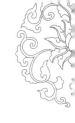

内凝，积聚留滞，泻利不止，寒滞者以热下之，热滞者以寒下之，此通因通用之法也。以上四治，必伏其所主者，制病之本也。先其所因者，求病之由也。既得其本，而以真治真，以假对假，其始也治类似同，其终也病变则异矣，是为反治之法。故可使破积溃坚，气和而病必已也。塞，入声。帝曰：善！气调而得者何如？岐伯曰：逆之从之，逆而从之，从而逆之，疏气令调，则其道也气调而得者，言气本调和，而偶感于外也，岐伯言其治法，亦无过逆之，从之而已。其间有宜主治逆而佐从之者，有宜主治从而佐逆之者。皆所以疏泄其邪气，而令其调和。此治气调而病于外者之道也。

《素问·至真要大论》帝曰：方制君臣何谓也？岐伯曰：主病之谓君，佐君之谓臣，应臣之谓使，非上下三品之谓也主病者，对证之要药也，故谓之君。君者，味数少而分两重，赖之以为主也。佐君者谓之臣，味数稍多，而分两稍轻，所以匡君之不逮也。应臣者谓之使，数可出入，而分两更轻，所以备通行向导之使也。此则君臣佐使之义，非上下三品，如下文善恶殊贯之谓也。使，去声。帝曰：三品何谓？岐伯曰：所以明善恶之殊贯也前言方制，言处方之制，故有君臣佐使；此言药性善恶，故有上中下之殊。神农云：上药为君，主养命以应天；中药为臣，主养性以应人；下药为佐使，主治病以应地。故在《本草经》有上、中、下三品之分，此所谓善恶之殊贯也。

《素问·至真要大论》帝曰：病之中外何如？岐伯曰：从内之外者，调其内；从外之内者，治其外从内之外者，内为本；从外之内者，外为本。但治其本，无不愈矣。从内之外而盛于外者，先调其内而后治其外，从外之内而盛于内者，先治其外而后调其内。病虽盛于标，治必先其本，而后可愈，此治病之大法也，故曰：治病必求其本。中外不相及，则治主病中外不相及，自各一病也。主病，重病也。此犹律家二罪俱发，科其重也。按：此篇即三因之义也。如《金匮要略》曰：千般疢难，不越三条。一者经络受邪入脏腑，为内所因也；二者四肢九窍，血脉相传，壅塞不通，为外皮肤所中也；三者房室、金刃、虫兽所伤也。故无择著《三因方》曰：有内因，有外因，有不内外因。盖本于仲景之三条，而仲景之论，实本诸此尔。疢，昌震切，病也。帝曰：善，病之中外何如？前问病之中外，答以标本之义。故此复问，盖欲明阴阳治法之详也。岐伯曰：调气之方，必别阴阳，定其中外，各守其乡。内者内治，外者外治，微者调之，其次平之，盛者夺之，汗者发之，寒热温凉，衰之以属，随其攸利方，法也。阴阳，三阴三阳也。中外，脏腑经络也。各守其乡，各安于其所也。微者调之，谓小寒之气，和之以温；小热之气，和之以凉也。其次平之，谓大寒之气，平之以热；大热之气，平之以寒也。盛者夺之，谓邪之甚者，当直攻而取之，如甚于外者汗之，甚于内者下之，凡宜寒宜热，宜温宜凉，各求其同气者，以衰去之，是谓随其所利也。别，必列切。

《素问·五常政大论》帝曰：有毒、无毒，服有约乎？ 约，度也。《禁服篇》曰：夫约方者，犹约囊也，囊满而弗约，则输泄。方成弗约，则神与弗俱。岐伯曰：病有新久，方有大小，有毒无毒，固宜常制矣病重者宜大，病轻者宜小；无毒者宜多，有毒者宜少。皆常制之约也。大毒治病，十去其六，常毒治病，十去其七；小毒治病，十去其八；无毒治病，十去其九药性有大毒、常毒、小毒、无毒之分，去病有六分、七分、八分、九分之约者，盖以治病之法。药不及病，则无济于事；药过于病，则反伤其正，而生他患矣。

故当知约制，而进止有度也。王氏曰：大毒之性烈，其为伤也多；小毒之性和，其为伤也少；常毒之性，减大毒之性一等，加小毒之性一等，所伤可知也。故至约必止之，以待来证尔。然无毒之药，性虽平和，久而多之，则气有偏胜，必有偏绝。久攻之则脏气偏弱，既弱且困，不可长也，故十去九而止。谷肉果菜，食养尽之，无使过之，伤其正也病已去其六七八九，而有余未尽者，则当以谷肉果菜食养以尽病邪，勿以毒药尽病邪也，如《藏气法时论》曰：毒药攻邪，五谷为养，五果为助，五畜为益，五菜为充者是也。然毒药虽有约制，而饮食亦贵得宜，不可使之太过，过则反伤其正也。不尽，行复如法如此而犹有未尽，则再行前法以渐除之，宁从乎慎也。必先岁气，无伐天和五运有纪，六气有序，四时有令，阴阳有节，皆岁气也。人气应之以生长收藏，即天和也。设不知岁气变迁，而妄呼寒热，则邪正盛衰无所辨，未免犯岁气，伐天和矣，夭枉之由，此其为甚。无盛盛，无虚虚，而遗人夭殃邪气实者复助之，盛其盛矣；正气夺者复攻之，虚其虚矣。不知虚实，妄施攻补，以致盛者愈盛，虚者愈虚，真气日消，则病气日甚，遗人夭殃，医之咎也。无致邪，无失正，绝人长命盛其盛，是致邪也。虚其虚，是失正也。重言之，所以深戒夫伐天和而绝人长命，以见岁气不可不慎也。

厥阴风木司天巳亥年风淫所胜，平以辛凉王注云：厥阴气未为盛热，故以凉药平之。佐以甘苦，以甘缓之，以酸泻之风为木气，金能胜之，故平以辛凉，过于辛，恐反伤其气，故佐以苦甘，苦胜辛，甘益气也，木性急，故以甘缓之，以酸泻之者，木之正味，其泻以酸也。清反胜之，治以酸温，佐以甘苦或气有不及，则金之清气，反能胜之，故当治以酸温。酸求木之同气，温以制清也。佐以甘苦，甘以缓肝之急，苦以温金也。

少阴君火司天子午年热淫所胜，平以咸寒，佐以苦甘，以酸收之热为火气，水能胜之，故平以咸寒，佐以甘苦，甘胜咸，所以防咸之过也。苦能泄，所以去热之实也。热盛于经而不敛者，以酸收之。寒反胜之，治以甘温，佐以苦酸辛或气有不及，则水之寒气，反能胜之，故当治以甘温，甘能胜水，温能制寒也。佐以苦酸辛，寒得苦而温，得辛而散，且火为水胜，则心苦缓，故宜食酸以收之。

太阴湿土司天丑未年湿淫所胜，平以苦热，佐以酸辛，以苦燥之，以淡泄之湿为土气，燥能除之，故平以苦热。酸从木化，制土者

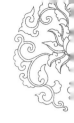

也。而辛胜酸，所以防酸之过也，故佐以酸辛。以苦燥之者，苦从火化也。以淡泄之者，淡能利窍也。《藏气法时论》曰：脾苦湿，急食苦以燥之是也。**湿上甚而热，治以苦温，佐以甘辛，以汗为故**而止湿郁于上而成热者，治以苦温。苦以泄热，温以行湿也，佐以甘辛，甘以和中，辛以散郁也，则湿热之在上，以微汗如故而止矣。**热反胜之，治以苦寒，佐以苦酸**苦寒所以祛热，热胜则亡阴液，故佐以苦酸。

少阳相火司天寅申年**火淫所胜，平以咸冷，佐以苦甘，以酸收之，以苦发之，以酸复之。**热淫同水能胜火，故平以咸冷，苦能泻火之实，甘能缓火之急，故佐以苦甘。火盛而散越者，以酸收之；火郁而留伏者，以苦发之。然以发去火，未免伤气，故又当以酸复之。而火热二气同治也。**寒反胜之，治以甘热，佐以苦辛**或气有不及，与上文寒胜热淫大同。

阳明燥金司天卯酉年**燥淫所胜，平以苦温，佐以酸辛，以苦下之**燥为金气，火能胜之，平以苦温，苦从火化也。佐以酸辛，酸能生津，辛能润燥也，燥结不通。则邪实于内，故以苦下之。**热反胜之，治以辛寒，佐以苦甘**辛寒所以润燥

成方切用

020

散热，苦甘所以泻火生金。

太阳^{寒水}司天^{辰戌年}寒淫所胜，平以辛热，佐以甘苦，以咸泻之^{辛热足以散寒，苦甘可以胜水。以咸泻之，水之正味，其泻以咸也。}热反胜之，治以咸冷，佐以苦辛^{或气有不及，则热反胜之，故治以咸冷，抑火邪也。佐以苦辛，苦能泄热，辛能散热也。}

厥阴^{风木}在泉^{寅申年}风淫于内，治以辛凉，佐以甘苦，以甘缓之，以辛散之^{治以辛凉，佐以甘苦，以甘缓之，俱与上文司天治同。以辛散之者，所谓肝欲散，急食辛以散之也。}清反胜之，治以酸温，佐以甘苦，以辛平之^{治以酸温，佐以苦甘，俱与司天反胜治同。以辛平之者，木之正味，其补以辛，金之正味，其泻以辛也。}

少阴^{君火}在泉^{卯酉年}热淫于内，治以咸寒，佐以甘苦，以酸收之，以苦发之^{治以咸寒，佐以甘苦，以酸收之，俱与上文司天治同。以苦发之者，热郁于内而不解者，以苦发之。}寒反胜之，治以甘热，佐以苦辛，以咸平之^{此与上文司天反胜大同，以咸平之者，火之正味，其补以咸，水之正味，其泻以咸也。}

太阴湿土在泉辰戌年湿淫于内,治以苦热,佐以酸淡,以苦燥之,以淡泄之此与司天之治大同。热反胜之,治以苦冷,佐以咸甘,以苦平之或气有不及,则火之热气,反能胜之。故当治以苦冷,抑火邪也。佐以咸甘,咸寒制热,甘温补土也。以苦平之,即苦冷之义。

少阳相火在泉巳亥年火淫于内,治以咸冷,佐以苦辛,以苦发之相火,畏火也,故宜治以咸冷。苦能泄火,辛能散火,故用以为佐。以酸收之,以苦发之,义与上文热淫治同。寒反胜之,治以甘热,佐以辛苦,以咸平之或气有不及,与上文热司于地者同其治。

阳明燥金在泉子午年燥淫于内,治以苦温,佐以甘辛,以苦下之燥为金气,火能胜之,治以苦温,苦从火化也。佐以甘辛,木受金伤,以甘缓之。金之正味,以辛泻之也。燥结不通,则邪实于内,故当以苦下之。按:上文燥淫所胜,佐以酸辛,与此甘辛稍异,又如《六元正纪大论》,子午年阳明在泉,亦云下酸温,皆与此不同。考之《藏气法时论》曰:肺苦气上逆,急食苦以泄之,用酸补之,辛泻之。正此之辨。热反胜之,治以平寒,佐以苦甘,以酸平之。以和为利或气有不及,则热反胜之，治以平寒，以金司于地，气本肃杀，若用大寒，必助其惨，故但宜平寒抑其热尔。佐以苦甘，所以泻火也，以酸平之，金之正味，其补以酸也，以和为利，戒过用也，即平寒之意。

太阳寒水在泉丑未年**寒淫于内，治以甘热，佐以苦辛，以咸泻之，以辛润之，以苦坚之**寒为水气，土能胜水，热能胜寒，故治以甘热。甘从土化，热从火化也。佐以苦辛等义，如《藏气法时论》曰：肾苦燥，急食辛以润之；肾欲坚，急食苦以坚之。用苦补之，咸泻之也。**热反胜之，治以咸冷。佐以甘辛，以苦平之**或气有不及，则热反胜之，故治以咸冷，抑火邪也。佐以甘辛，甘泻火而辛能散也，以苦平之者，水之正味，其补以苦也。王氏曰：此六气方治，与前淫胜法殊贯，其云治者，泻客邪之胜气也；云佐者，皆所利所宜也；云平者，补已弱之正气也。时珍曰：司天主上半年，天气司之，故六淫谓之所胜，上淫于下也，故曰平之。在泉主下半年，地气司之，故六淫谓之于内，外淫于内也，故曰治之。当其时而反得胜己之气，谓之反胜。按：六气盛衰不常，有所胜，则有所复，王氏亦曰：凡先有胜，后必复，详见《至真要大论》，欲深造者，当究心焉。按：以上所言，乃五运六淫客气，随每岁年辰而变迁者也。又凡一岁之主气，始于大寒日，交厥阴风木之初气；次至春分日，交少阴君火之二气；

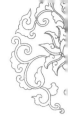

次至小满日,交少阳相火之三气;次至大暑日,交太阴湿土之四气;次至秋分日,交阳明燥金之五气,次至小雪日,交太阳寒水之终气。每气各主六十日,六气分主四时,岁岁如常,故曰主气。客气布行天令,以加临于主气之上,斯上下相召,而病变生矣。

时珍曰:经云,必先岁气,毋伐天和。又曰,升降浮沉则顺之,寒热温凉则逆之。故春月宜加辛温之药,以顺春升之气;夏月宜加辛热之药,以顺夏浮之气;长夏宜加甘苦辛温之药,以顺化成之气;秋月宜加酸温之药,以顺秋降之气;冬月宜加苦寒之药,以顺冬沉之气。所谓顺时气而养天和也。经又云,春省酸增甘以养脾气,夏省苦增辛以养肺气,长夏省甘增咸以养肾气,秋省辛增酸以养肝气,冬省咸增苦以养心气。此则不伐天和,而又防其太过,所以体天地之大德也。昧者舍本从标,春用辛凉以伐木,夏用咸寒以抑火,秋用苦温以泄金,冬用辛热以涸水。谓之时药,殊背《素问》逆顺之理,以夏月伏阴,冬月伏阳,推之可知矣。虽然,月有四时,日有四时,或春得秋病,夏得冬病,神而明之,机而行之,变通权宜,又不可执一也。

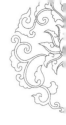

《内经》方

内者，性命之道；经者，载道之书。其书乃黄帝与岐伯、鬼臾区、伯高、少师、少俞、雷公六臣，讲求而成。其方高简奥妙，不易测识，今人罕能用之者。然既为古圣之神方，自不得不录之以冠于卷首。

用醇酒二十斤，蜀椒一升，干姜一斤，桂心一斤，渍酒中，浸以绵絮，布巾，用生桑炭炙巾，以熨寒痹所刺之处。《灵枢·寿夭刚柔篇》神灵之枢要，是谓灵枢。按：《汉·艺文志》曰：《黄帝内经》十八卷，盖《灵枢》九卷，《素问》九卷，即《内经》也。二经各载八十一篇，皆合黄钟九九之数，而天人之道，尽乎是矣。黄帝曰：余闻刺有三变，何谓三变？按《史记》黄帝姓公孙，名轩辕。有熊国君少典之子，继神农而有天下，都轩辕之邱，以土德王，故号黄帝。伯高答曰：有刺营者，有刺卫者，有刺寒痹之留经者刺营者，刺其阴；刺卫者，刺其阳；刺寒痹者，温其经。三刺不同，故曰三变。黄帝曰：刺三变者奈何？伯高答曰：刺营者出血，刺卫者出气，刺寒痹者内热《调经论》亦曰：取血于营，取气于卫，内热义如下文。黄帝曰：营卫寒痹之为病奈何？伯高答曰：营之生病也，寒热少气血上下行营主血，阴气也。病在阴分，则阳胜之，故为寒热往来。阴病则阴虚，阴虚则无气，故为少气。邪在血，故为上下妄行，所以刺营者，当刺其血分。卫之生病也，气痛时来时去，怫音佛忾音戏贲响，风寒客于肠胃之中卫属阳，为水谷之悍气。病在阳分，故为气痛，气无定形，故时来时去。怫，郁怒也。忾，太息也。贲响，腹鸣如奔也。皆气分之病，风寒外袭而客于肠胃之间，以六腑属表，而阳邪归之，故病亦生于卫气。寒痹之为病也。留而不去，时痛而痹不仁寒痹久留不去，则血脉不行，或凝滞而为痛，或皮肤不知痛痒，而为不仁。黄帝曰：刺寒痹内热奈何？伯高答曰：刺布衣者，以火焠之；刺大人者，以药熨之内热，谓温其经也。布衣血气涩浊，故当以火焠之。即近世所用雷火针，及艾蒜蒸灸之类。焠音翠，灼也。黄帝曰：药熨奈何？伯高答曰：用醇酒二十斤，蜀椒一升，干姜一斤，桂心一斤。凡四种，皆㕮咀，渍酒中，用绵絮一斤，细白布四丈，并纳酒中，置酒马矢熅音熅中，盖封涂，勿

使泄，五日五夜，出布绵絮曝干之，干复渍
以尽其汁，每渍必晬音醉其日，乃出干，干
并用滓音子与绵絮，复音福布为复巾，长六
七尺，为六七巾，则用之生桑炭，炙巾以熨
寒痹所刺之处，令热入至于病所，寒复炙
巾以熨之，三十遍而止。汗出以巾拭身，
亦三十遍而止哎咀者，谓碎之如大豆。其粒颗
可以咀嚼之。又吹去细末，然后煎之，取其清汁也。
渍，浸也。马矢煴中者，燃干马屎而煴之也，此西北
方所常用者。涂，盐泥封固也。晬，周日也。复布
为复巾者，重布为巾，如今之夹袋，所以盛贮绵絮药
滓也。滓，柤也。炙布以生桑炭者，桑能利关节，除
风寒湿痹诸痛也。大人血气清滑，故当于未刺之
先，及既刺之后，但以药熨，则经通汗出，而寒痹可
除矣。起步内中，无见风，每刺必熨，如此
病已矣，此所谓内热也刺后起步于密室内中，
欲其气血行，而慎避风寒也。凡此者皆所谓内热
之法。

　　治之以马膏，膏其急者。以白酒和
桂，以涂其缓者。以桑钩钩之，治季春痹。
《灵枢·经筋篇》曰：足阳明之筋病，足中
指支胫转筋，脚跳坚本经之筋，起于中指，结于

跗上，斜外上行，加于辅骨，上结于膝外廉，其直者上循骭，结于膝也。跳者，跳动。坚者，坚强也。伏兔转筋，髀前肿瘭同癫疝腹筋急其直者上循伏兔，结于髀，聚于阴器，上腹而布也。引缺盆及颊，卒口僻，急者目不合，热则筋纵目不开，颊筋有寒则急，引颊移口。有热则筋弛纵缓不胜收，故僻僻，歪斜也。其筋自缺盆，上颈颊，挟口，上合于太阳，太阳为目上网，阳明为目下网，故凡目之不合不开，口之急纵歪僻者，皆足阳明之筋病。寒则急而热则缓也。治之以马膏，膏其急者，以白酒和桂，以涂其缓者。以桑钩钩之，即以生桑炭置之坎中，高下以坐等，以膏熨急颊，且饮美酒，啖音淡美炙肉。不饮酒者，自强也。为之三拊音府而已马膏，马脂也。口颊㖞僻，乃风中血脉也。手足阳明之筋络于口，会太阳之筋络于目。寒则筋急而僻，热则筋缓而纵。故左中寒，则逼热于右；右中寒，则逼热于左。寒者急而热者缓也，急者皮肤顽痹，营卫凝滞，治法急者缓之，缓者急之。故用马膏之甘平柔缓，以摩其急，以润其痹，以通其血脉。用桂酒之辛热急束，以涂其缓，以和其营卫，以通其经络。桑能治风痹，通节窍，以桑钩钩之者，钩正其口也。复以生桑火炭，置之地坎之中，高下以坐等者，欲其深浅适中，便于坐而得其暖也。然后以前膏熨其急频，且饮之美酒，啖之美肉，皆助血舒筋之法。病在上者，酒以行之，甘以助之也。虽不善饮，亦自强之，三拊而已。言再三拊摩其患处，则病自已矣。治在燔针劫刺，以知为数，以痛为输，名曰：季春痹也足阳明正盛之经，应三月之气也。

以千里水煮秫米半夏汤治目不瞑。《灵枢·邪客篇》黄帝问于伯高曰：夫邪气之客人也，或令人目不瞑，不卧出者，何气使然？邪气感人，令人寐无从生，故云不卧出也。伯高曰：五谷入于胃也。其糟粕音朴、津液、宗气，分为三隧音遂，故宗气积于胸中，出于喉咙，以贯心脉而行呼吸焉隧，道也。糟粕之道，出于下焦。津液之道，出于中焦。宗气之道，出于上焦。故分为三隧，喉咙为肺之系，而下贯于心，故通宗气而行呼吸。营气者，泌其津液，注之于脉，化以为血，以荣四末，内注五脏六腑，以应刻数焉营气出于中焦，中焦受水谷之精①，泌其津液，变化以为血脉。外而四肢，内而脏腑，无所不至。故其运行之数，与刻数皆

———————————

① 精：道光本作“气”。

相应焉。泌，音秘，泉水貌。**卫气者，出其悍气之慓疾，而先行于四末分肉皮肤之间而不休者也，昼行于阳，夜行于阴，常从足少阴之分间行于五脏六腑**卫气慓疾滑利，不能入于脉中，故先行于四末分肉皮肤之间而不休者也，昼行于阳，常从足太阳始；夜行于阴，常从足少阴始。**今厥气客于五脏六腑，则卫气独卫其外，行于阳，不得入于阴，行于阳则阳气盛，阳气盛则阳蹻陷，不得入于阴。阴虚，故目不瞑**邪气逆于脏腑，则卫气不得入于阴分，故偏盛于阳，阳偏盛，则阳蹻陷。陷者，受伤之谓。阳盛阴虚，故目不瞑。蹻有五音：跷、皎、乔、脚，又极虐切。**黄帝曰：善，治之奈何？伯高曰：补其不足，泻其有余**此刺治之补泻也，补其不足，即阴蹻所出，足少阴之照海也。泻其有余，即阳蹻所出，足太阳之申脉也。若阴盛阳虚而多卧者，自当补阳泻阴矣。**调其虚实，以通其道，而去其邪，饮以半夏汤一剂，阴阳已通，其卧立至**谓既刺之后，仍当用药以治之，凡不卧之证，有邪实者，多属外因；有营虚者，多属内因。此半夏汤一法，盖专为邪实者设尔。**黄帝曰：善，此所谓**

决渎壅塞，经络大通，阴阳和得者也，愿闻其方。伯高曰：其汤方以流水千里以外者八升，扬之万遍，取其清五升煮之，炊以苇薪古今量数不同，大约古之黍量一斗，合今之铁斛数三升二合，然则云八升者，即今之二升五合六勺，云五升者，即今之一升六合许尔。火沸，置秫音术米一升，治半夏五合，徐炊，令竭为一升半火沸者，先以火沸其水，而后置药于中也。秫即黄米，乃粱米、粟米之小者也①，味甘微寒，能利大肠，治阳盛阴虚，夜不得卧②。半夏味辛性温，能和胃散邪，除腹胀，目不得瞑。故并用之。秫米一升，约今之三合二勺，半夏五合，约今之一合六勺，炊至一升半，约今之四合八勺也。去其滓，饮汁一小杯，日三，稍益以知为度。故其病新发者，覆杯则卧，汗出则已矣。久者，三饮而已也。

合豕膏冷食治猛疽。《灵枢·痈疽篇》黄帝曰：愿尽闻痈疽之形与忌日名。岐伯曰：痈发于嗌中，名曰猛疽。猛疽不

---

① 小：道光本作"黏"。

② 卧：道光本作"眠"。

治,化为脓,脓不泻,塞咽半日死,其化为脓者,泻则合豕膏,冷食,三日已猛疽,言为害之急也。若脓已泻,当服豕膏,可以愈之。即猪脂之炼净者也。观万氏方,治肺热暴喑,用猪脂一斤,炼过,入白蜜一斤,再炼少顷,滤净冷定,不时挑服一匙,即愈。又《肘后方》治五种疸疾,用猪脂一斤,温热服,日三,当利乃愈。《千金方》治小便不通,猪脂一斤,水二升,煎三沸,饮之立通。治关格闭塞,猪脂、姜汁各二升,微火煎至二升,下酒五合,和煎分服。陈文中方治痘疮便闭,用肥猪膘一块,水煮熟,切如豆大,与食,自然脏腑滋润,痂疕易落,无损于儿。《心镜方》治上气咳嗽,猪肪四两,煮百沸,切和醋酱食之,若无疾服此,最能润肺润肠,即是豕膏之属,老人痰嗽不利,及大肠秘结者,尤宜用之。

剉蔆藭草根各一升煮饮治败疵。《灵枢·痈疽篇》岐伯曰:痈发于胁,名曰败疵,败疵者,女子之病也,灸之,其病大痈脓,治之,其中乃有生肉,大如赤小豆,剉蔆音陵藭翘同草根各一升,以水一斗六升煮之,竭为取三升,则强饮,厚衣坐于釜上,令汗出至足已蔆,芰也;藭,连翘也。二草之根,俱能解毒。故各用一升,大约古之一升,得今之三合有零，以水一斗六升，煮取三升，其折数类此，马玄台曰：蔏藘，即今之连翘也，以连翘及草根煮汁以强饮之。

鸡矢醴治鼓胀。《素问·腹中论》平素所讲问，是谓素问。黄帝问曰：有病心腹满，旦食不能暮食，此为何病？岐伯对曰：名为鼓胀心腹留滞胀满，不能再食，其胀如鼓，故名鼓胀。帝曰：治之奈何？岐伯曰：治之以鸡矢醴，一剂知，二剂已一剂已知其效，二剂可已其病。王冰云：《本草》鸡屎利小便，并不治蛊胀，今方法当用汤渍服之尔。李时珍曰：鼓胀生于湿热，亦有积滞成者，鸡屎能下气消积，通利大小便，故治鼓胀有殊功，此岐伯神方也，醴者，一宿初来之酒醅也。又按：《范汪方》云：宋青龙中司徒吏颜奋女苦风疾，一髀偏痛，一人令穿地作坑，取鸡屎荆叶燃之，安①胫入坑中熏之，有长虫出，遂愈也。《普济方》云：治鼓胀旦食不能暮食，由脾虚不能制水，水反胜土，水谷不运，气不宣流，故令中满，其脉沉实而滑，宜鸡矢醴主之。何大英云：诸腹胀大，皆属于热，精气不得渗入膀胱，别走于腑，溢于皮里膜外，故成胀满，小便短涩，鸡矢性寒利小便，诚万全不传之宝也。用腊月干鸡矢白半斤，袋盛，以酒醅

---

① 安：道光本作"宋"。

一斗,渍七日,温服三杯,日三,或为末服二钱亦可。《正传》云:用羯鸡矢一升,研细炒焦色,地上出火毒,以百沸汤淋汁,每服一大盏,调木香、槟榔末各一钱,日三服,以平为度。又按:《医鉴》等书云:用干羯鸡矢八合,炒微焦,入无灰好酒三碗,共煎干至一半许,用布滤取汁,五更热饮,则腹鸣,辰巳时行二三次,皆黑水也,次日觉足面渐有皱纹,又饮一次,则渐皱至膝上,而病愈矣。凡鼓胀由于停积及湿热有余者,宜用之,挟虚者禁之。吴鹤皋曰:朝宽暮急,病在营血,鸡矢秽物,从阴化,可入营血。帝曰:其时有复发者,何也? 胀病多反复也。岐伯曰:此饮食不节,故时有病也鼓胀之病,本因停滞,故不可复纵饮食也。虽然,其病且已时,故当病气聚于腹也言虽是饮食不节,时有病者,又有病且已之后,其根未尽拔除,病气重聚于腹,亦复发焉。

治之以兰,除陈气也,治脾瘅。《素问·奇病论》帝曰:有病口甘者,病名谓何? 何以得之? 岐伯曰:此五气之溢也,名曰脾瘅五气,五味之所化也。瘅,热病也。夫五味入口,藏于胃,脾为之行其精气,津液在脾,故令人口甘也脾主为胃行其津液者也,

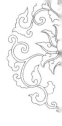

故五味入胃，则津液在脾，脾属土，其味甘，脾热则口甘尔。此肥美之所发也，此人必数食甘美而多肥也，肥者令人内热，甘者令人中满，故其气上溢，转为消渴肥者味厚助阳，故能生热；甘者性缓不散，故能留中。热留不去，久必伤阴，其气上溢，故转为消渴之病。治之以兰，除陈气也兰草性味甘寒，能利水道，辟不祥，除胸中痰癖，其气清香，能生津止渴，润肌肤，故可除陈积蓄热之气。按：兰草俗名省头草，即泽兰之一类二种，有以为即山兰叶。李时珍辨正之，详载《本草从新·泽兰下》。

以四乌鲗骨，一藘茹，二物合并，丸以雀卵，饮以鲍鱼汁，治血枯。《素问·腹中论》帝曰：有病胸胁支满者，妨于食，病至则先闻腥臊音骚臭，出清液，先唾血，四肢清，目眩，时时前后血，病名谓何？何以得之？支满者，满如支膈也。肺主气，其臭腥，肝主血，其臭臊，肺气不能平肝，则肝肺俱逆于上，浊气不降，清气不升，故闻腥臊而吐清液也，口中唾血，血不归经也，四肢清冷，气不能周也，头目眩晕，失血多而气随血去也，血气既乱，故于前阴后阴，血不时见，而月信反无期矣。岐伯曰：病名血枯，此得之年少时，有所大脱血，若醉入房，中气竭，肝伤，故月事衰少，不来也血枯者，月水断绝也。致此之由，其源有二：一则以少时有所大脱血，如胎产既多，及崩淋吐衄之类；一则以醉后行房，血盛而热，因而纵肆，则阴精尽泄，精去则气去，故中气竭也。夫肾主闭藏，肝主疏泄，不惟伤肾，而且伤肝，及至其久，则三阴俱亏，所以有先见诸证，如上文所云，而终必至于血枯，则月事衰少不来也。此虽以女子为言，若丈夫有犯前证，亦不免为精枯之病，则劳损之属皆是也。帝曰：治之奈何？复以何术？复者，复其血气之原也。岐伯曰：以四乌鲗骨，一藘茹，二物并合之。丸以雀卵，大如豆，以五丸为后饭，饮以鲍鱼汁，利肠中，及伤肝也乌鲗，即乌贼也，骨名海螵蛸，气味咸温而涩，主女子赤白漏下，及血闭血枯，亦能令人有子。藘茹，即蔄茹，王冰言取其能散恶血以通经脉。雀，即麻雀也，雀卵气味甘温，能补益精血，主男子阴痿不起，故可使多精有子，及女子带下，便溺不利。后饭者，先药后饭也。鲍鱼，即今之淡干鱼也，诸鱼皆可为之。惟石首鲰鱼者为胜，其气味辛温无毒，鱼本水中之物，故其性能入水脏，通血脉，益阴气，煮汁服之，能同诸药通女子血闭也。以上四药，皆通血脉，血主于肝，故凡病伤肝者，亦皆可用之，苏颂曰：《本草》诸药并不治血枯，而经法用之,是攻其所生所起尔。时珍曰:今人知雀卵能益男子阳虚,不知能治女子血枯,盖雀卵益精血尔。按:蘆茹,《甲乙经》及《太素》、新校正李氏《纲目》俱作藺茹,独张景岳以为即茜草也,以茜草一名茹蘆,能止血治崩,又能活血通经脉也,存之以备参考。

以生铁洛为饮,治阳厥。《素问·病能论》帝曰:有病怒狂者,此病安生怒狂者,多怒而狂也,即骂詈不避亲疏之谓。岐伯曰:生于阳也生于阳气之逆也。帝曰:阳何以使人狂?岐伯曰:阳气者,暴折而难决,故善怒也,病名曰:阳厥阳气宜于畅达,若暴有折挫,不得剖决,故令善怒而狂,三阳之气,厥逆上行,故名曰阳厥。帝曰:何以知之?岐伯曰:阳明者,常动,巨阳、少阳不动。不动而动大疾,此其候也阳明常动者,谓如下关、地仓、大迎、人迎、气冲、冲阳之类,皆有脉常动者也,巨阳少阳不动者,谓巨阳惟委中、昆仑,少阳惟听会、悬钟,其脉虽微动,而动不甚也,于其不甚动者,而动且大疾,则其常动者更甚矣,此即阳厥怒狂之候。帝曰:治之奈何?岐伯曰:夺其食即已,夫食入于阴,长气于阳,故夺其食即已五味入口而化于脾，食入于阴也，藏于胃以养五脏气，长气于阳也。食少则气衰，故节夺其食，不使胃火复助阳邪，则阳厥怒狂者可已。使之服以生铁洛为饮，夫生铁洛者，下气疾也生铁洛者，即炉冶间锤落之铁屑，用水研浸，可以为饮，其属金，其气寒而重，最能坠热开结，平木火之邪，故可以下气疾，除怒狂也，凡药中用铁精、铁华粉、针砂、铁锈水之类，皆同此意。

以泽泻、术各十分，麋衔五分，合以三指撮为后饭，治酒风。《素问·病能论》帝曰：有病身热解堕，汗出如浴，恶风少气，此为何病？岐伯曰：病名曰酒风此即《风论》中所谓漏风也，酒乃曲蘖热药所成，故令身热，湿热伤筋，纵而不收持，故懈惰，湿得热而蒸，故多汗，多汗则气屡泄而卫虚，故恶风而少气，因酒得风而病，故曰酒风。帝曰：治之奈何？岐伯曰：以泽泻、术各十分，麋衔五分，合以三指撮为后饭泽泻味甘咸，性微寒，能渗利湿热。术甘苦气温，能补中燥湿止汗。麋衔，即薇衔，一名无心草，南人呼为吴风草，即鹿衔草，盖麋鹿一类也，味苦微寒，主治风湿。十分者，倍之也。五分者，减半也。合以三指，用三指撮合，以约其数，而为煎剂也。饭后药先，故曰后饭。

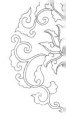

鬄其左角之发方一寸，燔治，饮以美酒，治尸厥。《素问·缪刺论》曰：邪客于手足少阴、太阴，足阳明之络，此五络皆会于耳中，上络左角邪客于手少阴心经，足少阴肾经，手太阴肺经，足太阴脾经，足阳明胃经，此五络皆会于耳中。上络于左耳之额角。五络俱竭，令人身脉皆动，而形无知也，其状若尸，故曰尸厥五络俱竭，阴阳离散也，身脉皆动，筋惕肉瞤也。上下离竭，厥逆气乱，昏愦无知，故名尸厥。刺其足大指内侧爪甲上，去端如韭叶足太阴之井，隐白穴也。后刺足心足少阴之井，涌泉穴也。后刺足中指爪甲上各一痏足阳明之井，历兑穴也。痏，委、伟二音，刺瘢也。后刺手大指内侧，去端如韭叶手太阴之井，少商穴也。后刺手心主手厥阴之井，中冲穴也，上文五络未及手心主，而此刺之，和胸中也。少阴锐骨之端，各一痏立已谓神门穴，手少阴之腧也。不已，以竹管吹其两耳以小竹管纳对耳孔，用力吹之，勿令气泄，所以温助五络，气可复通也。《新校正》云，按：陶隐居谓吹其左耳极三度，复吹其右耳三度也。鬄其左角之发方一寸，燔

治，饮以美酒一杯，不能饮者，灌之立已
鬌，剃同。左角之发，五络之血余也，燔治烧制为末
也，饮以美酒，助药力行血气也，补以其类，故可使
尸厥立已。

小金丹，治五疫。《素问·遗篇刺法
论》黄帝曰：余闻五疫之至，皆相传①易，
无问大小，病状相似，不施救疗，如何可得
不相移易者？五疫，即五运疫疠之气。如何可得
不相移易者，谓欲禁止其传染也。岐伯曰：不相
染者，正气内存，邪不可干，避其毒气，天
牝从来，复得其往，气出于脑，即不邪干疫
疠，乃天之邪气，若吾身正气内固，则邪不可干，故
不相染也。天牝，鼻也，鼻受天之气，故曰天牝。老
子谓之玄牝，是亦此义。气自空虚而来，亦欲其自
空虚而去，故曰避其毒气，天牝从来，复得其往也，
盖以气通于鼻，鼻连于脑中，流布诸经，令人相染
矣。气出于脑为嚏，或张鼻泄之，则邪从鼻出，毒气
可令散也。气出于脑，即先想心如日日为太
阳之气，应人之心，想心如日，即所以存吾之气，壮
吾之神，使邪不能犯也。欲将入于疫室，先想
青气自肝而出，左行于东，化作林木心之所

① 传：《黄帝内经素问遗篇》作"染"。

至，气必至焉，故存想之，则神有所注，而气可旺矣，左行于东，化作林木之状，所以壮肝气也。次想白气自肺而出，右行于西，化作戈甲所以壮肺气也。次想赤气自心而出，南行于上，化作焰明所以壮心气也。次想黑气自肾而出，北行于下，化作水所以壮肾气也。次想黄气自脾而出，存于中央，化作土所以壮脾气也。五气护身之毕，以想头上如北斗之煌煌，然后可入于疫室煌煌，辉耀貌。天行疫疠，传染最速，故当谨避之如此。

又一法：于立春之日，日未出而吐之旧注曰：用远志去心，以水煎之，饮二盏，吐之不疫。

又一法：于雨水日后，三浴以药泄汗谓以祛邪散毒之药，煎汤三浴，以泄其汗也。

又一法：小金丹方　辰砂二两　水磨雄黄二两　叶子雌黄一两　紫金半两，以金箔同研之，可为细末　同入合中，外固了，地一尺筑地实，不用炉，不须药制，用火二十斤煅之也，七日终常令火不断。候冷七日取，次日出合子，埋药地中七日，取出，顺日研之三日，炼白沙蜜为丸，如梧桐子大，每日望东吸日华气一口，冰水下一丸，和气咽之，服十粒无疫干也合子，即磁罐之属，顺日研之，谓左旋也。按：此遗篇之言，乃出后人增附，法非由古，未足深信。避疫之法，必节欲节劳，仍勿忍饥以近其气，自可无虑。

卷一上

治 气 门

天积气尔,地积形尔,人气以成形尔。惟气以成形,气聚则形存,气散则形亡。气之关于形也,岂不巨哉?然而身形之中,有营气、有卫气、有宗气、有脏腑之气、有经络之气,各为区分,其所以统摄营卫、脏腑、经络而令克周无间,环流不息,通体节节皆灵者,全赖胸中大气为之主持,大气一衰,则出入废,升降息,神机化灭,气立孤危矣。《金匮》曰:营卫相得,其气乃行,大气一转,其气乃散。见营卫两不和谐,气即痹而难通。必先令营卫相得,其气并行不悖。然必俟胸中大气一转,其久病驳劣之气始散,然则大气之关于病机若此,《金匮》独窥其微,举胸痹短气心痛,独发其义于一门,而治法以通胸中阳气为主。盖阳主开,阳盛则有开无塞尔。若胸中之阳不亏,可损其有余,则用枳术汤足矣。用枳必与术各半,可过损乎?识此以治胸中之病,宁不思过半乎?今人多暴其气而不顾,迨病成复损其气以求理,习用枳实、枳壳、砂仁、香附、橘皮、苏子、沉香、山楂、槟榔、厚朴之属,总由未识胸中大气为生死第一关尔。

栝蒌薤白白酒汤 《金匮》

治胸痹，喘息咳唾，胸背痛，短气，寸口脉沉而迟、关上小紧数徐忠可曰：人之胸中如天，阳气用事，故清肃时行，呼吸往还，不愆常度，津液上下，润养无壅。痹则虚而不克，其息乃不匀，而喘唾乃随咳而生。胸为前，背为后，其中气痹，则前后俱痛。上之气不能常下，则下之气不能时上而短矣。寸口主阳，因虚伏而不鼓，则沉而迟；关主阴，阴寒相搏，则小紧而数。数者，阴中挟燥火也。故以栝蒌开胸中之燥痹为君，薤白之辛温以行痹着之气，白酒以通行营卫为佐。其意谓胸中之阳气布，则燥自润，痰自开，而诸证悉愈也。寸口脉沉而迟，关上小紧数，既为胸痹主脉，又云阳微阴弦，即胸痹而痛，孰为是乎？曰：此正见仲景斟酌论证之妙！盖胸痹证，阳既虚，虚则不运，不运则津液必凝滞而为痰，故胸痹本与支饮、痰饮相类，但支饮、痰饮乃饮重而滞气；胸痹则由阳虚而气削，痰饮因之。故仲景既不列胸痹于支饮、痰饮中，即胸痹内亦不黏煞一脉为言，而曰夫脉当取太过不及，阳微阴弦，即胸痹而痛。又注云：责其极虚，见胸痹证，当全责阳虚，既非表证外入之疾，亦非痰饮内积之比。故以栝蒌、薤白润燥通阳为主，未尝不取消痰下气，而意实不同于治饮也。故细分寸口沉迟者，约略言其

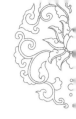

脉之在阳者为微；细分关上小紧数者，约略言其脉之在阴者为弦。当取太过不及者，约略之辞也。令以阴阳概审关前关后使人认定，上焦阳虚而胸痹一证，与支饮、痰饮等病因，治法判然矣（眉批：彼支饮云咳逆，倚息，气短，不得卧，其形如肿；此胸痹云喘息，咳唾，胸背痛，短气。彼邪重，故不得卧；此虚，故前后胸背应痛，是大别异）。

栝蒌一枚　薤白三两　白酒四升

此上焦膻中药也膻中，两乳中间，经曰：膻中者，臣使之官，喜乐出焉。喻嘉言曰：胸中阳气如离照当空，旷然无外，设地气一上，则窒塞有加。故知胸痹者，阴气上逆之候也。仲景微则用薤白、白酒以益其阳薤叶光滑，露亦难伫，故曰薤露。其性滑泄，能通气滞，故胸痹下重并用之。甚则用附子、干姜以消其阴，世医不知胸痹为何病？习用豆蔻、木香、诃子、三棱、神曲、麦芽等药，坐耗其胸中之阳，亦相悬矣。

加半夏，名栝蒌薤白半夏汤《金匮》，治胸痹，不得卧，心痛彻背徐忠可曰：胸痹而加以不得卧，此支饮之兼证，又心痛彻背，支饮原不痛，饮由胸痹而痛应背，故即前方加半夏以去饮下逆（眉批：此条若无心痛彻背，竟是支饮矣）。除白酒加枳实、厚朴、桂枝，名枳实薤白桂枝汤《金匮》，治胸痹，心中痞，留气结在胸，胸满，胁下逆抢心徐忠可曰：胸痹而加以心中痞胸满，似痞与结胸之象，乃上焦阳微，而客气动膈也。注云：留气结在胸，即客气也。更胁下逆抢心，是不独上焦虚而中焦亦虚，阴邪得以据之。为逆为抢，故于薤白栝蒌，又加枳朴以开其结，桂枝行阳以疏其肝。又曰：人参汤亦主之者，病由中虚，去其太甚，即可补正以化邪也。胸痹之虚，本阳气微，非营气虚也。阳无取乎补，宣而通之，即阳气畅，畅则阳盛矣。故薤白方以行阳为主，不取补也。此曰人参汤亦主之，因胁下逆，由中气虚故兼补中尔。人参汤，即理中汤等分而用干姜者尔。

四君子汤

治一切阳虚气弱，脉来虚软，脾衰肺损，饮食少思，体瘦而黄或瘦白无采，皮聚毛落，言语轻微，四肢无力，及脾胃不和，泄痢虚饱。

人参　白术土炒　茯苓二钱　甘草一钱　加姜枣。

人参甘温，大补元气为君；白术苦温，燥脾补气为臣；茯苓甘淡，渗湿泻热为佐；甘草甘平，和中益土为使。气足脾运，饮食倍进，则余脏受荫而色泽身强矣。

加陈皮以理气散逆，名异功散钱氏，调理脾胃；再加半夏以燥湿除痰，名六君子汤，治脾胃气虚，饮食不进，致成痰癖，不时咳唾或胃气虚寒，动成呕恶，凡虚疟及诸病后惟真阴亏损者，大忌用此培土之剂以伐肾水；加香附、砂仁名香砂六君子汤，治虚寒胃痛或腹痛泄泻。六君子加竹沥、麦冬，治四肢不举脾主四肢；六君子加乌梅、草果等分，姜枣煎，名四兽饮《三因》，和四脏以辅脾，故名，治五脏气虚，七情兼并，结聚痰饮，与卫气相搏，发为疟疾，亦治瘴疟；六君子加柴胡、葛根、黄芩、白芍，名十味人参散，治虚热、潮热、身体倦怠。加黄芪、山药亦名六君子汤，为病后调理，助脾进食之剂。加枣仁炒，治振悸不得眠胡洽居士；加姜汁、竹沥治半身不遂，在右者属气虚，亦治痰厥暴死；加木香、藿香、干葛，名七味白术散钱氏，治脾虚肌热，泄泻虚热作渴参、术、干、葛皆能生津。杨仁斋再加五味、柴胡，治消渴不能食，除人参加白芍，名三白汤，调理内伤外感，治虚烦，或渴，或泄；加山药、扁豆、姜枣煎，名六神散陈无择，治小儿表热去后，又发热者世医到此，尽不能晓，或再用凉药；或再解表；或谓不治，此表里俱虚、气不归元而阳浮于外，所以再热，并热证也。宜此汤加粳米，和其胃气则收阳归内，而身凉矣。挟寒者，加肉桂；兼阴虚，加熟地。四君合四物，名八珍汤，治气血两虚，及胃损饮食不为肌肤。若伤之重者，真阴内竭，虚阳外鼓，诸证蜂起，则于四物四君之中，又加黄芪以助阳固表，加肉桂以引火归元，名十全大补汤《金匮》曰：虚者十补，勿一泻之，此汤是也。十全大补加防风为君，再加羌活、附子、杜仲、牛膝名大防风汤，治鹤膝风。十全大补去川芎加陈皮，名温经益元散节庵，治汗后头眩，心悸筋惕肉𥆧，或汗出不止，或下后下利不止，身体疼痛太阳宜汗，汗多则亡阳，故有眩悸瞤惕之证；阳明宜下，下多则亡阴，故有下利身痛之证。

补中益气汤 东垣

治烦劳内伤，身热，心烦，头痛，恶寒，懒言，恶食，脉洪大而虚，气短而渴，或阳虚自汗宜本汤加麻黄根、浮小麦、升、柴，俱宜蜜水炒过。或气虚不能举元，致疟痢脾虚，久不能愈，一切清阳下陷，中气不足之证脏腑肢体皆禀气于脾胃，饥饱劳役伤其脾胃，则众体无以禀气，而皆能病矣。阳气下陷则阴火上乘，故热而烦，非实热也；头者诸阳之会，清阳不升，则浊气上逆，故头痛，其痛或作或止，非如外感常痛不休也；阳虚不能卫外，故恶寒自汗；气虚，故懒言；脾虚，故恶食；脾胃虚则火上干肺，故短气；火克金不能生水，故渴；脾虚不能升举，则降多而升少致清阳下陷，则为泻痢；正虚邪陷，则疟不止。李东垣内伤外感辨，伤于饮食、劳役、七情六欲为内伤，伤于风寒暑湿为外感。内伤发热，时热时止；外感发热，热甚不休。内伤恶寒，得暖便解；外感恶寒，虽厚衣烈火不除。内伤恶风，不恶甚风，反恶隙风；外感恶风，见风便恶。内伤头痛，乍痛乍止；外感头痛，连痛无休，直待表邪传里方罢。内伤有湿，或不作渴，或心火为乘肺，亦作燥渴；外感须二三日外，表邪传里,口方作渴。内伤则热伤气,四肢沉困无力,倦怠嗜卧;外感则风伤筋,寒伤骨,一身筋骨疼痛。内伤则短气不足以息;外感则喘壅气盛有余。内伤则手心热,外感则手背热。天气通于肺,鼻者肺之外候;外感伤寒则鼻塞,伤风则流涕,然能饮食,口知味,腹中和,二便如常。地气通于脾,口者脾之外候;内伤则懒言恶食,口不知味,小便黄赤,大便或秘或溏。内伤证属不足,宜温宜补宜和;外感证属有余,宜汗宜吐宜下。若内伤误作外感,妄发其表,重虚元气,祸如反掌。故立补中益气汤主之。又有内伤外感兼病者,若内伤重者,宜补养为先;外感重者,宜发散为急。此汤唯上焦痰呕、中焦湿热、伤食膈满者不宜服。阴虚发热者宜养阴,忌服此汤,宜遵丹溪及养葵之法。若阴虚兼外感者,宜用补阴益气煎等法。

黄芪蜜炙,钱半　人参　甘草炙,一钱　白术土炒　陈皮留白　当归五分　升麻　柴胡三分　姜三片　枣二枚

东垣原方,黄芪只有一钱,其余各三分,立斋常用参、芪钱半,白术、当归一钱,陈皮七分,升、柴五分,如病甚者,参芪或三钱五钱,随证加用(眉批:东垣取轻清上升,故数分少,立斋每以济危急,故随证加多)。高鼓峰曰:凡六经内伤感证,及暑月劳倦发热,汗出不止者,但用本方,加白芍一钱;痢疾腹痛

已除,泻犹未止,是脾气下陷也,加酒炒白芍三钱;疟疾发久,形体尪羸,胃中有痰饮者,加半夏一钱;或内有火热,可加黄芩一钱。凡妇女胎前气虚,以致胎动不安,小产崩漏或产后血虚发热,但加酒炒白芍二钱。此方凡属中宫虚损,病后失调,无不相宜。倪氏曰:七情内伤,脾胃先病,治先脾土,此方是也。

如血不足,加当归;精神短少,加人参、五味;肺热咳嗽,去人参;干嗌,加葛根风药多燥,葛根独能止渴者,以其能升胃中清气,入肺而生水尔;头痛加蔓荆子,痛甚加川芎;脑痛加藁本、细辛;风湿相搏,一身尽痛,加羌活、防风;有痰加半夏、生姜;胃寒气滞,加青皮、蔻仁、木香、益智;腹胀加枳实、厚朴、木香、砂仁;腹痛加白芍、甘草;热痛加黄连;能食而心下痞,加黄连;咽痛加桔梗;有寒加肉桂;湿胜加苍术;阴火加黄柏、知母;阴虚去升、柴,加熟地、山萸、山药;大便秘加酒煨大黄;咳嗽,春加旋覆、款冬,夏加麦冬、五味,秋加麻黄、黄芩,冬加麻黄不去根节,天寒加干姜;泄泻去当归,加茯苓、苍术、益智;如冬月恶寒发热无汗，脉浮而紧，加麻黄；若脉浮而缓有汗，加桂枝、芍药东垣此方，原为感证中有内伤一种，故立此方以补伤寒书之所未及，非补虚方也。今感证家多不敢用，而以为调理补虚服食之药，则谬矣！调理补虚，乃通其意而转用之者尔。

肺者气之本，黄芪补肺固表为君。脾者肺之母土能生金，脾胃一虚，肺气先绝。人参、甘草补脾益气，和中泻火为臣东垣曰：参、芪、甘草泻火之圣药，盖烦劳则虚而生热，得甘温以益元气，而虚热自退，故亦谓之泻。白术燥湿强脾，当归和血养阴为佐补阳宜兼和阴，不然则已元。升麻以升阳明清气右升而复其本位。柴胡以升少阳清气左旋而上行。阳升则万物生，清升则浊阴降。加陈皮者以通利其气陈皮同补药则补，独用则泻脾。生姜辛温，大枣甘温，用以和营卫、开腠理、致津液，诸虚不足，先建其中，中者何？脾胃是也东垣曰：脾胃虚者，因饮食劳倦，心火亢甚，而乘其土位，其次肺气受邪，须多用黄芪，而人参、甘草次之。脾胃一虚，肺气先绝，故用黄芪以益皮毛而固腠理，不令自汗。上喘气短，故以人参补之。心火乘脾，用炙草甘温，以泻火热而补脾元，若脾胃

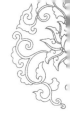

急痛，并大虚腹中急缩，宜多用之，中满者减之。白术苦甘温，除胃中之热，利腰脐间血，胃中清气在下，必加升麻、柴胡以升之，引参、芪、甘草甘温之气味上升，以补胃气之散，而实其表，又缓带脉之缩急。气乱于中，清浊相干，用去白陈皮以理之，又助阳气上升，以散滞气。脾胃气虚为阴火伤其生发之气，营血亦亏，血减则心无所养致令心满而烦，病名曰悗，故用甘辛微温之剂生阳气。若虚烦不宁者，增人参补之，阳旺则能生阴血，或增当归和之。少加黄柏，以救肾水，泻阴中伏火。如烦犹不止，少加生地补肾水，水旺则心火自降。李士材曰：虚人感冒，不在发散者，此方可以代之。东垣曰：肌热者，表热也，服此汤一二剂，得微汗则已。非正发汗，乃阴阳气和，自然汗出也。凡四时挟虚伤寒，通宜补散，故丹溪治伤寒，多用补中益气汤。气虚者，四君子加发散药；血虚者，四物汤加发散药。东垣治风湿，用补中益气汤加羌活、防风、升麻、藁本、苍术；海藏治风湿，无汗者用神术汤，有汗者用白术汤。治刚痓，神术汤加羌活、麻黄；治柔痓，白术汤加芪、术、桂心。治中暍，脉弦细芤迟者，用黄芪汤。此皆非仲景成法，然对证则可用，亦不可废也。《明医杂著》云：发热有数种，治各不同，仲景论伤寒、伤风，此外感也，故宜发表以解散之，此麻黄、桂枝之义也。感于寒冷之月，即时病发，故用辛热以胜寒；如春温之月，则当变以辛凉之药；夏暑之月，即当变以甘苦寒之药；又有冬温，此天时不正，阳气反泄，用药不可温热。又有寒疫却在温热之时，此阴气反逆，用药不可寒凉。又有瘟疫沿门阖境相似者，此天地之厉气，当随时令，参气运而治，宜辛凉甘苦寒之药以清热解毒。若夫饮食劳倦，为内伤元气，则真阳下陷，内生虚热，故东垣发补中益气之论，用甘温之药，大补其气，而提其下陷，此用气药以补气之不足也。又有劳心好色，内伤真阴，阴血既伤则阳气偏胜，而为虚热，是谓阴虚火旺劳瘵之证。故丹溪发阳有余阴不足之论，用四物加知、柏补其阴而火自降，此用血药以补血之不足也。又有夏月伤暑之病，虽属外感却类内伤，东垣所谓清暑益气是也。又有因暑热而过食冷物，以伤其内，或过取风凉，以伤其外，此则非暑伤人因贪凉而致之病，治宜辛热解表辛温理中之药，却与伤寒治法相类者也。外感之与内伤，寒病之与热病，气虚之与血虚，如冰炭相反，治之若差，则轻病必重，重病必死矣。《医贯》曰：读伤寒书而不读东垣书，则内伤不明而杀人多矣；读东垣书而不读丹溪书，则阴虚不明，而杀人多矣。东垣《脾胃论》深明饥饱劳役发热等证，俱是内伤，悉类伤寒，切戒汗下，以为内伤多而外感少，只须温补，不必发散。如外感多，内伤少，温补中少加发散，以补中益气为主。如内伤兼寒者加麻黄，兼风者加桂枝，兼暑者加黄连，兼湿者加羌活，实乃万世无疆之利，此东垣特发阳虚发热之一门也。然

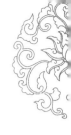

阴虚发热者，十之六七亦类伤寒，今人一见发热，无不通用发散，发散而毙，则曰伤寒之法已穷。予尝于阴虚发热者，见其大热面赤，口渴烦躁，与六味地黄汤一大剂即愈。如下部恶寒足冷，上部渴甚躁极或饮而反吐，即加肉桂、五味，甚则加附子，冷饮，以此活人多矣。此丹溪发明阴虚发热之外，尚遗未尽之旨也。张景岳曰：补中益气汤之用，原以治劳倦内伤发热等证，虽曰为补气也，非发汗也，然实有不散而散之意，故于劳倦感寒，或气虚疟疾，及脾气下陷等证，则最所宜也。若全无表邪寒热，而但有中气亏甚者，则升柴之类，大非所宜，盖以升柴味皆苦寒，性专疏散，虽曰能引清气上升，然惟有邪者，固可因升而散之，使或无邪，能不因散而愈耗其中气乎？即曰此汤以补剂为主，而唯藉升柴以引达清气，不知微虚者犹可出，人大虚者必难假借，当此之时即纯用培补犹恐不及，而再兼疏泄安望成功？且凡属补气之剂，无不能升，正以阳主升也，用其升而不用其散，斯得补阳之大法？又奚必升、柴之是赖乎？故于诸证之中，凡其不宜用此者则有不可不察，如表不固而汗不敛者，不可用；外无表邪而阴虚发热者，不可用；阳气无根而格阳戴阳者，不可用；脾肺虚甚而气促似喘者，不可用；命门火衰而虚寒泄泻者，不可用；水亏火亢而吐血、衄血者，不可用；四肢厥逆而阳虚欲脱者，不可用。总之，元气虚极者，毫不可泄；阴阳下竭者，毫不可升；真火亏败者，毫不可用清凉。今人但知补中益气汤可以补虚，一概尚之，而不知病当紧急，则此时几微关系，判于一举指之间而识微不可紊误者，正此类也。

加炒芩、神曲，名益胃升阳汤，治妇人经水不调或脱血后，食少，水泻东垣曰：脱血益气，古圣之法也，故先补胃以助生发之气。去白术加草蔻、神曲、半夏、黄柏，名升阳顺气汤，治饮食劳倦所伤，满闷短气，不思食，不知味，时恶寒东垣曰：升麻、柴胡味薄性阳，引脾胃清气行于阳道以滋春气之和，又引参、芪、甘草上行，克实腠理，使卫外为固，凡补脾胃之药，多以升阳补气名之者此也。又曰：但言补之以辛甘温热之剂，及味之薄者，诸风药是也，此助春夏之升浮者也，此便是泻秋收冬藏之药也，在人之身，乃肝心也；但言泻之以酸味寒凉之剂，并淡味渗泄之药，此助秋冬之沉降者也，此便是泻春生夏长之药也，在人之身，肺肾是也。吴鹤皋曰：升、柴辛甘升其清，清升则阳气顺矣；柏皮苦寒降其浊，浊降则阴气顺矣；参、芪、当归、甘草补其虚，虚补则正气顺矣。半夏、陈皮利其膈，膈利则痰气顺矣；豆蔻、神曲消其食，食消则谷气顺矣。加苍术倍分，半夏、黄芩、益智各三分，名参术益胃汤，治内伤劳倦燥热短气，口渴无味，大便溏黄。除当

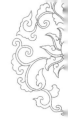

归、白术，加木香、苍术，名调中益气汤，治脾胃不调，胸满肢倦，食少短气，口不知味，及食入反出。加白芍、五味，亦名调中益气汤以上俱东垣方。治气虚多汗，余治同前本方纯用甘温，所谓劳者温之；损者温之，此加白芍、五味之酸，以收耗散之气，有发、有收，此东垣别开一路，以广补中之妙者乎？加羌活、防风、细辛、川芎，名调营养卫汤节庵，治劳力伤寒，头痛身热，恶寒微渴，汗出身痛，脉浮无力。加白芍、细辛、川芎、蔓荆，名顺气和中汤《宝鉴》，治清阳不升，头痛恶风，脉弦微细。加黄柏、生地，名补中益气加黄柏生地汤，治阴火乘阳，发热昼甚，自汗短气，口渴无味。

代赭旋覆汤　仲景

治伤寒发汗，若吐、若下、解后，心下痞硬，噫气未除汗吐下后，大邪虽解，胃气弱而不和，虚气上逆，故痞硬。噫气即俗所谓嗳气也。并善治反胃，噎食，气逆不降。

旋覆花　甘草三两　半夏半升　人参

二两　代赭石一两　生姜五两　大枣十二枚

喻嘉言曰：此亦伏饮为逆，但因胃气亏损，故用法以养正，而兼散余邪，大意在噫气不除上，既心下痞硬，更加噫气不除，则胃气上逆，全不下行，有升无降，所谓弦绝者其声嘶，土败者其声哕也。故用代赭领人参，纳气归元海，以镇安其逆，微加散邪涤饮，而痞自开尔成氏曰：硬则气坚，旋覆之咸以软痞硬；怯则气浮，代赭之重以镇虚逆；辛者散也，生姜、半夏之辛以散虚痞；甘者缓也，人参、大枣、甘草之甘以补胃弱。《纲目》曰：病解后痞硬噫气，不下利者用此汤，下利者生姜泻心汤。《活人》云：有旋覆代赭证，或咳逆气虚者，先服四逆汤；胃寒者先服理中汤，后服此汤为良。

升阳益胃汤　东垣

治脾胃虚弱，怠惰嗜卧，时值秋燥令行，湿热方退，体重节痛，口苦舌干，心不思食，食不知味，大便不调，小便频数，兼见肺病，洒淅恶寒，惨惨不乐，乃阳气不升也。

黄芪二两　半夏　甘草炙　人参一两

白芍炒　羌活　独活　防风五钱，以其秋旺，故以辛温泻之　陈皮四钱，留白　白术土炒　茯苓小便利、不渴者勿用　泽泻无淋勿用　柴胡三钱　黄连二钱　每三钱，姜枣煎列证云治秋燥，此方殊为不合

六君子助阳益胃，补脾胃之上药也。加黄芪以补肺而固卫，芍药以敛阴而调营，羌活、独活、防风、柴胡以除湿痛羌活除百节之痛而升清阳，茯苓、泽泻以泻湿热而降浊阴，少佐黄连以退阴火，补中有散，发中有收，使气足阳生，自正旺而邪服矣东垣曰：此治脾胃兼肺病也，何故秋旺，用参、术、芍药之类反补脾？为脾胃虚则肺俱受病，故因时而补，易为力也。又曰：予病脾胃久衰，一日体重，肢节疼痛，大便泄下，小便闭塞，默思《内经》云：在下者因而竭之。是先利小便也，又治诸泻。小便不利者，先分利之。治湿不利小便，非其治也，当用淡渗之剂。又思圣人之法，虽布在方策，其未尽者，以意求之，今寒湿客邪，自外入里而甚暴，若用淡渗以利之，病虽即已，是降之又降，复益其阴而重竭其阳也，治以升阳风药是为宜尔。羌活、独活、升麻、柴胡各一钱，防风、炙甘草各五分，一剂而愈。大法寒湿之胜，风以平之。又曰：下者举之。圣人之法，举

一可知百矣。东垣又曰:药中但犯泽泻、猪苓、茯苓、木通、灯草,淡味渗泄之类,皆从时令之旺气,以泄脾胃之外邪,而补金水之不足也。或小便已数,肝肾不受邪者,而误用之,必大泻真阴,竭绝肾水,先损其两目也。又云:《灵枢》云,头有疾,取之足,谓阳病取阴也;足有疾,取之上,是阴病取阳也;中有疾,旁取之,中者脾胃也,旁者少阳甲胆也,甲胆风木也,东方春也,胃中谷气者便是风化也,胃中湿胜而成泄泻,宜助甲胆,风胜以克之,又是升阳助清气上行之法也。

补脾胃泻阴火升阳汤 东垣

治饮食伤胃,劳倦伤脾,火邪乘之,而生大热,右关脉缓弱脾虚或弦木克土或浮数东垣曰:湿热相合,阳气日虚,不能上升,脾胃之气,下流肝肾,是有秋冬而无春夏也。惟泻阴火,升阳气,用味薄风药升发,则阴不病而阳气生矣。

黄芪　苍术泔浸炒　甘草炙　羌活一两　升麻八钱　柴胡两半　黄连酒炒五钱　黄芩炒　人参七钱　石膏长夏用少许　每服三钱或五钱。

柴胡、升麻、羌活助阳益胃,以升清气;人参、苍术、黄芪、甘草益气除湿,以补脾胃；黄芩、黄连、石膏凉心清热，以泻阴火东垣曰：胃乃脾之刚，脾乃胃之柔。饮食不节则胃先病，脾无所禀而后病；劳倦则脾先病，不能为胃行气而后病。胃为十二经之海，脾胃既虚，十二经之邪，不一而出。假令不能食而肌肉削，此本病也；右关脉缓而弱，本脉也。或本脉中兼见弦脉，证中或见四肢满闷、淋溲、便难、转筋一二症，此脾胃兼肝病也，当加风药以泻之；脉中兼见洪大，证中或见肌热、烦热、面赤、肉消一二症，此脾胃兼心病也，当加泻心火之药；脉中兼见浮涩，证中或见短气、气上、喘咳痰盛、皮涩一二症，此脾胃兼肺病也，当加泄肺及补气之药；脉中兼见沉细，证中或见善欠、善恐一二症，此脾胃兼肾病也，当加泻肾水之浮，及泻阴火之药。盖百病皆从脾胃生也，处方者当从此法，加时令药。

橘皮竹茹汤 《金匮》

治久病虚羸，呕逆不已胃寒则呕，胃热亦呕，有停痰、有积饮皆作呕，此为久病虚火上逆而干呕者。亦治吐利后胃虚哕逆。

橘皮　竹茹二升　甘草五两　人参一两　生姜半斤　大枣三十枚

徐忠可曰：此胃虚而冲逆为哕，然非

真元衰弱之比，故以参、甘培胃中元气；而以橘皮、竹茹，一寒一温，下其上逆之气；以姜、枣宣其上焦，使胸中之阳渐畅而下达，谓上焦固受气于中焦，而中焦亦禀承于上焦，上焦既宣，则中气自调也。加半夏、麦冬、赤茯、枇杷叶，亦名橘皮竹茹汤。

丁香柿蒂汤　严氏

治久病呃逆，因于寒者呃在中焦谷气不运，声短小，得食即发为胃呃；呃在下焦真气不足，其声长大，不食亦然，为肾呃。久呃则胃肾俱寒者，为多此病有因痰阻气滞者，有因瘀血者，有因火郁者，有因胃实失下者，此皆属实；有因中气大虚者，有因大下胃虚阴火上逆者，此皆属虚。寒热虚实，治法不一，古方以此汤治寒呃。

丁香　柿蒂二钱　人参一钱　生姜五片　一方加陈皮、半夏、茯苓、甘草、良姜。

丁香泄肺温胃而暖肾，生姜去痰开郁而散寒，柿蒂苦涩而降气，人参所以辅真气使得展布也朱丹溪曰：人之阴气因胃为养，土伤则木挟相火，直冲清道而上，作呃逆。古人以为胃寒，用丁香、柿蒂不能清痰利气，惟助火而已。李时珍曰：朱氏但执以寒治热，矫枉之过矣。按：古人治阴呃，每用桂、附、干姜、吴萸、丁香、茴香诸辛热药，多有收效者。治阳呃，用橘红竹茹汤。《玉机微义》曰：呃逆本由阴气已虚，阳火暴甚，直冲而上，出于胃、入于肺而作声，东垣用凉药者，所以泻热降火也。若阴证呃逆，以阴气先消，阳火亦竭，浮于胸中，亦欲散也。故不用寒药，而反以温药养胃，留其阳气，胃气和则愈，阳生则阴长之说也。

除人参、生姜加竹茹、橘红，名丁香柿蒂竹茹汤，又名橘红竹茹汤，治阳呃或问治阳呃者，何以不用知、柏？吴鹤皋曰：此少阳虚邪，非实邪也，故用柿蒂、竹茹之味薄者主之，若知、柏味厚，则益戕其中气，否塞不益甚乎，古人盖深权之矣！除人参、生姜，亦名丁香柿蒂汤严氏。《宝鉴》去人参，加青皮、陈皮，《三因》去人参，加良姜、甘草，名丁香散。

四 磨 汤 严氏

治七情气逆，上气喘急，妨闷不食怒则气上，思则气结，忧愁不已，气多厥逆，重则眩仆，轻则上气喘急，满闷妨食。

槟榔　沉香　乌药　人参　等分浓磨煎三四沸，温服。一方人参易枳壳。一方去参加枳实、木香,白酒磨,名五磨饮,治暴怒卒死名曰气厥。

气上宜降之,故用槟榔、沉香槟榔性如铁石,沉香入水独沉,故皆能下气。气逆宜顺之,故用乌药,加人参者,降中有升,泻中带补,恐伤其气也。

举 元 煎 景岳

治气虚下陷、血崩、血脱、亡阳垂危等证,有不利于归、熟等剂,而但宜补气者,以此主之。

黄芪炙　人参三五钱　白术炒　甘草炙,一二钱　升麻炒,五七分

如兼阳气虚寒者,桂、附、干姜随宜佐用;如兼滑脱者,可加乌梅二个,或文蛤七八分。

独 参 汤

诸虚气弱,脉微危急,及大失血者,此方主之血脱者须益其气,盖有形之血不能速生,无形之气所当急固,阳生则阴长也。有痰者加姜汁

或竹沥。烦躁者加童便虚而有火。身寒者加附子。

人参得天地冲和之气以成形,故用之以补冲和之气,使其一息尚存,则可以次第而疗诸疾。是以病之危急而虚者,良医以气为首务也。

卷一下

理 血 门

人有阴阳，即为血气，阳主气，故气全则神旺；阴主血，故血盛则形强。人生所赖，惟斯而已。盖其源源而来，生化于心，总统于脾，藏受于肝，宣布于肺，施泄于肾，灌溉一身。凡为七窍之灵，为四肢之用，为筋骨之和柔，为肌肉之丰盛，以至滋脏腑、安神魂、润颜色、充营卫，津液得以通行，二阴得以条畅。凡形质所在，无非血之用也。人有此形，惟赖此血，故血衰则形萎，血败则形坏矣。然血化于气而成于阴，阳虚固不能生血，所以血宜温而不宜寒；阳亢则最能伤阴，所以血宜静而不宜动。此盈虚性用之机，苟能察其精义而治得其宜，又何血病之足虑？如熟地、当归、枸杞、鹿胶、山萸，血虚所宜；生地、芍药、阿胶，血热所宜；栀子、犀角，血之大热所宜；桃仁、红花、苏木、丹皮，血瘀所宜；乳香、没药、五灵脂、凌霄花，血瘀而痛所宜；丹参、益母草、醇酒，血滞所宜，升麻、川芎、白芷，血陷所宜；棕灰、发灰、白芨、乌梅、倍子，血滑所宜；乳酪、酥油、柏子仁、苁蓉，血燥所宜；姜、桂，血寒所宜；人参、白术、黄芪、甘草，气虚不能生血及不能摄血所宜。苟能触类而长之，可以应无穷之变矣。

四　物　汤

治一切血虚及妇人经病月经先期为热，后期为寒、为虚、为郁、为痰。丹溪曰：经水者，阴血也。阴必从阳，故其色红，上应于月，其行有常，故名曰经。为气之配，因气而行。成块者，气之凝；将行而痛者，气之滞；行后作痛者，气血俱虚也；色淡亦虚也；错经妄行者，气之乱；紫者，气之热；黑则热之甚也。今人见紫黑作痛成块，率指为风冷乘之，而用温热之剂，祸不旋踵矣。经曰：亢则害，承乃制。热极则兼水化，所以热则紫，甚则黑也。若曰风冷必须外得，设或有之，十不一二也。《玉机微义》曰：寒则凝而不行，既行而紫黑，故知非寒也。

当归酒洗　生地三钱　芍药二钱　芎藭钱半

如凉血，心加黄连，肝条芩，肺枯芩，大肠实芩，胆黄连，肾、膀胱黄柏，脾生地，胃大黄，三焦地骨，心包络丹皮，小肠栀子、木通；如清气，心与包络加麦冬，肺枳壳，肝柴胡、青皮，脾白芍，胃干葛、石膏，大肠、三焦连翘，小肠赤茯，膀胱滑石、琥珀;血虚加龟板;血燥加人乳;血瘀加桃仁、红花、韭汁、童便行之;暴血加薄荷、元参散之;血不止加炒蒲黄、京墨;久不止加升麻引血归经。妇人经血紫黑、脉数为热,加芩、连;血淡、脉迟为寒,加桂、附。人肥有痰,加半夏、南星、橘红;人瘦有火,加黑栀知母、黄柏。郁者,加木香、砂仁、苍术、神曲;瘀滞,加桃仁、红花、延胡、肉桂。气虚加参、芪;气实加枳朴以上乃旧时加用法,切不可执。当归辛苦甘温,入心脾生血为君;生地甘寒,入心肾滋血为臣;芍药酸寒,入肝脾敛阴为佐;芎䓖辛温,通上下而行血中之气为使也川芎入厥阴心包、肝经,上行头目,下行血海。《玉机微义》曰:川芎,血中之气药也,通肝经,性味辛散,能行血滞于气也;地黄,血中血药也,通肾经,性味甘寒,能补真阴之虚也;当归,血中主药也,通肝经,性味辛温,分三治,全用活血,各归其经也;芍药,阴分药也,通脾经,性味酸寒,能和血,治血虚腹痛也。此特血病而求血药之属者也。若气虚血弱,又当从长沙血虚以人参补之,阳旺即能生阴血也。丹溪治阴虚发热,于血药四物汤亦分阴阳,血之动者为阳,归、芎主之;血之静者为阴,地、芍主之。血之阴不足,虽芎、归辛温亦不用,血之阳不足,虽姜、桂辛热亦用之。与泻火之法,正治从治相同。吴鹤皋曰:地、芍养五脏之阴,芎、归调营中之气,阴阳调和而血自生。若失血太多,气息几微之际,慎勿与之。盖四物阴类非所以生物者也,当重用参、芪以固欲绝之气。故曰:脱血者先益其气,否则川芎香窜反能耗气,气血双亡而死矣。故凡胃虚气弱之人,皆不宜服。丹溪谓产后忌用芍药,恐酸寒伐生生之气,然芍药专治血虚气痛,新产正血虚气痛之时,醇酒微炒,用之何害?又血块凝滞作祸,不可泥于产后大补气血,放胆用之,用玉烛散无妨,推陈致新,亦是补法。只因产后大补气血一语,致积血而殒者多矣。张景岳曰:治血之剂,古人多以四物汤为主,然亦有宜、有不宜。盖补血、行血,无如当归,但当归之性动而滑,凡因火动血者忌之,因火而嗽,因湿而滑者,皆忌之;行血、散血,无如川芎,然川芎之性升而散,凡火载血上者忌之,气虚多汗,火不归原者,皆忌之;生血、凉血,无如生地;敛血、清血,无如芍药,然二物皆凉,阳虚者非宜也,脉弱身凉、多呕、便溏者,皆非宜也。故凡用四物以治血者,不可不察其宜否之性。

加黄柏、知母,名知柏四物汤;再加玄参,名滋阴降火汤,治阴虚有火;知柏四物蜜丸名坎离丸，治阴虚嗽血丹溪论痨瘵，主乎阴虚。盖自子至巳属阳，自午至亥属阴，阴虚则热。在午后子前，寤属阳，寐属阴。阴虚则盗汗从寐时出，升属阳，降属阴，阴虚则气不降，痰涎上逆，吐出不绝。脉浮属阳，沉属阴，阴虚则浮之洪大，沉之空虚，宜用四物竹沥加炒柏、龟板补阴降火之剂，又须远嗜欲，薄滋味，静心调养以助之。《准绳》云：丹溪治痨瘵主乎阴虚，用四物加知、柏主之，世医遵用，百无一效，何哉？盖阴虚火必上炎，当归辛温，非滋虚降火之药；川芎上窜，非虚炎短乏者所宜，地黄泥膈，非胃弱痰多、食少者所宜；知、柏辛苦大寒，虽曰滋阴，其实燥血，虽曰降火，久而增气，反能助火，至于败胃，所不待言。不若用薏仁、百合、天冬、麦冬、桑皮、地骨、枣仁、北味、枇杷叶之类，佐以生地汁、藕汁、人乳、童便等。如咳嗽则多用桑皮、枇杷叶，有痰增贝母，有血增薏仁、百合、阿胶，热甚增地骨，食少增薏仁至七八钱，而麦冬常为之主，以保肺金而滋化源，无不辄效。又曰：虚劳之疾，百脉空虚，非黏滞之物填之不能实也；精血枯涸，非濡湿之物滋之不能润也。当用参、芪、地黄、二冬、枸杞、五味之属各煎膏，另用青蒿以童便熬膏，合前诸汁，并麋角胶霞天膏化服。大抵薏仁、百合之属治肺虚，参、芪、地黄膏之类治肾虚。盖心肝属阳，肺肾属阴，补肺肾即是补阴，非知柏四物之谓也。加黄连、胡黄连名二连四物汤《元戎》，治气旺血虚，五心烦热，热入血室，夜分发热血室，冲脉也，冲为血海，昼静夜剧，阳陷阴中，名热入血室。加黄柏、黄芩、甘草，名三黄四物汤，治阴虚潮热；用生熟二地，加黄芪、丹皮、升麻、柴胡，名三黄补血汤，治亡血血虚，六脉俱大，按之空虚二地补血，丹皮凉血，黄芪补气，升柴升阳，阳旺则能生血也。加桃仁、红花，名《元戎》四物汤，治血结便秘，扑损瘀血；加羌活、防风一用秦艽，名治风六合汤，治风虚眩晕，风秘便难，蜜丸名补肝丸肝以散为补。加木香、槟榔，名治气六合汤，治血虚气滞，或血气上冲；加羌活、天麻，蜜丸，名神应养真丹，治足厥阴经受风寒暑湿，瘫痪不遂，语言謇涩，及血虚脚气；加桃仁、红花、竹沥、姜汁，治半身不遂，在左者属瘀血瘀血不去，则新血不生，故用桃仁、红花活血去瘀，加姜汁、竹沥者，以痰无分左右也；去白芍加防风，名防风当归散，治发汗过多，而成痉证，宜去风养血；去地黄加干姜，名四神汤，治妇人血虚，心腹疞痛疞音鸠，又音绞。急痛也，加艾叶，四制香附童便、盐水、酒、醋各浸三日，醋丸，名艾附暖宫丸，治子宫虚冷；再加阿胶，名妇宝丹，治虚寒月水不调；加丹皮、地骨，治妇人骨蒸；除芍药、地黄，名归芎汤；为末，名佛手散，又名一奇散，又名君臣散，治产后血虚头痛，胎动下血，服此即安，子死腹中，服此即下，催生神效；四物各七钱，加防风一两，栀子、黄芩、黄连各三钱，每服五钱，如脉实，加大黄，名生地黄连汤海藏，治妇人血风证，去血过多，因而燥涸，循衣摸床，撮空闭目，扬手掷足，错语失神，脉弦浮而虚（眉批：男子去血过多，亦有此证）。陶节庵曰：大承气汤，气药也，自外而之内者用之；生地黄连汤，血药也，自内而之外者用之。气血合病，循衣摸床证同，自气之血，血而复之气者，大承气汤下之；自血之气，气而复之血者，生地黄连汤主之。二者俱不大便，此是承气汤对子，又与三黄石膏汤相表里，是皆三焦包络诸火之病也。病既危急，只得以此降血中之伏火尔。《纲目》曰：四物与桂枝、麻黄、白虎、柴胡、理中、四逆、茱萸、承气、凉膈等皆可作各半汤，此易老用药大略也；加大黄、芒硝、甘草，当归用尾，芍药用赤，名玉烛散子和，治经闭腹痛，体瘦善饥取《尔雅》四时和气,谓之玉烛之义也。

抵 当 汤 仲景

治太阳病六七日,表证仍在发热、恶寒、头痛、项强,脉微而沉,反不结胸,其人发狂者,以热在下焦,少腹当硬满,小便自利者,必有蓄血,令人善忘,所以然者,以太阳随经瘀热在里故也太阳为经,膀胱为腑,此太阳热邪随经入腑,热与血搏,故为蓄血脉沉为在里,表证仍在,则邪气犹浅,不结于胸中而发狂。经曰热结膀胱,其人如狂,又曰血并于下,乱而善忘,小腹硬满,而小便不利者,为溺涩。硬满而小便利者,为蓄血。《准绳》曰:玩仍在二字,则邪气为不传里,非犹浅也,膀胱为太阳本经,曰热结下焦,曰少腹硬满,曰小便自利,皆膀胱之证。故总结曰,随经瘀热也,在里二字,乃随经膀胱之里,非三阴之里也。按:太阳在阳在表,纵有沉紧沉滑之脉,皆不得以里阴名之。

水蛭三十个,猪脂熬黑　　虻虫三十个,去头足翅　　桃仁二十枚,去皮尖研　　大黄四两,酒浸

苦走血,咸渗血,虻虫、水蛭之苦咸,以除蓄血;甘缓急,苦泄热,桃仁、大黄之

甘苦,以下结热程郊倩曰:表证仍在,脉微而沉,是有表证而无表脉,热在下焦,可知非桂枝所能散,桃仁所能攻,缘热结膀胱,与瘀热在里,邪有浅深,故桃仁承气与抵当汤,攻有缓急。

减水蛭十个,虻虫、桃仁各减五个,分为四丸,每水煮一丸,名抵当丸,治本病无喜忘如狂之证者。

附:代抵当丸　大黄四两　生地　归尾　桃仁　穿山甲　元明粉各一两　桂心三钱　蜜丸。

桃仁、归尾、生地润以通之,桂心热以动之,大黄、元明粉苦寒咸寒以推荡之,加穿山甲引之以达于瘀所也。

桃仁承气汤　仲景

治伤寒外证不解,热结膀胱,小腹胀满,大便黑,小便利,燥渴谵语,蓄血,发热如狂,及血瘀胃痛、腹痛、胁痛,疟疾实热夜发,痢疾,蓄血急痛热邪自太阳不解,传入膀胱之府,与血相搏,若血自下,则热随血出而愈,不下者血蓄下焦,故小腹急胀。皮见青紫筋,大便黑者,瘀血也;小便利者,血病而气不病也;小便利而少腹仍急，故知为蓄血。心主血，邪热上干，心君不宁，故躁烦谵语而如狂。瘀血聚于阳明则胃痛，在太阴则腹痛，在厥阴则胁痛。疟夜发者，热入血分也。《活人》云：不当汗而汗之，亡其津液，阳扰之极，则侵阴也，故燥血蓄于胸中也。李梴曰：太阳证则如狂，阳明证则善忘，少阳证则寒热如疟，伤寒有用大承气不解，反便坚善食者，瘀血也。凡胸中满、心下满者皆气也；腹中满者或燥矢或宿食；少腹满者或溺或血停蓄而胀满也。清阳出上窍，故上满者为气多（眉批：痰满，亦有在上焦者）。浊阴出下窍，故下满者为血多，俱是热病。惟冷结膀胱，少腹满一证为寒，有手足厥冷为可辨。

桃仁五十枚，去皮尖研　大黄四两　芒硝　甘草　桂枝二两

大黄、芒硝荡热去实，甘草和胃缓中，此调胃承气汤也；热甚则搏血，血聚则肝燥，故加桃仁之甘苦，以润燥而缓肝；加桂枝之辛热，直达瘀所而行之也（眉批：滑伯仁，号撄宁生）。撄宁生曰：血溢血泄，诸蓄妄者，其始也。率以桃仁、大黄行血破瘀之剂，折其锐气，然后区别治之。或问失血复下，虚何以当？伊芳举曰：血既妄行，迷失故道，不去蓄利瘀，则以妄为常，何以御之？且去者自去，生者自生，何虚之有？喻嘉言曰：用桃仁以达血所，加桂枝以解外邪，亦犹大柴

胡汤,用柴胡解外相似,益见太阳随经之邪,非桂枝不解尔。程郊倩曰:五苓散与桃仁承气均为太阳犯府之药。一利前而主气分,一利后而主血分,治各不同。

节庵加青皮、枳实、当归、芍药、苏木汁、柴胡,名桃仁承气对子加青皮、枳实,破血必行气也;加当归、芍药,去瘀而生新也;柴胡平肝,升清而散表热;苏木助桃仁、桂心以逐瘀血。

苍术地榆汤　洁古

治脾经受湿,痢疾下血。

苍术泔浸炒,三两　地榆炒黑,一两　每一两煎。

苍术燥湿强脾,升阳而开郁,地榆清热凉血,酸收而断下,为治血痢、肠风之平剂,初起者勿用。加芍药、阿胶、卷柏,名芍药地榆汤河间,治泄痢脓血,乃至脱肛阿胶补血与液,为肺大肠要药,能治热痢。

芍　药　汤　洁古

治下痢,脓血稠黏,腹痛后重下痢皆属湿热。赤为伤血,白为伤气;脓血稠黏,气血两伤也；腹痛后重，气血皆滞也。刘河间曰：行血则脓血自愈，调气则后重自除。

芍药一两　归尾　黄芩　黄连　大黄三钱　木香　甘草炙　槟榔二钱　桂钱半　每服五钱。痢不减，加大黄此为实热者言也，然今之实热者鲜矣。

芍药酸寒，泻肝火，敛阴气，和营卫，故以为君；大黄、归尾破积而行血，木香、槟榔通滞而行气，黄芩、黄连燥湿而清热。痢由湿热积于肠胃，不得宣通，故大便重急，小便赤涩也。辛以散之，苦以燥之，寒以清之，甘以调之，加肉桂者，假其辛热以为反佐也。

除桂、甘草加枳壳名导滞汤一作导气汤，治前证兼渴者此方今人多用，倘遇虚寒者而误用之，祸不旋踵矣。

秦艽白术丸　东垣

治痔疮、痔漏有脓血，大便燥结，痛不可忍手阳明大肠、庚金也，清燥，主收司、行津液，以从足阳明胃土之化，旺则生化万物。人或醉饱入房,酒热留著,忍精不泄,流注篡间(眉枇:二阴之交名篡)。前阴之气,归于大肠,木乘火势而侮燥金,火就燥,则大便闭而痔作矣。受病者燥气也,为病者胃湿也,湿热风燥,四气合邪,法当泻火,润燥疏风,和血止痛。

桃仁研　归尾酒洗　秦艽　白术一两　枳实麸炒　皂角子烧存性　泽泻五钱　地榆三钱　面糊丸。

秦艽、归尾、桃仁润燥和血秦艽为风药中润剂,皂角仁以除风燥;地榆以破血、止血;枳实苦寒,以泄胃实;泽泻咸泄,使气归于前阴,以清湿邪也;白术之苦甘,以泻火而益元气,故曰甘寒泻火,乃假枳实之寒也;大便秘涩,以大黄推荡之,其津液益不足,用当归和血,加油润之剂,自然软利矣。

除地榆,加大黄、红花,名秦艽当归汤,治痔漏,大便燥结疼痛。用秦艽一味,加羌活、防风、麻黄、升麻、柴胡、藁本、细辛、黄芪、炙草、红花,名秦艽羌活汤,治痔漏,成块下垂,不任其养。除皂角、枳实、地榆,加防风、升麻、柴胡、陈皮、大黄、黄柏、红花、炙草,名秦艽防风汤,治痔漏,大便时疼痛东垣曰:如无痛者,非痔漏也。除白术、枳实、地榆,加苍术、黄柏、大黄、槟榔、防风,名秦艽苍术汤以上俱东垣方,治同东垣曰:肠头成块者,湿也;作大痛者,风也;大便燥结者,兼受火热也,是湿热风燥,四气合邪,当去四者,以破气药兼之,治法全矣。

麻黄人参芍药汤 东垣

治吐血,外感寒邪,内虚蕴热。

麻黄去外寒 黄芪实表益卫 甘草炙,补脾 白芍药安太阴,各一钱 人参益元气而实表 麦冬保肺气,各三分 五味子五粒,安肺气 当归和血养血 桂枝和营卫,各五分 热服。

《纲目》曰:观此一方,足以为万世模范矣。盖取仲景麻黄汤与补剂各半服之,但凡虚人当服仲景方者,宜以此为则东垣治一贫士,病脾胃虚,与补药愈后,继居旷室,卧热炕,咳而吐血。东垣谓此久虚弱,冬居旷室,衣服单薄是重虚其阳,表有大寒,壅遏里热,火邪不得舒伸，故血出于口，当补表之阳，泻里之虚热，因思仲景治伤寒，脉浮紧，当以麻黄汤发汗，而不与之，遂成衄血，却与麻黄汤立愈，与此甚同，因作此汤，一服而愈。

当归补血汤 东垣

治伤于劳役，肌热面赤，烦渴引饮，脉大而虚血盛则身凉，血虚则身热，此以饥饱劳役，伤其阴血，虚阳独胜，故肌热烦渴，与阳明白虎证无异。但白虎证得之外感，实热内盛，故脉大而长，按之有力。此证得之内伤，血虚发热，脉洪大而无力，《内经》所谓脉虚血虚是也，误服白虎汤必毙。

黄芪炙，一两　　当归酒洗，二钱　　空心服。

当归滋阴养血，黄芪乃补气之药，何以五倍于当归，而云补血汤乎？盖有形之血生于无形之气，又有当归为引，则从之而生血矣。经曰：阳生则阴长，此其义尔。

槐　花　散 《本事》

治肠风脏毒下血血之在身，有阴有阳。阳者，顺气而行，循流脉中，调和五脏，洒陈六腑，谓之营血;阴者,居于络脉,专守脏腑,滋养神气,濡润筋骨。若感内外之邪而受伤,则或循经之阳血,至其伤处为邪气所阻,漏泄经外;或居络之阴血,因留著之邪溃裂而出,则皆渗入肠胃而泄矣。世俗率以肠风名之,不知风乃六淫之一尔。若肠胃受火热二淫与寒燥湿,怫郁其气,及饮食劳力,伤其阴络之血者,亦可谓之肠风乎?《针经》曰:阳络伤,则血外溢而吐衄;阴络伤,则血内溢而便溺。戴氏以随感而见,色鲜者为肠风;积久而发,色瘀者为藏毒。又云色鲜为热,自大肠气分来;色瘀为寒,自小肠血分来。或曰:肠风者,风邪淫胃;脏毒者,湿邪淫胃。脏毒肠风之血,出于脏肠之间;五痔之血,出于肛门蚀孔处,治各不同。

槐花炒　侧柏叶杵　荆芥炒黑　枳壳炒　等分为末,每服三钱,米饮下。

侧柏养阴燥湿,最清血分;槐花疏肝泻热,能凉大肠;荆芥散瘀搜风为风病、血病要药;枳壳宽肠利气此病多由湿热风燥之邪,如久不愈者,不宜纯用寒凉,须兼温补及升举药。大法凉血用槐角、地榆、侧柏、条芩,炒连、栀子、生地,和血用阿胶、当归、川芎、白芍,风湿用秦艽、防风、荆芥、苍术、茯苓,血瘀少加桃仁、红花、苏木,宽肠用枳壳,升举用升麻,补气生血加人参、黄芪、白术、甘草。

加当归、生地、川芎，入乌梅、生姜煎，名加减四物汤《济生》，治同补血，凉血。除柏叶、荆芥，加当归、黄芩、防风、地榆，酒糊丸，名槐角丸《局方》，治同凉血，疏风。除柏叶、枳壳，加青皮等分，亦名槐花散洁古，治血痢，腹不痛，不里急后重，除柏叶、枳壳，加当归、川芎、熟地、白术、青皮、升麻，亦名槐花散，又名当归和血散东垣，治肠澼下血，湿毒下血。《经验方》单用槐花、荆芥炒黑为末，酒服，亦治下血。

咳 血 方 丹溪

治咳嗽痰血咳者有声无物，嗽者有物无声，咳嗽者有声有物也。肺为华盖，至清之脏，有火则咳，有痰则嗽。肺主气，气逆为咳；肾主水，水泛为痰，肾脉上入肺，循喉咙，其支者，从肺络心，属胸中，故病则俱病也。涎唾中有少血散漫者，此肾从相火炎上之血也。若血如红缕，从痰中咳出者，此肺络受热伤之血也。若咳出白血，浅红色，似肉似肺者必死。凡唾中带血，咯出有血，或血丝，属肾经；鼻衄出血，咳嗽有血，属肺经；呕吐成盆成碗者，属胃经，阳明多血多气故也；自两胁逆上吐出者，属肝经；溺血，属小肠、膀胱经；下血，属大肠经。牙宣出血，属胃肾虚火。舌血谓之舌衄；汗孔出血谓之肌衄，心与肝也。又惊而动血者属心，怒而动血者属肝，忧而动血者属肺，思而动血者属脾，劳而动血者属肾。

青黛水飞　栝蒌仁去油　海石去砂　山栀炒黑　诃子肉　等分为末蜜丸噙化，嗽甚加杏仁。

肝火上逆，能烁肺金，故咳嗽痰血。青黛泻肝而理血，散五脏郁火；栀子凉心而清肺，使邪热下行，二者所以治火。栝蒌润燥滑痰，为治嗽要药能清上焦痰火，荡除郁热垢腻；海石软坚止嗽，清水之上源能软坚痰，痰除则嗽止，肺为水之上源，二者降火而兼行痰。加诃子者，以能敛肺而定痰喘也。不用治血之药者，火退则血自止也。

龙脑鸡苏丸 《局方》

治肺有郁热，咳嗽、吐血、衄血、下血肺有郁热，故咳嗽，甚则逼血上行，而吐衄，肺移热于大肠则下血。热淋、消渴肺热则膀胱绝其化源，故淋闭；肺热则渴而多饮，为上消。口臭脾胃有热。口苦肝胆有热。清心明目。

鸡苏叶一名龙脑薄荷,一两六钱　生地六钱　麦冬四钱　蒲黄　阿胶　木通　银柴胡二钱　甘草钱半　黄芪　人参一钱

先将木通、柴胡浸二日熬汁,地黄浸汁熬膏,再用蜜三两,炼过和丸,梧子大。每服二十丸,细嚼汤下。一方有黄连。

肺本清肃,或受心之邪焰,或受肝之亢害,故见诸证。鸡苏轻扬升发,泻肺搜肝,散热理血,故以为君;生地凉血,炒蒲黄止血,以疗诸血;柴胡平肝解肌热,木通利水降心火,麦冬、阿胶润燥清肺;参、芪、甘草泻火和脾,此亦为热而涉虚者设,故少佐参芪也喻嘉言曰:此丸两解气分、血分之热。

犀角地黄汤　《济生》

治伤寒胃火热盛,吐血、衄血口血曰吐,鼻血曰衄,衄行浊道,衄行清道,喉与咽二管不同也。经者循经之血,走而不守,随气而行,火气急迫,故随经直犯清道,上脑而出于鼻为衄;其从肺窍

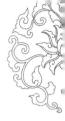

而出于咽者，则为咳血、咯血；其存胃中者，为守营之血，守而不走，胃虚不能摄血或为火逼，故呕吐从咽而出也。吐血之热在腑，衄血之热在经；杂病衄血为里热，伤寒衄血为表热（眉批：在腑，胃也；在经，肺也；里热，脏腑也；表热，太阳也）。**嗽血、便血**经曰：心移热于肺，则咳嗽出血，便血有寒热二证，伤寒便血，为传经热邪，**蓄血如狂，漱水不欲咽**瘀血在上焦则善忘，在下焦则如狂，漱水不欲咽，热在经，未入里也，蓄血发躁，而内不渴，故虽漱水而不欲咽。海藏曰：大凡血证，皆不饮水，唯气证则饮水。经曰：阳明病口燥，漱水不欲咽者必衄，伤寒当发汗而不发汗，邪热入里，逼血妄行，故见诸证；**及阳毒发斑**热甚伤血，里实表虚，发于皮肤而为斑疹，伤寒下早，热毒乘虚入胃则发斑，下迟热留胃中亦发斑，或服热药多亦发斑，见红点者为疹，如锦纹者为斑，疹轻而斑重，色紫黑者，热极而胃烂也，多死。凡斑疹慎不可汗，汗之重令开泄，更增斑烂，亦不可遽下，恐斑毒内陷也。

生地两半　白芍一两　犀角角尖尤良，鹿取茸，犀取尖，其精气尽在是也，作器物者，多被蒸煮，不堪入药　丹皮二钱半　每服五钱。

热甚如狂者，加黄芩一两；因怒致血者，加栀子、柴胡黄芩泻上、中二焦之火，栀子泻三焦之火，柴胡平少阳厥阴之火。

血属阴本静，因诸经火逼，遂不安其位而妄行。犀角大寒，解胃热而清心火；芍药酸寒，和阴血而泻肝火肝者心之母；丹皮苦寒，泻血中伏火；生地大寒，凉血而滋水，以共平诸经之潜逆也海藏曰：血分三部，药有重轻[1]。犀角地黄汤治上血，如吐衄之类；桃仁承气汤治中血，如血蓄中焦下痢脓血之类；抵当汤丸治下血，如蓄血如狂之类。又曰：此证足太阴所主，脾不里血，越而上行，实者犀角地黄汤，虚者黄芩芍药汤，凡病呕吐血者，咸用芍药主之，故知太阴药也。《医贯》曰：犀角地黄汤乃衄血之的方，盖犀水兽也，可以分水，可以通天。鼻衄之血，从在督而至颠项，入鼻中，惟犀角能下入肾水（眉批：犀能通顶，而又下降）。引地黄滋阴之品，由肾脉而上，故为对证。若阴虚火动，吐血与咳咯者，皆可借用成功。若阳虚劳嗽及脾胃虚者，皆不宜。《活人书》言：瘀血入里，吐衄血者，犀角地黄汤，乃阳明圣药，如无犀角，代以升麻，二药性味相远何以为代？盖以升麻能引诸药同入阳明也。朱二允曰：升麻性升，犀角性降，用犀角止血，乃借其下降之气，清心肝之火，使血下行归经尔。倘误用升麻，血随气升，

---

① 重轻：道光本作"轻重"。

不愈涌出不止乎？伤寒汗出不彻，能逼动经血，误发其汗，亦动经血，二者不同。陶尚文治一人，伤寒四五日，吐血不止，医以犀角地黄汤、茅花汤治之反剧，陶切其脉，浮数而紧，遂用麻黄汤汗出而愈，此取脉不取证也，可谓得仲景心法矣。设脉不浮紧而数，其可用乎？经曰：伤寒脉浮紧，不发汗因致衄者，麻黄汤主之。又曰：太阳病，脉浮紧，发热身无汗，自衄者愈。风寒在经，郁而为热，不得汗解，衄则热随血散，俗名红汗，故愈。若全未发汗，致衄者，仍须用麻黄发之。成无己曰：伤寒衄者为邪气不得发散，壅甚于经，逼迫于血也，桂枝麻黄汤治衄者，非治衄也，即是发散经中邪气尔。血郁于上而吐血者，谓之薄厥；留于下而瘀者，谓之蓄血，此由太阳随经瘀热在里，血为热所搏，结于下焦，少腹当硬，小便自利。

节庵加当归、红花、桔梗、陈皮、甘草、藕汁，名加味犀角地黄汤_{当归引血归经，藕汁凉血散瘀，桔梗以利上焦，陈皮以导中焦，红花以行下焦。}

归 脾 汤 《济生》

治思虑过度，劳伤心脾，怔忡健忘_{上气不足，下气有余，肠胃实而心气虚，故善忘，惊悸有触而心动曰惊，无惊而自动曰悸，即怔忡也，盗}

汗汗为心液，心藏神而生血，心伤则不能生血，而血少故见前诸证，发热脾主肌肉，体倦脾主四肢，食少脾不健运，不眠血不归经，脾主思而藏血，脾伤故见前诸证，或脾虚不能摄血，致血妄行，及妇人经带，或心脾伤痛，嗜卧，肢体作痛，大便不调，或瘰疬流注，不能消散溃敛。

黄芪蜜炙　当归酒洗　龙眼肉二钱　枣仁炒，研　白术土炒，钱半　人参　茯神一钱　远志去心，八分　木香磨冲　甘草炙，五分　姜枣煎。

《医贯》曰：心生血，脾统血，肝藏血。凡治血证，须按三经用药，远志、枣仁补肝以生心火，茯神补心以生脾土，参、芪、甘草补脾以固肺气，木香香先入脾，总欲使血归脾尔治实火之血，顺气为先，气行则血自归经；治虚火之血，养正为先，气壮则自能摄血。高鼓峰曰：心火衰甚，不能生土，以致土困金败，外兼咳嗽吐痰，寒热往来，盗汗，急以此方，去木香，加白芍以治之。凡见脾胃衰弱，饮食不思，大便泄泻，总属君火不旺所致，此补本法也。凡各种虚证，补中益气所不效者，投以此方。如肺肾受伤，再加麦冬、五味；如肝肾受伤，则芍药更为有益；如从怫郁而起，则加柴胡、丹皮、山栀；如非二阳之病至怔忡，则去木香，加枸杞、麦冬、五味之属；如梦遗则加熟地、五味、白芍、牡蛎之属，如怔忡而实挟包络一种有余之火兼痰者，则加黄连、生地、贝母、之类以清之，梦遗而挟相火者，加黄柏、知母、麦冬以清之；阳虚盗汗，脉四至以内，奄奄不起，惺惺不寐，此方亦是对证要药，亦可变为养营加减。按：归脾汤乃有宋·严用和所创，以治二阳之病发心脾。内远志、当归，乃薛新甫所加，以治血虚；又加丹皮、山栀为加味，以治血热，而阳生阴长之理乃备，随手变化，通于各证，无不神应。曰归脾者，从肝补心，从心补脾，率所生所藏而从所统，所谓隔二之治，盖是血药，非气药也。后人见薛氏得力，亦漫浪效用之，而不解其说，妄为加减，尽失其义。即有稍知者，亦止谓治血从脾，杂入温中劫阴之药，而严、薛二家之旨益晦。四明高鼓峰熟于赵氏之论，而独悟其微，谓木香一味，本以嘘血归经，然以其香燥，反动肝火，而干津液，故其用每去木香，而加芍药，以追已散之真阴。且肺受火刑，白术燥烈，恐助咳嗽，得芍药以为佐，则太阴为养荣之用。又配合黄芪建中，龙性乃驯唯脾虚泄泻者，方留木香以醒脾。脾虚挟寒者，方加桂、附以通真阴之阳，而外此皆出入于心、肝、脾三经甘平清润之药，济生之法，始无堕义矣。

去白术、木香、龙眼,加茯苓、陈皮,入莲肉、姜枣煎,名酸枣仁汤,治虚烦不眠《金匮》。酸枣仁汤亦治不眠,见和解门。

人参养营汤

治脾虚,食少无味,身倦肌瘦,肺虚色枯,气短,毛发脱落,小便赤涩,营血不足,惊悸健忘,寝汗发热经曰:脾气散精,上输于肺,此地气上升也。肺主治节,通调水道,下输膀胱,此天气下降也。脾肺虚,则上下不交而为否,营血无所藉以生。诸种虚证,亦治发汗过多,身振脉摇,筋惕肉瞤汗为心液,汗即血也,发汗过多,则血液枯涸,筋肉无以荣养而然也。

人参 白术 白芍钱半 黄芪蜜炙 当归二钱 茯苓一钱 熟地三钱 甘草炙 陈皮 桂心 远志五分 五味七粒 加姜枣煎。

熟地、归、芍,养血之品;参、芪、苓、术、甘草、陈皮,补气之品。血中不足而补其气,此阳生则阴长之义也,且参、芪、五味所以补肺肺主气,气能生血;甘、陈、苓、术所以健脾脾统血；熟地所以滋肾肾藏精，精血相生；远志能通肾气，上达于心；桂心能导诸药，入营生血。五脏交养互益，故能统治诸病，而其要则归于养营也薛立斋曰：气血两虚，而变现诸证，莫能名状，勿论其病，勿论其脉，但用此汤，诸证悉退，此十全大补对子也。十全大补但分气血，此则五脏皆补，无乎不到。虚寒甚者，高氏常加附子以治之。三阴疟更妙。

养心汤

治心虚血少，神气不宁，怔忡惊悸心主血而藏神，经曰：静则神藏，躁则消忘。心血虚则易动，故怔忡惊悸，不得安宁也。

黄芪蜜炙　茯苓　茯神　当归　川芎　半夏曲一两　甘草炙，一钱　柏子仁去油　枣仁　远志去心　五味　人参　肉桂二钱半　每服五钱。

参、芪以补心肺之气肺为心之华盖，芎、归以养心肝之血肝木能生心火，二茯、远志以泄心热，柏仁、酸枣以宁心神，五味收神气之散越，半夏去扰心之痰涎，甘草补土以培心子，赤桂引药以入心经；润以滋之，温以补之，酸以收之，香以舒之，则心得其养矣。

还 元 水

治咳血、吐血、及产后血晕，阴虚久嗽，火蒸如燎血生于心，统于脾，藏于肝，宣布于肺，静则归经，热则妄行。火伤肺络，血随咳出，或带痰中。

童便取十一二岁无病童子，不茹荤辛，清彻如水者 去头尾热饮，冬则用汤温之，或加藕汁，阿胶和服，有痰稍加姜汁。

童便咸寒，降火滋阴，润肺散瘀，故治血证、火嗽、血晕如神北齐·褚澄曰：喉不容物，毫发必咳，血既渗入，愈渗愈咳，愈咳愈渗，饮溲溺百不一死，服寒凉药百不一生。李时珍曰：小便饮之入胃，随脾之气，上归于肺，下通水道，而入膀胱乃其旧路，故能治肺病，引火下行，其味咸而走血，故意治血病当热饮，热则真气尚存，其行自速，冷则唯有咸寒之性而已。李士材曰：炼成秋石，真元之气渐失，不及童便远矣。饮自己溺，名回轮酒。

独　圣　散

治多年咳嗽，肺痿，咯血，红痰。

白芨　为末，每服二钱，临卧糯米汤下。

人之五脏唯肺叶坏烂者，可以复生，白芨苦辛收涩，得秋金之令，能补肺止血，故治肺损红痰，又能蚀败疽死肌，为去腐生新之圣药。

清咽太平丸

治膈上有火，早间咯血肺属金，肃清之脏也，木火焚灼，肺金受刑，故咯血。早间寅卯，木旺生火之时，两颊常赤肺肝之部，咽喉不清十二经脉，唯足太阳在表，不历膈咽，余皆上循喉咙，尽能作病，而君相二火为尤甚，诸火上逆，故咽喉不清。

薄荷十两　川芎　防风　犀角　柿霜　甘草二两　桔梗三两　蜜丸。

薄荷辛香升浮，消风散热消风，故疏肝散热，故清肺，是以能治血病；防风血药之使，泻肺搜肝防风泻肺火，散肝火，为上部血药之使；

川芎血中气药，升清散瘀；柿霜生津润肺，犀角凉心清肝，甘草缓炎上之火势，桔梗载诸药而上浮；又甘桔相合，为清咽利膈之上剂也。

小蓟饮子

治下焦结热，而成血淋心主血，小肠其腑也，热甚搏血，流入胞中，与便俱出，痛者为血淋，不痛者为溺血。盖心热者，小肠必热，经所谓胞移热于膀胱，则癃溺血是也，然热必兼湿。戴氏曰：血鲜者，心、小肠实热；血瘀者，肾、膀胱虚冷。《准绳》曰：多有热极而血凝黑者，未可便以为冷也。

小蓟　蒲黄炒黑　藕节　滑石　木通　生地　栀子炒　淡竹叶　当归　甘草梢各五分

小蓟、藕节退热散瘀，生地凉血，蒲黄止血，木通降心肺之火，下达小肠；栀子散三焦郁火，由小便出；淡竹叶草清心而利小便心与小肠，相为表里；滑石泻热而滑窍，当归能引血归经，草梢能径达茎中也。

复元羌活汤 汤名羌活而方内无之，疑缺误。

治从高附下，恶血留于胁下，疼痛不可忍者不问伤在何经，恶血必留于胁下，以肝主血故也。

柴胡五钱　当归　栝蒌根　穿山甲炮　甘草　红花二钱　桃仁五十，去皮尖研

大黄一两，酒浸　每服一两，加酒煎，以利为度。

原文曰：肝胆之经，行于胁下，属厥阴少阳，故以柴胡引用为君；以当归活血脉，以甘草缓其急为臣；以穿山甲、花粉、桃仁、红花，破血润血为佐；以大黄荡涤败血为使，恶血去而痛自除矣。

补阴益气煎　景岳

治劳倦伤阴，精不化气，或阴精内乏，以致外感不解，寒热疟疾阴虚便结不通等证。

人参一钱　熟地三五钱或一二两　当归二三钱　山药酒炒，二钱　甘草炙　陈皮一钱

柴胡一二钱,如无外邪不用　升麻三五分,火浮于上不用　姜枣煎。

此补中益气汤之变方也。凡气虚感邪者,宜补中益气汤,清虚感邪者宜此张景岳曰:补中益气汤乃东垣独得之心法,盖以脾胃属土,为水谷之海,凡五脏生成,唯此是赖者,在赖其发生之气,运而上行,故由胃达脾,由脾达肺,滋溉一身,即如天地之土,其气皆然。凡春夏之土,能生能长者,以得阳气而上升,升则向生也;秋冬之土,不生不长者,以得阴气而下降,降则向死也。今本方以升、柴助升气,以参、芪、归、术助阳气,此东垣立方之意,诚尽善矣。第肺本象天,脾本象地,地天既交,所以成泰。然不知泰之前,犹有临,临之前,犹有复,此实三阳之元始,故予再制补阴益气煎,正所以助临复之气,庶乎得根本之道,而足补东垣之未备也。

四　生　丸

治吐血、衄血阳乘于阴,血热妄行,此方甚良,然但可暂用而已。

生荷叶　生艾叶　生地黄　生侧柏叶　四件烂捣,丸如鸡子大。每服一丸,滚汤化①。

统而论之,生之则寒,则四生皆能去火。析而论之,则荷、艾轻香,去火于气;芐、柏质实,泻火于阴,火去则血归经而吐衄愈矣。

当归六黄汤

治阴虚有火盗汗发热心之所藏在内者为血,发于外为汗,汗乃心之液。脏腑表里之阳,皆心主之以行其变化。随其阳气所在之处而生津,亦随其火扰之处泄而为汗。汗者心之阳,寝者肾之阴,阴虚睡熟,阳必凑之,故汗出也。有火者谓有面赤、口干唇燥、便赤、音重、脉数诸证。

当归　生地黄　熟地黄　黄芩　黄柏　黄连等分　黄芪加倍　加麻黄根本汤加麻黄根,治盗汗甚捷,盖其性能行周身肌表,引诸药至卫分而固腠理也。

阴虚有火,睡去则卫外之阳乘虚陷入阴中。表液失其固卫,故溅溅然而汗出,及觉则阳用事,卫气复出于表,表实而汗即止。归、地所以养阴,芩、连所以去火,

---

① 化,道光本作"化服"。

生地、黄柏可以养阴，亦可以去火；而倍用黄芪，所以补卫固表也《准绳》曰：阴虚阳必凑，故发热盗汗，宜当归六黄汤加地骨皮；阳虚阴必乘，故发厥自汗，宜黄芪建中汤，甚者加附子，或芪附汤，有湿热合邪，汗出不休，以风药胜其湿，甘药泄其热，羌活胜湿汤；有痰证冷汗自出，宜理气降痰，痰去则汗自止。有汗证用固涩药，汗愈不收，止可理心血，汗乃心之液，心失所养，不能摄血，故溢而为汗，宜大补黄芪汤加枣仁，有微热者，加石斛。士材曰：六黄汤唯火实气强者宜之，不然苦寒损胃，祸弥深尔！

卷二上

补 养 门

凡气虚者,宜补其上,人参、黄芪之属;精虚者,宜补其下,熟地、枸杞之属;阳虚无火者,宜补而兼暖,桂、附、干姜之属;阴虚有火者,宜补而兼清,门冬、芍药、生地之属,此固阴阳之治法也。其有气因精而虚者,自当补精以化气;精因气而虚者,自当补气以生精。又有阳失阴而离者,不补阴何以收散亡之气?水失火而败者,不补火何以苏垂寂之阴?此又阴阳相济之妙用也。故善补阳者必于阴中求阳,则阳得阴助而生化无穷;善补阴者必于阳中求阴,则阴得阳升而泉源不竭。是故以精气分阴阳,则阴阳不可离;以寒热分阴阳,则阴阳不可混。此又阴阳邪正之离合也。大凡阳虚多寒者,宜补而兼温,而清润之品非所宜;阴虚多热者,宜补以甘凉,而辛燥之类不可用。知宜知避,则不惟用补,而方制皆可得而贯通矣。

崔氏八味丸 《金匮》

治命门火衰不能生土，以致脾胃虚寒，饮食少思，泄泻腹胀（眉批，仲景云：气虚有痰，宜肾气丸补而逐之。吴荄山云：八味丸，治痰之本也）。或元阳虚惫，阳痿精寒，脐腹疼痛，夜多漩溺，膝酸腰软，目昏等证。王冰所谓，益火之原以消阴翳也。尺脉弱者宜之亦有假有力者，服之亦效。

熟地黄用怀生地水洗去砂土，柳木甑砂锅上蒸上一日，晒干再蒸，再晒九次为度，临用捣膏，八两　山萸肉陈者酒润　怀山药四两　茯苓乳拌　丹皮　泽泻三两　肉桂去皮　熟附子一两　蜜丸洛谓蜜性甘缓，易猪肾煮烂为丸，似更得　空心盐汤下。

吴鹤皋曰：肾中水火俱亏者，此方主之李士材曰：肾有两枚，皆属于水，初无水火之别。仙经曰：两肾一般无二样，中间一点是阳精。两肾中间穴名命门，相火所居也。一阳生于二阴之间，所以成乎坎而位乎北也。赵养葵曰：君子观象于坎，而知肾中具有水火之道焉，夫一阳居于二阴为坎，此人生与天地相似也。今人入房甚而阳事易举者，阴虚火动也；阳事先痿者，命门火衰也（眉批：亦有火盛而宗筋弛缓者，不可不知）。真水竭，则隆冬不寒；真火息，则盛夏不热。是方也六味皆濡润之品，所以能壮水之主。桂、附辛润之物，能于水中补火，所以能益火之原，水火得其养，则肾气复其天矣。喻嘉言曰：《金匮》用八味丸，治脚气上入少腹不仁者，脚气即阴气，少腹不仁即攻心之渐，故用之以驱逐阴邪也。其虚劳腰痛，少腹拘急，小便不利，则因过劳其肾，阴气逆于少腹，阻遏膀胱之气化，小便不能通利，故用之以收肾气也（眉批：又用以治妇人转胞，亦同此义）。其短气有微饮者，饮亦阴类，阻其胸中之阳，自致短气，故用之引饮下出，以安胸中也。消渴病饮水一斗，小便亦一斗，此肾气不能摄水，小便恣出，源泉有立竭之势，故急用以逆折其水也。夫肾水下趋则消肾气，不上腾则渴，非用此以蛰护封藏蒸动水气，曷从治哉？后人谓八味丸治消渴之圣药，得其旨矣。按：八味地黄丸主用之味为桂、附，即坎卦之一阳画也，非此即不成坎矣。附虽三焦命门之药，而辛热纯阳，通行诸经，走而不守；桂为少阴之药，宣通血脉，性亦窜发。二者皆难控制，必得六者纯阴厚味润下之品，以为之浚导，而后能纳之九渊，而无震荡之虞。今人不明此义，直以桂、附为肾阴之定药，离法任意而杂用之，酷烈中上，烁涸三阴，为祸非鲜也。或曰：仲景治少阴伤寒，用附者十之五，非专为保益肾阳耶？曰：仲景为阴邪盛在诸经，非温经不能驱之使出，附子为三焦命门辛热之味，故用以攻诸经之寒邪，意在通行，不在补守。故太阴之理中，厥阴之乌梅，以至太阳之干姜、附子、芍药、桂枝、甘草，阳明之四逆，无所不通，未尝专泥肾经也。唯八味丸为少阴主方，故亦名肾气，列于《金匮》，不入《伤寒论》中，正唯八味之附乃补肾也。桂逢阳药，则为汗散；逢血药，即为温行；逢泄药，即为渗利；与肾更疏，亦必八味丸之桂乃补肾也。故曰当论方，不当论药；当就方以论药，不当执药以论方。此方主治在化元，取润下之性，补下治下制以急，茯苓、泽泻之渗泻，正所以急之，使直达于下也。肾阴失守，炀燎于上，欲纳之复归于宅，非借降泄之势，不能收摄宁静，故用茯苓之淡泄，以降阴中之阳，用泽泻之咸泻以降阴中之阴也。此方加减之法唯立斋最精，当从《医案》中细体之，方悟其变化处一线不走之妙。有肾虚火不归经，大热烦渴，目赤唇裂，舌上生刺，喉如烟火，足心如烙，脉洪大无伦，按之微弱者，宜十全大补汤吞八味丸。或问燥热如此，复投桂、附，不以火济火乎？曰：心胞相火附于命门，男以藏精，女以系胞，因嗜欲竭之，火无所附，故厥而上炎，且火从肾出，是水中之火也。火，可以水折；水中之火，不可以水折。桂、附与火同气而味辛，能开腠理，致津液，通气道，据其窟宅，而招之诱之，同气相求，火必下降矣，然则桂、附者固治相火之正药欤？八味丸用泽泻，寇宗奭谓其接引桂、附,归就肾经。李时珍曰:非接引也,茯苓、泽泻皆取其泻膀胱之邪气也。古人用补必兼泻邪,邪去则补药得力,一阖一辟此乃玄妙,后世不知此理,专一于补,必致偏胜之害矣。洺按:此亦为虚中挟邪滞者,设尔若纯虚之证而兼以渗利,未免减去药力,当用右归丸或右归饮。

　　加五味、鹿茸,名十补丸,治两尺微弱,阴阳俱虚。

右 归 丸 景岳

　　治元阳不足,或先天禀衰,或劳伤过度,以致命门火衰不能生土,而为脾胃虚寒,饮食少进,或呕恶膨胀,或反胃噎膈,或却① 寒畏冷,或脐腹疼痛,或大便不实,泻痢频作,或小水自遗,虚淋寒疝,或寒侵谿谷,而肢节痛痹,或寒在下焦,而水邪浮肿。总之真阳不足者,必神疲气怯,或心跳不宁,或四肢不收,或眼见邪祟,或阳衰无子等证。速宜益火之原,以培右肾之元阳,而神气自强矣。八味丸治之不愈者,宜服此或用右归饮凡八味、右归用桂、附等方,

---

　　① 却:道光本作"怯"。

唯肺阴有余者宜之，否则助火烁金，反生肺病。

大怀熟八两　山药　山萸肉　枸杞　菟丝制　杜仲姜汤炒　鹿角胶炒珠,四两　当归三两,便溏勿用　附子制　肉桂二两　右丸法如前,或丸如弹子大,每嚼服二三丸,白汤下,其效尤速。

如阳衰气虚,必加人参以为之主,或二三两,或五六两,随入虚实以为增减。盖人参之功,随阳药则入阳分,随阴药则入阴分,欲补命门之阳,非加人参不能捷效。如阳虚精滑,或带浊便溏,加补骨脂酒炒三两。如飧泄肾泄不止,加五味子三两,肉豆蔻三两,面炒去油用。如饮食减少,或不易化,或呕恶吞酸,皆脾胃虚寒之证,加干姜三四两,炒黄用。如腹痛不止,加吴茱萸二两,汤泡半日,炒用。如腰膝酸痛,加胡桃肉连皮四两。如阴虚阳痿,加巴戟肉四两,肉苁蓉三两,或加黄狗外肾一二副,以酒煮烂捣入之。

右 归 饮 <small>景岳</small>

此益火之剂也。凡命门之阳衰阴胜者，宜此方加减主之，如治阴盛格阳，真寒假热等证，宜加泽泻二钱煎成，用凉水浸冷服之，尤炒。

熟地三四钱或加至一二两　山药炒　杜仲姜制　枸杞二钱　炙甘草一二钱　肉桂一二钱　制附子一二三钱　萸肉一钱　水二盏煎七分，食远服。

如气虚血脱，或厥或昏，或汗或晕，或虚狂，或短气者，必大加人参、白术，随宜用之；如小腹多痛，加吴茱萸六七分；如火衰不能生土，为呕哕吞酸者，加炮姜二三钱；如阳衰中寒，泄泻腹痛，加人参、肉豆蔻随宜用之；如淋带不止，加破故纸一钱；如血少血滞，腰膝软痛者，加当归二三钱。

六味地黄丸 <small>仲阳</small>

治肝肾不足，真阴亏损，精血枯竭，憔悴羸弱，腰痛足酸，自汗盗汗，水泛为痰丹溪曰：久病阴火上升，津液生痰不生血，宜补血以制相火，其痰自除。发热咳嗽肾虚则移热于肺，而咳嗽，按之至骨，其热烙手，骨困不任为肾热，头晕目眩《直指方》云：淫欲过度，肾气不能归元，此气虚头晕也；吐衄崩漏，肝不摄血，致血妄行，此血虚头晕也，耳鸣耳聋，遗精便血，消渴淋沥，失血失音，舌燥喉痛，虚火牙痛，足跟作痛，下部疮疡等证诸证皆由肾水不足，虚火上炎所致。

熟地八两　山茱肉酒润　山药四两　茯苓乳拌　丹皮　泽泻三两　上丸法如前，空心盐汤下。

肾中水虚不能制火者，此方主之。今人足心热，阴股热，腰脊痛，率是此证，乃咳血之渐也。熟地滋阴补肾，生血生精；山萸温肝逐风，涩精秘气；牡丹泻君相之伏火，凉血退蒸时珍曰：伏火即阴火也，阴火即相火也。世人专以黄柏治相火，不知丹皮之功更胜，丹皮能入肾泻阴火，退无汗之骨蒸；山药清虚热于肺脾，补脾固肾能涩精；茯苓渗脾中湿热，而通肾交心；泽泻泻膀胱水邪，而聪

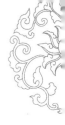

耳明目，壮水之主以制阳光，即此方也六味地黄丸纯阴、重味、润下之方也，纯阴、肾之气，重味、肾之质，润下、肾之性，非此不能使水归其壑。其中只熟地一味为本脏之主，然遇气药则运用于上，遇血药则流走于经，不能制其一线入肾也，故以五者佐之。山药阴金也，坎中之艮，坚凝生金，故入手太阴，能润皮肤。水发高原，导水必自山，山药坚少腹之土，真水之原也，水土一气镇达脐下。山茱萸阴木也，肝肾同位乎下，借其酸涩以敛泛溢，水火升降，必由金木为道路，故与山药为左右降下之主，以制其旁轶，二者不相离，观李朱拆用二味于他方，可悟也。丹皮本手足少阴之药，能降心火达于膀胱，水火对居，泻南即益北，而又有茯苓之淡泄以降阳，泽泻之咸泄以降阴，疏沦决排，使无不就下入海之水。此制方之微旨也。仲景原方，以此六者，驾驭桂、附，以收固肾中之阳。至宋·钱仲阳治小儿行退、齿退、脚软、囟开、阴虚发热诸病，皆属肾虚。而小儿稚阳纯气，无补阳之法，乃用此方去桂、附用之，应手神效。明·薛新甫因悟大方阴虚火动，用丹溪补阴法不验者，以此代之立应。自此以来，为补阴之神方矣。赵养葵得力于《薛氏医案》，而益阐其义，触处旁通，外邪杂病，无不贯摄，而六味之用始尽矣。赵氏作《医贯》，专用此汤大剂疗病，且云即以伤寒口渴言之，邪热入于胃腑，消耗津液故渴，恐胃汁干，急下之以存津液。其次者，但云欲饮水者，不可不与，不可多与，别无治法。纵有治者，徒知以芩、连、栀、柏、麦冬、五味、花粉，甚则石膏、知母，此皆有形之水，以沃无形之火，安能滋肾中之真阴乎？若以六味地黄大剂服之，其渴立愈，何至传至少阴，而成燥实坚之证乎？

加黄柏、知母各二两，名知柏八味丸，治阴虚火动，骨痿髓枯因下焦湿火，尺脉旺者宜之朱丹溪曰：君火者，心火也，人火也，可以水灭，可以直折，黄连之属可以制之；相火者，天火也，龙雷之火也，阴火也，不可以水湿折之，当从其类而伏之，唯黄柏之属可以降之。《医贯》曰：左尺脉虚细数者，是肾之真阴不足，宜六味丸以补阴；右尺脉沉细数者，是命之相火不足，宜八味丸以补阳；至于两尺微弱，是阴阳俱虚，宜十补丸。此皆滋先天化源，自世之补阴者，率用知、柏，反戕脾胃，多致不起，不能无憾，故特表而出之。又曰：王节斋云，凡酒色过度，损伤肺肾真阴者，不可过服参芪，服多者死。盖恐阳旺而阴消也。自此说行，而世之治阴虚咳嗽者，视参芪如砒鸩，以知柏为灵丹，使患此证者，百无一生，良可悲也。盖病起房劳，真阴亏损，阴虚火上故咳，当先以六味丸之类，补其真阴，使水升火降；随用参芪救肺之品补肾之母，使金水相生，则病易愈矣。世之用寒凉者固不足齿，间有知用参芪者，不知先壮水以制火，而遽投参芪以补阳，反使阳火旺而金益受伤，此不知后先之着者也。加桂一两，名七味地黄丸，引无根之火降而归元，治肝经气虚，筋无所养，变为寒证，以致筋骨疼痛，脚软懒行，及伤寒服凉药过多，木中无火，手足牵引，肝经血虚，以致火燥筋挛，变为结核，瘰疬等证。经曰：辛以润之，此方是也。加五味，名都气丸，治劳嗽益肺之源以生肾水也。加肉桂一两，五味二两，名加减八味丸，治肾水不足，虚火上炎，发热作渴，口舌生疮，或牙龈溃烂，咽喉作痛，或形体憔悴，寝汗发热，五脏齐损。加五味二两，麦冬三两，名八仙长寿丸，治虚损劳热。加杜仲姜炒、牛膝酒洗各二两，治肾虚腰膝酸痛。去泽泻，加益智仁三两盐酒炒，治小便频数益智辛热涩精固气。用熟地二两，山药、山萸、丹皮、归尾、五味、柴胡各五钱，茯神、泽泻各二钱半，蜜丸，朱砂为衣，名益阴肾气丸即明目地黄丸，东垣，治肾虚目昏加柴胡者所以升阳于上也。加柴胡、五味、白术、当归、甘草，名滋肾生肝饮,治血虚气滞,或肩背绊痛,或胃脘当心而痛,或肝火郁于胃中,以致倦怠嗜卧,饮食不思,口渴咽燥,及妇人小便自遗,频数无度;凡伤寒后热已退而见口渴者用之。薛氏用治妇女郁怒伤肝脾,以致小便淋沥不利,月经不调,两胁胀闷,小腹作痛,寒热往来,胸乳作痛,左关弦洪,右关弦数。此郁怒伤肝脾,血虚气滞为患高鼓峰曰:六味丸,薛氏一变而为滋肾生肝饮,用六味减半分两,而加柴胡、五味、白术、当归、甘草,合逍遥而去白芍,加五味,合都气意也,以生肝。故去芍药而留白术、甘草以补脾。补脾者,生金以制木也,以制为生,天地自然之序也。去山萸而加柴胡、归尾、生地、五味,辰砂为衣,名滋阴肾气丸,治目神水宽大渐散,或如雾露中行,渐睹空中有黑花,视物二体,久则光不收,及内障,神水淡白色高鼓峰曰:又一变而为滋阴肾气丸,独去山茱萸,而加柴胡、归尾、生地、五味,仍合逍遥都气,肾肝同治。用归尾、生地者,行瘀滞也,柴胡疏木气也,去芍药恐妨于行之疏之也。名滋阴者,厥阴也,皆用五味者,虽合都气,然实防木①之反克，泻丁之义也。去山茱萸，不欲强木也。

去泽泻而用参、芪、归、术、陈皮、甘草、五味、麦冬，名人参补气汤，治肾水不足，虚火上炎，咳嗽脓血，发热作渴，小便不调等证高鼓峰曰：又一变而为人参补气汤，其义愈变化无穷，真有游龙戏海之妙，夫白术之与六味，其功相反，焉得合之？曰从合生脉来，则有自然相通之义，借茯苓以合五味异功之妙，用归、芪以合养血之奇，其不用泽泻者，盖为发热作渴，小便不调，则无再竭之理，理无再竭，便当急生，生脉之所由来，既当生脉，异功之可以转入也。且水生高原，气化能出，肺气将败，故作渴不调，此所以急去泽泻，而生金滋水，复崇土以生金，其苦心可不知哉？加生地、柴胡、五味，复等其分，名加味地黄丸，又名抑阴地黄丸，治肝肾阴虚，耳内痒痛出水，或眼昏痰喘，或热渴便涩等证高鼓峰曰：又一变而为加味地黄丸，真愈出而愈奇矣。柴胡从逍遥来，生地从固本来，五味仍合都气。其曰耳内痒痛出水，或眼昏痰喘，或热渴便涩，而总为肝肾阴虚。则知阴虚，半由火郁而致也，故用柴胡以疏之；郁火非生地不能凉，故用生地，用五味仍泻丁以补金，补金以生水也。曰抑阴，为郁火太盛，非疏

---

① 木：道光本作"水"。恐误。

之不可，疏之所以抑之，生地凉血，便有泻义，泻之所以抑之也。加五味、生地、当归，名抑阴肾气丸，治诸脏亏损，胸膈痞闷，发热潮热晡热，或寒热往来，五心烦热，或口干作渴，月经不调，或筋骨酸倦，饮食少思，或头目不清，痰气上壅，咳嗽晡甚，或小便赤数，两足热痛，或腰膝痿软，肢体作痛等证高鼓峰曰：又一变而为抑阴肾气丸，加五味仍合都气，生地、当归二味，则从四物汤来，何也？其列证有发热、潮热、晡热，肝血亏矣，焉可再以柴胡疏之哉？最妙在胸膈痞闷一句，缘此证之闷，是肝胆燥火，闭伏胃中，非当归、生地合用，何以消胸中之火，而生胃阴？若用柴胡，便为逍遥，入肝胆不能走胃阴矣。一用柴胡，一不用柴胡，流湿润燥之义判若天渊，微乎！微乎！去泽泻加川楝子、当归、使君子、川芎，以赤茯苓换白茯苓，名九味地黄丸，治肾疳高鼓峰曰：又一变而为九味地黄丸，川楝子、使君子、川芎，尽是直泻厥阴风木之药，仍是肝肾同治之法，缘此疳必有虫，皆风木之所化，是肝有可攻之理，但伐其子，则伤其母，故用六味以补其母，去泽泻者，肾不宜再泄也。加柴胡、芍药，名疏肝益肾汤，治胃脘痛而大便燥结者，

此肝血虚也，逍遥散所不愈者，此方妙高
鼓峰曰：赵氏以为六味加减法须严，其善用六味，虽
薛氏启其悟端，而以上变化，概未透其根底，故尽废
而不能用，见其能合当归、柴胡，而去芍药，则反用
芍药为疏肝益肾，此则其聪明也，乃谓白术与六味，
水土相反，人参脾药不入肾，其论亦高简严密。然
细参薛氏，毕竟赵氏拘浅，薛氏诸变法似乎宽活，然
其实严密，学者当善悟其妙，而以意通之大旨。以
肝肾为主，而旁救脾肺，脾肺安顿则君相二火不必
提起，而自然帖伏矣。加当归、芍药、柴胡、枣
仁、山栀，名滋水清肝饮，治胃脘燥痛，气
逆左胁上，呕吐酸水，忽热忽止等证鼓峰造
滋水清肝饮，取地黄丸之探原而不隔于中，取生黄
汤①之降火而不犯于下，真从来所未及也。按：六味
乃纯阴药，唯阳气有余，胃强脾健者宜之。气虚脾
胃弱者服之，必食减增病。

左 归 丸 景岳

治真阴肾水不足，不能滋养营卫，渐
至衰弱或虚热往来，自汗盗汗，或神不守
舍，血不归原，或遗淋不禁，或口燥舌干，
或腰酸腿软，或昏晕眼花，耳聋。凡精髓

---

① 生黄汤：疑当为"三黄汤"。

内亏，津液枯竭等证，俱宜速壮水之主，以培左肾之元阴，而精血自充矣，此方主之。

大怀熟八两　山药　萸肉　枸杞　菟丝子制　鹿角胶敲碎炒珠，四两　牛膝酒洗蒸熟，三两，精滑者不用　龟胶切碎炒珠，四两，无火者不用　丸法如前，每食前，滚清汤或淡盐汤送下，百余丸。

如纯阴失守，虚火上炎者，宜用纯阴至静之剂，于本方去鹿胶、枸杞，加女贞子、麦冬三两；如火烁肺金，干枯多嗽者，加百合三两；如气虚者，加人参三四两；如大便燥结，去菟丝子加肉苁蓉三两；如血虚微滞，加当归四两；如腰膝酸痛，加杜仲三两，盐水炒用；如脏平无火而肾气不充者，加破故纸三两，莲肉去心、胡桃肉各四两，龟胶不必用。上凡五液皆主于肾，故凡属阴分之药无不皆走肾，有谓必须导引者，皆见之不明尔。

左归饮 景岳

治肾水干枯，虚火上蒸脾胃，阴土受

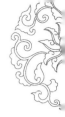

亏以致饮食不进,大便燥结,甚至三阳瘤闭,将成噎膈。治之于早,无不愈也。尝以此方加归、芍,治伤寒舌黑唇焦,大渴引饮,此必服攻伐寒凉之药过多也,此方救之。治疟疾而兼燥证,热重寒轻者,此方更宜。

熟地三四钱或加至一二两　山药　甘枸杞二钱　茯苓钱半　炙甘草一钱　黄肉一二钱,畏酸者少用之

如肺热而烦者,加麦冬二钱;血滞者,加丹皮二钱;心热而躁者,加元参二钱;血热妄动者,加生地三四钱;阴虚不宁者,加女贞子二钱;上实下虚者,加牛膝二钱以导之;血虚而燥滞者,加当归二钱;脾热易饥者,加芍药二钱;肾虚骨蒸多汗者,加地骨皮二钱。此壮水之剂,乃一阴煎、四阴煎之主方也按:六味乃虚中挟湿热而滞者,宜之。若纯虚者无取泽泻之泄、丹皮之凉也,宜以此甘纯之剂平补之。

一　阴　煎 景岳

此治水亏火胜之剂，故曰一阴。凡肾水真阴虚损，而脉证多阳虚火发热，及阴虚动血等证。或疟疾伤寒，屡散之后，取汗既多，脉虚气弱，而烦渴不止，潮热不退者。此以汗多伤阴水亏而然也，皆宜用此加减主之。

熟地三五钱　生地　白芍药　麦冬　丹参二钱　杜仲钱半　甘草一钱

如火盛躁烦者，入真龟胶二三钱化服；如气虚者，间用人参一二钱；如心虚不眠多汗者，加枣仁、当归各一二钱；如汗多烦躁者，加北五味十粒，或加山药、山茱萸；如见微火者，加女贞子一二钱；如虚火上浮，或吐血或衄血不止者，加泽泻一二钱，茜根二钱，或加川续断一二钱以涩之亦妙。去杜仲、丹参，加知母、地骨皮各一钱，名加减一阴煎，治证如前而火之甚者。

二　阴　煎　景岳

此治心经有热,水不制火之病,故曰二阴。凡惊狂失志,多言多笑,或疮疹、烦热、失血等证,此方主之。

生地三四钱　麦冬二三钱　枣仁二钱　元参　茯神①　木通钱半　黄连一二钱　生甘草一钱　加灯心二十根,或竹叶亦可。如痰胜热甚,加九制胆星一钱,或天花粉一钱五分。

三　阴　煎　景岳②

此治肝脾虚损,精血不足,及营虚失血等证,故曰三阴。凡中风血不养筋,及疟疾汗多邪散,而寒热犹不能止,是皆少阳厥阴,阴虚血少之病。微有火者,宜一阴煎。无火者,宜此方主之。

当归二三钱　熟地三五钱　芍药酒炒　枣仁二钱　人参随宜　炙甘草一钱

---

① 茯神:道光本作"茯苓"。

② 景岳:原缺,据道光本补。下同。

如呕恶者,加煨姜三五片;汗多烦躁,加五味子十四粒;汗多气虚者,加黄芪一二钱;小腹隐痛,加枸杞一二钱;如有胀闷,加陈皮一二钱;如腰膝筋骨无力,加杜仲、牛膝。

四 阴 煎 景岳

此保肺清金之剂,故曰四阴。治阴虚劳损,相火炽盛,津枯烦渴,咳嗽吐衄,多热等证。

生地三四钱　麦冬　芍药　百合二钱　生甘草一钱　沙参二钱　茯苓钱半

如夜热盗汗,加地骨皮一二钱;如痰多气盛,加贝母二三钱,阿胶一二钱,或天花粉亦可;如金水不能相滋而干燥者,加熟地三五钱;如多汗不眠,神魂不宁,加枣仁二钱;如多汗兼渴,加五味十四粒;如热甚者,加黄柏一二钱,盐水炒用,或元参亦可,但分上下用之;如血少经迟,枯涩不至者,加牛膝二钱;如血热吐衄,加茜根二钱;如多火便燥或肺干咳咯者,加天冬二钱，或加童便亦可；如火载血上行者，去甘草，加炒山栀一二钱。

五 阴 煎 <small>景岳</small>

凡真阴亏损，脾虚失血等证。或见溏泄未甚者，所重在脾，故曰五阴。忌用润滑，宜此主之。

熟地五七钱　芍药炒黄　山药炒二钱　扁豆二三钱，炒　茯苓钱半　甘草炙，一二钱　五味二十粒　人参随宜　白术炒，一二钱　加莲肉去心二十粒。

七宝美髯丹 <small>邵应节</small>

治精血不足，羸弱周痹，肾虚无子，消渴淋沥，遗精崩带，痈疮痔肿等证周痹，周身痿痹也，由气血不足；无子，由肾冷精衰；消渴淋沥，由水不制火；遗精，由心肾不交；崩带疮痔，由营血不调。

何首乌大者，赤白各一斤，去皮切片，黑大豆拌，九蒸九晒　白茯苓乳拌　牛膝酒浸同首乌第七次蒸至第九次　当归酒洗　枸杞酒

浸　菟丝子酒浸蒸,各半斤　破故纸黑芝麻拌炒,四两,净　蜜丸,盐汤或酒下,并忌铁器。

何首乌涩精固气、补肝坚肾为君,茯苓交心肾而渗脾湿,牛膝强筋骨而益下焦,当归辛温以养血,枸杞甘润而补水,菟丝子益三阴而强卫气,补骨脂助命火而暖丹田,此皆固本之药,使营卫调适,水火相交,则气血太和而诸疾自已也*何首乌流传虽久,服者尚寡,明嘉靖间,方士邵应节进此方,世宗服之,连生皇子,遂盛行于世。*

大 补 元 煎 *景岳*

治男妇气血大坏,精神失守,急剧等证。此回天赞化,救本培原第一要方。本方与前右归饮出入互用。

人参补气补阳,以此为主,少则用一二钱,多则用一二两　熟地补精补阴,以此为主,少则用三四钱,多则用一二两　山药炒　杜仲二钱　当归二三钱,若泄泻者去之　黄肉一钱,如畏酸吞酸者去之　枸杞二三钱　甘草炙,一二钱

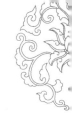

　如元阳不足多寒者,加附子、肉桂、炮姜之属,随宜用之;如气分偏虚者,加黄芪、白术,胸口多滞者不必用;如血涩者,加川芎去萸肉;如滑泄者,加五味、故纸之类。

滋阴大补丸 丹溪

　温补心肾脾胃一切虚损,神志俱耗,筋力顿衰,腰脚沉重,肢体倦怠,血气羸乏,瘦弱食减,发热盗汗,遗精白浊,牙齿浮痛等证。

　熟地二两　牛膝酒浸　枸杞酒浸　山药两半　茯苓乳拌　小茴香　杜仲姜汁炒断丝　远志去心　五味　巴戟天酒浸　肉苁蓉酒浸　萸肉一两　石菖蒲五钱　加枣肉蜜丸,盐汤或酒下。

　两肾中间有命火,乃先天之真阳,人之日用云为皆此火也,此火衰微则无以薰蒸脾胃,饮食减少而精气日衰矣。苁蓉、巴戟能入肾经血分,茴香能入肾经气分,同补命门相火之不足,火旺则土强,而脾能健运矣；熟地、枸杞补水之药，水足则有以济火，而不亢不害矣；杜仲、牛膝补腰膝以助肾，茯苓、山药渗湿热以助脾，山萸、五味生肺液而固精，远志、菖蒲通心气以交肾遗精白浊，由于心肾不交；大枣补气益血，润肺强脾。此阴阳平补之剂，而曰滋阴者，肾为阴脏也此即杨氏还少丹去楮实也，楮实软骨败阳，杨氏用之甚谬，丹溪减之殊得。还少丹，加续断，茯苓换茯神，名打老儿丸。

五 福 饮 景岳

凡五脏气血亏损者，此能兼治之，足称王道之最。

人参　熟地随宜　当归二三钱　白术炒，钱半　甘草炙，一钱　加姜枣。

凡气血俱虚等证，以此为主。或宜温者加姜、附；宜散者加柴、麻、升、葛，左右逢源无不可也；宜凉者亦当随宜加之。加枣仁二钱，远志三五分制用，名七福饮，治气血俱虚，而心脾为甚者。

黑地黄丸

治脾肾不足，房室虚损，形瘦无力，面色青黄此脾肾两伤之证。亦治血虚久痔气不摄血则妄行，湿热下流则成痔。洁古曰：此治血虚久痔之圣药。

苍术油浸　熟地一斤　五味半斤　干姜春冬一两，秋七钱，夏五钱　枣肉丸，米饮或酒下。

喻嘉言曰：此方以苍术为君，地黄为臣，五味为佐，干姜为使，治脾肾两脏之虚，而去脾湿，除肾燥，两擅其长，超超元箸，视后人之脾肾双补，药味庞杂者，相去不已远耶？

大　营　煎　景岳

治真阴精血亏损，及妇人经迟血少，腰膝筋骨疼痛，或血气虚寒，心腹疼痛等证。

当归二三钱，或五钱　熟地三五七钱　枸杞　杜仲二钱　牛膝钱半　肉桂　炙甘草

一二钱

如带浊腹痛者,加故纸一钱,炒用;如气虚者,加白术、人参;中气虚寒呕恶者,加炒焦干姜一二钱。

小营煎 _{景岳}

治血少阴虚,此性味和平之方也。

当归二钱　熟地三四钱　芍药酒炒　山药　枸杞二钱　炙草一钱

如营虚于上,而为惊恐怔忡不眠多汗者,加枣仁、茯神各二钱;如营虚兼寒者,去芍药加煨姜;如气滞有痛者,加香附一二钱引而行之。

虎潜丸

治精血不足,筋骨痿弱,足不任地,及骨蒸劳热_{肝主筋,血不足则筋痿;肾主骨,精不足则骨痿,故步履为艰也;骨蒸劳热本乎阴虚。}

黄柏_{盐酒炒}　知母_{盐酒炒}　熟地三两　虎胫骨_{酥炙,一两}　龟板_{酥炙,四两}　琐阳_{酒润,两半}　当归_{酒洗,两半}　牛膝_{酒蒸}

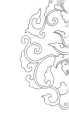

白芍酒炒　陈皮盐水润,二两　羯羊肉酒煮
烂捣丸,盐汤下,冬加干姜一两。

　　丹溪加干姜、白术、茯苓、甘草、五味、
菟丝、紫河车,名补益丸,治痿。一方加龙
骨,名龙虎济阴丹,治遗泄。

　　知、柏、熟地所以壮肾水而滋阴,归、
芍、牛膝所以补肝阴而养血,牛膝又能引
诸药下行,以壮筋骨,盖肝肾同一治也。
龟得阴气最厚,故以补阴而为君;虎得阴
气最强,故以健骨而为佐;用胫骨者,虎虽
死犹立不仆,其气力皆在前胫,故用以入
足,从其类也。琐阳益精壮阳,养筋润燥。
然数者皆血药,故又加陈皮以利气,加干
姜以通阳,羊肉甘热属火而大补,亦以味
补精,以形补形之义,使气血交通,阴阳相
济也。名虎潜者,虎阴类潜藏也;一名补
阴丸,盖补阴所以称阳也凡阳胜者不必泻阳,
只补其阴以配阳,使水火均平,自无偏胜之患矣。

参　术　膏

　　治中气虚弱,诸药不应,或因用药失

宜,耗伤元气,虚证蜂起,但用此药补其中气,诸证自愈。

人参　白术　等分,水煎稠,汤化服之。

两　仪　膏

治精气内亏,诸药不应,或以克伐太过,耗损真阴者,凡虚在阳分而气不化精者,宜参术膏,若虚在阴分而精不化气者,莫妙于此,其有未至大病而素觉阴虚者,用此调元,尤称神妙。

人参八两或四两　大熟地一斤　二味用好甜水或长流水十五碗,浸一宿,以桑柴文武火煎取浓汁,若味有未尽,再用水数碗煎渣取汁,并熬稍浓,乃入磁罐重汤熬成膏,入上白蜜四两或半斤收之,每以白汤点服,若劳损咳嗽多痰,加贝母四两亦可。

天　真　丸

治一切亡血过多,形槁肢羸,饮食不

进,肠胃滑泄,津液枯竭,久服益气生血,暖胃驻颜。

精羊肉七斤,去筋膜脂皮,批开入下药末　肉苁蓉　山药湿者,十两　当归十二两,酒洗　天冬去心,一斤　为末,安羊肉内缚定,用无灰酒四瓶,煮令酒干,入水二斗煮烂,再入后药　黄芪五两　人参三两　白术二两,为末,糯米饭作饼,焙干和丸,温酒下,如难丸,用蒸饼杵丸。

喻嘉言曰:此方可谓长于补矣,人参、羊肉同功十剂曰:补可去弱,人参、羊肉之属是也。人参补气,羊肉补形。而苁蓉、山药为男子之佳珍,合之当归养营,黄芪益卫,天冬保肺,白术健脾,而其制法尤精,允为补方之首。

贞 元 饮

治气短似喘,呼吸促急,提不能升,咽不能降,气道噎塞,势剧垂危者。常人但知为气急,其病在上,而不知元海无根,肝肾亏损,此子午不交气脱证也,常见妇人血海常亏者,最多此证,宜以此饮济之缓之,敢云神剂。凡诊此脉,必微细无神,若微而兼紧,尤为可畏,倘庸众不知,妄云痰逆气滞,用牛黄、苏合及青、陈、枳壳破气等剂,则速其危。

熟地七八钱或一两　当归二三钱　炙甘草一二三钱

如兼呕恶或恶寒者,加煨姜三五片;如气虚脉微至极者,急加人参随宜;如肝肾阴虚,手足厥逆,加肉桂一钱。

三才封髓丹　《拔萃》

降心火,益肾水,滋阴养血,润而不燥。

天冬　熟地　人参五两　黄柏酒炒,三两　砂仁两半　甘草炙,七钱半　面糊丸,用苁蓉五钱切片,酒一大盏,浸一宿,次日煎汤送下。

天冬以补肺生水,人参以补脾益气,熟地以补肾滋阴。以药有天地人之名,而补亦在上中下之分,使天地位育,参赞居中，故曰三才也。喻嘉言曰：加黄柏以入肾滋阴，砂仁以入脾行滞，甘草以少变天冬、黄柏之苦，俾合人参建立中气，以伸参两之权，殊非好为增益成方之比也。

除后三味，等分煎，名三才汤，治脾肺虚劳咳嗽；除前三味，名凤髓丹《治要》，治心火旺盛，肾精不固，易于施泄。

当归地黄饮

治肾虚腰脚疼痛等证。

当归二三钱　熟地三五钱　山药　杜仲二钱　牛膝钱半　山萸一钱　炙甘草八分

如下部虚寒，加肉桂一二钱，甚者加附子；如多带浊，去牛膝加金樱子二钱，或补骨脂一钱；如气虚者，加人参一二钱，枸杞子二三钱。

人参固本丸

治肺劳虚极肺主气，气者人身之根本也，肺气既虚，火又克之，则成肺劳，有咳嗽、咯血、肺痿诸证也。

人参二两　天冬　麦冬　生地　熟地四两　蜜丸。

肺主气，而气根于丹田，故肺肾为子母之脏，必水能制火，而后火不刑金也。二冬清肺热，二地益肾水，人参大补元气。气者水之母也，且人参之用，无所不宜，以气药引之则补阳，以血药引之亦补阴也。

地　黄　醴

治男妇精血不足，营卫不充等证，宜制此常用之。

大熟地八两，晒干，以去水气　枸杞四两，用肥极者，烘燥以去润气　沉香一钱，或白檀三钱亦可　上约每药一斤，可用高烧酒十斤浸之，不必煮，但浸十日之外，即可用矣。凡服此者，不可过饮，服完又加酒六七斤，浸半月再用。

参　乳　丸

大补气血。

人参末　人乳粉　等分，蜜丸。

顿乳取粉法，取无病年少妇人乳，用银瓢或锡瓢，倾乳少许，浮滚水上顿，再浮冷水上，立干，刮取粉用，如摊粉皮法按：人乳乃阴血所化，服之润燥降火、益血补虚，所谓以人补人也。然能湿脾滑肠腻膈，久服亦有不相宜者，唯制为粉，则有益无损。须用一妇人之乳为佳，乳杂则其气杂。又须旋用，经久则油膻。

人参大补元气，人乳本血液化成，用之以交补气血，实平淡之神奇也。

归 肾 丸

治肾肝真阴不足，精衰血少，腰酸脚软，形容憔悴，遗泄痿弱等证。此左归、右归二方之次者也。

熟地八两　菟丝子制　杜仲　枸杞子　茯苓　萸肉　山药四两　当归三两　炼蜜同熟地捣为丸，桐子大，每服百余丸，饥时淡盐汤送下。

天王补心丹 终南宣律师课诵劳心，梦天王授以此方，故名

治思虑过度，心血不足，怔忡健忘，心

口多汗，大便或秘或溏，口舌生疮等证心者君主之官，神明出焉；思虑过度，耗其心血，则神明伤而成心劳，故怔忡健忘也。汗者心之液，心烦热故多汗。心主血，血不足，故大便燥而闭。或时溏者，心火烁肺金，肺热而小水不利也。舌者心之苗，虚火上炎，故口舌生疮。怔忡者，心惕惕然动，不自安也。丹溪曰：怔忡大概属血虚与痰，经曰：血并于下，气并于上，乱而善忘。又曰：盛怒伤志，志伤善忘。又曰：静则神藏，躁则消忘。人不耐于事物之扰扰，其血气之阴者将竭，故失其清明之体而善忘也，夫药固有安心养血之功，不若宁心静虑返观内守，为尤得也。

　　生地四两　柏子仁炒研去油　当归酒洗枣仁　天冬去心　麦冬去心　五味一两　人参　元参　丹参　桔梗　茯苓一用茯神　远志肉五钱　蜜丸弹子大，朱砂为衣，临卧灯心汤下一丸，或嚼含化。一方有石菖蒲四钱菖蒲辛香，开心除痰，无五味子。一方有甘草。

　　生地入心肾，滋阴而泻火，故以为君养阴所以配阳，取既济之义也；丹参、当归所以生心血；血生于气，人参、茯苓所以益心气;人参合麦冬、五味又为生脉散。盖心主脉,肺为心之华盖,而朝百脉百脉皆朝于肺,补肺生脉脉即血也所以使天气下降也天气下降,地气上腾,万物乃生。天冬、元参苦寒而泻火,与麦冬同为滋水润燥之剂;远志、枣仁、柏仁所以养心神,而枣仁、五味酸以收之,又以敛心气之耗散也;桔梗清肺利膈,取其载药上浮,而归于心,故以为使;朱砂色赤入心,寒泻热而重宁神。读书之人有宜常服者,今医有谓此方可废,不如以都气统之,亦属臆见尔。

赞化血余丹

此药大补气血,故能乌须发,壮形体,其于培元赞化之功,有不能尽述者。

血余　熟地八两　何首乌小黑豆汁拌蒸七次,如无豆或人乳、牛乳拌蒸　胡桃肉　肉苁蓉酒洗,去鳞甲　茯苓乳拌蒸熟　小茴香略炒　巴戟肉酒浸剥炒干　杜仲盐水洗　菟丝制　鹿角胶炒珠　当归　枸杞四两　人参随宜,用无亦可　炼蜜丸,每服三五钱,食前白汤下。

精滑者，加白术、山药各三两；便溏者，去苁蓉，加补骨脂酒炒四两；阳虚者，加附子、肉桂。

孔圣枕中丹 《千金》

治读书善忘，久服令人聪明读书易忘者心血不足，而痰与火乱其神明也。

败龟板酥炙　龙骨研末，入鸡腹煮一宿　远志　九节菖蒲等分为末，每服酒调一钱，日三。

龟者，介虫之长，阴物之至灵者也；龙者鳞虫之长，阳物之至灵者也。假二物之阴阳以补吾身之阴阳，假二物之灵气以助吾心之灵气也。又人之精与志皆藏于肾，肾精不足，则志气衰，不能上通于心，故迷惑善忘也。远志苦泄热而辛散郁，能通肾气，上达于心，强志益智；菖蒲辛散肝而香舒脾，能开心孔而利九窍，去湿除痰菖蒲为水草之精英，神仙之灵药。又龟能补肾元武龟蛇属肾，肾藏志；龙能镇肝青龙属肝，肝藏魂，使痰火散而心肝宁，则聪明开而记忆强矣。

养 元 粉 景岳

大能实脾养胃气。

糯米一升，水浸一宿，沥干漫火炒熟　山药　芡实　莲肉三两　川椒去目及闭口者，炒出汗取红末，三钱　共为末，每日饥时以滚水一碗，入白糖三匙化开，入药一二两调服之；或加使君子、楂肉各一两亦可。

大补阴丸 丹溪

治水亏火炎，耳鸣耳聋，咳逆虚热耳为肾窍，耳鸣耳聋皆属肾虚，水不制火，则为咳逆虚热；肾脉洪大，不能受峻补者。

黄柏盐酒炒　知母盐水炒四两　熟地　败龟板酥炙六两　猪脊髓和蜜丸，盐汤下。

四者皆滋阴补肾之药，补水所以降火，所谓壮水之主以制阳光也。加脊髓者，取其能通肾命，以骨入骨，以髓补髓也人身肾命，系于脊骨。

斑 龙 丸

治虚损,理① 百病,驻颜益寿。

鹿角胶　鹿角霜　菟丝子　柏子仁　熟地黄　等分为末,酒化胶为丸。

一方加补骨脂。一方加鹿茸、肉苁蓉、阳起石、附子、黄芪、当归、枣仁、辰砂,亦名斑龙丸。

鹿角胶霜、菟丝、熟地,皆肾经血分药也,大补精髓;柏子仁入心而养心气,又能入肾而润肾燥,使心肾相交,心志旺而神魂安,精髓充而筋骨壮,去病益寿,不亦宜乎? 鹿一名斑龙,睡时以首向尾,善通督脉,是以多寿。头为六阳之会,茸角钟于鹿首,岂寻常含血之属所可拟哉? 成都道士常货斑龙丸,歌曰:尾闾不禁沧海竭,九转灵丹都谩说,唯有斑龙顶上珠,能补玉堂关下穴。

元 武 豆

补肾之功甚大。

羊腰子五十个　甘枸杞二斤　补骨脂

----

① 理:道光本无此字。

一斤　大茴香　小茴香六两　肉灰蓉十二两，大便滑者去之　青盐八两，如无苁蓉，此宜十二两　大黑豆圆净者，一斗淘洗　上用甜水二斗，以砂锅煮前药七味至半干，去药渣入黑豆，匀火煮干为度。如有余汁，俱宜拌渗于内，取出用新布摊凉晒干，磁瓶收贮，日服之。若阳虚者，加附子一二两更妙。

龟鹿二仙膏

治瘦弱少气，梦遗泄精，目视不明，精极之证五劳之外，又有六极，谓气极、血极、精极、筋极、骨极、肌极也。精生气，气生神，精极则无以生气，故瘦弱少气。气弱则不能生神，故目眊不明。精气不固，水不能制火，故遗泄而精愈耗也。

鹿角十斤　龟板五斤　枸杞一斤　人参一斤　先将鹿角、龟板锯截刮净水浸，桑火熬成胶，再将人参、枸杞熬膏和入，每晨酒服三钱。

龟为介虫之长，得阴气最全介虫阴类；鹿角遇夏至即解，禀纯阳之性阴生即解；且不两月，长至一二十斤，骨之速生，无过于此者人身唯骨难长。故能峻补气血，两者皆用气血以补气血，所谓补之以其类也。人参大补元气，枸杞滋阴助阳。此气血阴阳交补之剂，气足则精固不遗，血足则视听明了。久服可以益寿，岂特已疾而已哉？

李时珍曰：龟鹿皆灵而寿，龟首常藏向腹，能通任脉，故取其甲以补心、补肾、补血，以养阴也；鹿首常返向尾，能通督脉，故取其角以补命、补精、补气，以养阳也。

二 至 丸

补腰膝，壮筋骨，强肾阴，乌须发，价廉而功大。

冬青子即女贞实冬至日采，不拘多少，阴干蜜酒拌蒸，过一夜，粗袋擦去皮，晒干为末，瓦瓶收贮或先熬旱莲膏旋配用 旱莲草夏至日采，不拘多少，捣汁熬膏和前药为丸 临卧酒服。一方加桑葚干为丸，或桑葚熬膏和入。

女贞甘平少阴之精，隆冬不凋，其色青黑，益肝补肾时珍曰：女贞上品妙药，古方罕用，何哉？旱莲甘寒汁黑，入肾补精，故能益下而荣上，强阴而黑发也。

蟠 桃 果

治遗精虚弱，补脾滋肾最佳。

芡实　莲肉去心　胶枣肉　胡桃肉去衣　熟地　等分，以猪肾六个掺大茴香，蒸极熟，同前药末捣成饼，每日服一个，空心，食前用滚白汤或好酒一二钟送下，此方凡人参、附子俱可随意加用。

扶 桑 丸　胡僧

除风湿，起羸尪，驻容颜，乌须发，却病延年。

嫩桑叶去蒂洗净，曝干一斤为末　巨胜子即黑芝麻，淘净四两　白蜜一斤　将脂麻擂碎熬浓汁，和蜜炼至滴水成珠，入桑叶末为丸。一方桑叶为末，脂麻蒸捣，等分蜜丸，早盐汤，晚酒下。

桑乃箕星之精，其木利关节，养津液；其叶甘寒，入手足阳明，凉血燥湿而除风；巨胜甘平，色黑，益肾补肝，润脏腑，填精髓陶隐居曰：八谷之中，唯此为良。夫风湿去则筋骨强，精髓充则容颜泽，却病乌髭，不亦宜乎？歌曰：扶桑扶桑高入云，海东日出气氤氲，沧海变田几亿载，此树遗根今尚存，结子如丹忽如黍，绿叶英英翠可扪，真人采窃天地气，留与红霞其吐吞，濯磨入鼎即灵药，芝术区区未可群，餐松已有神仙去，我今朝夕从此君，叶兮叶兮愿玉汝，绿阴里面有桃津。

羊 肉 汤 韩祗和

治伤寒汗下太多，亡阳失血，恶人倦卧，时战如疟，及产脱血虚韩祗和曰：若止救逆，效必迟矣，与羊肉汤为效甚速，病人色虽见阳，是热客上焦，中下二焦阴气已盛，若调得下焦有阳，则上焦阳气下降丹田，知所归宿矣。

当归　白芍　牡蛎煅一两　龙骨煅五钱　附子炮　生姜二两　桂枝七钱半　每服一两，羊肉四两，加葱白煮服。

当归、芍药以补其阴，附子、姜、桂以复其阳，龙骨、牡蛎以收其脱，羊肉大补以生其气血。

益气聪明汤　东垣

治内障目昏，耳鸣耳聋五脏皆禀气于脾胃以达于九窍，烦劳伤中，使冲和之气不能上升，故目昏而耳聋也。李东垣曰：医不理脾胃及养血安神，治标不治本，是不明理也。

黄芪　人参五钱　葛根　蔓荆子三钱白芍药　黄柏二钱，如有热烦乱，春月渐加，夏倍之；如脾虚去之，热减少用　升麻钱半　炙甘草一钱　每四钱，临卧服，五更再服。

十二经脉清阳之气，皆上于头面而走空窍，因饮食劳役，脾胃受伤，心火太盛，则百脉沸腾，邪害空窍矣。参、芪甘温以补脾胃；甘草甘缓以和脾胃；干葛、升麻、蔓荆轻扬升发，能入阳明鼓舞胃气上行头目；中气既足，清阳上升则九窍通利，耳聪而目明矣；白芍敛阴和血，黄柏补肾生水，盖目为肝窍，耳为肾窍，故又用二者平肝补肾也。

秦艽鳖甲散　谦甫

治风劳骨蒸，午后壮热，咳嗽肌瘦，颊

赤盗汗，脉来细数风阳邪也，在表则表热，在里则里热，附骨则骨蒸，午后甚者阴虚也。风火相搏则咳嗽，蒸久血枯则肌瘦，虚火上炎则颊赤，睡而汗出曰盗汗，阴虚也。脉细为虚脉，数为热。

鳖甲炙　柴胡　地骨皮一两　秦艽　知母　当归五钱　乌梅一个　青蒿五叶　汗多，重加黄芪。

风生热而热生风，非柴胡、秦艽不能驱之使出；鳖阴类，用甲者，骨以及骨之义；乌梅酸涩，能引诸药入骨而敛热；青蒿苦寒，能从诸药入肌而解蒸柴胡、青蒿皆感少阳生发之气，凡苦寒之药，多伤脾胃，惟青蒿芬芳入脾，独宜于血虚有热之人；知母滋阴；当归和血；地骨散表邪兼清里热，又去汗除蒸之上品也地骨退有汗之骨蒸。

黄芪鳖甲散 谦甫

治男女虚劳客热，五心烦热，四肢怠惰，咳嗽咽干，自汗食少，或日晡发热五心：心窝、手心、足心也，脾主四肢，五心烦热是心火陷于脾土之中，宜升发火郁；四肢怠惰，脾虚也；咳嗽，肺火也；咽干，肾水不足，相火上炎也；自汗，阳虚也;食少,脾胃弱也;日西潮热,肺虚也。

黄芪蜜炙　鳖甲炙　天冬五钱　柴胡　秦艽　地骨皮　茯苓三钱　桑白皮　紫菀半夏　芍药　生地黄　甘草炙　知母三钱半　人参　桔梗　肉桂钱半　每一两加姜煎,《卫生》减桂、芍、地骨,名人参黄芪散,治同。

鳖甲、天冬、芍、地、知母,滋肾水而泻肺肝之火以养阴地黄、知母滋肾水,天冬泻肺火,鳖甲、芍药泻肝火;黄芪、人参、桂、苓、甘草,固卫气而补脾肺之虚以助阳;桑皮、桔梗以泻肺热;半夏、紫菀以理痰嗽紫菀润肺止嗽,半夏化痰利咽,故《金匮》治喉痹咽痛,皆用半夏,盖辛能散,亦能润也;秦艽、地骨以散内热而除蒸;柴胡以解肌热而升阳,此表里气血交治之剂也。

秦艽扶羸汤　《直指》

治肺痿骨蒸,或寒或热,成劳咳嗽,声嗄不出,体虚自汗,四肢倦怠肺痿,有火热伤肺而得之者,有肺气虚寒而得之者。骨蒸,骨里蒸蒸然热，阴虚也。咳嗽，阴火乘肺也。或寒或热，阴阳不和也。声嗄，火郁在肺也。自汗倦怠，心脾虚而卫气不充也。

柴胡二钱　秦艽　人参　当归　鳖甲炙　地骨皮钱半　甘草炙　紫菀　半夏一钱加姜枣煎此即前方加当归，去黄芪、茯苓、生地、芍药、天冬、知母、桑皮、桔梗、肉桂。

柴胡、秦艽，散表邪，兼清里热柴胡解肌热，秦艽退骨蒸；鳖甲、地骨滋血而退骨蒸地骨皮凉血，退有汗骨蒸；参、草补气；当归和血；紫菀理痰嗽润肺除痰；半夏发声音肺属金，声之所从出也，有物实之，则金不鸣，燥湿除痰，则金清而声自开矣。有声嘶而哑者，是肺已损也，难治。表里交治，气血兼调，为扶羸良剂透肌解热，柴胡、秦艽、葛根为要药。故骨蒸方中多用之，寇宗奭曰：柴胡，《本经》本无一字治劳，甄权、《大明》并言补虚劳，医家执而用之，贻害无穷。时珍曰：劳有五，若劳在肝、胆、心、心包有热，或少阳经寒热，则柴胡乃手足厥阴必用之药；劳在脾胃有热，或阳气下陷，则柴胡为退热升清必用之药；唯劳在肺肾者，不可用尔。寇氏一概摈斥，殊非通论。大抵柴胡能退热升清，宣畅气血，昔孙琳治劳疟而曰：热有在皮肤、在脏腑、在骨髓，在骨髓者，非柴胡

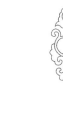

不除，则柴胡亦有退骨蒸之力矣。况有滋补之药以辅之乎？《直指方》又云：柴胡退热不及黄芩，不知黄芩乃寒能胜热，折火之本也。柴胡乃苦，以发之散火之标也。

百合固金汤　赵蕺庵

治肺伤咽痛，喘咳痰血肺金受伤，则肾水之源绝，肾脉挟咽，虚火上炎，故咽痛，火上薰肺，故喘咳，痰因火生，血因火逼。

熟地三钱　生地二钱　麦冬钱半　百合芍药炒　生甘草　当归　贝母一钱　元参桔梗八分

金不生水，火炎水干，故以二地助肾滋水退热为君肺肾为子母之脏，故补肺者多兼补肾；百合保肺安神；麦冬清热润燥；元参利咽喉而降火；贝母散肺郁而除痰；归、芍养血兼以平肝肝火盛则克金；桔梗清金，功成上部载诸药而上浮。皆以甘寒培元清本，不欲以苦寒伤生发之气也李士材曰：蕺庵此方殊有卓见，然土为金母，清金之后，急宜顾母，否则金终不能足也。《医贯》曰：咳嗽吐血，未必成瘵也。服四物、知柏之类不已，则瘵成矣。胸满膨胀，悒悒不快，未必成胀也，服山楂、神曲之类不止，则胀成矣。面目浮肿，小便秘涩，未必成水也，服渗利之药不止，则水成矣。气滞膈塞，未必成噎也，服青皮、枳壳宽快之药不止，则噎成矣。

补 肺 汤

治肺虚咳嗽有声无痰曰咳，盖伤于肺气也；有痰无声曰嗽，盖动于脾湿也，有声有痰曰咳嗽，有因风、因火、因痰、因湿、因食、因虚之异。此为肺虚不能生肾水，虚火上炎而咳嗽也。咳嗽脉浮为客邪，宜发散；脉实为内热，宜清利；脉濡散为肺虚，宜温补；久嗽曾经解外，以致肺胃俱虚饮食不进，宜温中助胃，兼治嗽药。

桑皮蜜炙　熟地二钱　人参　黄芪蜜炙五味　紫菀一钱　入蜜少许和服。

肺虚而用参、芪者，脾为肺母，气为水母也虚则补其母；用熟地者，肾为肺子，子虚必盗母气以自养，故用肾药先滋其水，且熟地亦化痰之妙品也丹溪曰：补水以制相火，其痰自除；咳则气伤，五味酸温，能敛肺气；咳由火盛，桑皮甘寒，能泻肺火；紫菀辛能润肺，温能补虚，合之而名曰补肺。

盖金旺水生，咳嗽自止矣此治肺虚咳嗽，若实火嗽者禁用。刘宗厚曰：因劳而嗽，则非嗽为本也。故此汤与《金匮》肾气丸为少阴例药。仁斋《直指》曰：肺出气也，肾纳气也，肺为气主，肾为气本，凡咳嗽暴重，自觉气从脐下逆上者，此肾虚不能收气归元，当用地黄丸、安肾丸，毋徒从事于肺，此虚则补子之义也。《医贯》曰：五行唯肺肾二脏，母病而子受邪，何则？肺主气，肺有热，气得热而上蒸，不能下生于肾，而肾受伤矣，肾伤则肺益病。盖母藏子宫，子隐母胎，凡人肺金之气，夜卧则归藏于肾水之中，因肺受心火之邪，欲下遁水中，而肾水干枯有火，无可容之地，由是复上而为病矣。

补肺阿胶散　钱乙

治肺虚有火，嗽无津液而气哽者火盛则津枯，津枯则气哽。

阿胶蛤粉炒，两半　马兜铃焙　甘草炙　牛蒡子炒香，一两　杏仁去皮尖，七钱　糯米一两

马兜铃清热降火兜铃象肺，故入肺；牛蒡子利膈滑痰润肺解热，故治火嗽；杏仁润燥散风；阿胶清肺滋肾，益血补阴。气顺则不哽，液补则津生阿胶补血液，火退而嗽宁

矣。土为金母，故加甘草、糯米以益脾胃

时珍曰：补肺阿胶散用马兜铃，非取其补肺，取其清热降气，而肺自安也，其中阿胶、糯米乃补肺之正药。

紫 菀 汤 海藏

治肺伤气极劳热久嗽，吐痰吐血气极，六极之一也。肺主气，元气虚则阴火盛，壮火食气，故成气极。火炎肺系，故久嗽不已，甚则逼血上行也。及肺痿变痈。

紫菀洗净炒 阿胶蛤粉炒成珠 知母 贝母一钱 桔梗 人参 茯苓 甘草五分 五味十二粒

劳而久嗽，肺虚可知即有热证，皆虚火也。海藏以保肺为君，故用紫菀、阿胶二药润肺补虚，消痰止嗽；以清火为臣，故用知母、贝母二药辛寒，润燥消痰；以参苓为佐者，扶土所以生金；以甘、桔为使者，载药上行脾肺桔梗载诸药上行而能清肺，甘草辅人参补脾；五味滋肾家不足之水，收肺家耗散之金，久嗽者所必收也。

王 母 桃 景岳

培补脾肾功力最胜。

白术味甘者佳,苦者勿。用米泔浸一宿,切片炒　大怀熟蒸捣二味,等分　何首乌九蒸　巴戟甘草汤浸,剥炒　枸杞三味减半　上为末,炼蜜丸,龙眼大,每服三四丸。饥时嚼服,滚汤送下或加人参,其功尤大。

玉 屏 风 散

治自汗不止,气虚表弱,易感风寒阳也者卫外而为固也,阳虚则不能卫外,故津液不固而易泄,且畏风也。此与伤风自汗不同,彼责之邪实,此责之表虚,故补泻各异。

黄芪炙　防风一两　白术炒二两　为末,每服三钱。

黄芪补气,专固肌表,故以为君;白术益脾,脾主肌肉,故以为臣;防风去风,为风药卒徒,而黄芪畏之,故以为使。以其益卫固表,故曰玉屏风李东垣曰:黄芪得防风而功益大,取其相畏而相使也。《准绳》曰:卒中偏枯之证,未有不因真气不周而病者。故黄芪为必用之君药，防风为必用之臣药。黄芪助真气者也，防风载黄芪助真气以周于身者也，亦有治风之功焉。许胤宗治王太后中风口噤，煎二药薰之而愈，况服之乎？

前药等分煎，名黄芪汤。洁古用代桂枝汤治春夏发热有汗，脉微弱，恶风寒者；恶风甚，加桂枝。又用川芎、苍术、羌活等分，名川芎汤以代麻黄汤，治秋冬发热无汗，恶风寒者；恶寒甚，加麻黄。

妙 香 散　王荆公

治梦遗失精，惊悸郁结肾主藏精，心主藏神，邪火妄行，心肾不交，上实下虚，则梦中遗失；心虚神扰，故多惊悸；忧思气滞，则成郁结。

山药姜汁炒，二两　人参　黄芪　远志炒茯苓　茯神一两　桔梗三钱　木香二钱半　辰砂另研　甘草二钱　麝香一钱　为末，每服二钱，酒下。

心君火也，君火一动，相火随之，相火寄于肝胆，肾之阴虚则精不固，肝之阳强则气不固阳即邪火也，故精脱而成梦矣《准绳》曰：病之初起，亦有不在肝肾，而在心肺脾胃之不足者，然必传于肝肾，而精乃走也。又曰：心肾是水火之脏，法天地施生化成之道，故藏精神，为五脏之宗主。若由他脏而致肾之泄者，必察四属以求其治。大抵精自心而泄者，血脉空虚，本纵不收；自肺而泄者，皮槁毛焦，喘急不利；自脾而泄者，色黄肉消，四肢懈怠；自肝而泄者，筋痿色青；自肾而泄者，色黑髓空而骨惰，即脉亦可辨也。丹溪曰：主闭藏者肾也，司疏泄者肝也；二脏皆有相火，而其系上属于心。心君火也，为物所感，则易于动，心动则相火翕然随之，虽不交会，而精亦暗流而渗漏矣。所以圣贤只是教人收心养性，其旨深矣。山药益阴清热，兼能涩精，故以为君；人参、黄芪所以固其气；远志、二茯所以宁其神，神宁气固则精自守其位矣，且二茯下行利水，又以泄肾中之邪火也；桔梗清肺散滞；木香疏肝和脾行气故疏肝，肝疏则木不克土而脾和；丹砂镇心安魂，麝香通窍解郁，二药又能辟邪，亦所以治其邪感也。加甘草者，用以交和乎中，犹黄婆之媒婴姹也黄婆脾也，婴儿姹女，心肾也。是方不用固涩之剂，但安神正气，使精与神气相依，而自固矣。以其安神利气，故亦治惊悸郁结娄全善曰：

详古治梦遗方，属郁滞者居大半，庸医不知其郁，但用涩剂固脱，愈涩愈郁，其病反甚矣。

参苓白术散

治脾胃虚弱，饮食不消，或吐或泻土为万物之母，脾土受伤，则失其健运之职，故饮食不消，兼寒则呕吐，兼湿则濡泄也，饮食既少，众脏无以禀气，则虚羸日甚，诸病业生矣。

人参　白术土炒　茯苓　甘草炙　山药　扁豆　薏仁　莲肉去心　陈皮　砂仁桔梗　为末，每三钱，枣汤或米饮调服。

治脾胃者，补其虚，除其湿，行其滞，调其气而已。参、术、苓、草、山药、薏仁、扁豆、莲肉，皆补脾之药也；然茯苓、山药、薏仁，理脾而兼能渗湿；砂仁、陈皮调气行滞之品也；合参、术、苓、草，暖胃而又能补中陈皮、砂仁入补药而宣滞；桔梗苦甘入肺，能载诸药上浮，又能通天气于地道肺和则天气下降，使气得升降而益和，且以保肺防燥药之僭上也。

休 疟 饮

此止疟最妙之方也。若汗散既多,元气不复,或以衰老,或以弱质,而疟有不能止者,俱宜用此化暴善后之第一方也。

人参　白术炒　当归各三四钱　何首乌制,五钱　炙甘草八分　用阴阳水各一盏,煎七分,露一宿,次早温服。

如阳虚多寒,宜温中散寒者,加干姜、肉桂之类,甚者或加制附子;如阴虚多热,烦渴喜冷,宜滋阴清火者,加麦冬、生地、芍药,甚者加知母,或加黄芩;如肾阴不足,水不制火,虚烦虚馁,腰酸脚软者,加熟地、山药、杜仲之类;如邪有未尽,而留连难愈者,于此方加柴胡、麻黄、细辛、紫苏之属,自无不可;如气血多滞者,或加酒水各一盏煎服,药后饮酒数杯亦可。

去白术、甘草,加生姜、陈皮,名何人饮,治同。

卷二下

涩 固 门

　　十剂曰:涩可去脱,牡蛎、龙骨之属是也。如久嗽为喘,而气泄于上者,宜固其肺,尤宜急固其肾,所谓上病下取也。久遗成淋而精脱于下者,宜固其肾,尤宜兼固其气,所谓下病上取也。小水不禁者,宜固其膀胱;大便不禁者,宜固其肠脏;汗泄不止者,宜固其皮毛;血泄不止者,宜固其营卫。凡因寒而脱者,当重兼温补;有火而滑者,当佐以清凉。总之在上在表者,皆宜固气,气主在肺也;在下在里者,皆宜固精,精主在肾也。

赤石脂禹余粮汤　　仲景

　　治伤寒服汤药,下利不止,心下痞硬。服泻心汤已,复以他药下之,利不止已上言再治之误;医以理中与之,利益甚言愈误也。理中者,理中焦。此利在下焦,赤石脂禹余粮汤主之。复利不止者,当利其小便

《难经》曰：中焦中脘，主腐熟水谷，下焦者当膀胱上口，主分别清浊，主出而不纳，以传道也。《灵枢》曰：水谷者，常并居于胃中，成糟粕而俱下于大小肠，而成下焦，渗而俱下，济泌别汁，循下焦而渗入膀胱焉。然则利在下焦者，膀胱不渗而下焦滑脱也。余粮甘平，消痞硬而镇脏腑；石脂甘温固阳虚，而收滑脱，乃利仍不止者，膀胱不渗而水谷不分也。利小便者，导其水而分消之，使腑司各行其所有事也。

赤石脂一斤，碎　禹余粮一斤，碎　水六升煮二升，去渣，分三服。

涩可去脱，重可达下，二物涩以止脱，重以固下，甘以益气李先知云：下焦有病人难会，须用余粮赤石脂。

桃 花 汤 仲景

治少阴病二三日至四五日，腹痛，小便不利，下利不止，便脓血者喻嘉言曰：腹痛小便不利，少阴热邪也。而下利不止，便脓血，则下焦滑脱矣。滑脱即不可用寒药，故取干姜、石脂之辛涩以温经固脱；而加粳米之甘以益中州，盖治下利，必先中气不下坠，则滑脱无源而自止也。

赤石脂一斤，一半全用，一半筛末　干姜

一两粳米一升　水七升煮米熟，去渣，纳石脂末，方寸匕，日三服，若一服愈余勿服。

此少阴传经热邪也，阴经循行于里，故腹痛下利。仲景反用石脂、干姜之温涩何意？盖下利至于不止，热势已大衰而虚寒滋起矣（眉批：伤案便脓血，皆是传经热邪。成无己释为里寒，误矣。王肯堂、吴鹤皋非之，是也。程郊倩以为火衰不能生土，毋乃迂乎？汪讱庵未经临证，所见每隔一层，其是成、程而非王、吴，无足怪也）。故非固脱如石脂不可；且石性最沉，味涩易滞，故稍用干姜之辛散佐之；用粳米独多者，取其和中而养胃也。石脂用半全、半末，以全用则气味不出，纯末又难于下咽，所以斟酌其当而为之者也。

诃 子 散 东垣

治虚寒泄泻，水谷不化，肠鸣腹痛，脱肛及便脓血，日夜无度。

御米壳去蒂，蜜炒，五分　诃子煨，去核，七分干姜炮，六分　橘红五分　上末，空心服。

御米壳酸涩微寒,固肾涩肠;诃子酸涩苦温,收脱住泻;炮姜辛热,能逐冷补阳;陈皮辛温,能升阳调气。共以固气脱,亦可收形脱也泄泻为气脱,脱肛为形脱。

河间诃子散　诃子一两,半生半煨　木香五钱　甘草二钱　黄连三钱　为末,每服三钱,用白术芍药汤调下,治泻久,腹痛渐已,泻下渐少,以此止之。如不止,加厚朴一两,竭其余邪唯积滞未清者宜之。

巩 堤 丸

治膀胱不藏,水泉不止,命门火衰,小水不禁等证。

熟地　菟丝制酒　白术炒,二两　韭子炒破故纸酒炒　益智仁酒炒　北五味　熟附子　茯苓一两　为末,山药糊丸,桐子大,每服百余丸,空心滚汤或酒下。如气虚,加人参一二两更妙。

真人养脏汤　谦甫

治泻痢日久,赤白已尽,虚寒脱肛肛

门为大肠之使，大肠受热受寒，皆能脱肛。大肠者传导之官，肾者作强之官。酒色过度则肾虚而泄母气，肺因以虚，大肠气无所主，故脱肛。小儿血气未壮，老人血气已衰，皆易脱肛。亦治下痢赤白，脐腹疼痛，日夜无度。

罂粟壳去蒂，蜜炙，三两六钱　诃子面裹煨，一两二钱　肉豆蔻面裹煨，五钱　木香二两四钱　肉桂八钱　人参　白术炒　当归六钱　白芍炒，一两六钱　生甘草一两八钱　每服四钱，脏寒加附子。一方无当归。

脱肛由于虚寒，故用参、术、甘草以补其虚；肉桂、肉蔻以祛其寒；木香温以调气；当归润以和血；芍药酸以收敛；诃子、罂壳则涩以止脱也此虚寒脱肛，故宜大补气血，或加川芎以调血，及升柴以升提之。又有气热血热，而肛反挺出者，宜用芩、连、槐、柏，或四物，加升、柴、芜、防之类。

丹溪脱肛方　人参　黄芪　当归　川芎　升麻　此治气血两虚而脱肛者。

牡　蛎　散

治阳虚自汗_{醒而汗出曰自汗，属阳虚者}居多。

牡蛎_{煅研}　黄芪　麻黄根_{一钱}　浮小麦_{百粒}　煎服。

陈来章曰：汗为心之液，心烦热则汗不止。牡蛎、浮小麦之咸凉，去烦热而止汗；阳为阴之卫，阳气虚则卫不固，黄芪、麻黄根之甘温，走肌表而固卫。

柏子仁丸

治阴虚盗汗_{睡而汗出曰盗汗，属阴虚者}居多。

柏子仁_{炒研去油，三两}　人参　白术　半夏　五味子　牡蛎　麻黄根_{一两}　麦麸_{五钱}　枣肉丸，米饮下五十丸，日三服。

陈来章曰：心血虚则睡而汗出，柏子仁之甘辛平，养心宁神为君；牡蛎、麦麸之咸凉，静躁收脱为臣；五味酸敛收涩，半夏和胃燥湿为佐湿能作汗；麻黄根专走肌表，引人参、白术以固卫气为使。

固 真 丸

治梦遗精滑。

菟丝子一斤，淘洗净，用好酒浸三日，煮极熟捣膏晒干，或用净白布包蒸亦佳　牡蛎煅　金樱子蒸熟　茯苓酒拌蒸晒，四两　蜜丸，空心好酒送下三钱，或盐汤亦可。

金锁固精丸

治精滑不禁精滑者，火炎上而水趋下，心肾不交也。

沙苑蒺藜　芡实蒸　莲须二两　龙骨酥炙　牡蛎盐水煮一日夜，煅粉，一两　莲肉粉为糊丸，盐汤下。

蒺藜补肾益精；莲子交通心肾；牡蛎清热补水；芡实固肾补脾；合之莲须、龙骨，皆涩精秘气之品，以止滑脱也治遗精大法有五：心神浮越者，辰砂、慈石、龙骨之类镇之；痰饮扰心者，猪苓丸之类导之；思想伤阴者，洁古珍珠粉丸，黄柏、蛤粉等分，滋阴降火；思想伤阳者，谦甫鹿茸、苁蓉、菟丝等补阳；阴阳俱虚者，丹溪作心虚治，用珍珠粉丸、定志丸补之。

附：《本事》猪苓丸　猪苓末二两，先将一半，炒半夏令黄，取半夏为末糊丸，更用猪苓末一半，同炒微制，砂瓶养之，申未间空心酒盐汤任下。释曰：半夏有利性，猪苓导水，盖肾闭导气使通之意也，定志丸见眼目门。

苓术菟丝丸

治脾肾虚损不能收摄，以致梦遗、精滑、困倦等证。

菟丝子酒蒸，或五六两或七八两　莲肉去心　白术　茯苓四两　杜仲酒炒，三两　山药二两　五味酒蒸，一两　炙草五钱　上用山药末，以陈酒煮糊为丸，桐子大，空心白滚汤或酒下百余丸。如气虚不能收摄者，加人参三四两尤妙。

治浊固本丸

治胃中湿热渗入膀胱，下浊不止淋病在溺窍，属肝胆部；浊病在精窍，属肾膀胱部。或由湿热，或由虚寒，大抵热者多而寒者少。赤属血，白属气，或由败精瘀血，壅塞窍道，痛涩异常，非是热淋，不宜用淋药治。

甘草炙，三两　猪苓　黄连　莲须二两　黄柏　益智仁　砂仁　半夏姜制　茯苓一两

精浊多由湿热与痰。黄连泻心火，黄柏泻肾火，所以清热；二苓所以利湿，半夏所以除痰。湿热多由于郁滞，砂仁、益智辛温利气，又能固肾强脾，既以散留滞之气，且稍济连、柏之寒；甘草和中而补土；唯莲须之涩，则所以固其脱也朱丹溪曰：《巢氏病源候论》曰，白浊者由劳伤肾，肾气虚冷故也。历代宗其说，不唯白浊之理不明，所治之法亦误，不思《内经》本无白浊之名。惟言少阴在泉客胜，溲便变；少阳在泉客胜，则溲白。又言思想无穷，入房太甚，发为白淫，与脾移热于肾，出白，二者皆随溲而下，夫非白浊之源乎？《原病式》因举《内经》，谓诸病水液浑浊，皆属于热。言天气热，则水浑浊，寒则清洁，可谓发圣人之旨，以正千载之误矣。予尝闻先生论赤白浊，多由湿热下流膀胱而成，即《灵枢》所谓中气不足，溲便为之变是也。必先补中气，使升举之，而后分其脏腑、气血、赤白、虚实以治。其他邪热所伤，固在泻热补虚，设肾气虚甚，或火热

亢极者,则不宜过用寒凉。必以反佐治之,要在权衡轻重而已。叶氏曰:遗滑多作肾虚,补涩之而罔效,不知此因脾胃湿热所乘,饮酒厚味痰火之人,多有此疾。肾虽藏精,其精本于脾胃饮食生化,而输于肾。若脾胃受伤,湿热内郁,使中气淆而不清,则所输皆浊气,邪火扰动,水不得而安静,故令遗滑也。

秘 元 煎

治遗精带浊等证,此方专主心脾。

金樱子去核　枣仁炒研　芡实炒　山药炒,二钱　白术炒　茯神钱半　人参一二钱　炙甘草二钱　远志八分,炒　五味子十粒　水煎,食远服。

此治久遗无火,不痛而滑者可用之。如尚觉有火热者,加苦参一二钱;如气大虚者,加黄芪一二钱。

固 阴 煎

治阴虚滑泄,带浊淋遗,及经水因虚不固等证,此方专主肝肾。

熟地三五钱　菟丝子炒,二三钱　山药

炒，二钱　萸肉一钱　甘草炙，一二钱　远志炒，七分　五味子十四粒　人参随宜　水煎，食远服。

如虚滑遗甚者，加金樱二三钱，或醋炒文蛤一钱，或乌梅二个；如阴虚微热，而经血不止者，加川续断二钱；如下焦阳气不足，而兼腹痛泄溏者，加补骨脂、吴茱萸之类，随宜用之；如肝肾血虚，而小腹痛，血不归经者，加醋炒当归二三钱；如脾虚多湿，或兼呕恶者，加白术一二钱；如气陷不固者，加炒升麻一钱；如兼心虚不眠，或多汗者，加枣仁二钱炒用。

茯 菟 丹 《局方》

治遗精白浊及强中消渴心肾为水火之脏，法天施地生之道。心神伤则火动，火动不已，则肾水受伤。肾主藏精，所受五脏六腑输至之精，皆不得藏而时下矣，故为遗精梦泄。戴氏曰：遗精有因用心过度，心不摄肾，以致失精者；有思色欲不遂，致精失位，输泄而出者；有色欲太过滑泄不禁者；亦有年壮气盛，久无色欲，精满而泄者。赤浊属血，由心、小肠属火也；白浊属气，由肺、大肠属金也。渴证下消者，茎长兴盛，不交精出，名强中，肾水亏，心火亢也。

菟丝子十两　五味子八两　山药六两　白茯苓　石莲肉三两　将菟丝用酒浸，浸过余酒煮山药糊丸。

漏精，盐汤下；赤浊，灯心汤下；白浊，茯苓汤下；消渴，米饮下。

菟丝辛甘和平，强阴益阳，能治精寒淋渴；五味滋肾生津，石莲清心止浊，山药健脾利湿，皆涩精固气之品也。茯苓能通心气于肾，利小便而不走气，取其淡渗，于补正中能泄肾邪也。

菟　丝　煎

治心脾气弱，凡遇思虑劳倦，即苦遗精者，宜此主之。

山药炒，二钱　枣仁炒　茯苓一钱三分　当归钱半　人参二三钱　制菟丝子炒，四五钱　炙甘草一钱或五分　远志肉制，四分　鹿角霜为末，每用加入四五匙　水煎，加鹿角霜末，食前调服，或加白术二三钱。

水陆二仙丹

治遗精、白浊精与浊所出之窍不同,便浊即是膏淋,肝胆之火也;精浊乃精气滑出,不便亦然。此肾水不足,淫火薰蒸,故精离其位也。

金樱膏取半黄者熬膏一斤,熟则全甘而失涩味　芡实一斤,蒸熟为粉　和丸,盐酒下。

金樱、芡实,甘能益精,润能滋阴,涩能止脱。一生于水,一生于山,故名水陆二仙丹。

黏米固肠糕

治脾胃虚寒,或因食滞、气滞,腹痛泄泻,久不止者,多服自效。

白糯米,滚汤淘洗,炒香熟为粉。每粉一两,加干姜炒熟者二分半,白糖二钱拌匀。于饥时用滚水调服一二两。如带微滞者,加陈皮末二分,或砂仁一分。一法用陈老米粉亦妙。

桑螵蛸散　寇氏

治小便数而欠数,便频也;欠,便短也。溺

虽出于膀胱，然泌别者小肠也；小肠虚则便数，小肠热则便短。能安神魂，补心气疗健忘。

人参　茯苓一用茯神　远志　石菖蒲盐炒　桑螵蛸盐水炒　龙骨煅　龟板酥炙，一用鳖甲醋炙　当归　等分为末，临卧服二钱，人参汤下。

虚则便数，故以螵蛸、龙骨固之并能补肾涩精；热则便欠，故以当归、龟板滋之；人参补心气；菖蒲开心窍；茯苓能通心气于肾；远志能通肾气于心，并能清心解热，心者小肠之合也，心补则小肠不虚，心清则小肠不热矣。

惜 红 煎

治妇人经血不固，崩漏不止，及肠风下血等证。

白术　山药二钱　白芍药酒炒，一钱五分　荆芥穗炒　地榆　川续断炒，一钱　炙甘草一钱　北五味十四粒　乌梅二个　水煎，食远服。

如火盛者，加黄芩、黄连；如脾虚兼脾

泄者,加破故纸、人参。

人参樗皮散

治脏毒挟热下血,久痢脓血不止挟热者,谓挟客热及饮酒煎炒薰炙之热也,久痢不止,气虚滑脱也。

人参　樗根白皮东引者去粗皮,醋炙　等分为末,米饮或酒调下。

人参之甘以补其气;樗皮之苦以燥其湿,寒以解其热,涩以收其脱,使虚者补而陷者升,亦劫剂也初起勿用。

玉　关　丸

治肠风血脱,崩漏不止,带浊不固,诸药难效者。宜用此方兼煎药治之,及泻痢滑泄不能止者。

白面炒熟,四两　枯矾　文蛤醋妙黑,二两北五味一两　诃子二两,半生半熟　共为末,熟汤和丸,桐子大。以温补脾肾等药,随证加减,煎汤送下,或人参汤亦可。如血热妄行者,以凉药送下。

扑 汗 法

白术　藁本　川芎各二钱半　米粉两半为末,绢袋盛,周身扑之,治汗出不止。

又方:龙骨　牡蛎　糯米　等分,为末,扑之。

卷三上

表　散　门

仲景太阳经,风伤卫用桂枝为主药,寒伤营用麻黄为主药;阳明经用葛根为主药,少阳经用柴胡为主药,此散表之准绳也。后世宗之,而用之有效、有不效者,盖不独分经之未的,并性味亦有未精悉也。凡用散之法,当知性力缓急,及气味寒温之辨,用得其宜,无不妙也。如麻黄峻散寒邪;桂枝解肌缓散者也;防风、荆芥、紫苏,平散者也;细辛、白芷、生姜,温散者也;柴胡、干葛、薄荷,凉散者也;苍术、羌活,能走经、走湿而散者也;升麻、川芎,能举陷上行而散者也。第邪浅者忌峻利之属,气弱者忌雄悍之属,热多者忌温燥之属,寒多者忌清凉之属。凡热渴烦躁者,喜干葛,而呕恶者忌之;寒热往来者,宜柴胡,而泄泻者忌之;塞邪在上者,宜升麻、川芎,而内热火升者忌之。此性用之宜忌所当辨也。至于相配之法,则尤当知所要。凡以平兼清者,自成凉散;以平兼暖,亦可温经。宜大温者,以热济热;宜大凉者,以寒济寒。此其运用之权,则毫厘进退自有恰当之妙,又何必胶柱刻舟,以限无穷之病

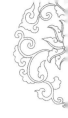

变哉？

桂 枝 汤 仲景

治太阳中风，阳浮而阴弱，发热，头痛，自汗，恶风恶寒，鼻鸣干呕关前为阳，卫为阳，阳以候卫；关后为阴，营亦阴，阴以候营。阳脉浮者，卫中风也；阴脉弱者，营气弱也。伤于风者头先受之，故头痛；经曰阳浮者热自发，阴弱者汗自出，风并于卫，营弱卫强，故发热自汗也；卫虚则恶风，营虚则恶寒，自汗则皮腠疏，故恶风复恶寒也。恶寒虽属表，亦有虚实之分，无汗恶寒为表实，宜发汗；汗出恶寒为表虚，宜解肌。鼻鸣干呕者，风壅气逆，故息有音而作呕也。喻嘉言曰：风寒并举，义重恶风，恶风未有不恶寒者，所以伤寒亦互云恶风。后人谓伤寒恶寒，伤风恶风，误矣。及阳明病，脉迟汗出多，微恶寒者，表未解也，可发汗脉迟汗多，属阳明证，以微恶寒，尚兼太阳，仍当从外解肌，断其入胃腑之路。

桂枝　芍药　生姜三两　甘草二两，炙大枣十二枚

热服，须臾啜稀热粥以助药力，温覆取微似汗，不可令如水淋漓，汗出病差。停后服，服一剂尽。病证犹在者，更作服

喻嘉言曰：妙用全在啜稀热粥以助药力，谷气内充则邪不能入，而热啜以继药之后，则邪不能留，法中之法若此，世传方书无此四字，驳失初意。更有已透微似之汗，盖覆强逼，致令大汗淋漓者，总不知解肌为何义尔。所以服桂枝时要使周身漐漐，然似乎有汗者，无非欲其皮毛间窍暂开而邪散也，然恐药力易过，又藉热粥以助其暖，如此一时之久，肌窍不致速闭，则外受之邪尽从外解，允为合法矣。不识此意，汗时不失之太过，即失之不及；太过则邪未入而先扰其营，甚则汗不止而亡阳；不及则邪欲出而早闭其门，必至病不除而生变矣。

周扬俊曰：风既伤卫，则卫气疏，不能内护于营，而汗自出矣。汗者血之液也，桂枝血分药也；苟非以血药入透营分，和营散邪，芍药护营固里，则不但外邪不出，且必内入而为腑患。然后知和营则外邪出，邪出则卫自密，更不必用固表之药，而汗自止矣仲景曰：病常自汗出者，营气和，卫气不共营气和谐故尔。复发其汗，营卫和则愈。此明卫受风邪，营反出汗之理，所以中风病，治法宜桂枝汤也。好古曰：或问桂枝止烦出汗，仲景治伤寒发汗，数处皆用桂枝汤。又曰：无汗不得用桂枝，汗多者桂枝甘草汤，此又能闭汗也，二义相通否乎？曰：仲景云,太阳病发热汗出者,此为营弱卫强,阴虚阳必凑之,故用桂枝发其汗,此乃调其营气,则卫气自和,风邪无所容,遂自汗而解。非若麻黄能开腠理,发出其汗也。汗多用桂枝者,以之调和营卫,则邪从汗出,而汗自止。非桂枝能闭汗孔也,亦唯有汗者宜之。若伤寒无汗,则当以发汗为主,而不独调其营卫矣。故曰无汗不得服桂枝,有汗不得服麻黄。以桂枝汤中有芍药故也,盖敛汗在芍药,不在桂枝也。李东垣曰:仲景治表虚制此汤,用桂枝为君,桂枝辛热发散,体轻助阳;芍药、甘草佐之。若腹中急痛,乃制小建中汤,以芍药为君,芍药酸寒主收,补中;桂枝、甘草佐之。一治表虚,一治里虚。又曰:以桂枝易肉桂,治感寒腹痛之神药。如中热腹痛去桂加黄芩。

加白术、川芎、羌活、防风、饴糖,名疏邪实表汤节庵,治同陶氏制此,以白术为君,以代桂枝汤。喻嘉言曰:坐令外感内伤,混同论治矣。节庵所著《伤寒六书》,尽易仲景原方,参合后贤治法,以代桂枝、麻黄、葛根、青龙等剂,后人以为便用,故世之嗜节庵者,胜于仲景。以节庵为捷径,以仲景为畏途。节庵之书行,而仲景之书晦。如节庵者,可谓洁古、海藏辈之功臣,而在长沙实为操莽也。去芍药、姜枣,名桂枝甘草汤仲景,治发汗过多,叉手冒心,心下悸,欲得按者方中行曰：汗多血伤，而心虚动悸，故叉手自冒，欲得按也。桂枝走阴，敛液宅心，能固疏慢之表；甘草缓脾，和中益气，能调不足之阳。则此方实收阴补阳之为用也。不用附子者，未见恶寒也；不加人参者，不见沉迟脉也；去芍药，属阴也；去姜枣，无取辛散也。故止用桂枝二甘草一，则固表和中，两相绾合，而与有姜者之立法远矣。**加附子，名桂枝加附子汤**仲景，**治太阳病发汗，遂漏不止，恶风，小便难，四肢微急，难以屈伸**方中行曰：此亦太阳中风误汗之变证。夫固表敛汗，无出桂枝右矣；而欲复阳益气，所以有附子之加焉。恶风为阳虚，小便难为膀胱腑伤，拘急难以屈伸，因无津液以养，此本桂枝证也，误用麻黄势必至大汗而亡阳，人身津液有几堪漏而无已耶？故以附子入桂枝汤中，为固表回阳上剂。**去芍药，加附子，名桂枝附子汤**仲景，**治伤寒八九日，风湿相搏，身体烦疼，不能转侧，不呕不渴，脉浮虚而涩**八九日再经之时，既不传经，复不入里者，固风湿持之也；烦疼者，风也，不能转侧者，湿主重着也；不呕不渴，无里证也；浮，风也；虚则汗后之不足；涩，湿也。其脉正与相应，然后知风湿之邪，在肌肉而不在筋节，故以桂枝表之。不发热为阳气素虚，故以附子逐湿。两相绾合，自不能留矣。此得之寒因，此方即后条之甘草附子汤，以姜枣易术之变制也；去术者，以寒本无汗，不似风之自汗而湿多也；用姜枣者，以寒属阴，不如风阳之能食也；然去彼取此虽少殊，而其所以散风除湿则均尔。《金匮》之治风寒湿者多矣，未尝遽用附子。独于伤寒兼风湿者，三方均用附子，其理安在？盖伤寒热证也，加以风湿瘀里，势必易热，乃至八九日之久，而不言身热，知其人阳气素虚矣。阳虚者邪凑于里，为内入则易，而外解极难，何者？无元气以复之也。故仲景用桂枝解外，复重用附子以温经，使经络肌肉间无处不到，则无邪不驱矣。**再加芍药、生姜各一两，人参三两，名桂枝新加汤**仲景，**治伤寒汗后身痛，脉来沉迟**喻嘉言曰：伤寒误发汗后，身反疼痛者，乃阳气暴虚，邪不能尽出所致。况脉见沉迟，更无疑矣。若尺迟乃素虚，此则六部皆然，为发汗新虚。故于桂枝方中，加芍、姜以去邪，人参以辅正。仲景意中，明明桂枝汤不欲与参并用，以桂枝能解肌表之邪，人参反固肌表之邪。然在误汗后，正气虚微，余邪不解，有不得不并用之势，人参尚主半表，故曰新加。加芍药者，以误汗而阳虚邪凑，恐阳孤无偶和，以芍药俾不至散乱也。**加芍药一倍，名桂枝加芍药汤**仲景，**治太阳误下，腹满时痛，属太阴也**喻嘉言曰：太阳病之误下，其变皆在胸胁以上，此而腹满时痛，则其邪已入阴位，所以属太阴也。仍用桂枝解肌之法，以升举阳邪，但倍芍药，以收太阴之逆气，本方不增一味，斯为神尔！**去桂加茯苓、白术，名桂枝去桂加茯苓白术汤**仲景，治服桂枝汤，或下之，仍头项强痛，翕翕发热，无汗，心下满微痛，小便不利喻嘉言曰：服桂枝汤，治风而遗其寒，所以不解而证变。设更下之，则邪势乘虚入里，益误矣，在表之风寒未除，而在里之水饮上逆，故变五苓两解表里之法，而用茯苓、白术为主治。去桂枝者，以已误不可复用也；然桂枝虽不可用，其部下诸属，皆所必需。倘并不用芍药以收阴，甘草、姜枣以益虚而和脾胃，何以定误汗、误下之变耶？故更一主将，而一军用命。甚矣！仲景立方之神也。**加厚朴、杏仁，名桂枝加厚朴杏仁汤**仲景，治太阳病，下之微喘，表未解也微喘，邪犹在中上，略为上逆故，但疏利其气而已，均入桂枝汤者，以表均未解也。厚朴、杏仁，为下气散结之圣药。盖误下则引邪入里，既入不复外出，利其下行，散其热结，而喘自止矣。然即非误下而喘亦宜用此汤，故仲景原文复申言此汤也。**去芍药、生姜，加茯苓，名茯苓桂枝甘草大枣汤**，甘澜水煎仲景，治汗后脐下悸，欲作奔豚喻嘉言曰：汗本心之液，发汗后脐下悸者，心气虚而肾气发动，肾邪欲上凌心，故脐下先悸。取用茯苓、桂枝，直趋肾界，预伐其邪。所谓上兵伐谋也。合麻黄汤，名桂麻各半汤仲景，仲景曰：太阳病得之八九日，如疟状，发热恶寒，热多寒少，不呕渴，清便，一日二三度发，脉微缓者，为欲愈也。脉微而恶寒者，此阴阳俱虚，不可更发汗，更吐下也。面色反有热色者，未欲解也，以其不能得小汗出，身必痒，宜桂枝麻黄各半汤《准绳》云：首节颇似小柴胡证，故以不呕、清便自调证之；次节虽脉微恶寒，止宜小建中加黄芪以温分肉，司开阖，原非温经之谓；后节面色反有热色，言表邪未尽，故宜各半汤，不可与而合赤色，比类而观也。方中行曰：如疟状谓有往来寒热也；发热恶寒，热多寒少者，风寒俱有，而寒少风多也；不呕渴、清便，邪之往来，未彻表，亦未及里也；二三度发，乃邪居浅近，易及而频数，故脉亦微缓，而为欲愈也。脉微而恶寒已下，重以不得解者言，而出其治也。阴言后，阳言前，俱虚，故禁攻也。不可汗，已过表也；不可吐下，未见有里也。热色，阳浮外薄，风寒持之不散，所以小汗亦不能得出，郁而痒也。桂枝、麻黄各半者，总风寒而两解之也。二分合麻黄汤一分，名桂枝二麻黄一汤仲景，治服桂枝汤，大汗出，脉洪大者，与桂枝汤如前法。若形如疟，日再发者，汗出必解喻嘉言曰：此亦风多寒少之证。服桂枝汤，治风而遗其寒，汗反大出，脉反洪大，似乎风邪再袭，故重以桂枝汤探之。若果风邪之故，立解矣；若形如疟，日再发，则邪本欲散，又且浅而易散，其所以不散者，终为微寒所持，故略兼治寒，而汗出必解也。二分合越婢一分，名桂枝二越婢一汤仲景，治太阳病，发热恶寒，热多寒少，脉微弱者，此无阳也，不可复发其汗喻嘉言曰：此亦风多寒少之证，无阳二字，仲景言之不一，乃亡津液之通称也。故以不可更汗为戒，然非汗则风寒终不解，惟取桂枝之二以治风，越婢之一以治寒，乃为合法。越婢者，石膏之辛凉也，胃得之乃热化津生，以此兼解其寒也。倍芍药加黄芪，名桂枝加黄芪汤《金匮》，仲景云：黄汗之病，两胫自冷，假令发热，此属历节，食已汗出，又身当暮盗汗出者，此营气也。若汗出已，反发热者，久久身必甲错，发热不止者，必生恶疮。若身重，汗出已辄轻者，久久必身眴眴，即胸中痛。又从腰以上汗出，下无汗，腰髋弛痛，如有物在皮中状，剧者不能食，身疼重，烦躁，小便不利，此为黄汗。桂枝加黄芪汤主之

（眉批：此段原文，极黄汗之变态而言，见病始营气，久久而大气阻塞为病，实有此一段光景。故后段复就大气之为病者而推言之，不复黏着汗矣）。徐忠可曰：此段论黄汗中，变态零杂，同归于黄汗，其治大同而小异也。谓黄汗病，由水气伤心，故热聚心胸，君火不能下交于肾，每两胫自冷。自者，真气不下，非足下另受邪也。假令发热而足胫亦热，是风寒历于肢节而痛，故曰此属历节。其汗出之期，乃心火为水湿所伤，不能生土，中气虚馁。心主血，营分虚热，于是食已胃劳，火动则汗，当暮阴躁则汗，故曰此营气也。乃又设言汗与发热，及身重相并之际以尽病态。曰假若汗出已宜身凉，今因内邪盛而反热，则皮肤之阴气为汗所烁，久久必甲错，更发热不止，营气热胕，则生恶疮。假若身本重，湿也，汗出已辄轻，是表湿为汗所衰，但暂轻，而不能终止其重。则内气愈虚，内虚则肌肉瞤瞤动也，胸中痛，气不运也。又或元气上下不能贯串，则腰已上汗，下无汗，于是元气不能及下，则腰髋弛痛，弛如脱也，如有物在皮中状，不便捷也。其剧而危者，胸中之元气伤，则不能食；周身之阴气窒则身疼，气壅则烦躁；心火郁胃，而热气下流，则溺涩然，皆积渐所致，其原总由水气伤心而病日深，故曰此为黄汗。药用桂枝加黄芪者，调和营卫而畅其气，则补正即所以驱邪尔。**除甘草加黄芪三两，名桂枝五物汤《金匮》；仲景曰：血痹，阴阳俱微，寸口**

关上微,尺中小紧,外证身体不仁,如风痹状,黄芪桂枝五物汤主之徐忠可曰:阴阳,寸口人迎也,总是大概皆涩微,此独去涩字,以微脉为主尔。尺中小紧,谓细寻之有小紧者,此病邪直入之形。正如《明堂篇·测病法》所谓,下锐下向也,然此由全体风湿血相搏,痹其阳气,使之不仁。故以桂枝壮气行阳,芍药和阴,姜枣以和上焦营卫,协力驱风,则病原拔,而所入微邪,亦为强弩之末矣。立法之意,重在引阳,故嫌甘草之缓,不若黄芪之强有力尔。加栝蒌根,名栝蒌桂枝汤《金匮》;仲景曰:太阳病,其证备,身体强,几几然,脉反沉迟,此为痉,栝蒌桂枝汤主之徐忠可曰:此为痉证,有汗不恶寒者主方。太阳病其证备者,身热,头痛,汗出也;身体强,即背反张之互辞;几几然,即颈项强之形状;脉反沉迟,谓阳证得阴脉,此痉脉之异于正伤寒也。其源由筋素失养,而湿复挟风以燥之。故以桂枝汤为风伤卫主治,加栝蒌根以清气分之热,而大润其太阳经既耗之液,则经气流通,风邪自解,湿气自行,筋不燥而痉愈矣。庞安时曰:栝蒌根不主项强几几,其意以肺热不令移于肾也,加于桂枝汤中,则可以彻热荣筋,调和营卫矣。几字无钩,音殊,颈项难舒之状。加龙骨、牡蛎,名桂枝加龙骨牡蛎汤《金匮》,治男子失精，女子梦交徐忠可曰：阴虚之人，大概当助肾，故以桂枝、芍药，通阳固阴；甘草、姜枣，和中上焦之营卫，使阳能生阴；而以安肾宁心之龙骨、牡蛎为补阴之主。

麻 黄 汤 仲景

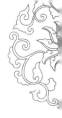

治伤寒太阳证，邪气在表，发热头痛，身痛腰痛，骨节痛，项背强，恶寒恶风但有一毫头痛恶寒，尚为在表；无汗而喘，脉浮而紧寒邪外束，阳不得越，故郁而为热。经曰：人之伤寒，则为病热。寒初中人，必先在表，即足太阳寒水之经。太阳为诸阳主气，乃一身纲维，本经之脉，起目眦，上脑下项，循肩挟脊抵腰，行于身后，故所过之处，无不痛也。恶寒者，虽无风而恶寒；恶风者，当风而始恶之。然恶寒者，见风必恶；恶风者，见寒亦恶。此为邪在表也。若邪入于里，则无头痛、恶风寒之表证也。《原病式》曰：身热恶寒，热在表也。热在表而浅，邪畏正，故病热而反恶寒。或言为寒在表，及热在皮肤，寒在骨髓者，误也。凡人之伤风暑湿，皆有汗；唯伤寒独不汗出，寒能涩血，又表实也。气上逆故喘。邪在表，故脉浮。伤寒脉紧，而伤风脉缓者，寒劲急而风缓散也。喻嘉言曰：冬伤寒，春伤温，夏伤暑湿，此四时正病也。然夏秋亦有伤寒，冬春亦有伤暑伤湿，乃四时之客病，所谓异气也。冬春正病，有汗为伤风，无汗为伤寒；即夏秋正病，有汗为伤暑湿，无汗仍为伤寒。**亦治太阳、阳明合病，**喘而胸满表邪壅盛，阳气不得宣发，故逆而作喘。若心下满腹痛为实，宜下之。此胸中满，胸中去表犹近，非里实，虽有阳明，然与太阳合病，尚为在表，宜汗不宜下。经曰：阳明病，脉浮，无汗而喘者，发汗则愈，宜麻黄汤。又曰：阳明病应发汗，反下之，此为大逆。或问：两经合病，当用两经之药，何以偏用麻黄汤耶？盖邪自太阳而来，仍当提出太阳，不欲其陷入阳明，故不用葛根也。**亦治哮证**哮喘由风寒客于背俞，且肺内有胶固之痰，复感寒而作，此汤散寒利肺，然唯气实者，可暂用。

麻黄去节，三两　桂枝二两　杏仁七十枚，去皮尖　甘草炙，一两　先煮麻黄数沸，去沫，纳诸药煎，热服，覆盖取微汗，中病即止，不必尽剂，无汗再服凡用麻黄去节，醋汤略泡，晒干备用。庶免大发，冬月生用。伤寒初感，始于太阳，故以发汗为先，汗出则愈。《活人》云：凡发汗病证仍在者，三日内可二三汗之，令腰以下周遍为度。王海藏曰：表证当汗，脉浮，急汗之；脉沉，缓汗之。里证当下，脉浮，缓下之；脉沉，急下之。三阳，汗当急，而下当缓；三阴，汗当缓，而下当急。按：汗有大汗解表，微汗解肌之殊，下有急下、少与、微和、渗利之别。

麻黄中空，辛温气薄，肺家专药，而走太阳，能开腠散寒皮腠肺之所主，寒从此入，仍从此出；桂枝辛温，能引营分之邪，达之肌表桂入营血，能解肌，营卫和，始能作汗；杏仁苦甘，散寒而降气；甘草甘平，发散而和中。经曰：寒淫于内，治以甘热，佐以苦辛是已

喻嘉言曰：麻黄发汗，其力最猛；故以桂枝监之，甘草和之；用杏仁润下以止喘逆。正如驭马，防其放逸尔。李时珍曰：仲景治伤寒，无汗用麻黄，有汗用桂枝，未有究其精微者。津液为汗，汗即血也，在营则为血，在卫则为汗。寒伤营，营血内涩不能外通于卫，卫气固闭，津液不行，故无汗，发热而恶寒；风伤卫，卫气外泄，不能内护于营，营气虚弱，津液不固，故有汗，发热而恶风。然风寒皆由皮毛而入，皮毛肺之合也，证虽属太阳，然面赤怫郁，咳嗽有痰，喘而胸满，非肺病乎，盖皮毛外闭，则邪热内攻，故用麻黄、甘草同桂枝，引出营分之邪，达之肌表，佐以杏仁，泄肺而利气。汗后无大热而喘者，加石膏。《活人书》夏至后加石膏、知母，是皆泄肺火之药。是麻黄汤虽太阳发汗重剂，实散肺金火郁之药，腠理不密，则津液外泄而肺气虚，虚则补其母，故用桂枝同甘草，外散风邪以救表，内伐肝木以防脾，佐以芍药，泻木而固脾，使以姜枣，行脾之津液而和营

卫。下后微喘者,加厚朴、杏仁以利肺气也。《活人书》加黄芩,为阳旦汤,以泄肺热也。是桂枝汤虽太阳解肌轻剂,实为理脾救肺之药也。李士材曰:古云冬不用麻黄,夏不用桂枝,盖以冬主闭藏,不应疏泄,夏令炎热,不宜辛温。经所谓必先岁气,毋伐天和是也。又云:夏月不用麻黄,两说相反,何耶?或舍时从证,或舍证从时,临时变通,存乎其人尔。王履曰:伤寒即病者谓之伤寒,不即病者谓之温病,其原不殊,故一称为伤寒。其类则殊,施治不得相混,仲景之书,专为即病之伤寒设,不兼为不即病之温病设也。今人或以伤寒法治温病,则热证居多,三阴伤寒,寒证十居七八,若温病但一于热尔。后人误为通治,遂疑诸热剂不敢用,是未悟仲景立麻黄汤、桂枝汤之有所主,有其时矣。苟知非治温病之剂,则群疑冰释矣。又曰:伤寒即发于冬寒之时,寒邪在表,闭其腠理,非辛温不能散之,此麻黄、桂枝等剂,所以必用也。温病、热病发于暄热之时,郁热自内达外,无寒在表,故非辛凉、苦寒、苦酸之剂,不能解之此,桂枝、麻黄等所以不可用也。而后人所处水解散、大黄汤、千金汤、防风通圣之类,兼治内外者,之所以可用也,夫即病之伤寒,有恶风恶寒之症者,风寒在表,表气受伤也。后发之温热病,有恶风恶寒之症者,必重感风寒,而表气亦受伤也。若无新中之风寒,则无恶风恶寒之症。故仲景曰:太阳病,发热而渴,不恶寒者为温病(眉批:不恶寒则病非外来,渴则热自内达外。经曰:从春分后至秋分前,天有暴寒者,为时行寒疫,亦属外感)。温病如此,则知热病亦如此。而不渴恶寒者,非温热病矣。或有不因新中风寒,亦见恶风恶寒之症者,盖因表虚,热达于表,而伤表气,所谓卫虚则恶风,营虚则恶寒尔。非伤风恶风,伤寒恶寒也。温病、热病,亦有先见表证,而后传里者,盖郁热自内达外,外不得泄还复入里,而成可攻之证,非如伤寒从表而始也。每见世人治温热病,误攻其里,亦无大害,误发其表,变不可言。此足明其热之自内达外矣。间有误攻致害者,乃春夏暴寒所中之疫证,邪纯在表,未入于里,不可与温病热病同论。夫秋冬伤寒,真伤寒也;春夏伤寒,寒疫也。与温病热病,自是两途,岂可同治?况伤寒直中阴经,与太阳虽伤,不及郁热,即传阴经,为寒证而当温者,又与温病热病大不同,其可混治乎?一阳子(眉批:何东号一阳子)曰:伤寒传足不传手,非穷理之言也。草窗刘子,指足经所属水土木。水遇寒而涸冰,土遇寒而坼裂,木遇寒而凋枯,故寒喜伤之。手经所属金与火,金遇寒而愈坚,火体极热,寒不能袭,故寒不能伤。昧者奇之,将人身营卫经络,上下截断,不相联络,失血气周流,瞬息罔间之旨矣。夫寒邪袭人,必先皮毛灼热,鼻塞息粗,肺主皮毛,是手太阴肺辛金先受病矣。海藏有伤寒自皮毛入之语,先师有桂、麻、羌、芎之设。虽太阳表之表之剂,然汗法舍皮毛,何自而解？更衣倍常，闭结溏泄，手阳明大肠庚金受病矣。先师有硝、黄、朴、实之用，虽兼正阳三阴里之里之剂，然下法舍太肠，何自而通？刘子谓，金遇寒而愈坚，信乎？阳气怫郁，舌胎言妄，手少阴心丁火病矣。先师有泻心数法，亢极动血，上下烦蒸，手厥阴心胞火，手少阳三焦火病矣。治有三黄、柴、芩数条。小便癃秘，手太阳小肠丙火病矣，治有五苓、导赤之例。刘子谓，火热寒不能伤，信乎？经又云：人之伤寒，则为病热。既云病热，则无水冰土坼木枯之说，而有金烁火亢之征矣。刘子何人，敢持管见，惑世诬人哉？《机要》云：有厥阴经下痢不止，脉沉而迟，手足厥逆，唾涕脓血，此难治，宜麻黄汤、小续命汤汗之。此有表邪缩于内，当泻表而愈。张子和曰：飧泄以风为根，风非汗不出，有病此者，腹中雷鸣，水谷不分，小便滞涩，服涩药、温药不效，灸中脘脐下数十，燥热转甚，津液枯竭。延余视之，脉浮大而长，身表微热，用桂枝麻黄汤加姜枣，连进三大剂，汗出终日，至旦而愈，次以胃风汤和其脏腑，食进而安。经曰：春伤于风，夏必飧泄，故可汗而愈。按：风属木，脾属土，木克土，故泄也。

除桂枝加石膏，名麻黄杏仁甘草石膏汤仲景；仲景曰：发汗后，不可更行桂枝汤。汗出而喘，无大热者，可与麻黄杏仁甘草石膏汤方中行曰：不可更行桂枝汤，则是已经用过也。桂枝固卫，寒不得泄，而气转上逆，所以喘益甚也；无大热者，郁伏而不显见也。以伤寒之表犹在，故用麻黄以发之，杏仁下气定喘，甘草退热和中，本麻黄正治之佐使也。石膏有彻热之功，尤能助下喘之用，故易桂枝以石膏，诚为太阳伤寒误汗转喘之主治也。或问：发汗后不可更行桂枝汤，桂枝既不可行，麻黄可行耶？无大热，石膏可行耶？喻嘉言曰：治伤寒先分营卫，麻桂二汤，断无混用之理。此证太阳之邪，虽从汗解，然肺中热邪未尽，所以热虽少止，喘仍不止，故用麻黄发肺邪，杏仁下肺气，甘草缓肺急，石膏清肺热。即以治足太阳之药，通治手太阴经也。倘误行桂枝，宁不壅塞肺气，而吐痈脓乎？亦治温疟，先热后寒。加白术，名麻黄加术汤《金匮》；仲景曰：湿家身烦疼，可与麻黄加术汤，发其汗为宜，慎不可以火攻之徐忠可曰：湿虽宜汗，但汗大出，则湿反不去。则知汗中自有法，故以麻黄汤为发汗之主，而加术一味以为固本清湿之地，则内外两得矣。然发汗虽亦有火攻之法，而非治湿也，故又戒之。去桂枝、杏仁，加附子，名麻黄附子汤《金匮》；仲景曰：水之为病，其脉沉小，属少阴（眉批：小字宜玩，观沉小属少阴句，可知正水而不喘，脉沉而加小，即从少阴论治，亦即石水治法,所以石水不出方也)。浮者为风,无水虚肿者为气水,发其汗即已。脉沉者,宜麻黄附子汤,浮者宜杏子汤徐忠可曰:仲景于风水、皮水、里水皆出方,独所云石水不出方。观所出之方,似乎责之手足太阳,手足太阴,里水与急风,兼责阳明而用石膏,此独另揭言,水之为病,脉沉小者属少阴。后即承之曰:脉沉者,宜麻黄附子汤。然则此方或即所谓石水之主方耶?又即承麻黄附子甘草方,而曰脉浮者,宜杏子汤。既脉浮,不与前风水、皮水方相同,岂非杏子方。乃正水而间有脉浮者,即为风水,宜用此方耶?(眉批:正水之下,寒多者,似亦可用)。盖麻黄附子甘草方,即麻黄、甘草二味尔,以少阴而加附子,发其龙火之真阳,协力麻黄、甘草,以开久蚀之阴,杏子汤因金亡不能运水,故以脉浮者责肺金之热,而泻气以泄其水之实尔。(眉批:经不专言石水,可知正水亦有属少阴者,故不若以脉沉为别尔。椎麻黄附子汤为少阴水主方,若脉浮,则浮者为风,故仍责肺,而用杏子方尔)。若无水虚肿,此即所谓风气相搏,气强即为风水之属也,故亦主发汗。除桂枝、杏仁,名甘草麻黄汤《金匮》;仲景曰:里水,越婢加术汤主之,甘草麻黄汤亦主之徐忠可曰:里水,即一身面目黄肿,脉沉而渴,正水也。麻黄发其阳,甘草以和之,则阳行而水去,即有里热不治自清

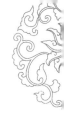

尔，且以防质弱者，不堪石膏也。（眉批：水已成，则气壅而肺热，故里水与风水俱有用石膏者，不用桂枝，可知麻黄无桂枝不全发表，大能通彻营中之气，故用以治水尔）。**单去桂，麻黄不去节、杏仁不去皮尖、甘草生用，名三拗汤**《局方》**，治感冒风寒，咳嗽鼻塞**麻黄留节，发中有收；杏仁留尖，取其发，连皮则行皮；甘草生用，补中有泻也。

忌汗诸证脉浮紧者当身痛，宜汗之；假令尺脉迟者，不可汗，以营弱血少故也；咽燥喉干者，不可发汗，津液不足也；渴而小便利，若失小便者，不可发汗，发汗则四肢厥冷，肺肾虚冷也。下利虽有表证，不可发汗，汗出必胀满，走津液而胃虚也；淋家不可发汗，发汗必便血，亡耗津液，反增客热也；衄家、亡血家不可发汗，发汗则阴阳俱虚。《针经》曰：夺血者无汗，夺汗者无血。王海藏曰：仲景言衄家不可发汗，盖为脉微也；若浮紧者麻黄汤，浮缓者桂枝汤；疮家虽伤寒身痛，不可发汗，发汗则痉；表虚热聚，故生疮，汗之则表益虚，热愈甚而生风，故变痉；少阴病脉沉细数，病为在里，不可发汗；少阴病但厥无汗，而强发之，必动其血，或从口鼻，或从目出，是名下厥上竭，难治；脉动数微弱者，不可发汗；脉沉迟为在里，反发其汗，则津液越出，大便难，表虚里实，必谵语；汗家重发汗，必恍惚心乱；汗者心之液，心亡血液，故乱；腹中上下左右有动气者，不可发汗。

伤寒伤风辨 伤寒郁而后能发热, 伤风即能发热; 伤寒无汗, 伤风有汗; 伤寒无涕, 伤风有涕; 伤寒手足微厥, 伤风手足背皆温; 伤寒脉紧, 伤风脉缓。

阴阳表里辨 阳证之表, 发热恶寒, 头痛脊强, 便清不渴, 手足温和; 阴证之表, 无热恶寒, 而惨息冷, 手足厥逆。阳证之里, 唇焦舌燥, 烦渴掀衣, 扬手掷足, 大便秘结, 小便赤涩, 爪甲红活, 身轻易于转侧, 脉浮洪数; 阴证之里, 不渴蜷卧, 引衣自盖, 唇紫舌卷, 大便滑泄, 小便清白, 爪甲青黑, 身重难于转侧, 脉沉细数。唯腹痛与呕, 阴阳里证皆有之。三阳经又有阴阳表里之分: 太阳以热在皮肤, 头痛项强, 在经为表, 麻黄汤、桂枝汤、九味羌活汤; 以口渴、尿赤、热入膀胱, 在腑为里, 五苓散; 阳明以热在肌肉, 目痛不眠, 在经为表, 葛根解肌汤; 以口渴背寒, 为热渐入里, 白虎加参汤。若自汗狂谵, 热入胃腑, 为全入里, 三承气汤; 少阳以胸胁之间, 为半表半里, 表多小柴胡汤, 里多热盛者黄芩汤。以上皆发热, 太阳恶寒, 阳明自汗, 少阳多呕, 皆外感证也。凡外感多得之风寒暑湿, 邪始于太阳。若内伤多得之饮食、起居、七情, 病生于太阴。今之患伤寒者, 兼内伤者居多也。

大青龙汤

仲景曰：太阳中风，脉浮紧，发热恶寒，身疼痛，不汗出而烦躁者，大青龙汤主之。若脉微弱，汗出恶风者，不可服，服之而厥逆，筋惕肉瞤，此为逆也，以真武汤救之喻嘉言曰：天地郁蒸，得雨则和；人身烦躁，得汗则解。太阳无汗，因有烦躁一证兼见，则非大青龙汤不解也。究竟本方，原于无汗者，取微似汗。若有汗者之烦躁，全非郁蒸之比，其不藉汗解甚明，加以恶风脉微弱，则是少阴亡阳之证。若脉浮弱，汗出恶风而不烦躁，即是太阳中风之证，皆与此汤不相涉也（眉批：烦躁有在表者，此证不汗出而烦躁者是也，宜汗；有在里者，不大便脉沉实而烦躁是也，宜下；有阳虚者，汗下后病不去而烦躁是也，宜温补；有阴盛者，少阴病吐利厥逆烦躁欲死是也，宜温经。内热曰烦，为有根之火；外热曰躁，为无根之火；故但躁不烦，及先躁后烦者，皆不治）。误服此汤，宁不致厥逆惕瞤，而速其阳之亡耶？仲景不能必用法者，尽如其法，更立真武一汤，以救其误。学者能识其郑重之意，即百用不致一误矣。又曰：误服大青龙汤，厥逆筋惕肉瞤者，既有亡阳之逆矣，更推重真武一汤以救之者，其义何居？盖龙惟藉水可能变化，而水者真武之所司也。设真武不与之以水，青龙之不能奋然升天可知矣。故方中用苓、术、芍、附，行水收阴，醒脾崇土之功，多于回阳。名之曰真武汤，乃收拾分驰离绝之阴阳，互镇于少阴北方之位，全在收拾其水，使龙潜而不能见也。设有一毫水气上逆，龙即得遂其升腾变化，纵独用附子、干姜以回阳，其如魄汗不止何哉？厥后晋旌阳祖师，以仙术斩蛟，捕至蛟龙遁迹之所，戒其家勿蓄勺水，乃至从砚水逸去，可见水怪原有尺水丈波之能。向非真武坐镇北方，天地间久为龙蛇之窟矣。即此推之，人身阳根于阴，其亡阳之证，乃少阴肾中之真阳飞越尔。真阳飞越，亟须镇摄归根，阴必翕然从之，阴从则水不逆矣，阴从则阳不孤矣，岂更至于飞越乎？故舍天人一致之理，以言医者非其至也。

又曰：伤寒脉浮缓，身不疼，但重，乍有轻时，无少阴证者，大青龙汤发之喻嘉言曰：前条太阳中风四字，括寒而言；此伤寒二字，括风而言。风寒之脉证错见，则桂枝与麻黄二汤不可用，不待言矣。仲景原文，但重乍有轻时六字，早已挈明，言但身重，而无少阴之欲寐，其为寒因可审；况乍有轻时，不似少阴之昼夜俱重，又兼风因可审，所以敢力驱其在表之风寒。若脉微弱，身重欲寐，则内顾少阴且不遑矣，敢发之乎？

麻黄六两　　甘草炙　　桂枝二两　　杏仁四十枚，去皮尖　　石膏鸡子大块　　生姜三

两 大枣十二枚 先煮麻黄去沫，纳诸药煎，一服汗者，止后服。

仲景制方之意，本是桂枝、麻黄二汤合用，易芍药以石膏者，所以胜寒郁之内热，且以助青龙之势而兴云雨也。然去芍药之酸收，增石膏之辛散，外攻之力猛而无制。在寒多风少，及风寒雨停之证，则用当而通神。其有风无寒之证，及微弱之脉，若不知辨而误用之，有厥逆惕瞤而亡阳尔。

小 青 龙 汤

仲景曰：伤寒表不解，心下有水气，干呕发热而咳，或渴或利，或噎或小便不利，少腹满或喘者，小青龙汤主之发热恶寒，头痛身痛，属太阳表证。仲景书中，凡有里证兼表证者，则以表不解三字该之。内有水饮，则水寒相搏，水留胃中，故干呕而噎；水寒射肺，故咳而喘；水停则气不化，津不生，故渴；水渍肠间，故下利；水蓄下焦，故小便不利而少腹满。又曰：伤寒心下有水气，咳而微喘，发热不渴，服汤已渴者，此寒去欲解也，小青龙汤主之喻嘉言曰：风寒挟水饮上逆，津液不下行，故不渴，渴则可知其津液不逆，为寒去欲解之徵也，乃用小青龙汤，大率以轻剂助其欲解之势尔。

麻黄去节　　桂枝　　芍药酒炒　　细辛　甘草炙　干姜三两　半夏　五味子半升　水一斗，先煮麻黄，减二升，去上沫，纳诸药煮取三升，去滓温服一升。

若微利者，去麻黄，加荛花如鸡子大，熬令赤色麻黄发汗，利则不宜，利水横行也，加荛花导水也；渴者，去半夏，加栝蒌根三两半夏燥津液，栝蒌根撤热生津；噎者，去麻黄，加附子一枚，炮噎，水寒塞窒气也，附子利气而散水寒；小便不利，少腹满，去麻黄，加茯苓四两茯苓淡渗，能通窍而利水道；喘者，去麻黄，加杏仁半升，去皮尖喘，水气射肺，而声息不利也，加杏仁润肺以下气也。

周禹载曰：素常有饮之人，一感外邪，伤皮毛，蔽肺气，停于心下，而上下之气不利焉，喘满咳呕，相因而见。于是以五味收金，干姜散阴，半夏祛饮，而尤妙在用细辛为少阴经表药，且能走水。人之水气，大抵发源于肾，故少腹满，小便不利，因而作喘。安知少阴不为遗害？乃以细辛搜豁伏邪，走而不留，而后已上主散之药，皆灵动也《金匮》云：病溢饮者，当发其汗，大青龙汤主之，小青龙汤亦主之。徐忠可注曰：溢饮者，水已流行归四肢，以不汗而致身体疼重。盖表为寒气所侵而疼，肌体着湿而重，全乎是表；但水寒相杂，犹之风寒两伤，内有水气，故以大青龙、小青龙主之。然大青龙合桂、麻，而去芍加石膏，则水气不甚而挟热者宜之；倘咳多而寒伏，则必以小青龙为当。盖麻黄去杏仁，桂枝去生姜，而加五味、干姜、半夏、细辛，虽表散，而实欲其寒饮之下出也。观仲景论太阳中暍，谓身热疼重，而脉微弱，乃夏月伤冷水，水行皮中所致，一物瓜蒂汤主之。然曰发其汗，则恶寒甚，而此独主二汤发表为急，岂非以溢饮所犯，其源非中暍，且腠理稍固，不若夏月之易汗乎？彼在夏月，腠理本疏，又中暍在先，故主吐，然则夏月身不热，非中暍，而得是证，其亦宜二汤可知也。《金匮》云：先渴后呕者，水停心下，小青龙汤主之。不治渴而专治水，水去而渴自止矣。《金匮》又云：咳逆倚息不得卧，小青龙汤主之。徐忠可注曰：此即支饮的证也，不用十枣汤，而用小青龙汤，必以其挟表也。然此必病发于未然，而不得卧，则势亦孔亟，故暂以桂枝治表，姜半治饮尔。

加石膏，名小青龙加石膏汤《金匮》，治肺胀，咳而上气，烦躁而喘，脉浮者，心下有水《金匮》曰：咳而上气，此为肺胀，其人喘，目如脱状，脉浮大者，越婢加半夏汤主之。此条同是咳喘上气脉浮，然前条目如脱状，则喘多矣，喘多责寒，故以麻黄、甘草为上；而加石膏以清寒变之热，此独加烦躁。《伤寒论》中，寒得风脉而烦躁者，主以小青龙汤，故亦主小青龙；然壅则气必热，故仍加石膏尔。

葛 根 汤

治太阳病，项背强几几，无汗恶风者

方有执曰：几几，鸟之短羽者，动则引颈几几然，形容病人之颈项俱病者，俯仰不能自如之貌。盖太阳之脉，下颈、侠脊。太阳之经，其别者，侠脊、上项；阳明之脉，其支者，从大迎，下人迎，循喉咙，入缺盆。阳明之经，其直者，上腹而布，至缺盆而结，上颈上而合于太阳。故邪凑太阳，则项背强；加阳明，则颈亦病，故曰几几也。太阳未罢，汗转出不已，而恶风犹在也，以太阳尚在，故用桂枝为主方，以初有阳明，故加葛根为引用。然无汗、恶风、几几，当用麻黄汤加葛根矣。乃仍于桂枝汤中加麻黄，君葛根者，何意？非有喘无取乎杏仁，不去麻黄，复加葛

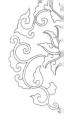

根，则葛根亦大开肌肉之药，岂不虑大汗之无制乎？故不独以桂枝监之，且有芍药收之，庶几兼发二经之邪，而无亡阳之虑矣。此证又名刚痓，乃风寒伤筋，故拘急而强直也。《金匮》治之，亦主此汤。刚痓无汗，柔痓有汗。仲景又曰：太阳发汗不彻，烦躁短气者，亦宜此汤，更发其汗。经曰：何以知汗出不彻？以脉涩故也。按：伤寒失于汗下而短气为实，汗下后短气者为虚，表实宜发汗，表虚宜解肌。

亦治太阳、阳明合病，必自下利者（眉批：此条据喻注，当去麻黄）。

伤寒有并病，有合病。本经未解，传入他经，有催并之义，为并病；二经三经同受邪者，为合病。合病者，邪气甚也。太阳、阳明合病，其证头痛腰痛，肌热，鼻干目痛，脉浮大而长。

头、腰，太阳也，肌、目、鼻，阳明也；浮大，太阳也；脉长，阳明也。阳经合病，必自下利，邪并于阳，则阳实而阴虚，阳外实而不主里，则里虚，故下利。吴鹤皋曰：庸医便为伤寒漏底不治，不知与此汤以散经中表邪，则阳不实而阴气平，利不治而自止矣。赵嗣真曰：合病者，二阳经，或三阳经，同病不移者也；并病者，一经先受病，又过一经两经同病也。如太阳、阳明，若并而未尽犹在两经。仲景所谓太阳证不罢，面赤，阳气怫郁，在表不得越，烦躁短气是也，犹当汗之以各半汤；若并之已尽，是谓证罢，仲景所谓太阳证罢，潮热，手足汗出，大便硬而谵语是也，法当下之以承气汤。是知罢则入腑，不罢则不入腑，太阳、阳明并病治法也。若太阳、明阳合病，主葛根汤；太阳、少阳合病，主黄芩汤；少阳、阳明合病，主承气汤。三阴有两感而无合病。合病不传经，并病亦与传经异。太阳多传变，太阳传阳明，水传土也，谓之微邪，又谓巡经得度传；太阳传少阳，谓之越经传；太阳传太阴，谓之误下传；太阳传少阴，谓之表里传，水胜火，火胜水，此南北二方之变，顷刻害人，辨之不早，必成不救；太阳传厥阴，谓之首尾传，三阴不至于首，唯厥阴与督脉上行，与太阳相接，又名巡经得度传，灾变至重，不为不多矣。

葛根四两　麻黄　生姜　桂枝　芍药甘草炙，二两　大枣十二枚，擘　先煮麻黄、葛根，去沫，纳诸药煮，温服。覆取微似汗，不须啜粥，余如桂枝法将息及禁忌。

成氏曰：轻可去实，葛根、麻黄之属是也，此以中风表实，故加二物于桂枝汤中仲景以有汗、无汗，定风伤、寒伤之别。有汗为风伤，用桂枝加葛根汤，不用麻黄；无汗为寒伤，用此汤。张元素曰：二汤加葛根，所以断太阳入阳明之路，非太阳药也。若太阳初病，便服升、葛，是反引邪气入阳明也。喻嘉言曰：仲景于太阳带阳明证，其风伤卫，则桂枝汤中加葛根；寒伤营，则麻黄汤中加葛根。太阳带少阳证，其风伤卫，则桂枝汤中加柴胡；寒伤营，则麻黄汤中加柴胡。合并之病亦然，则阳明以葛根为主药,少阳以柴胡为主药矣。乃少阳经专用小柴胡汤,而阳明经全不用葛根汤,何耶?此有二义:太阳而略兼阳明,则以方来之阳明为重,故加葛根;阳明而尚兼太阳,则以未罢之太阳为重,故不加葛根,恐葛根大开肌肉,则津液尽从外泄尔。小儿布痘,见点之时亦忌之。今人知忌升麻,而恣用葛根,儿命遭枉者多矣。又曰:《金匮》论痉病,于风木主事之时,巳申不可汗下之戒。夫妄下损阴,则筋失所养而痉;妄汗亡阳,则脉失所养而拘急。及遇无汗之刚痉,又不得不用葛根汤,取其微汗,至于下法,全不示戒。且云可与大承气汤,见身内之阴,为外热所耗,容有不得不下之证,但十中不得一二,终非可训之定法,略举其端,听用者之裁酌尔。方中行曰:膀胱主水,胃主谷,寒为阴,阴气主下降,故太阳阳明合病,经中之邪热甚,胃气弱,不化谷,不分清,杂迸①而走注也。但用葛根散经中之寒邪,麻黄散太阳之表,葛根解阳明之肌,桂枝主营卫之和,姜枣健脾胃,甘草和中,芍药缓中,则经中之邪散,胃中之正回,不分清者自分清,不显治而治在其中矣。太阳阳明合病,不下利但呕者,葛根加半夏,以下利则津液去而必渴故也。如此条自下利者,竟用本汤;假如呕而复下利,亦即葛根汤,倍生姜,可不用半夏也。

---

① 迸:道光本作"并"。

除麻黄，名桂枝加葛根汤仲景，治太阳病，项背强几几，反汗出恶风者几几者，颈不舒也。颈属阳明，于太阳风伤卫中，才见阳明一证，即于桂枝汤中加葛根一味，则两经尽解。去麻黄，加半夏，名葛根加半夏汤仲景，治太阳阳明合病，不下利但呕喻嘉言曰：此又以下利、不下利，辨别合病主风、主寒之不同也。风者阳也，阳性上行，故合阳明，胃中之水饮而上逆；寒者阴也，阴性下行，故合阳明胃中之水谷而下奔。然上逆则必加半夏入葛根汤，以涤饮止呕；但下奔则但用葛根汤以解两经之邪，不治利而利自止尔。葛根汤即第一条桂枝汤加葛根，不用麻黄者是也。加黄芩，名葛根解肌汤，治发热恶寒，头痛项强，伤寒温病。

麻黄附子细辛汤　仲景

治伤寒少阴病，始得之反发热，脉沉者少阴病，脉微细，但欲寐是也。太阳膀胱与少阴肾相为表里，肾虚故太阳之邪直入而脉沉，余邪未尽入里而表热，此证谓之表里传，非两感也。

麻黄二两，去节　细辛一两　附子一枚，炮，去皮，切八片　先煮麻黄，去上沫，纳辛、附煮,取去渣,温服,日三。

太阳证发热,脉当浮,今反沉;少阴证脉沉,当无热,今发热,故曰反也。热为邪在表,当汗,脉沉属阴,又当温;故以附子温少阴之经,以麻黄散太阳之寒而发汗,以细辛肾经表药,联属其间,是汗剂之重者赵嗣真曰:仲景太阳篇云,病发热头痛,脉反沉,身体疼痛,当救其里,宜四逆汤。少阴篇云,少阴病,始得之,反发热,脉沉者,麻黄附子细辛汤。均是发热脉沉,以其头痛,故属太阳。阳证脉当浮,而反不能浮者,以里久虚寒,正气衰微,又身体疼痛,故宜救里,使正气内强逼邪外出,而干姜、附子,亦能出汗而散。假令里不虚寒而脉浮,则正属太阳麻黄证矣。均是脉沉发热,以无头痛,故名少阴病;阴病当无热,今反热,寒邪在表,未全入里,但皮肤郁闭为热;故用麻黄、细辛以发表热,附子以温少阴之经。假使寒邪入里,外必无热,当见吐利厥逆等证,而正属少阴四逆汤证矣。由此观之,表邪浮浅,发热之反犹轻,正气衰微,脉沉之反为重,可见熟附配麻黄,发中有补;生附配干姜,补中有发,仲景之旨甚微矣。按:伤寒传入三阴,尚有在经表证。如太阴有桂枝加芍药汤;少阴有麻黄附子细辛汤;厥阴有当归四逆汤之类,皆阴经表药也。又按:少阴虽有反热,而无头痛;厥阴虽有头痛,而无身热,且痛不如阳经之甚；若身热头痛全者，则属阳证。《医贯》曰：有头痛连脑者，此系少阴伤寒，宜用麻黄附子细辛汤，不可不知。经又云：少阴病吐利，手足不逆冷反发热者，不死，脉不至者，灸少阴七壮。此又以阳气为主。少阴吐利，法当厥逆，以无阳也，发热为阳气犹存，故不死。方中行曰：发热，邪在表也；脉沉，少阴位北而居里也，以其居里，邪在表而发热，故曰反也。以邪在表不在里，故用麻黄以发之；以其本阴而标寒，故用附子以温之。细辛辛温，通于少阴，用之以佐主治者，以其专经而向导也。喻嘉言曰：仲景太阳经，但有桂枝加附子法，并无麻黄加附子法。太阳无脉微恶寒之证，不当用附子，若见脉微恶寒，吐利烦躁等证，则亡阳已在顷刻，又不当用麻黄矣。又曰：脉沉为里证，在少阴不当复有外热，若发热者，乃是太阳之表邪，即当行表散之法者也；但三阴之表法，与三阳迥异，三阴必以温经为表，而少阴尤为紧关；故麻黄与附子合用，俾太阳之外邪出，而少阴之真阳不出，才是少阴表法之正也。周禹载曰：少阴中寒，原中经尔，未尝中脏也，虽经证即为里证，故少阴治法，从无发表之理，只用附子温经，使正气回而邪气退，此大法也。然少阴与太阳相为表里，故言少阴表证即太阳也，何仲景不于两感即立此方耶？殊不知两感则当见两感之证，今第现少阴脉证，而无错杂之邪，所见于太阳者，止发热尔，无头痛项强等证也。由是思之，太少既为表里,则少阴被患,事切震邻,所谓楚国亡猿,祸延林木者,理实有之。此仲景即于始得之时,麻黄与附子合用,兼以细辛本药由里达外,俾外邪得以外解,温经仍以回阳,邪外出而真阳不出,诚打成一片,呼吸相通之大道也。快甚!快甚!去细辛,加甘草,名麻黄附子甘草汤。仲景曰:少阴病,得之二三日,麻黄附子甘草汤,微发汗,以二三日无里证,故微发汗也喻嘉言曰:不吐利,烦躁呕渴,为无里证,既无里证,病尚在表可知。故以甘草易细辛而微发汗,又温散之缓法也。周扬俊曰:言无里证,则亦有反发热之表在可知也,二方皆治少阴表证,少阴无发汗之法,汗之必至亡阳,惟此二证用之。此方又名麻黄附子汤,《金匮》用治水肿,已见麻黄汤附方下,此处因列少阴证治,故不妨重出。

升麻葛根汤　钱仲阳

治阳明伤寒中风,头疼身痛,发热恶寒,无汗口渴,目痛鼻干,不得卧,及阳明发斑,欲出不出,寒暄不时,人多疾疫三阳皆头痛,故头痛属表;六经皆有身痛,在阳经则烦痛拘急;风寒在表,故发热恶寒;寒外束,故无汗;热入里,故口渴;阳明脉络鼻,侠目,故目痛鼻干;阳明属胃，胃受邪，故不安卧，此其受邪之初，犹未及乎狂也；阳邪入胃，里实表虚，故发斑，细如蚊点为疹，大若锦纹为斑。

升麻三钱　葛根　芍药二钱　甘草一钱，炙　加姜煎。

头痛加川芎、白芷川芎为通阴阳血气之使，白芷专治阳明头痛；身痛背强加羌活、防风此兼太阳，故兼二药；热不退，春加柴胡、黄芩、防风少阳司令，柴、芩少阳经药；夏加黄芩、石膏清降火热；头面肿，加防风、荆芥、连翘、白芷、川芎、牛蒡、石膏升散解毒；咽痛，加桔梗清肺利膈咽；斑出不透，加紫草茸凉血润肠，用茸者，取其初得阳气，触类升发；脉弱，加人参；胃虚食少，加白术；腹痛，倍芍药和之。阳明多气多血，寒邪伤人，则血气为之壅滞，辛能达表，轻可去实，故以升、葛辛轻之品，发散阳明表邪；阳邪盛，则阴气虚，故用芍药敛阴和血；又用甘草调其卫气也云岐子曰：葛根为君，升麻为佐，甘草、芍药以安其中。升麻、甘草，升阳解毒，故又治时疫感时疫者，必先入胃，故用阳明胃药。伤寒未入阳明者，勿服，恐反引表邪入阳明也；斑疹已出者，勿服，恐重虚其表也麻痘已见红点则不可服；阳明为表之里，升、葛，阳明正药；凡斑疹欲出未出之际，宜服此汤，以透其毒；不可便服寒剂以攻其热，又不可发汗攻下，虚其表里之气，如内热甚，加黄连、犀角、青黛、大青、知母、石膏、黄芩、黄柏、人参之类；若斑势稍退，潮热谵语，不大便，可用大柴胡加芒硝，调胃承气下之。

柴葛解肌汤 节庵制此以代葛根汤

治太阳阳明合病，头目眼眶痛，鼻干不眠，恶寒无汗，脉微洪太阳脉起目内眦，上额、交巅，阳明脉上至额颅，络于目；风寒上干，故头痛、目痛、眶痛也。恶寒无汗，属太阳；鼻干不眠，属阳明；脉洪，将为热也。节庵曰：此阳明在经之邪，若正腑病，另有治法。

柴胡　葛根　羌活　白芷　黄芩　芍药　桔梗　甘草　加姜枣、石膏一钱，煎。无汗，恶寒甚者，去黄芩。

寒邪在经，故以羌、柴、芷、葛散之；寒将为热，故以黄芩、石膏、桔梗清之三药并泄肺热；以芍药、甘草和之也。

柴胡升麻汤 《局方》

治少阳、阳明合病，伤风，壮热恶风，头痛体痛，鼻塞咽干，痰盛咳嗽，唾涕稠黏，及阳气郁遏，元气下陷，时行瘟疫刘宗厚曰：伤风一证，仲景与伤寒同论，虽有麻黄、桂枝之分，至于传变之后，亦未尝悉分之也；诸家皆与感冒四气，并中风条混治；惟陈无择别立伤风一方，在四淫之首，且依伤寒以太阳为始，分注六经，可谓详密。但风本外邪，诸方例用解表发表，然受病之源亦有不同。若表虚受风，专用发表之药，必致汗多亡阳之证；若内挟痰热而受风，亦宜内外交治，不可专于解表也。或曰：此云表虚，与伤寒中风表虚同欤？予曰：不同也。彼以太阳中风，而于有汗、无汗分虚实，实者加麻黄，虚者加葛根，俱解表也；此云表虚者，当固守卫气，而散风者也。

柴胡　前胡　黄芩　升麻　葛根　桑皮　荆芥　赤芍　石膏　加姜三片，豉廿粒。

阳明而兼少阳，则表里俱不可攻，只宜和解在经宜和。柴胡平少阳之热；升、葛散阳明之邪三药皆能升提清阳；前胡消痰下气，而解风寒；桑皮泻肺利湿，而止痰嗽；

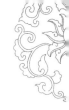

荆芥疏风热而清头目；赤芍调营血而散肝邪；黄芩清火于中上二焦；石膏泻热于肺胃之部风壅为热，故以石膏辛寒为君；加姜豉者，取其辛散而升发也。

九味羌活汤 即羌活冲和汤，张元素

治伤寒伤风，憎寒壮热，头痛身痛，项痛脊强，呕吐口渴，太阳无汗，及感冒四时不正之气，疫疬诸病有物有声曰呕，气逆则呕；有物无声曰吐，胃寒则吐。邪热在表，则不渴；传里则渴。四时不正之气，谓天地间秽恶之气，及病气、死气，流行传染也。

羌活　防风　苍术钱半　细辛五分　川芎　白芷　生地　黄芩　甘草一钱　加生姜、葱白。

如风证自汗者，去苍术，加芪术发表而即实表，譬驱寇者，随关门也；胸满，去地黄，加枳壳、桔梗；喘，加杏仁；汗下兼行，加大黄。

此足太阳例药，以代桂枝、麻黄、青龙、各半等汤也。药之辛者属金，于人为义，故能匡正黜邪，羌、防、苍、细、芎、芷皆辛药也。羌活入足太阳，为拨乱反正之主药除关节痛，痛甚无汗者倍之；苍术入足太阴，辟恶而去湿能除湿下气，及安太阳，使邪气不致传足太阴脾；白芷入足阳明，治头痛在额；芎藭入足厥阴，治头痛在脑；细辛入足少阴，治本经头痛，皆能驱风散寒，行气活血；而又加黄芩入手太阴，以泄气中之热；生地入手少阴，以泄血中之热黄芩苦寒，生地寒滞，二味苟用于发热之后则当；若初发热，犹当议减也；防风为风药卒徒，随所引而无不至，治一身尽痛为使；甘草甘平，用以协和诸药也。药备六经，治通四时，用者当随证加减不可执一张元素曰：有汗不得用麻黄，无汗不得用桂枝。若未瘥，则其变不可言，故立此方，使不犯三阳禁忌，但阴虚气弱之人在所禁尔。

十 神 汤 《局方》

治时气瘟疫，疠气初感，头痛发热，恶寒无汗，咳嗽鼻塞声重疠气由口鼻而入，直行中道，流布三焦，致沿门阖境，传染相似，谓之瘟疫。

头痛发热，恶寒无汗，邪在表也；咳嗽鼻塞声重，表实而气不利也。凡患时症而咳嗽者，邪欲外出而易愈也。

麻黄　　葛根　　升麻　　川芎　　白芷　　紫苏　　甘草　　陈皮　　香附　　赤芍　　加姜葱白。

治伤寒，须分六经，见证用药。此则虽有发热恶寒，头痛鼻塞等证，然属时气瘟疫，与伤寒不同，故总以疏表辛香利气之药主之，而又加芍药甘草以和之吴绶曰：此汤用升麻、葛根，能解利时行瘟疫疠气，非正伤寒之药，治太阳伤寒发热用之，则引邪入阳明，传变发斑矣。慎之！

神　术　散　海藏

治内伤冷饮，外感寒邪而无汗者内伤冷饮，则寒湿停于中，经曰：其寒饮食入胃，则肺寒，肺寒则外内合邪是也。寒能涩血，故无汗。亦治刚痓先伤风，后伤湿，及太阳过汗，湿家过汗，产后血虚，破伤风，皆发痓。其证头摇口噤，手足搐搦，项背反张。无汗为刚痓，有汗为柔痓，亦有刚柔不分者。不可纯作风治，宜清热化痰，疏风养血，亦有用大承气者。凡阳痉不厥逆,其厥逆者,皆阴痉也,宜附子汤,附子防风散,桂心白术汤。

苍术制　防风二两　甘草一两,炙　加生姜、葱白。

如太阳证,发热恶寒,脉浮紧者,加羌活;浮紧带洪者,是兼阳明,加黄芩;浮紧带弦数者,是兼少阳,加柴胡;妇人加当归。

防风辛温升浮,除风胜湿,为太阳主药;苍术甘温辛烈,散寒发汗,辟恶升阳能升胃中阳气;加甘草者,发中有缓也。

除苍术加白术二两,姜三片,不用葱,名白术汤海藏,治前证有汗者苍术发汗,白术止汗;亦治柔痉风而兼湿,故多汗。按:神术、白术二汤,乃代桂枝、麻黄二汤者也。喻嘉言曰:此海藏得意之方,盖不欲无识者,轻以麻黄、桂枝之热伤人也,昌明仲景,不得不表扬海藏之功。

太无神术散　苍术泔浸　厚朴姜汁炒,各一钱　陈皮去白,二钱　甘草炙　藿香　石菖蒲各钱半

治感山岚瘴气,憎寒壮热,一身尽痛,

头面肿大，瘴疟时毒湿热时毒感于口鼻，传入阳明，邪正交争，阴胜则憎寒，阳胜则壮热，流于百节则一身尽痛，上行头面则为肿大，名大头瘟。苍术辛烈，升阳辟恶，燥湿解郁；厚朴苦温，除湿散满，化食厚肠；陈皮理气，通利三焦；甘草和中，匡正脾土。此即平胃散而重用陈皮为君者也，盖人之一身，以胃气为主，胃气强盛则客邪不能入，故治外邪，必以强胃为先也。加藿香、菖蒲取其辛香通窍，亦能辟邪而益胃也。吴鹤皋曰：太无此方，但理脾胃而解瘴之妙自在其中，不愧为丹溪之师矣。

《局方》神术散　茅术二两　川芎　白芷　羌活　藁本　细辛　炙甘草各一两每服四钱，加姜葱煎。

治伤风头痛无汗，鼻塞声重，及风寒咳嗽，时行泄泻头痛鼻塞，咳嗽是伤风也。伤风应有汗，若无汗，是挟寒也。飧泄下利者，清阳不升，木邪克土，风兼湿也。苍、藁、辛、羌、芎、芷各走一经，祛风发汗而胜湿，散三阳之邪，而能升清者也。加甘草者，缓其中也。

许学士神术散　苍术一斤　脂麻五钱，研浆　枣五十枚，取肉捣丸。

治水饮结成澼囊水饮结成窠囊，非苍术辛烈雄壮，不能破之；加脂麻者，润其燥也；用枣肉者，补土以制水也。

九制苍术散　茅山苍术,九蒸九晒,为末。

治痰饮腹痛。

葱 豉 汤 《肘后》

伤寒初觉头痛身热,脉洪便当服此。

葱白一握　豉一升　煎服取汗出,如无汗,加葛根三两崔氏

葱通阳葱中空,为肺菜,散手太阴阳明之邪;豉升散,均能发汗。邪初在表,宜先服此以解散之,免用麻黄汤者之多所顾忌,用代麻黄汤者之多所纷更也。

去淡豉,加生姜,名连须葱白汤《活人》,治同。

人参败毒散 《活人》

治伤寒头痛,憎寒壮热,项强睛暗,鼻塞声重,风痰咳嗽,及时气疫疠,岚瘴鬼疟,或声如蛙鸣,眼赤口疮,湿毒流注,脚肿腮肿,喉痹毒痢,诸疮斑疹风寒在表,则恶

寒发热；头痛项强，风寒在肺，则鼻塞声重；痰多咳嗽，声如蛙鸣，俗名蛤蟆瘟，邪气实也；风寒湿热之气上干，则目赤口疮；下流则足肿；伤于阳明，则腮肿；结于少阴，则喉痹；壅于肠胃，则毒痢；发于皮肤，则疮疹。

　　人参　羌活　独活　柴胡　前胡　川芎　枳壳　桔梗　茯苓一两　甘草五钱每服一两，加姜三片，薄荷少许煎

　　口干舌燥，加黄芩；脚气，加大黄、苍术；肤痒，加蝉蜕。

　　羌活入太阳而理游风；独活入少阴而理伏风，兼能去湿除痛；柴胡散热升清，协川芎和血平肝，以治头痛目昏；前胡、枳壳降气行痰，协桔梗、茯苓以泄肺热，而除湿消肿；人参、甘草辅正以匡邪。疏导经络，表散邪滞，故曰败毒喻嘉言曰：暑湿热三气门中，推此方为第一。三气合邪，岂易当哉？其气互传，则为疫矣。方中所用皆辛平，更有人参大力者，荷正以祛邪。病者日服二三剂，使疫邪不复留，讵不快哉？奈何俗医减去人参，曾与他方有别耶？又曰：伤寒宜用人参，其辨不可不明。盖人受外感之邪，必先汗以驱之。唯元气旺者，外邪始乘药势以

出；若素弱之人，药虽外行，气从中馁，轻者半出不出，重者反随元气缩入，发热无休矣。所以虚弱之体，必用人参三五七分，入表药中少助元气，以为驱邪之主使，邪气得药一涌而出，全非补养衰弱之意也。即和解药中，有人参之大力者居间，外邪遇正，自不争而退舍。否则邪气之纵悍，安肯听命和解耶？不知者谓伤寒无补法，邪得补而弥炽，即痘疹疟痢，以及中风、中痰、中寒、中暑、痛疽、产后，初时概不敢用，而虚人之遇重病，可生之机，悉置不理矣。古方表汗，用五积散、参苏饮、败毒散；和解用小柴胡；白虎汤、竹叶石膏汤等方皆用人参，领内邪外出，乃得速愈。奈何不察耶？外感体虚之人，汗之热不退，下之和之，热亦不退，大热呻吟，津液灼尽，身如枯柴，医者技穷。正谓元气已漓，故药不应手尔。倘元气未漓，先用人参三五七分，领药深入驱邪，何至汗和不应耶？东垣治内伤外感，用补中益气，加表药一二味，热服而散外邪，有功千古。伤寒专科，从仲景至今，明贤方书无不用参，何为今日医家，单除不用，全失相传宗旨，使体虚之人，百无一活，曾不悟其害之也。盖不当用参而杀人者，是与芪、术、归、桂、姜、附等药，同行温补之误，不谓与羌、独、柴、前、芎、半、枳、桔、苓、膏等药，同行汗和之法所致也，安得视等砒鸩耶？嘉靖己未，江淮大疫，用败毒散，倍人参，去前胡、独活，服者尽效；万历己卯大疫，用本方复效；崇祯辛巳壬午大饥大疫，道殣相望,汗和药中,惟加人参者多活;更有发斑一证最毒,惟加参于消斑药中,全活甚众。凡饥馑兵荒之余,饮食起居不节,致患时气者宜用此法。

加陈廪米,名仓廪散,治噤口痢乃热毒冲心,食入即吐,单陈廪米煎汤,治痢后大渴,饮水不止;加大黄、芒硝,名硝黄败毒散,治热毒壅积;加黄芩,名败毒加黄芩汤,治温病,不恶寒而渴;加连翘、金银花,名连翘败毒散,治疮毒;如有风热,加荆芥、防风,名荆防败毒散,亦治肠风下鲜血*血鲜者为肠风,随感而见也,血瘀者为脏毒,积久而发也*。

川芎茶调散 《局方》

治诸风上攻,正偏头痛,恶风有汗,憎寒壮热,鼻塞痰盛,头晕目眩*正偏头痛者,风中于脑,作止无时也。中风故有汗恶风,风邪在表,故憎寒壮热;风寒伤于皮毛,腠理密致,不得泄越,气并于鼻,故鼻塞;火升故痰盛,痰热上攻,故头晕目眩*。

薄荷八钱　芎䓖　荆芥四钱　甘草炙　羌活　白芷二钱　防风钱半　细辛一钱　每三钱,茶调服。

一方：加菊花一钱，僵蚕三分，名菊花茶调散，治头目风热菊花清热明目，僵蚕消风化痰。

羌活治太阳头痛，白芷治阳明头痛，川芎治少阳头痛，细辛治少阴头痛，防风为风药卒徒，皆能解表散寒。以风热在上，宜于升散也。头痛必用风药者，以巅顶之上惟风可到也。薄荷、荆芥并能消散风热，清利头目，故以为君辛香轻清，能入肝经气分，搜风热，肝风散，则头目清明；同诸药上行，以升清阳，而散郁火清阳不升，则浊阴上干，故头痛；加甘草者，以缓中也；用茶调者，茶能上清头目也凡头痛用羌、防、芎、芷辛温等药，由风木虚，土寡于畏，壅塞而成痛，故用此助肝以升散之也。若服辛散药，反甚者，则宜用酸涩，收而降之乃愈。

再 造 散 节庵

治阳虚不能作汗陶节庵曰：治头痛项强，发热恶寒，无汗。服发汗药一二剂，汗不出者，为阳虚不能作汗，名曰无阳证。庸医不识，不论时令，遂用麻黄重药劫取其汗，误入多矣。此方必脉证中有

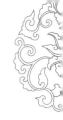

虚寒之实据，方可用也。

人参　黄芪　桂枝　甘草　附子炮
细辛　羌活　防风　川芎　煨姜　枣二
枚，加炒芍药一撮，煎。

经曰：阳之汗以天地之雨名之，汗之
无汗，邪盛而真阳虚也，故以参、芪、甘草、
姜、桂、附子大补其阳而以羌、防、芎、细发
其表邪；加芍药者，散中有收，且能滋调营
卫，为诸阳药取汗之助也节庵曰：人第知参、
芪能止汗，而不知其能发汗，以在表药队中，则助表
药而解散也。东垣、丹溪治虚人感冒，多用补中益
气加表药，即同此意。

麻桂饮 景岳

治伤寒瘟疫，阴暑疟疾，凡阴寒气胜，
而邪有不能散者，非此不可，无论诸经四
季，凡有是证，即宜是药，勿谓夏月不可用
也。不必厚盖，但取津津微汗，透出为度，
此实麻黄、桂枝之变方，而其神效，则大有
同于二方者，不可不为细察。

官桂一二钱　当归三四钱　炙甘草一钱

麻黄二三钱　陈皮随宜用,或不用　水一盏半,加生姜五七片或十片,煎八分去浮沫,不拘时服。

若阴气不足者,加熟地三五钱;若元气大虚,阴邪难解者,当以大温中饮,更迭为用。

大温中饮 景岳

凡患阳虚伤寒,及一切四时劳倦,寒疫阴暑之气,身虽炽热,时犹畏寒,即在夏月,亦欲衣被盖,或喜热汤,或兼呕恶泄泻,但六脉无力,肩背怯寒,邪气不能外达等证。此元阳大虚,正不胜邪之候,若非峻补托散则寒邪日深,必至不救。温中自可散寒,即此方也,服后畏寒悉除,觉有躁热,乃阳回作汗佳兆,不可疑之畏之,此外凡以素禀薄弱之辈,或感阴邪寒疫,发热困倦,虽未见如前阴证,而热邪未甚者。但于初感时,即速用此饮,连进二三服,无不随药随愈,真神剂也。此方宜与理阴煎、麻桂饮相参用。

熟地三五七钱　于白术三五钱　当归三五钱,如泄泻者,不宜用,或山药代　人参二三钱,甚者一两,或不用　甘草一钱　麻黄一二三钱　柴胡二三钱　干姜炒热,一二钱,或用煨姜三五片　水二盏煎八分,去浮沫温服,或略盖取微汗。

如气虚,加黄芪二三钱;如寒甚阳虚者,加附子一二钱;如肚腹泄泻,宜少减柴胡,加防风、细辛亦可。

此方惟气血两虚而重感寒邪者宜之,非正伤寒治法①。

大羌活汤 洁古

治两感伤寒《内经》曰:伤寒一日,巨阳受之,太阳经脉,循腰脊,经头项,故头项痛,腰脊强;二日阳明受之,阳明主肉,其脉侠鼻,络于目,故身热目疼,而鼻干,不得卧;三日少阳受之,少阳主胆,其脉循胁,络于耳,故胸胁痛而耳聋;四日太阴受之,太阴脉布胃中,络于嗌,故腹满而嗌干;五日少阴受之,少阴脉贯肾,络于肺,系舌本,故口燥舌干而渴;六日厥阴受之,厥阴脉循阴器,络于肝,故烦

---

① 治法:原作"治治",据道光本改。

满而囊缩。两感者,谓一日则太阳与少阴俱病,有头痛项强,而又口干烦渴也,二日则阳明与太阴俱病,有身热谵语,而又腹满不欲食也;三日则少阳与厥阴俱病,有胁痛耳聋,而又囊缩厥逆也。此阴阳表里俱病,欲汗之则有里证,欲下之则有表证,故仲景不立治法。吴鹤皋曰:易老制此方,意谓传经者皆为阳邪,一于升阳散热、滋养阴脏,则感之浅者尚或可平也。

羌活　独活　防风　细辛　防己　黄芩　黄连　苍术　甘草炙　白术三钱　知母　川芎　生地一两　每服五钱,热饮。

此阴阳两解之药也。气薄则发泄,故用羌、独、苍、防、芎、细,祛风发表,升散传经之邪;寒能胜热,故用芩、连、知母、生地、防己清热利湿,滋培受伤之阴;又用白术、甘草以固中州,而和表里之气,升不至峻,寒不至凝,间能回九死于一生也仲景两感无治法。又云:两感病俱作,治有先后。如表证急,当先救表;里证急,当先救里。李梴曰:表里俱急者,大羌活汤。阳证体痛而不下痢者,为表急,先以葛根、麻黄解表,后以调胃承气攻里;阴证身痛而下利不止者,为里急,先用四逆救里,后以桂枝救表;阴阳未分者,陶氏冲和汤探之。古法一日太阳少阴,五苓散主之,头痛加羌活、防风,口渴加黄柏、知母;二日阳明太阴,大柴胡汤;三日少阳厥阴,危甚,大承气加川芎、柴胡救之。刘宗厚曰:伤[1]有兼风兼湿不同,表里俱实俱虚之异,大抵俱虚为多,脉从阳者可治,从阴者难治。

归 葛 饮 景岳

治阳明温暑时证。大烦大渴,津液枯涸,阴虚不能作汗等证。

当归三五钱　干葛二三钱　水二盏,煎一盏,以冷水浸凉,徐徐服之,得汗即解。

举 斑 汤

治瘟疫斑毒内陷吴又可曰:瘟疫邪留血分,里气壅闭,不下则斑不出,出则毒邪从外解矣。如下后斑渐出,更不可下。设有下证,宜少与承气缓服。倘大下,则元气不振,斑毒内陷,则危,宜托里举斑汤。如下后斑毒隐伏,反见循衣撮空脉微者,本方加人参三钱,得补发出者不死。

白芍　当归一钱　升麻五分　柴胡　白芷七分　穿山甲二钱　水煎。

---

① 伤:疑此下有"寒"字。

犀角消毒汤

治瘟疫毒气，发斑痛痒。

牛蒡子炒　防风二钱　荆芥一钱　甘草八分　犀角磨汁　每服三钱，水煎，入犀角汁服。

柴 葛 煎 景岳

治温疫痘疹，表里俱热，能散毒养阴。方见卷十一上婴孩门疏邪饮附方

卷三下

涌 吐 门

邪在表宜汗，在上焦宜吐，在中下宜下，此汗吐下三法也。今人惟知汗下，而吐法绝置不用；使遇当吐之证，而不行涌越，则邪气壅结而不散矣。经曰：其高者因而越之。又曰：在上者涌之。丹溪曰：吐中就有发散之义。张子和曰：诸汗法古方多有之，惟以吐发汗者，世罕知之，故予尝曰吐法兼汗，其以此夫？

瓜 蒂 散 仲景

治卒中痰迷，涎潮壅盛，颠狂烦乱，人事昏沉，五痫痰壅，食填太阴，欲吐不出，亦治诸黄、急黄卒然发黄，心满气喘，命在须臾，曰急黄。或服此散，或搐鼻或加丁香。仲景云：病如桂枝证，头不痛，项不强，寸脉微浮，胸中痞硬，气上冲咽喉，不得息，此为胸中有寒也，当吐之，宜瓜蒂散。诸亡血虚家，不可与瓜蒂散喻嘉言曰：寒者痰也，痰饮内动，身必有汗，加以发热恶寒，全似中风，但头不痛、项不强，此非外入之风，乃内蕴之痰，窒塞胸间，宜用瓜蒂散以涌出之也。又曰：病人手足厥冷，脉乍紧者，邪结在胸中。心下满而烦，饥不能食者，病在胸中，当须吐之，宜瓜蒂散手足厥冷，与厥阴之热深厥深相似，其脉乍紧则有时不紧，殊不似矣，可见痰结在胸，故满烦而不能食，亦宜瓜蒂为吐法也。

甜瓜蒂炒黄　赤小豆　等分，各别捣筛为散已，合治之取一钱匕，以香豉一合，热汤七合，煮稀糜取汁，和散温顿服之，快吐乃止。吐时须令闭目，紧束肚皮；吐不止者，葱白汤解之；良久不出者，含砂糖一块即吐。诸亡血、虚家、老人、产妇、挟虚脉微者，俱不可服非尺脉绝者，不宜便服此，恐损胃气。若止胸中窒塞闷乱，以物探之，得吐即止。若探不出，方以此汤吐之。

胸中痰食与虚烦者不同，越以瓜蒂之苦，涌以赤小豆之酸，吐去上焦有形之物，则木得舒畅，天地交而万物通矣十剂曰：燥可去湿,桑白皮、赤小豆之属是也。赤豆、瓜蒂并能行水湿,痰涎头痛,胸满寒热,脉紧不大者,并宜此散吐之。或问何谓木郁?曰:厥阴少阳属木,于令为春,乃人身生发之气也。食者,阴物也;脾胃者,坤土也。饮食填塞太阴,则土盛而反侮木,生气不得上升,而木郁矣。吐去上焦有形之物,则木得条达而遂其升生之气矣。**当用而胃弱者,改用参芦。**

除赤豆,名独圣散。仲景曰:太阳中暍,身热疼重,而脉微弱,此以夏月伤冷水,水行皮中所致也刘宏璧曰:仲景于此病,用一物瓜蒂散去胸中之水,且变散为汤,并无赖于赤小豆与浆水者,盖以一物驱逐其水,则阳气行,而身重疼热立解矣。此则内因也,由是推之,如伤雾露之从乎上者,可内鼻而解;地湿之从乎下者,可利小便而解;上湿下流,与下湿上甚为热者,可一汗而解也。除赤豆,加防风、黎芦,名三圣散子和;除赤豆,加郁金、韭汁,鹅翎探吐,亦名三圣散,治中风风痫,痰厥头痛;除赤豆,加全蝎五分,吐风痰;加淡豉,治伤寒烦闷瓜蒂、栀、豉皆吐剂,要知瓜蒂吐痰食宿寒,栀、豉吐虚烦客热。如未经汗下,邪郁胸膈而痞满者,谓之实,宜瓜蒂散,此重剂也;已经汗吐下,邪乘虚客胸中而懊憹者,宜栀豉汤,此轻剂也。丹溪用瓜蒂、栀子、苦参、黎芦等,累吐许白云不透,后以附子尖和浆水与之,始得大吐也。

参芦散

治虚弱人痰涎壅盛。

人参芦　为末,水调一二钱,或加竹沥滑痰和服,服后以物微探吐之如不探,亦未必吐也。

病人虚赢,故以参、芦,代黎芦、瓜蒂,宣犹带补,不致耗伤元气也丹溪曰:人参补阳中之阴,芦反泻太阴之阳,亦犹麻黄苗能发汗,根能止[①]汗也。

栀子豉汤　仲景

治伤寒汗吐下后,虚烦不眠,剧者反覆颠倒,心中懊憹,及大下后,身热不退,心下结痛,或痰在膈中汗吐下后,正气不足,邪气乘虚结于胸中,故烦热懊憹。烦热者,热而烦扰,懊憹者,懊恼憹闷也。昼动为阳,夜卧主阴,阳热未散,阴气未复,故不得眠。身热去而心结痛者,

———————————

① 止:原作"上",据文义改。

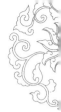

热尽入里则为结胸。热不去而结痛者,客热散漫为虚烦,热仍在表,故当越之。

栀子十四枚　淡豉四合　服令微吐。

烦为热胜,栀子苦寒,色赤入心,故以为君;淡豉苦能泄热,腐能胜焦肾气为腐,心气为焦,豉蒸窨而成,故为腐,助栀子以吐虚烦,故以为臣。酸苦涌泄为阴也,此吐无形之虚烦。若膈有实邪,当用瓜蒂散海藏曰:烦,气也;躁,血也。烦出于肺,躁出于肾,故用栀子治肺烦,香豉治肾躁,亦用作吐药。以邪在上焦,吐之则邪散,经所谓在上者因而越之也。或问烦躁皆心为之,何谓烦出于肺? 躁出于肾? 曰:热则烦热,甚则躁。烦为阳,躁为阴,大抵皆心火为病,火旺则金燥而水亏,惟火独在,故肺肾合而为烦躁。仲景曰:病人旧微溏者,不可与服。喻嘉言曰:旧微溏,则大腑易动,服此方不能上涌,反为下泄矣。缘《内经》有先泄而后生他病者,治其本,必先调之,后乃治其他病,故此示戒。又曰:诸栀、豉一法,证显实烦、虚烦之不同,要皆可用以涌其余热。乃因汗吐下后,胸中阳气不足,最虚之处便是容邪之处。正宜因其高而越之尔,若谓津液内竭,正气暴虚,余邪不尽,则仲景原有炙甘草汤一法,宁敢妄涌以犯虚虚之戒耶?

加甘草,名栀子甘草豉汤仲景,治前证少气者刘宏璧曰:少气,则加甘草以和中,人皆知之。然既少气,谓是误后中虚,虽邪气未退,敢用栀、豉以涌吐之乎?乃知此证之少气,缘外邪内陷,洵是热伤元气,而不与但内弱者同。此甘草所以不炙而用也;加生姜,名栀子生姜豉汤仲景,治前证兼呕者辛以散逆;除淡豉加干姜,名栀子干姜汤仲景,治伤寒医以丸药大下之,身热不去,微烦者喻嘉言曰:丸药大下,徒伤其中,而不能荡涤其邪,故栀子合干姜用之,亦温中散邪之法也;除淡豉,加厚朴、枳实,名栀子厚朴汤仲景,治伤寒下后,心烦腹满,卧起不安者喻嘉言曰:满而不烦,即里证已具之实满;烦而不满,即表证未罢之虚烦;合而有之,且卧起不安,明是邪凑胸表腹里之间,无可奈何之象。故取栀子以快涌其邪,而合厚朴、枳实以泄腹中之满,亦表里两解之法也;加枳实、大黄,名栀子大黄汤仲景,治酒疸发黄,心中懊侬,或热痛,亦治伤寒食复轻则消导,重乃攻下;加枳实,名枳实栀子豉汤仲景,治伤寒劳复大病瘥后,起居作劳,复生余热,为劳复,伤食者为食复;加薤白,名豉薤汤张文仲,治伤寒下利,如烂肉汁,赤滞下,伏气腹痛,诸热证栀、豉苦寒,能升能散;薤白辛温,能开胸痹及大肠气滞;加犀角、大青,名犀角大青汤,治斑毒热甚,头痛。

吐　法

此方可代瓜蒂三圣之属,凡邪实上焦,或痰或食,或气逆不通等证,皆可以此代之。

萝卜子捣碎,以温汤和搅,取淡汤,徐徐饮之,少顷即当吐。即有吐不出者,亦从下行矣。一法以萝卜子为末,温水调服一匙,良久吐涎沫,愈。

稀　涎　散

治中风暴仆,痰涎壅盛,气闭不通。先通其关,令微吐稀涎,续进他药不可令大吐,醒后不可大投药饵,缓缓调治,过恐伤人。亦治喉痹,不能进食。

皂角四挺,去皮弦,炙　白矾一两　为末,温水调下五分,或加藜芦藜芦能吐风痰,善通顶,令人嚏。

吴鹤皋曰:清阳在上,浊阴在下,天冠地履,无暴仆也。若浊邪逆上,则清阳失位而倒置矣,故令人暴仆;所以痰涎壅塞者,风盛气涌使然也。经曰:病发于不足,标而本之,先治其标,后治其本,故不与疏风补血,而先吐其痰涎。白矾酸苦能涌泄,咸能软顽痰,故以为君;皂角辛能通窍,咸能去垢,专制风木,故以为使,固夺门之兵也。师曰:凡吐中风之痰,使咽喉疏通,能进汤药便止。若尽攻其痰,则无液以养筋,令人挛急偏枯,此其禁也丹溪曰:胃气亦赖痰以养,不可尽攻,攻尽则虚而愈剧。张子和加藜芦、常山、甘草,名常山散,吐疟痰;甘草合常山,必吐。

成方切用

230

干霍乱吐方 《三因》

治干霍乱,欲吐不得吐,欲泻不得泻,腹中大痛者霍乱,挥霍扰乱也。外有所感,内有所伤,阴阳乖隔,邪正交争,故上吐下泻而中绞痛也。邪在上焦则吐,在下焦则泻,在中焦则吐泻交作,此湿霍乱,证轻易治。若不能吐泻,邪不得出,雍遏正气，关格阴阳，其死甚速，俗名搅肠沙，切勿与谷食，即米饮下咽亦死。

烧盐　热童便　三饮而三吐之。

吐泻不得，邪结中焦，咸能软坚，可破顽痰宿食，炒之则苦，故能涌吐；童便本人身下降之气，引火下地，乃其旧路，味又咸寒，故降火甚速此由脾土郁极而不得发，以致火热内扰，阴阳不交而然。盐涌于上，溺泄于下，则中通矣。方极简易，而有回生之功，不可忽视《准绳》曰：盐调童便，非独用以降阴之不通也，阴既不通，血亦不行，兼用行血药也。

单用烧盐，熟水调饮，以指探吐，名烧盐探吐法。治伤食，痛连胸膈，痞闷不通，手足逆冷，尺脉全无食填太阴，抑遏胆肝之气，不得上升，两实相搏，故痛连胸膈；阳气不舒，故手足逆冷；下焦隔绝，故尺脉不至。咸润下而软坚，能破积聚，又能宣涌，使不化之食，从上而出，则塞者通矣，亦木郁达之也。经曰：上部有脉，下部无脉，其人当吐，不吐者死。或曰：食填太阴，胸中痞乱，两寸脉当用事，今反尺脉不见，其理安在？曰：独阳不生，独阴不长，天之用在于地下，则万物生长；地之用在于天上，则万物收藏，此乃天地交而万物通也。故阳火之根，本于地下，阴水之源，本于天上；五脏主有形之物，物者阴也，阴者水也；食塞于上，是绝五脏之源，源绝则水不下流，两尺之绝，此其理也。《千金》用此法，三饮三吐。通治霍乱、蛊毒、宿食、腹痛、冷气、鬼气且曰：此法大胜用药，凡有此疾者，宜先用之。又有中食证，忽然厥逆，口不能言，肢不能举者，名曰食厥。若作中风中气治之，死可立待，宜先以盐吐之，再用消食导气之药。

一法：用盐少许，于热锅中炒红色，乃入清水，煮至将滚未滚之际，搅匀试其滋味，稍淡乃可饮之。每用半碗，渐次增饮，自然发吐，以去病为度而止。

又法：凡诸药皆可取吐，但随证作汤剂，探而吐之，无不可也。

搐 鼻 法

湿家鼻塞头疼，或头额两太阳痛，宜行此法。

苦瓜蒂不拘多少为末，令病人噙水一口，将此药一字吹入鼻中（眉批：凡云一字者，二分半也，取一文四字之义）。出黄水愈。

湿家头疼，是浊邪干清阳之分也。鼻者气窍，上通于脑，下属于肺，浊邪干之，故清窍不利；瓜蒂苦而善涌泻，鼻窍受之，则能出浊邪而泻湿热。经曰：客者除之，此之谓也。

搐鼻如圣散

治缠喉急痹，牙关紧闭。

皂角去皮弦，炙　白矾　雄黄　藜芦　为末，搐鼻。

当　归　汤

吐虚痰体弱痰干而吐不出者，此方神效，虽吐而绝不伤气血也。

当归五钱　甘草头一钱　参芦一钱　逆流水煎。

卷四上

攻　下　门

凡攻气者，攻其聚，聚可散也；攻血者，攻其瘀，瘀可通也，攻积者，攻其坚，在脏者可破可行，在经者可针可灸也；攻痰者，攻其急。真实者暂宜解标，多虚者只宜求本也。但诸病之实有微甚，用攻之法分轻重。大实者，攻之未及，可以再加；微实者，攻之太过，每以致害，所当慎也。凡病在阳者，不可攻阴；病在胸者，不可攻脏。若此者，病必乘虚内陷，所谓引贼入门也。病在阴者，勿攻其阳；病在里者，勿攻其表。若此者，病必因误而甚，所谓自撤藩蔽也。大都治宜用攻，必其病邪之甚者也。若实邪既甚，自与攻药相宜，不必杂之补剂。盖实不嫌攻，若但略加甘滞，便相牵制；虚不嫌补，若但略加消耗，便觉相妨。所以纯虚者，最不喜清；热实者，最不喜暖。然实而误补，不过增病，病增者可解；虚而误攻，必先脱元，元脱者，无治矣。是皆攻法之要也。其或虚中有实，实中有虚，此又当酌其权宜，不在急宜攻、急宜补之例。虽然，凡用攻之法，所以除凶剪暴也，亦犹后世之兵，必不可无，然必不得已乃可用之。若或有疑，再加详慎。盖攻虽去邪，无弗伤气伤血，实自古仁人所深忌者，正恐其成之难、败之易尔。

大承气汤 仲景

治伤寒阳明腑证，阳邪入里，胃实不大便，发热谵语，自汗出，不恶寒，痞、满、燥、实、坚全见，杂病三焦大热，脉沉实者

阳明外证，身热汗出，不恶寒反恶热是也，此为在经，仍当汗散；若热邪已入胃腑，痞、满、燥、热坚全见者，为当下。实则谵语，乱言无次也；虚则郑声，一语频言也。阳明多血多气，法当自汗。过汗亡液，无水以制火，肠胃有燥粪，结而不下，故妄见妄言也。经曰：何缘得阳明病？曰：太阳病，若汗、若下、若利小便，此亡津液，胃中干燥，因转属阳明，胃实大便难也。又曰：太阳初病，发其汗，汗先出不彻，因转属阳明。阳明证能食，为中风。风阳邪，能消谷；不能食，为中寒。寒阴邪，不能消谷，以此为辨。胸闷不食为痞，胸腹膨胀为满，大便枯少为燥，腹满痛不大便为实，按之石硬为坚。亦治阳明刚痉此太阳兼阳明证，其证腹满口噤，卧不着席，挛足龂齿而无汗，谓之刚痉。宜下之者，以阳明主润宗筋，风寒湿热，伤阳明胃，津液不行，筋失所养，故以此汤下湿热，行津液。喻嘉言曰：伤寒腹满可下，

胸满不可下,谓热邪尚在表也。此证入里之热,极深极重,阳热既及,阴血立至消亡,小小下之,尚不能胜,必大下之,以承领其一线之阴,阴气不尽为阳所劫,因而得生者多矣。既有下多亡阴之大戒,复有急下救阴之活法。学者深造,端在斯矣。经曰:阳明居中,土也。万物所归,无所复传。以胃为水谷之海,四旁有病,皆传入胃,已入胃腑,则不复传他经矣。

大黄四两,酒洗。王海藏曰:邪气居高非酒不到,若用生者,则遗高分之邪热,病愈后,变生目赤、喉痹、头肿、膈上热疾也 芒硝三合 厚朴半斤 枳实五枚 先煎朴、实,将熟,纳大黄,煮二三沸,倾碗内,和芒硝服,得利则止陶节庵曰:去实热用大黄,无枳实不通;温经用附子,无干姜不热;发表用麻黄,无葱白不发;吐痰用瓜蒂,无淡豉不涌;竹沥无姜汁,不能行经络;蜜导无皂荚,不能通秘结。

热淫于内,治以咸寒,气坚者以咸软之,热盛者以寒消之。故用芒硝之咸寒,以润燥软坚;大黄之苦寒,以泻热去瘀,下燥结,泄胃强;枳实、厚朴之苦降,泻痞满实满。经所谓土郁夺之也阳明属土,大黄治大实，芒硝治大燥大坚，二味治有形血药也；厚朴治大满，枳实治痞，二味治无形气药也。**然非大实大满不可轻投，恐有寒中、结胸、痞气之变**此大小陷胸汤之所由作也。承，顺也。十剂曰：通可去滞，泄可去闭。使塞者利而闭者通，正气得舒，故曰承气。仲景曰：欲行大承气，先与小承气。若腹中转矢[1]气者，有燥屎也，可以大承气攻之，若不转矢气者，此但初硬后溏，不可攻之，攻之必胀满不能食也。又曰：阳明病，脉迟汗出多微恶寒者，表未解也，可发汗，宜桂枝汤；阳明病，脉浮无汗而喘者，发汗则愈，宜麻黄汤。此断其入阳明之路，仍从外解则不内攻也。又曰：阳明病，应发汗，医反下之，此为大逆。皆仲景慎于攻下之意也。喻嘉言曰：阳明以胃实为正，则皆下证也。阳明之邪，其来路则由太阳，凡阳明证见八九，而太阳证有一二未罢，仍从太阳而不从阳明，可汗而不可下也，其去路则趋少阳。凡阳明证虽见八九，而少阳证略见一二，则从少阳而不从阳明，汗下两不可用也。惟风寒之邪，已离太阳，未接少阳，恰在阳明界内，亟为攻下，则不再传他经，津液元气，两无亏损矣。庸愚无识，必待七日，传经已尽，方敢议下；不知太阳有十余日不解者，若不辨经而但计日，其误下仍在太阳；至阳明二三日，即显下证，反以计日，当面错过；及阳明

---

① 矢：原作"失"，据道光本改。下同。

已入少阳，又以计日，妄行攻下，轻者重，而重者死矣。仲景法，日数虽多，但有表证而脉浮者，犹宜发汗；日数虽少，若有里证而脉沉者，即宜下之。古人有治恶寒战栗用大承气下燥屎而愈者，此阳邪入里，热结于里，表虚无阳，故恶寒战栗；此阳盛格阴，乃热病，非寒证，误投热药，则死矣。

加甘草等分，名三一承气汤，治大承气证，腹满实痛，调胃证，谵语下利，小承气证，内热不便，一切伤寒杂病，蓄热内甚，燥实坚胀谓合三承气为一方也。成无己曰：若大承气证，反用小承气，则邪不服；若小承气证，反用大承气，则过伤元气，而腹满不能食。仲景所以分而治之，后人以三方合而为一，云通治三方之证，及伤寒杂病，内外一切所伤，与仲景之方，甚相违戾，失轩岐缓急之旨，使病人暗受其害，将谁咎哉？加柴胡、黄芩、甘草，入铁锈水三匙，坠热开结，名六一顺气汤节庵谓合三承气，三一承气，大柴胡，大陷胸，六方而为一方也；治潮热自汗，发渴谵语，狂妄斑黄，腹满便实，正阳明腑病。加人参、甘草、当归、桔梗、姜枣，名黄龙汤，治邪热传里，胃有燥屎，心下硬痛，身热口渴，下利纯清水有燥屎，何以又下清水？陶节庵曰：此非内寒而利，乃日饮汤药而下渗也，名热结利。庸医妄谓漏底伤寒，以热药止之，杀人多矣。年老气血虚者，去芒硝。**去芒硝，加麻仁、杏仁、芍药，蜜丸，名麻仁丸仲景，治趺阳脉浮而涩，浮则胃气强，涩则小便数，浮涩相搏，大便则难，其脾为约趺阳，胃脉也。**经曰：饮食入胃，游溢精气，上输于脾，脾气散精，上归于肺，通调水道，下输膀胱，水精四布，五经并行，是脾主为胃行其津液者也。今胃火乘脾，约束津液，但输膀胱，致小便数而大便难，故名脾约。与此丸润燥通肠。此太阳传入阳明之证，故仲景曰：太阳阳明，脾约是也。按：成氏释此证，谓脾弱胃强，然本文但云脾约，未尝云脾弱也。喻嘉言曰：脾弱即当补矣，何为反用大黄、朴、实乎？此脾土过燥，使肠胃津液枯槁，致中消便难，使脾果弱，非溏即泻，焉能反约少胃中之谷食乎？阳明证中，凡宜攻下者，惟恐邪未入胃，大便勿硬，又恐初硬后溏，未可妄攻。故先与小承气试其转矢气，方可攻之。皆是虑夫脾气之弱也。若脾约证，在太阳即当下矣，何待阳明耶？朱丹溪曰：此由久病，大汗大下之后，阴血枯槁，内火燔灼，热伤元气，又伤于脾而成，肺金受火，气无所摄，肾为肺子，肺耗则液亏，金耗则木寡于畏，土欲不伤，其可得乎？肺失传送，脾失转输，故大便秘而小便数也。理宜滋养阴血,使火不炽而金化行,木有制而脾土运,津液乃能入胃肠,润而通矣。此方施之热盛而气实者则安,若热盛而血虚者,勿胶柱而鼓瑟也。

当下诸证 发汗不解,腹满痛者,急下之。下利三部脉皆平,按之心下硬者,急下之。脉滑而数者,有宿食也,宜下之。《脉经》曰:滑为食病。仲景曰:滑则谷气实。又曰:寸脉浮大,按之反涩,尺中亦微而涩,知有宿食,宜下之。伤寒六七日,目中不了了,睛不和,无表里证,大便难,身微热者,此为实也,急下之。《内经》曰:诸脉皆属于目。《针经》曰:热病目不明,热不已者,此肾水将绝,不能照物也。阳明病,发热汗多者,急下之;汗多则亡津液而内燥,宜急下,以存津液。少阴病得之二三日,口燥咽干者,急下之;邪入未深,便作口燥,此肾水将干,宜急下,以救欲绝之水。少阴证六七日,腹胀不大便者,急下之;此少阴邪热入胃腑也,土胜则水干,宜急下,以救肾水。少阴病,自利清水,色纯青,心中必痛,口中燥者,急下之;青为肝色,肝邪乘肾,故下利,阳邪上攻,故口燥,此亦少阴传入阳明腑证也。厥阴证,舌卷囊缩,宜急下之,此证仲景无治法。按:舌卷囊缩,有寒极而缩者,宜附子、四逆加吴茱萸汤,并灸关元、气海、葱熨等法;又有阳明之热,陷入厥阴经,阳明主润宗筋,为热所攻,勿荣而急,引舌与睾丸,故舌卷囊缩,此为热极,当泻阳以救阴。以上皆承气证也。张兼善曰:胃为水谷之

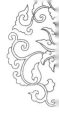

海，四旁有病皆能传入，胃土燥则肾水干，故阳明与少阴，皆有急下之条，证虽不同，其入腑之理则一，故皆用大承气。有病循衣摸床，两手撮空者，此胃热也。钱仲阳《小儿直诀》云：此肝热也，亦承气汤主之。娄全善曰：尝治循衣、摸床、撮空数人，皆用大补气血之剂，惟一人兼振眴脉代，遂于补剂中加桂二分，亦振止脉和而愈。按：谵语亦有因气虚阳脱而然者，当用参、附大补之。

忌下诸证 太阳病，外证未解，不可下；脉浮大为在表，不可下；恶寒为邪在表，不可下；呕为邪在上焦，虽有阳明证，不可下；阳明病，应发汗，反下之，此为大逆；阳明病，不能食，攻其热，必哕，胃中虚冷故也；太阳阳明合病，喘而胸满，宜麻黄汤，肺气清则胃邪自散，不可下；少阴病，阳虚，尺脉弱涩者，不可下；脉数，不可下，数为血虚，下之则热邪入里，血愈虚而亡阴；恶水者，不可下；下之里冷，不嗜食，完谷出，头痛目黄者，不可下；诸四逆厥者，不可下；阳微，不可下，下之痞硬；诸虚，不可下；诸动气者，不可下。

小承气汤　仲景（一名三物厚朴汤）

治伤寒阳明证，谵语便硬，潮热而喘，及杂病上焦痞满不通。

大黄四两　厚朴二两，姜炒　枳实三枚，

麸炒　水四升，煮一升二合，去渣，分温二服，初服当更衣，不尔者，尽饮之，若更衣勿服。

　　邪在上焦则满，在中焦则胀，胃实则潮热犹潮水之来，其来有时。阳明燥金，旺於申酉，故日晡潮热，伤寒潮热为胃实，无虚证；阳邪乘心则狂故谵语，胃热干肺则喘，故以枳、朴去上焦之痞满；以大黄荡胃中之实热。此痞满燥实坚未全者，故除芒硝，欲其无伤下焦真阴也阳明证，有正阳阳明，有太阳阳明，有少阳阳明。自阳明经传入胃腑，不恶寒，腹满便硬者，宜大承气下之；若汗多发热，微恶寒者，为外未解，其热不潮，未可与承气；若腹大满不通者，可与小承气，微和胃气，勿令大泄下，谓阳明有在经者未全入腑，尤宜审慎。阳明少自病，多由太阳传入。成无己曰：自太阳少阳传入者，众所共知；自三阴传入者，鲜或能识。三阴有急下之证多矣，岂非仲景之微旨欤？经曰：伤寒脉浮缓，手足温者，系在太阴，当发黄，若小便利者，不能发黄，至七八日，大便硬者，阳明病也。程郊倩曰：此证谓之太阴阳明，阳明为病，本之胃实，不特三阳受邪，能转属阳明，三阴亦能转属阳明，推之少阴三大承气，厥阴一小承气，何非转属阳明之病哉？

《金匮》用治支饮胸满，更名厚朴大黄汤徐忠可曰：言支饮，则必稍偏矣，然不引痛胁下，亦不言胁支满而只胸满，虽是偏而不甚偏，故可直驱之而用小承气，气顺则自下也。此即小承气，治腹满之痛而闭者，即曰三物汤，盖此重散结气，故以厚朴为主，彼乃与七物汤对照言之也。加羌活，名三化汤《机要》，治中风邪气作实，二便不通三化者，使三焦通利，复其传化之常也。加羌活者，病本于风也，然中风多虚气上逆，无用承气之理，非坚实之体，不可轻投。

调胃承气汤 仲景

治伤寒阳明病，不恶寒反恶热，口渴便闷，谵语腹满，中焦燥实，及伤寒吐后腹胀满者邪在表，则身热汗出而恶寒；邪已入里，则表证罢，故不恶寒，身热汗出而反恶热也。汗多亡津，热又入里，故口渴便闷，无水以制火，内有燥屎，故妄见妄言而谵语。吐后不解腹胀满者，热入胃也。然满而不痛，不宜急下，故少与调胃和之。阳明病，不吐不下而烦者吐后烦为内烦，下后烦为虚烦，不吐不下心烦者，胃有郁热也。亦治渴证，中消，善食而溲。

大黄酒浸　芒硝一两　甘草炙，五钱　少少温服。

大黄苦寒，除热荡实；芒硝咸寒，润燥软坚；二物下行甚速，故用甘草甘平以缓之，不致伤胃，故曰调胃承气。去枳、朴者，不欲其犯上焦气分也《准绳》曰：阳明一证，分为太阳、正阳、少阳三等，按《本草》大黄酒浸，入太阳经；酒洗，入阳明经；浸久于洗，故能引于至高之分。仲景以调胃承气，收入太阳门，而大黄注曰酒浸，汤后曰少少温服，曰当和胃气，又本汤治不吐不下心烦者，及发汗不解，蒸蒸发热者，吐后腹胀满者，是太阳阳明，去表未远，其病在上，不当攻下，故宜缓剂调和之也。至正阳阳明，则曰急下之，而大承气汤，大黄注曰酒洗，洗轻于浸，是微升其走下之性，以治其中也。至少阳阳明，则去正阳而逼[①]太阴，其分为下，故小承气汤，大黄不用酒制，少阳不宜下，故去芒硝。又曰少与微溏之，勿令大泄下，此仲景之妙法也。大承气统治三焦，小承气不犯下焦，调胃承气不犯上焦。

加当归，姜枣煎，名当归承气汤河间，治里热火郁，或皮肤枯燥，或咽燥鼻干，或便溺秘结，或瘀血发狂加当归入血分，以润燥

① 逼：道光本作"通"。

调营,亦与桃仁承气同意;加姜枣,引入胃也。**除芒硝,名大黄甘草汤**《金匮》,**治食已即吐**徐忠可曰:食已即吐,非复呕病矣,亦非胃弱不能消,乃胃不容谷,食已即出者也。明是有物伤胃营气,闭而不纳,故以大黄通营分已闭之谷气,而兼以甘草调其胃尔。《外台》用治吐水,大黄亦能开脾气之闭,而使散精于肺,通调水道,下输膀胱也。**用大黄二两半,芒硝、甘草各二两,又名破棺丹,治多汗大渴,便闭谵语,阳结之证,及诸疮肿热**董废翁云:按承气三方,俱仲景成法。所谓急下之以存真阴,不使胃中津液为实热之邪燔灼枯槁而死,皆先贤至精至妙之旨也。但后世肠胃脆薄者多,气血充实者少,审之未的,或致误投,一下之后,变证蜂起,卒致不救。粗工杀人,往往因此,所以后贤师古人之意,变古人之法,凡审其人病系实邪,而质非强壮,脉不牢固者,概用滋阴补水之剂,如甘露饮、四物汤,或六味饮、贞元饮,或左归饮,去茯苓加花粉,浓煎频进,令胃中津液充足,实邪自解,阴气外溢,则得汗,阴血下润,则便通,奏效虽迟,实称稳当。此乃仲景功臣,不可不知也。又曰:治感证大法,总以始终照顾胃中津液为第一奥旨。盖邪之所感,皮毛闭塞,气不外达,郁而成热,热积皮毛不解,渐而肌肉热矣,渐而各经络无不热矣,渐而热气皆壅塞,阳明府中热矣,此必然之势也。又况迩来禀赋渐薄，且喜御酒肉厚味，胃中素有湿热者多，一旦客热交并，区区阴津几何，能当此烈焰燎原乎？凡感证之死，皆由胃汁干枯故也。是以古人立法，及其邪之在表，血气未伤之时，当汗；汗之，欲热从汗解，则清宁安固，而气血全保不伤矣。当其邪之在里，血气渐亏之际，可下；下之，欲热随便通，则焦灼顿除，而气血可徐俟[1] 其来复矣。其有气血素亏之人，三五日后，不论表证解与未解，里证急与不急，一见口干唇焦，舌胎黑燥，全用滋养清凉，虚甚者并凉药不用，纯阴重剂，加人参升发运用，但救得胃中津液不竭，其人必不即死，及其津液渐充，汗自能来，宿物自下。至所谓胃中之津液非他，即周身气血所化，乃后天之本也，凡人平日之强弱，及遇外感贼邪之难治易治，可治不可治，强半凭此。粗工不知，无论新久虚实，但见身热，风药混表，一觉满闷，攻中破气杂投，不效，大黄、枳、朴继进，必求一便以毕其技能。岂虑热得风而益炽，阴被劫而速亡，何其与先贤之意相反乎？

大 陷 胸 汤 仲景

治伤寒下早，表邪内陷，膈内拒痛，心下因硬成结胸证，或重汗而复下之，不大

---

[1] 俟：道光本作"使"。

便五六日，舌上燥渴，日晡所①小有潮热，从心上至小腹，硬满而痛不可近者按之硬痛者为结胸，硬而不痛者为痞。下之太早，邪热乘虚，入结于心胸之间，故硬而痛。又有硬痛而无热证者，为寒实结胸，白散主之。结胸固当下，然脉浮大者，下之则死。以其犹带表邪，下之重虚，结而又结，故死。嘉言曰：太阳误下之脉，主病皆在阳，在表即有紧沉滑之殊，皆不得以里阴名之。《六书》云：胸膈满者，胸间气塞满闷也，非心下满。胁满者，胁肋胀满也，非腹中满。盖表邪传里，必先胸以至心腹入胃。是以胸满多带表证，宜微汗；胁满多带半表半里，宜和解，胸中痰实者，宜涌之；如结实燥渴便秘，宜以此汤下之。

　　附：白散　巴豆一分，去心皮炒黑研，贝母、桔梗各三分，治寒实结胸。巴豆辛热，以散寒结；贝母苦辛，以散痰热；结在胸，故以桔梗浮而上之，利膈清表。故病在膈上必吐，病在膈下必利也。

大黄二两　芒硝一升　甘遂一钱，为末　先煮大黄去渣，纳芒硝，煮一二沸，纳甘遂末，温服。

表邪入里，结于高位，以致三焦俱实，手不可近，证为危急，非常药所能平。故

①所：道光本作"时"。

以甘遂苦寒，行水直达为君；芒硝咸寒，软坚为臣；大黄苦寒，荡涤为使；三药至峻，而有起死之功《准绳》曰：邪结胸中，处至高之分，宜若可吐。然邪气与胸中阳气相结，不能分解，壅于心下，为硬为痛，非虚烦膈实者所可同，故须攻下也。低者举之，高者陷之，以平为期，故曰陷胸也。经又曰：太阳病脉浮而动数，浮则为风，数则为热，动则为痛，数则为虚。头痛发热，微盗汗出，而反恶寒者，表未解也。医反下之，动数变迟，膈内拒痛，胃中空虚，客气动膈，短气躁烦，心中懊憹，阳气内陷，心下因硬，则为结胸，大陷胸汤主之。朱丹溪曰：太阳病，在表而攻里，可谓虚矣。原文曰：太阳病，脉浮而动数，今得误下，动数变迟矣。又曰胃中空虚，又曰短气躁烦，虚之甚矣。借曰阳气内陷，心下因硬，而可迅攻之乎？岂陷胸之力，反缓于承气一下再下，宁不畏其虚乎？前文曰：结胸脉浮大者，下之死。又曰：结胸证悉具，烦躁者死。今曰脉浮，又曰烦躁，大陷胸果可用乎？若胃中空虚，客气动膈，心中懊憹，当以栀子豉汤，吐去胸中之邪。陶节庵曰：结胸乃下早而成，未曾经下者，非结胸也，乃表邪传至胸中，证虽满闷，尚为在表，正属少阳部分，半表半里之间，只须小柴胡，加枳、桔以治，未效，则以小柴胡对小陷胸，一服豁然。若因下早而成者，方用陷胸汤丸，分浅深从缓治之，不宜太峻。

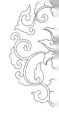

上焦乃清道至高之分，过下则伤元气也。崔行功曰：伤寒结胸欲绝，心膈高起，手不可近，用大陷胸汤不瘥者，此下后虚逆，气已不理，毒复上攻，当用枳实理中丸，先理其气，次调诸疾，其效如神。《活人》云：误下未成结胸中者，急频与理中汤，自然解了，盖理中治中焦故也。胃中虽和，伤寒未退，宜候日数足，却以承气再下之，盖前来之下未是也，其水结胸者，用小半夏加茯苓汤，小柴胡去枣加牡蛎主之。又有血结胸证，手不可近，漱水不欲咽，喜忘如狂，大便黑，小便利，宜犀角地黄汤。

小陷胸汤　仲景

治伤寒误下，小结胸，正在心下，按之则痛，脉浮滑者，及痰热塞胸前证上下俱硬，此则正在心下；前证痛不可近，此则按之则痛。结胸脉沉紧，或寸浮关沉，今脉浮滑，知热未深，与此汤以除膈上结热。

黄连一两　半夏半升　栝蒌大者，一枚

黄连之苦寒，以泄热；栝蒌之寒润，以涤垢；半夏之辛温，以散结。结胸多由痰热结聚，故用三物以除痰去热也刘心山曰：结胸多由痰饮凝结心胸，故陷胸、泻心，用甘遂、半夏、栝蒌、枳实、旋覆之类，皆为痰饮而设也。

大陷胸丸 仲景

治伤寒结胸,项强如柔痉状有汗为柔痉,胸膈实满,故项强而不能俯,项属太阳部位。

大黄八两　杏仁去皮尖　葶苈炒　芒硝各半升　合研,取如弹丸一枚,别捣甘遂末一钱,白蜜丸合,煮服。

大黄之苦寒,以泄热;芒硝之咸寒,以软坚;杏仁之苦甘,以降气;葶苈、甘遂,取其行水而直达;白蜜取其润滑而甘缓。

十 枣 汤 仲景

治太阳中风,下利呕逆,表解者乃可攻之,其人漐漐汗出,头痛,心下痞硬,引胁下痛,干呕短气,汗出不恶寒,表解而里未和,邪热内蓄有伏饮者下利呕逆里受邪也,汗出不恶寒表已解也,头痛,心下痞硬,引胁下痛,干呕短气,邪热内蓄,而有伏饮也,此为水气上逆。呕逆头痛,与表证头痛稍别,周扬俊曰:此证与结胸颇同,故汤亦与陷胸相仿,表解后攻,与结胸之戒不殊也。

芫花炒黑　甘遂　大戟等分　大枣十

枚先煮枣去滓，纳前药末，强人服一钱，虚人五分，或枣肉为丸。病不除者，再服得快下后，糜粥自养。

芫花、大戟之辛苦，以逐水饮；甘遂苦寒，能直达水气所结之处，以攻决为用；三药过峻，故用大枣之甘以缓之，益土所以胜水，使邪从二便而出也十枣汤、小青龙汤，主水气干呕；桂枝汤，主太阳汗出干呕；姜附汤，主少阴下利干呕；吴茱萸汤，主厥阴吐涎沫干呕。王海藏曰：表有水，用小青龙；里有水，用十枣。李时珍曰：仲景治伤寒太阳证，表未解，心下有水气，而咳、干呕、发热，或喘、或利，小青龙汤主之。表已解，有时头痛，恶寒，心下有水气，干呕，痛引两胁，或喘，或咳，十枣汤主之。盖青龙散表邪，使水从汗出，《内经》所谓开鬼门也；十枣逐里邪，使水从二便出，《内经》所谓洁净腑，去宛陈莝法也。或问十枣汤、桂枝去桂加茯苓白术汤，皆属饮家，俱有头痛项强之证，何也？张兼善曰：太阳经多血少气，病人表热微渴，恣饮水浆，为水多气弱，不能施化，本经血气因而凝滞，致有头痛项强之患，不须攻表，但宜逐饮，饮尽则自安。杜壬曰：里未和者，盖痰与燥气，壅于中焦，故头痛干呕，汗出短气，是痰膈也，非十枣不能除。但此汤不宜轻用，恐损人于倏忽。

除大枣，加大黄、黑丑、轻粉，水丸，名三花神佑丸河间治壮实人风痰郁热，支体麻痹，走注疼痛，湿热肿满，气血壅滞，不得宣通，及积痰翻胃。服二丸后，转加痛闷，此痰涎壅塞，顿攻不开，再加二丸，快利则止加牵牛、大黄，大泻气血之湿，加轻粉无窍不入，以去痰积，虚人尤不可轻用。各五钱，加黄柏三两，酒炒大黄煨，两半粥丸，名小胃丹丹溪　治胸膈肠胃，热痰、湿痰。

赤 金 豆 亦名八仙丹

治诸积不行，凡血凝气滞，疼痛肿胀，虫积，结聚，癥坚，宜此主之。此丸去病极速，较之硝黄棱莪之类，过伤脏气者，大为胜之。

巴霜去皮膜，略去油，一钱五分　生附子切，略炒燥，二钱　皂角微炒焦，二钱　丁香　木香　天竺黄各二钱　轻粉一钱　朱砂二钱为衣　为末，醋浸蒸饼为丸，萝卜子大，朱砂为衣，欲渐去，每服五七丸，欲骤行者，每服一二十丸，用滚水，或煎药，或姜、醋、茶、蜜、茴香、使君子，煎汤，为引送下。若利多不止，可饮冷水一二口，即止。盖此药得热则行，得冷即止也。

如治气湿食滞，鼓肿，先用红枣煮熟，取肉一钱许，随用七八丸，甚者一二十丸，同枣肉研烂，以热烧酒加白糖少许送下；如治虫痛，亦用枣肉和服，止用清汤送下。

三物备急丸 《千金》

治食停肠胃，冷热不调，腹胀气急，痛满欲死，及中恶客忤，卒暴诸病食滞肠胃，上焦不行，下脘不通，故痛胀欲死，内实者法当下之。

巴豆霜　大黄　干姜　等分蜜丸，小豆大，每服二三丸，中恶口噤者，折齿灌之，《崔氏》干姜易桂枝，名备急散。

大黄苦寒，以下热结；巴豆辛热，以下寒结；加干姜辛散，以宣通之干姜辛温，开五脏六腑，通四肢关节。三药峻厉，非急莫施，故曰备急。

太平丸

治胸腹疼痛胀满，及食积、气积，气痫、血痫，邪实秘滞等证此方借些微巴豆，以行群药之力，去滞最妙，如欲其峻，须用巴豆二钱。

陈皮　厚朴　木香　乌药　白芥子　草豆蔻　三棱　蓬术煨　干姜　牙皂炒烟断　泽泻各三钱　已上十一味，共为细末，另将巴豆用滚汤泡去皮心，并膜，称足一钱，用水一碗，微火煮半碗，将巴豆捞起，用乳钵研极细，仍将煎汤掺入，研匀，然后量药多少，入蒸饼浸烂捣丸，前药如绿豆大，每用三分，或五分，甚者一钱，随证用汤引送下。

凡伤食停滞，即以本物汤下；妇人血气痛，或红花汤下，或当归汤下；气痛，陈皮汤下；疝气，茴香汤下；寒气，姜汤下；欲泻者，用热汤送下一钱，未利再服；利多不止，用冷水一二口，即止。

硇砂丸 《本事》

治一切积聚痰饮，心胁引痛。

硇砂　巴豆去油　三棱　干姜　白
芷五钱　木香　青皮　胡椒二钱半　干漆
炒　大黄一两　槟榔　肉豆蔻一个　为
末，酽醋二升，煮巴豆五七沸，再下三棱、
大黄末，同煎五七沸，入硇砂熬成膏，和诸
药杵丸，绿豆大，每服五丸，姜汤下。

此治肉积、气积、血积通剂也，硇砂化
肉食硇砂性大热，能烂五金。《本草》言其能化人
心为血，故治膈噎、癥瘕、肉积有殊功。干漆散瘀
血；木香、青皮行滞气；三棱破血而行气；
肉蔻暖胃而和中；白芷散风而除湿；干姜、
胡椒，除沉寒锢冷；大黄、巴豆，能斩关夺
门。方内多辛热有毒之品，用之以破冷攻
坚；惟大黄苦寒，假之以荡热去实；盖积聚
既深，攻治不得不峻。用醋者，酸以收之
也《玉机微义》曰：方中因白芷散水行气，故更言治
痰饮也。洁古曰：壮人无积，虚人则有之，皆由脾胃
怯弱，气血两衰，四时有感，皆能成积。若遽以磨坚

破结之药治之，疾似去而人已衰矣。干漆、硇砂、三棱、大黄、牵牛之类，得药则暂快，药过则依然，气愈消，疾愈大，竟何益哉？故善治者当先补虚，使气血旺，积自消。如满坐皆君子，则小人自无容地也。不问何脏，先调其中，使能饮食，是其本也。

敦　阜　丸

治坚顽食积，停滞肠胃，痛剧不行等证。

木香　山楂　麦芽　皂角　丁香　乌药　青皮　陈皮　泽泻各五钱　巴霜一钱　上共为末，用生蒜头一两，研烂加熟水取汁，浸蒸饼捣烂丸，绿豆大，每服二三十丸，随便用汤引送下，如未愈，徐徐加之。

木香槟榔丸　子和

治胸腹积滞，痞满结痛，二便不通，或泻泄下痢，里急后重，食疟实积胸腹痞满泻痢，由于饮食留滞，湿热郁积而成；二便不通，由于热结；里急后重，由于气滞。按：里急后重，有因火热者，火燥物而性急也；有因气滞者，大肠气壅，不得宣通也;有因积滞者,肠胃有物结坠也;有气虚者,中气陷下,不能升也;有血虚者,津枯肠燥,虚坐努责是也。当分证论治,脉洪大而实为里实,宜下;若脉浮大,慎不可下。

莪术醋煮　三棱醋煮　黄连吴萸汤炒　黄柏酒炒　枳壳　陈皮去白　青皮醋炒　槟榔　木香五钱　大黄酒浸,一两　香附　黑牵牛二两　芒硝　水丸,量人虚实服。一方加当归酒洗

张子和《儒门事亲》无三棱、枳壳,只十味。《绀珠》无三棱、陈皮,名木香导气丸。

湿热在三焦气分,木香、香附,行气之药,能通三焦,解六郁;陈皮理上焦肺气;青皮平下焦肝气泻痢多由肝木克脾土;枳壳宽肠而利气;而黑丑、槟榔又下气之最速者也,气行则无痞满后重之患矣;疟痢由于湿热郁积,气血不和,黄柏、黄连,燥湿清热之药;三棱破血中气滞;莪术破气中血滞;大黄、芒硝,血分之药,能除血中伏热,通行积滞,并为摧坚化痞之峻品,湿热

积滞去，则二便调而三焦通泰矣。盖宿垢不除，清阳终不得升，故必假此以推荡之，亦通因通用之意，然非实积不可轻投滑伯仁曰：肠胃，阳明燥金也；下焦，少阳相火也。后重之用木香、槟榔，行燥金之郁也；癃闭之用知母、黄柏，散相火之炽也。

百　顺　丸

治一切阳邪积滞，凡气积、血积、虫积、食积，伤寒实热秘结等证，但各为汤引，随宜送下，无往不利。

川大黄锦纹者，一斤　牙皂角炒微黄，一两六钱　为末，汤浸蒸饼为丸，绿豆大，每用五分，或一钱，或二三钱，酌宜用引送下，或用蜜丸亦可。

枳实导滞丸 东垣

治伤湿热之物，不得施化，痞闷不安，腹内硬痛，积滞泄泻。

大黄一两　枳实麸炒　黄芩酒炒　黄连酒炒　神曲五钱　白术土炒　茯苓三钱

泽泻二钱　蒸饼为丸,量多寡服。

饮食伤滞,作痛成积,非有以推荡之则不行,积滞不尽,病终不除,故以大黄、枳实攻而下之,而痛泻反止,经所谓通因通用也;伤由湿热,黄芩、黄连佐之以清热;茯苓、泽泻佐之以利湿;积由酒食,神曲蒸窨之物,化食解酒因其同类,温而消之;芩、连、大黄,苦寒太甚,恐其伤胃,故又以白术之甘温补土而固中也。

倒 仓 法 丹溪

黄牡牛肉肥嫩者,二三十斤　切碎洗净,用长流水,桑柴火煮糜烂,滤去滓取净汁,再入锅中,文武火熬至琥珀色则成矣。择一静室,明快不通风者,令病人先一夜不食,坐其中,每饮一盅,少时又饮,积数十盅。病在上者,必吐;病在下者,必利;病在中者,吐而且利,视所出物,可尽病根乃止连进之,急则逆上而吐多,缓则顺下而利多,视病之上下,而为缓急。吐利后必渴,不得与汤。其小便必长,取以饮之,名轮回酒,非惟止渴，兼涤馀垢，行后倦卧觉饥，先与米饮，次与稀粥，三日后方与厚粥、软饭、菜羹调养，半月一月，精神焕发，沉疴悉痊矣。须戒色欲半年、一年，戒牛肉五年。

霞天膏　即照前法，每肉十二斤，可熬膏一斤，磁罐盛之，夏月水浸，可留三日，寒天久留，生霉用重汤煮，入煎剂调服，入丸剂，每三分，加面一分，煮糊或同蜜炼。

朱丹溪曰：牛，坤土也；黄，土之色也；以顺为德而法健为功者，牡之用也；肉，胃之药也；液，无形之物也。积聚久，则形质成，依附肠胃，回薄曲折之处，以为巢臼，岂铢两之丸散所能窥其藩牖乎？肉液充满，流行无处不到，如洪水泛涨，浮莝陈朽，皆顺流而下，不能停留，凡属滞碍，一洗而空，泽枯润槁，补虚益损，宁无精神焕发之乐乎？其方传于西域异人，中年后行一二次，亦却病养寿之一助也王纶曰：牛肉补中，非吐下药，借补为泻，以泻为补，亦奇方也。

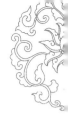

蜜 煎 导 法　仲景

治阳明证，自汗，小便利，大便秘者胃实自汗，小便复利，此为津液内竭，非热结也。若与下药，则液愈耗矣。虽大便硬，不可攻之，宜俟其欲大便，然后用外导之法。

蜜七合，铜器中微火煎，频搅勿令焦，候凝如饴，捻作挺子，令头锐大如指，长寸许，掺皂角末少许，乘热纳谷道中，用手抱住，大便出时，乃去之加盐少许亦可，咸能润燥软坚。

蜜能润肠，热能行气；皂能通窍，津液内竭，概不可攻。须俟其欲便，乃导而通之，不欲以苦寒伤胃也徐忠可曰：此为大便将行，而不能润利者设也。结胸痞满脏结，胃有燥屎，皆有见证，今但自汗，且小便利，是津耗热郁而干燥也。

猪 胆 导 法　仲景

治证同前。

猪胆一枚取汁，入醋少许，用竹管长三四寸，以一半纳谷道中，将胆汁灌入，顷当大便。

便秘者属燥属热，自汗者为亡津液，当小便不利，今反利，是热犹未实，故不可攻，猪胆汁寒胜热，滑润燥，苦能降，醋酸善入，故能引入大肠而通之也海藏法用蜜煎盐相合，或草乌末相合亦可。盖盐能软坚润燥，草乌能化寒消结，可随证阴阳所宜而用之。《准绳》曰：凡多汗伤津，及屡经汗下不解，或尺中脉迟弱，元气素虚人，便欲下而不润利者，并宜导法。但须分津液枯者，用蜜导；邪热甚者，用胆导；湿热痰饮固结，姜汁、麻油浸栝蒌根导。惟下傍流水者，导之无益，非大承气峻攻不效，以实结在内，而不在下也。至于阴结便闭者，宜于蜜导中，加姜汁、生附子末，或削陈酱姜导之，此补长沙之未备也。

大螺着小腹法

宋季，饶医熊彦诚，年五十五岁，病前后便溺不通，五日，腹胀如鼓，同辈环视，皆不能措力，与西湖妙果僧慧月相善，遣信邀至诀别，月惊驰而往，于钓桥逢一异客，揖之曰：方外高人，何子子走趋若是？月曰：一善友久患秘结，病危急，欲往问。

客曰：易事尔，待奉施一药，即脱靴入水，探一大螺而出曰：事济矣，抵家以盐半匙，和壳生捣，置病者脐下一寸三分，用宽帛紧系之，仍办溺器以须其通。月未以为然，姑巽谢之。至熊家，彦诚昏不知人，妻子聚泣，诸医知无他策，慢使试之，曾未安席而暴下，诸医愧叹而散。月归访异人，不见矣。熊后十六年乃终。此因热秘而便溺不通，大螺性寒而善分清，故浊水之中，一着大螺，便能澄澈。剂之以盐，取其善润而已。

罨伤寒结胸法

凡伤寒结胸，其有中气虚弱，不堪攻击内消，须以此法外罨之。则滞行邪散，其效如神。

葱白头四两　生姜四两　生萝卜此味加倍，如无以子代之　上三味，共捣一处，炒热，用手巾，或白布，包作大饼，罨胸前胀痛处，此药须分二包，冷则轮换罨之，无不即时开通，汗出而愈。但不宜大热，恐炮烙难受也。

又法:以大蒜头一二十个,捣烂,摊厚纸或薄绢上,贴于胀处,少顷即散,用治一切腹胀,无不神效。

竹 叶 熏 法

凡大便不即通,实结在肛门,而不得下,将烈火煮竹叶一锅,乘滚热倾净桶内,上撒绿矾末一握,坐上熏之,即通。

又萝卜菜熏法[①]

用萝卜菜,如上法,亦妙。如无萝卜菜,即青菜亦可。

---

① 又萝卜菜熏法:按本节 25 字原脱,据道光本加。

卷四下

消 导 门

消者,散其积也;导者,行其气也。脾虚不运,则气不流行,气不流行,则停滞而为积,或作泻痢,或成癥痞,以致饮食减少,五脏无所资禀,气血日以虚衰,因致危困者多矣,故必消而导之,峻剂已见攻下门,兹集缓攻平治之剂。

枳 术 丸 洁古

消痞除痰,健脾进食。

白术二两,土蒸　枳实一两,麸炒　为末,荷叶包陈米饭,煨干为丸。

痞闷,加陈皮;气滞,加木香;伤食,加麦芽、神曲。

东垣曰:白术甘温,补脾胃之元气,其味苦,除胃中湿热,利腰脐间血,过于枳实克化之药一倍;枳实苦寒,泄胃中痞闷,化胃中所伤,是先补其虚,而后化其伤,则不峻矣;荷叶中空色青,形仰象震,在人为少阳胆,胃气,元气,谷气,甲胆上升之气,皆生气也,食药感此气化,胃气何忧不上升乎?烧饭与白术协力,滋养谷气,补令胃厚,不致再伤,其利广矣王安道曰:劳倦饮食,虽俱为内伤,诚不足矣。饮食伤,又当于不足之中,分其有余。夫饥饿不饮食者,胃气空虚,此为不足而伤也;饮食自倍,肠胃乃伤者,此不足之中,兼有余而伤也。惟其不足,故补益;惟其有余,故消导。亦有物滞气伤,宜消补兼行者;亦有物滞气不伤,但须消导者;亦有不须消导,但须补益者。枳术丸之类,虽曰消导,固有补益之意焉。若所滞之物,非枳术丸之力,所能去者,备急丸、煮黄丸、瓜蒂散等,洁古、东垣,亦未尝委之而勿用也。景岳曰:枳术丸,以白术为君,脾得其燥,所以能健;然佐以枳实,其味苦峻有推墙倒壁之功,此实寓攻于守之剂。惟脾气不清,而滞胜者,正当用之;若脾气已虚,非所宜也。今人不察,相传为补脾之药,而朝吞暮饵,或以小儿瘦弱,制令常服,则适足以伤其气,助其瘦尔,用宜酌也。

《金匮》用枳实七枚,白术二两,作汤,名枳术汤,治水饮,心下坚大如盘,边如旋杯心下,上焦阳分也,属气分之水。加半夏一两,名半夏枳术丸,治脾湿停痰,及伤冷食。淋者,加泽泻一两,加陈皮、半夏,名橘半枳术丸,健脾,消痞化痰。加橘皮一两,名橘皮枳术丸,治饮食不消,气滞痞闷。加木香一两,名木香枳术丸,治气滞痞满木香平肝行气,使木不克土。再加砂仁,名香砂枳术丸,破滞气,消饮食,强脾胃。再加干姜五钱,名木香干姜枳术丸,兼治气。寒再加人参、陈皮,名木香人参干姜枳术丸,开胃进食。加茯苓五钱,干姜七钱,名消饮丸,治停饮,胸满呕逆。加酒炒黄连、黄芩、大黄、炒神曲、橘红各一两,名三黄枳术丸,治伤肉食湿面、辛热味厚之物,填塞闷乱不快。加神曲、麦芽各一两,名曲蘖枳术丸,治内伤饮食,或泄泻。

平　胃　散　《局方》

治脾有停湿,痰饮痞膈,宿食不消,满闷呕泻土湿太过,木邪乘不胜而侮之,脾虚不能健运,故有痰食留滞中焦,致生痞满诸证。胃寒则呕,湿盛则泻。及山岚瘴雾,不服水土岚瘴水土之病，亦由胃虚故易感也。

苍术泔浸，二钱　　厚朴姜制　　陈皮去白
甘草炙，一钱　　加姜枣煎。

伤食，加神曲、麦芽或枳实；湿胜，加
五苓；痰多，加半夏；脾倦不思食，加参、
芪；痞闷，加枳壳、木香；大便秘，加大黄、
芒硝；小便赤涩，加苓、泽；伤寒头痛，加葱
豉，取微汗。

苍术辛烈燥湿而强脾；厚朴苦温除湿
而散满苦降能泻实满，辛温能散湿满。陈皮辛
温，利气而行痰；甘草中州主药，能补能和
为使，泄中有补，务令湿土底于和平也景
岳曰：平胃者，欲平治其不平也。此为胃强邪实者
设，故其性味从辛、从燥、从苦，而能消、能散，惟有
滞、有湿、有积者宜之。今见方家每以此为常服健
脾之剂，动辄用之，而不察其可否，其误甚矣！

合二陈，加藿香，名除湿汤，治伤湿腹
痛，身重足软，大便溏泻；加藁本、枳壳、桔
梗，名和解散《局方》，治四时伤寒头痛，烦
躁自汗，咳嗽吐利；加藿香、半夏，名藿香
平胃散，又名不换金正气散《局方》，治胃

寒腹痛，呕吐及瘴疫湿疟；再加人参、茯苓、草果、生姜、乌梅，名人参养胃汤，治外感风寒，内伤生冷，夹食停痰，岚瘴瘟疫，或饮食伤脾，发为痎疟老疟也。加麦芽、炒曲，名加味平胃散，治宿食不消，吞酸嗳臭；除苍术，加木香、草蔻、干姜、茯苓，名厚朴温中汤，治脾胃虚寒，心腹胀满，及秋冬客寒犯胃，时作疼痛散以辛热，佐以苦甘，渗以甘淡，气温胃和，痛自止矣。本方一两，加桑白皮一两，名对金饮子，治脾胃受湿，腹胀身重，饮食不进，肢酸肤肿。

和　胃　饮

治寒湿伤脾，霍乱吐泻，及痰饮水气，胃脘不清，呕恶，胀满等证。

陈皮　厚朴各一钱五分　干姜炮，一二钱　炙甘草一钱

此即平胃散之变方也。凡呕吐等证，多有胃气虚寒，一闻苍术之气，亦能动呕，故以干姜代之。凡藿香、木香、丁香、茯苓、半夏、扁豆、砂仁、泽泻之类，皆可随宜

增用之。若胸腹有滞，而兼时气寒热，加柴胡以清利之。

保 和 丸

治食积饮停，腹痛泄泻，痞满吐酸，积滞恶食，食疟下痢伤于饮食，脾不运化，滞于肠胃，故有泄痢食疟等证。伤而未甚，不欲攻以厉剂，惟以和平之品，消而化之，故曰保和。东垣曰：伤饮者，无形之气也，宜发汗利小便，以导其湿；伤食者，有形之物也，轻则消化，或损其谷，重则方可吐下。《脉经》云：大肠有宿食，寒粟发热，有时如疟，轻则消导，重则下之。

山楂三两，去核　神曲炒　茯苓　半夏一两　陈皮　莱服子微炒　连翘五钱　曲和丸，麦芽汤下，或加麦芽入药亦可。

山楂酸温，收缩之性，能消油腻腥膻之食收缩故食消。陈曲辛温，蒸窨之物，能消酒食陈腐之积；菔子辛甘，下气而制面；麦芽咸温，消谷而软坚坚积、坚痰。伤食必兼乎湿，茯苓补脾而渗湿；积久必郁为热，连翘散结而清热；半夏能润能燥，和胃而健脾；陈皮能降能升，调中而理气。此伤于饮食，而气未病者，故但当消导也。

加白术、白芍，去半夏、服子、连翘，蒸饼糊丸，名小保和丸，助脾进食；加白术二两，名大安丸，或加人参，治饮食不消，气虚邪微；加白术、香附、黄芩、黄连、厚朴、枳实，治积聚痞块，合越鞠丸，扶脾开郁。

芍药枳实丸

治食积痞满，及小儿腹大胀满，时常疼痛，脾胃不和等证。此方较枳术丸，其效更神。

白术面炒　赤芍药酒炒，二两　枳实麸炒　陈皮一两　荷叶汤煮老黄米[①]，糊为丸，桐子大，米饮或滚白汤任下百余丸。

如脏寒，加炒黄干姜一二两；如脾胃虚，加人参一二两。

痞　气　丸　东垣

治脾积在于胃脘，大如盘久不愈，令人四肢不收，或发黄疸，饮食不为肌肤《金

---

① 老黄米：原作"黄老米"，据道光本改。

匮》曰：坚而不移者，名积，为脏病。推移不定者，名聚，为腑病。按：痞病由阴伏阳蓄，气血不运而成，处心下，位中央，填塞痞满，皆土病也。与胀满有轻重之分，痞惟内觉满闷，胀满则外有胀急之形也。有中气虚衰，不能运化精微，而成痞者；有饮食痰积，不能施化，而成痞者；有湿热太甚，上乘心下，而成痞者。古方用黄连、黄芩、枳实之苦以泄之；厚朴、半夏、生姜之辛以散之；人参、白术之甘苦温以补之；茯苓、泽泻之淡以渗之。惟上下分消其气，果有内实之证，庶可略施疏导。世人苦于痞塞，喜用利药，暂时通快，药过滋甚，皆由不察中气不运所致尔。

黄连八钱　　厚朴五钱　　吴茱萸三钱　白术土炒　　黄芩二钱　　茵陈酒炒　干姜炮　　砂仁钱半　　人参　　茯苓　　泽泻一钱　川乌炮　　川椒炒，五分　桂　　巴豆霜四分　蜜丸，灯草汤下。

黄连泻热燥湿，治痞君药仲景治痞满，诸泻心汤皆用之。厚朴、砂仁，行气而散满；茵陈、苓，泻利水以实脾；黄芩清肺而养阴；椒、萸，燥脾而逐冷；姜、桂、川乌，补命火以生脾土，而姜、桂，又能去瘀生新脾无积血,心下不痞。巴豆能消有形滞积,为斩关夺门之将,藉之以为先驱;加参、术者,以补脾元正气、正旺,然后可以祛邪也洁古曰:养正,积自除。

除吴茱、白术、茯苓、泽泻、茵陈、川椒、砂仁,加菖蒲、茯神、丹参、红豆,名伏梁丸,治心积,起脐上至心下,大如臂,令人烦心;除吴茱、砂仁、桂、术、黄芩、泽泻,加柴胡、莪术、皂角、昆布、甘草,名肥气丸,治肝积,在左胁下,有头足,令人发咳,痎疟不已;除吴茱、白术、砂仁、黄芩、茵陈、泽泻,加紫菀、桔梗、天冬、白蔻、青皮、陈皮、三棱,名息贲丸,淡姜汤下,治肺积在右胁下,令人洒淅寒热,喘咳发肺痈,秋冬黄连减半;除吴茱、白术、砂仁、人参、干姜、川椒、黄芩、茵陈,加菖蒲、丁香、附子、苦楝、延胡、独活、全蝎,名贲豚丸,淡盐汤下,治肾积发于小腹,上至心下,若豚状,上下无时,令人喘咳骨痿,及男子七疝,女子瘕聚带下此东垣五积方也,虽有破滞削坚之药,多藉人参之力,赞助成功。经曰:大积大聚,其可犯也，衰其大半而止，过者死。

十香丸

治气滞、寒滞诸病。

木香　沉香　泽泻　乌药　陈皮　丁香　小茴香　香附酒炒　荔枝核煨焦，各等分　皂角微火烧，烟尽减半　为末，酒糊丸。弹子大者，磨化服；丸桐子大者，汤引下；癫疝之属，温酒下。

枳实消痞丸　东垣

治心下虚痞，恶食懒倦，右关脉弦脾虚不运，故痞满恶食；脾主四肢，虚故懒倦。右关属脾，脉弦者，脾虚而本来侮之也。经曰：太阴所至，为积饮痞隔，皆阴胜阳也。受病之脏，心与脾也，因而郁塞为痞者，火与湿也。盖心，阳火也，主血；脾，阴土也，主湿。凡伤其阳，则火怫郁而血凝；伤其阴，则土壅塞而湿聚。阴阳之分，施治之法，不可同也。

枳实麸炒　黄连姜汁妙，五钱　厚朴姜炒，四钱　半夏曲　麦芽炒　人参　白术土炒　茯苓三钱　甘草炙　干姜二钱　蒸饼糊丸。

枳实苦酸,行气破血;黄连苦寒,泻热开郁,并消痞之君药;厚朴苦降,散湿满而化食;麦芽咸温,破结气而软坚;半夏燥痰湿而和胃;干姜去恶血而通关开五脏六腑,通四肢关节。皆所以散而泻之也。参、术、苓、草,甘温补脾,使气足脾运,而痞自化。既以助散泻之力,又以固本,使不伤真气也《玉机微义》曰:此半夏泻心汤加减法也,内有枳术、四君、平胃等药,利湿消痞补虚之剂也。

廓　清　饮

治三焦壅滞,胸膈胀满,气道不清,小水不利,年力未衰,通身肿胀,或肚腹单胀,气实非水等证。

枳壳二钱　厚朴一钱半　大腹皮一二钱　白芥子七分或一二钱　陈皮二钱　茯苓连皮用,二三钱　萝卜子生捣一钱,如中不甚胀,能食者不用　泽泻二三钱　水煎,食远服。

内热多火,小水热数者,加栀子、木通,各一二钱;身黄小水不利者,加茵陈二钱；小腹胀满，大便坚实不通者，加生大黄三五钱；肝滞胁痛者，加青皮；气滞胸腹疼痛者，加乌药、香附；食滞者，加山楂、麦芽。

健　脾　丸

治脾虚气弱，饮食不消。

白术土炒　人参二两　麦芽　陈皮二两　山楂去核，两半　枳实三两　神曲糊丸，米饮下。

脾胃者，仓廪之官。胃虚则不能容受，故不嗜食；脾虚则不能运化，故有积滞；所以然者由气虚也。参、术补气，陈皮利气，气运则脾健而胃强矣；山楂消肉食，麦芽消谷食，戊己不足胃为戊土，脾为己土。故以二药助之使化；枳实力猛，能消积化痞，佐以参术，则为功更捷，而又不致伤气也。夫脾胃受伤，则须补益，饮食难化，则宜消导，合斯二者，所以健脾也。

去山楂、麦芽，加茯苓、炙甘草，名益气健脾丸，治脾虚食少；去山楂、麦芽、陈皮,加当归、芍药、芎䓖、麦冬、柏子仁,名养营健脾丸,治脾阴不足,饮食不为肌肤_{血充然后肉长};去人参、枳实、麦芽,加香附、木香、半夏、茯苓、神曲、黄连、当归、芍药_{一方无芍药}。荷叶烧饭丸,名理气健脾丸,治脾胃虚弱,久泻久痢;去人参、山楂、麦芽,加神曲、川芎、香附,曲糊丸,名舒郁健脾丸,治脾气郁滞,饮食不消;去山楂、麦芽,加半夏、胆星、蛤粉、茯苓、神曲糊丸,名化痰健脾丸,治内伤挟痰;去人参、山楂、麦芽,加半夏、山栀、黄连,水丸,名清火健脾丸,治脾虚有火;去人参、山楂、麦芽,加木香、槟榔、厚朴、半夏、甘草,名和中健脾丸,治胃虚饥不欲食;仍用人参,名妙应丸,治胃虚不能食,脏腑或结或泄;去山楂,加半夏、青皮、木香、砂仁、草蔻、干姜、炙甘草、茯苓、猪苓、泽泻,蒸饼丸,名宽中进食丸_{东垣补脾胃},进饮食。

解 肝 煎

治暴怒伤肝,气逆胀满,阴滞等证。

如兼肝火者,宜化肝煎方见泻火门

陈皮　半夏　厚朴　茯苓一钱五分　苏叶　芍药一钱　砂仁七分　加煨姜三五片。

如胁肋胀痛,加白芥子一钱;胸膈气滞,加枳壳、香附、藿香之属。

排　气　饮

治气逆、食滞等证。

陈皮　枳壳　藿香一钱五分　香附　泽泻　乌药二钱　厚朴一钱　木香七分或一钱水煎热服。

如食滞者,加山楂、麦芽,各二钱;寒滞者,加焦干姜、肉桂之属;气逆之甚者,加白芥子、沉香、青皮、槟榔之属;呕而兼痛者,加半夏、丁香之属;痛在小腹者,加小茴香;兼疝者,加荔枝核,煨熟捣碎,用二三钱。

葛花解酲汤

专治酒积,或呕吐,或泄泻,痞塞头

痛,小便不利酒热而兼湿,湿热积于肠胃,故见诸证。

葛花　豆蔻　砂仁一钱　木香二分　青皮　陈皮　人参　白术炒　茯苓四分　神曲炒　干姜　猪苓　泽泻三分

过饮无度,湿热之毒积于肠胃。葛花独入阳明,令湿热从肌肉而解;豆蔻、砂仁,皆辛散解酒,故以为君;神曲解酒而化食;木香、干姜,调气而温中;青皮、陈皮,除痰而疏滞;二苓、泽泻,能驱湿热从小便出。乃内外分消之剂,饮多则中气伤,故又加参、术以补其气也人参补气,最能解酒。东垣曰:酒大热有毒,无形之物也。伤之只当发汗,次利小便,上下分消其湿气。今人或用酒癥丸,大热之药下之,或用大黄、牵牛下之,是无形元气受伤,反损有形阴血,阴血愈虚,阳毒大旺,元气消亡,而虚损之病成矣。葛花解酒而发散,不如枳棋。枳棋,一名鸡距,一名木蜜,经霜黄赤,而味甘,其叶入酒,酒化为水,门外植此木者,屋内酿酒多不佳。

大 和 中 饮

治饮食积滞,留聚等证。

陈皮　枳实二钱　厚朴　泽泻　山楂麦芽钱半　砂仁五分　水煎温服。

胀甚者，加白芥子；胃寒无火或恶心者，加炮干姜一二钱；疼痛者，加木香、乌药、香附之类；痰多者，加半夏。

小和中饮

治胸膈胀闷，或妇人胎气滞满等证。

扁豆炒　山楂二钱　陈皮　茯苓　厚朴钱半　甘草五分　加煨姜三五片。

呕者，加半夏一二钱；胀满而气不顺者，加砂仁七八分；火郁于上者，加炒栀子一二钱；妇人气逆血滞者，加苏梗、香附之属；寒滞不行者，加干姜、肉桂之属。

鳖甲饮 严氏

治疟久不愈，腹中结块，名曰疟母疟久不愈，为痃疟，多成癖于左胁之下。名曰疟母，乃肝之积也，疟属少阳胆经，胆与肝相表里，久疟属在血分，血亦肝所主也。当以鳖甲为君，随证虚实，而施佐使之药。

鳖甲醋炙　白术土炒　黄芪　白芍酒

炒槟榔　草果面煨　厚朴　陈皮　甘草　等分,姜三片,枣二枚,乌梅少许,煎。

久疟必由脾虚,白术补脾气,黄芪补肺气,使气足脾运,方能磨积也;川芎补肝而行血中气滞,芍药助脾而散肝经火邪,二药并,和厥阴,营气营血调,则阴阳和矣阴阳不和而争,故发寒发热。槟榔下气而攻积;草果暖胃而祛寒;厚朴破血而散满;陈皮理气而消痰;甘草和中而补土;鳖甲咸平属阴,色青入肝,专能益阴补虚,清热散结,故为痎疟之君药也。

小　分　清　饮

治小水不利,湿滞胀肿,不能受补等证。如兼火者,宜大分清饮方见燥湿门

方见卷七下燥湿门

资　生　丸

健脾开胃,消食止泻,调和脏腑,滋养营卫张三锡曰:余初识缪仲醇时,见袖中出弹丸咀嚼,问之曰:此得之秘传,饥者服之即饱,饱食之即

饥。因疏其方，已于饱后，顿服二丸，径投枕卧，凤兴了无停滞，始信此方消食之神也。又善治胎前恶阻。

白术米泔浸，用山黄土拌，九蒸九晒，去土，切片焙干　人参人乳浸，饭锅上蒸熟　米仁三两　神曲楂肉蒸　橘红二两　芡实净肉　麦芽面　云苓去皮，人乳拌饭锅上蒸，晒　怀药一两五钱　扁豆炒去壳　莲肉去心，一两　桔梗米泔浸炒　真藿香洗　甘草蜜炙，五钱　川连姜汁炒　白豆蔻仁微炒　泽泻二钱五分　末之，蜜丸，每丸二钱重，每服一丸。醉饱后二丸，细嚼，淡姜汤下。

按：此方九补九消，即枳术丸之意而推广之，立方较为稳妥，名曰资生，重脾胃也。

神　香　散

治胸膈胃脘逆气难解，疼痛、呕哕、胀满、痰饮、隔噎，诸药不效者，惟此最妙。

丁香　白豆蔻仁或砂仁亦可　等分为末，清汤调下七分，甚者一钱，日数服不拘。若寒气作痛者，姜汤送下。

卷五上

和　解　门

凡病兼虚者,补而和之;兼滞者,行而和之;兼寒者,温而和之;兼热者,凉而和之。和之为义广矣! 亦犹土兼四气,其于补泻温凉之用,无所不及,务在调平元气,不失中和之为贵也。故凡阴虚于下而精血亏损者,忌利小水,如四苓、通草之属是也;阴虚于上而肺热干咳者,忌用辛燥,如半夏、苍术、细辛、香附、芎、归、白术之属是也,阳虚于上,忌消耗,如陈皮、砂仁、木香、槟榔之属是也;阳虚于下,忌沉寒,如黄柏、知母、栀子、木通之属是也;大便溏泄、忌滑利,如天冬、苁蓉、牛膝、当归、柴胡、童便之属是也;表邪未解,忌收敛,如五味、枣仁、地榆、文蛤之属是也;气滞者,忌塞闭,如黄芪、白术、山药、甘草之属是也。凡邪火在上者,不宜升,火得升而愈炽矣;沉寒在下者,不宜降,阴被降而愈亡矣。诸动者不宜再动,如火动者忌温暖,血动者忌辛香,汗动者忌疏散,神动者忌耗伤。凡性味之不静者,皆所当慎,其于刚暴更甚者,则又在不言可知也。诸静者不宜再静,如沉微细弱者,脉之静也;神昏气怯者,证之静也;肌体清寒者,表之静也;口腹畏寒者,里之静也。凡性味之阴柔者,皆所当慎,其于沉寒更甚者,又在不言可知也。夫阳主动,以动济动,火上添油也,不焦烂乎? 阴主静,以静益静,雪上加霜也,不寂灭乎? 几前所论,论其略尔,而书不尽言,言不尽意,能因类而广之,斯知和之为义矣。

小 柴 胡 汤 仲景

治伤寒中风,少阳证,往来寒热寒为阴,热为阳;里为阴,表为阳。邪客于半表半里,阴出与阳争,阴胜则寒;阳入与阴争,阳胜则热。又曰:太阳行身之后,属膀胱寒水,为表;阳明行身之前,属胃燥金,为表之里。邪在于中,近后膀胱寒水则寒,近前阳明燥金则热也。寒热有定时者,为疟。无定时者,为往来寒热;以热在表而浅,邪恶正,故恶寒,寒已复热,此邪未并于表里,故寒热微而无定时也。胸胁痞满,心烦喜呕半表半里,属足少阳胆,脉行于两胁。手少阳三焦之脉,络心包,风邪干之,心气不得宣畅,故烦满,或攻胸胁,故又痞而痛也。邪在表,则不烦不呕,在里则烦呕,表方传里,故心烦,喜呕也。默默不欲食邪在表则呻吟不安,在里则烦而闷乱。邪自表而方传里,故默默静也。经曰:阳入之阴则静,邪在表则能食,入里则不能食。今在表里之间,故但不欲食,未至于不能食也。或胁下痛，或腹中痛，或渴或利里虚协热。或咳或悸，小便不利里有停饮。耳聋口苦少阳胆脉络于耳，胆气上溢，故口苦。脉弦肝与胆皆属木，故脉弦。或汗后余热不解，及春月时嗽，疟发寒热，妇人伤寒，热入血室血室，冲脉也。男女皆有之，妇人伤寒七八日，邪当传里，值经水适来，则邪不入腑，乘虚而入血室，或经水适断，表邪乘虚，亦入血室，热与血搏，结而不行，致有寒热如疟，暮则谵语，如见鬼状。在男子则下血谵语，皆为热入血室。妇人伤寒，与男子无异，惟热入血室，妊娠伤寒，为不同也。小柴胡在经主气，在脏主血，故更能入血室。李东垣曰：若血受病，亦先调气，谓①气不调则血不行，气夫血妇也，如妇人经病。先柴胡以行经之表，次四物以行经之里，亦先气而后血也。亦治伤寒五六日，头汗出，微恶寒，手足冷，心下满不欲食，大便硬，脉细者为阳微结仲景曰：汗出为阳微，假令纯阴结不得复有外证，脉虽沉紧，不得为少阴病，所以然者，阴不得有汗，今头有汗，故知非少阴也。按：三阴脉皆至颈胸中而还，不上循头。程郊倩曰：热虽结而不甚也，以有微恶寒之半表在，至于脉沉虽似里阴，则又有头汗出之证以别之。凡脉细、脉

———————

　　① 谓：道光本作"胃"。

沉、脉紧，皆阳热郁结之证，无关少阴也，可见阳气一结，不但阳证似阴，阳脉亦似阴矣。经曰：伤寒中风，有柴胡证，但见一证便是，不必悉具。又曰：伤寒五六日发热而呕，医以他药下之，柴胡证仍在者，复与柴胡汤，必蒸蒸而振，发热汗出而愈。或湿热在半表半里而发黄者，仍与小柴胡汤，虽杂证不能外也。

柴胡半斤　黄芩　人参　甘草　生姜三两　半夏半升　大枣十二枚，掰　水一斗二升，煮六升，去渣再煎，取三升，温服一升，日三服。

喻嘉言曰：少阳经用药，有汗、吐、下三禁，故但取小柴胡汤以和之。然一方之中，柴胡欲出表，黄芩欲入里，半夏欲祛痰，纷纭而动，不和甚矣。故去渣复煎，使其药性合而为一，漫无异同，俾其不至于偾事尔。又和非和于表，亦非和于里，乃和于中也。是必煎至最熟，令药气并停胃中，少顷随胃气以敷布表里，而表里之邪，不觉潜消默夺，所以方中，既用人参、甘草，复加生姜、大枣，不厌其复，全藉胃中天真之气为斡旋。所谓大力者，负之而走尔。试即以仲景印仲景三黄附子汤中，以其人阳邪入阴而热炽，非三黄不能除热，其人复真阳内微而阴盛，非附子不能回阳，然必各煎后乃得以各行其事，而复煎以其行其事之义，不亦彰彰乎？

呕逆，加生姜以散逆，陈皮以理气；烦而不呕，去半夏、人参，加栝蒌以荡郁热；渴者，去半夏加花粉以生津；若不渴，外有微热，去参加桂枝以解肌，覆取微汗；咳嗽，去参、枣、生姜，加五味以敛肺，干姜以散寒咳为气逆肺寒。戴元礼曰：少阳有嗽无喘，有喘非少阳也；阳明有喘无嗽，有嗽非正阳明也。齿燥无津属阳明火。加石膏以清胃止渴；虚烦，加竹叶以凉心，糯米以和胃；痰热，加瓜蒌、贝母；腹痛，去黄芩以其寒中。加芍药合甘草能和里；胁下痞硬，去大枣甘令人满。加牡蛎咸能软坚；胁下痛，加青皮、芍药胁为肝胆之部，痛属肝火，二药平肝；心下悸经曰：太阳证饮水多，心下必悸。水停心下，故悸；小便不利水蓄不行。去黄芩苦反坚肾。加茯苓淡能利水；本经头痛，加川芎入肝活血，散郁除风；发黄，加茵陈，以利湿。

　　胆为清净之腑，无出无入，其经在半表半里，不可汗吐下，法宜和解仲景曰：少阳中风，耳聋目赤，胸满而烦，不可吐下，吐下则悸而惊。释曰：邪在半表半里，以吐除烦，吐则伤气，气虚者悸，以下除满，下则亡血，血虚者惊。又曰：伤寒脉弦细，头痛发热者，属少阳，不可汗，汗之则谵语。释曰：汗之亡津液，少阳之邪，因之入胃，故谵语。邪入本经，乃由表而将至里，当彻热发表，迎而夺之，勿令传太阴。柴胡味苦微寒，少阳主药，以升阳达表为君；黄芩苦寒，以降阴退热为臣阳凑于阴则发热，用柴胡升阳气，使不陷入阴中，则不热；阴凑于阳则发寒，用黄芩降阴气，使不上入阳中，则不寒。又曰：柴胡、黄芩之苦寒以退热；半夏、生姜之辛温以退寒；人参、大枣、甘草之甘温以助正气；半夏辛温，能健脾和胃，以散逆气而止呕；人参、甘草，以辅正气而和中，使邪不得复传入里为佐；邪在半表半里，则营卫争表属卫，里属营，故用姜枣之辛甘，以和营卫为使也陶节庵曰：本经证，心下饱闷，未经下者，非结胸也，乃表邪传至胸中，未入于腑，尚为在表，只须小柴胡加枳、桔，不效，就以本方对小陷胸加枳、桔，一服豁然其效如神。李时珍曰：少阳证虽在半表半里，而胸膈痞满实，兼心肺上焦之邪，心烦喜呕，默默不欲食，又兼脾胃中焦之证，故用黄芩以治手足少阳相火，黄芩亦少阳药也。喻嘉言曰：伤寒分表、里、中三治，表里之邪俱盛，则从中而和之，于人参、甘草、半夏、生姜、大枣,助脾之中,但带柴胡一味透表,黄芩一味透里;饮入胃中,听胃气之升者,带柴胡出表,胃气之降者,带黄芩入里,一和而表里之邪尽服。未尽者加工治之,不相扞格矣。徐忠可曰:小柴胡汤为邪传少阳,恰在半表半里,和解之主方,又能散诸经血凝气聚,故凡邪之表里混杂者,俱藉之以提出少阳,俾循经而散,以柴、甘、生姜为定药,余则加减随证尔。吴绶曰:小柴胡为半表半里之剂,太阳经之表热,阳明经之标热,皆不能解也。若夫阳气虚寒,面赤发热,脉沉足冷者,服之立见危殆。及内有虚寒,大便不实,妇人新产发热,皆不可用也。李士材曰:今人治伤寒,不分阴阳表里,概用此方,去参投之,以为平稳,杀人多矣,不独峻剂也。喻嘉言曰:虚劳发寒热者,乃卫虚则恶寒,营虚则发热尔,缓调营卫,俾不亢战,寒热自止,若误用小柴胡,俾汗多而卫伤于外,便溏而营伤于内,虚热转加,病益甚矣。

去半夏,加花粉,名柴胡去半夏加栝蒌根汤《金匮》,治往来寒热而渴,及劳疟喻嘉言曰:此仲景治少阳病全体大用之一方也。仲景谓疟邪盛衰出入,必在少阳表里之间。小柴胡汤乃伤寒少阳经天然不易之法,渴者去半夏,加蒌实,亦天然不易之法,而施之于少阳邪传阳明,伤耗津液之证,亦为天然不易之法。盖渴虽阳明津竭,而所以致阳明津竭者，全本少阳之邪，观《内经》刺法，渴者取之少阳，非以其木火之热劫夺胃津而然耶？故疟邪进退于少阳，即以此方进退而施其巧。柴胡、黄芩对治木火；人参、甘草扶助胃土；栝蒌生津润燥；姜枣发越营卫。若劳疟之病，其木火盛，营卫衰，津液竭，所不待言，故并可施此方以治之也。

去半夏、人参、姜枣，加桂枝、干姜、花粉、牡蛎，名柴胡桂枝干姜汤仲景治伤寒五六日，已发汗而复下之，胸胁满，微结，小便不利，渴而不呕，但头汗出，往来寒热，心烦者，此为未解也喻嘉言曰：少阳证尚兼太阳，所以误下而胸间微结也。太阳中篇结胸条内，头微汗出，用大陷胸汤，以其热结在里，故从下夺之法也。此头汗出而胸微结，用柴胡桂枝干姜汤，以里证未具，故从和解之法也。小柴胡方中减半夏、人参，而加桂枝以行太阳，加干姜以散满，栝蒌根以滋干，牡蛎以软结，一一皆从本例也。**亦治疟发，寒多微有热，或但寒不热，服一剂如神**喻嘉言曰：此疟之寒多热少，或但寒不热，非不似于牡疟，而微甚则大不同，仲景不立论，止附一方，且云服一剂如神，其邪之轻而且浅，从可识矣。盖以卫气在外，营血在内，胸中之阳气，散行于分肉之间，今以邪气痹之，则外卫之阳，反郁伏于内守之阴，而血之痹者愈瘀结而不散，遇卫气行阳二十五度而病发，其邪之入营者，既无外出之势，而营之素痹者，亦不出而与阳争，所以多寒少热，或但有寒无热也。小柴胡汤，本阴阳两停之方，可随疟邪之进退以为进退者，加桂枝、干姜，则进而从阳痹着之邪，可以开矣；更加牡蛎以软其坚垒，则阴阳豁然贯通，而大汗解矣，所以服一剂如神也。其加芩、连，以退而从阴，亦可类推。**合桂枝汤，名柴胡桂枝汤**仲景治伤寒六七日，发热微恶寒，肢节烦疼，微呕心下支结，外证未去者喻嘉言曰：心下支结者，邪结于心下之偏旁，不中正也，比小结胸之正在心下，又较轻矣。伤寒至六七日，宜经传已遍，乃发热微恶寒，肢节烦疼，微呕，其邪尚在三阳之界，未入于里，虽心下支结而外证未除，即不可用大陷胸汤，以大陷胸汤，主里而不主表也。亦不可用小陷胸汤，以小陷胸汤，主饮而不主表也。夫支结之邪，其在外者方盛，其陷入者原少，故但合用柴胡、桂枝，和解二法，以治其表，表邪去而支结自开矣。**除黄芩、甘草，加桂枝、茯苓、龙骨、牡蛎、铅丹、大黄，名柴胡加龙骨牡蛎汤**仲景，治伤寒八九日，下之，胸满烦惊，小便不利，谵语，一身尽重，不可转侧喻嘉言曰：此伏饮素积，为变之最巨者。盖积饮之人，津液素结，原不足以充灌周身，及遇外感，一切汗吐下定

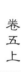

法,漫难轻试,其误下之变,更有进于结胸者,似此一证,八九日过经乃下之,可谓慎矣。孰知外邪未尽,乘虚而陷,积饮挟之,填满胸中,胸中既满,则膻中之气不能四布,而使道绝,使道绝则君主孤危,所以心惊而神乱也。烦与谵语本属胃,此则兼心;小便不利,本属津液内竭,此则兼小肠火燔。一身尽重,不可转侧者,又神明内乱,治节不行,百骸无主之明征也。夫邪方在表里,其患已及神明,于此而补天浴日,宁复寻常表里所办。故用人参、茯苓之补,以益心虚;铅丹之重,以镇心惊;龙骨、牡蛎之涩,以为载神之舟楫。一方而批郤导窾,全收安内攘外之功。后人不察,谓是总三阳而和之之法,岂其然哉?按:伤寒虽云传足不传手,其实原无界限,此证手少阴心主为邪所逼,神明内乱,因致谵语无伦,较他证谵语之属胃实者,相去悬绝。若复以治足经之法治之,必无幸矣。方中药止九味,用入心药五种,不以为复;且用重涩药三种,不以为猛。盖都城震动,势必悉力入援,非孤注可图侥幸也。至于痰饮搏膈,最为剥床者,但用半夏一味;表邪内袭,首发难端者,但从太少之例,用桂枝、柴胡二味;阳邪入阴,最宜急驱者,但用大黄一味,是则治伤寒吃紧之处,咸落第二义,止从治心诸药之后,一案共结其局,此等手眼,岂凡近可识耶? **去柴胡、黄芩,加厚朴,名厚朴生姜半夏甘草人参汤**仲景,治发汗后,腹胀满者喻嘉言曰:吐后腹胀,与下后腹胀,俱为实,以邪气乘虚入里为实也。若发汗后,外已解而复胀满,知非里实之证,由脾胃气虚,津液搏结,阴气内动,壅而为满也,故以益胃和脾,降气涤饮为治也;除半夏,加当归、白芍、大黄,名柴胡饮子子和,治肌热、蒸热、积热、汗后余热,脉洪实弦数表为肌热,里为蒸热,壅为积热,亦治疟疾喻嘉言曰:于和法中,略施攻补,深中肯綮;加桔梗,名柴胡桔梗汤,治春嗽;合平胃散,名柴平汤,治湿疟,身痛身重;加青黛,姜汁和丸,名清镇丸[①]洁古,治呕吐,脉弦头痛,及热嗽;本方一分,加四物二分,名柴胡四物汤,治妇人日久虚劳,微有寒热;本方与四物各半,名调经汤;以前胡易柴胡,名小前胡汤崔氏去风痰而降,余治同;加陈皮、芍药,名柴胡双解散节庵。

芍药甘草汤

治腹中不和而痛此阴阳气血不和,肝木乘脾而然。腹痛,有寒有热,有虚有实,有食积,有湿

———

① 清:道光本作"青"。

痰,有死血,有虫。寒痛者,痛无增减,或兼吐利;热痛者,时痛时止,腹满坚结;实痛者,痛甚胀满,手不可按;虚痛者,按之即止;食痛者,痛甚则利,利后痛减;死血痛者,痛有常处;湿痰痛者,脉滑,痰气阻碍,不得升降;虫痛者,时作时止,面白唇红;大抵胃脘下大腹痛者,多属食积外邪;绕脐痛者,属痰火积热;脐下少腹痛者,属寒或瘀血。仲景用治误表发厥,脚挛吐逆,与甘草干姜汤,以复其阳,厥愈足温者,更作此汤,以和其阴,其脚即伸酸甘相合,用补阴血。

白芍药　甘草炙,各四两

脉缓伤水,加桂枝、生姜;脉洪伤金,加黄芪、大枣;脉涩伤血,加当归;脉弦伤气,再加芍药;脉迟伤火,加干姜。

气血不和,故腹痛。白芍酸收而苦泄,能行营气;炙草温散而甘缓,能和逆气。又痛为木盛克土诸痛皆属肝木。白芍能泻肝,甘草能缓肝,而和脾也王海藏曰:稼穑作甘,甘者己也;曲直作酸,酸者甲也,甲己化土,此仲景妙方也。

加白术,名白术芍药汤《机要》,治脾湿水泻,身重困弱《保命集》曰:泻痢不止,或暴下者,皆太阴受病,故不可离芍药;人不受湿,则不利,故须白术。

黄 芩 汤 仲景

治太阳少阳合病,自下利者合病者,谓有太阳证之身热,头痛脊强,又有少阳证之耳聋胁痛,呕而口苦,寒热往来也;自利者,不因攻下而泄泻也。

黄芩三两　芍药　甘草二两　大枣十二枚

太阳阳明合病下利,为在表,与葛根汤以汗之;少阳阳明合病下利,为阳邪入里,与承气汤以下之;此太阳少阳合病下利,为在半表半里,与黄芩汤以和解之仲景之书,一字不苟。此证单言下利,故此方亦单治下痢,《机要》用之治热痢腹痛,更名黄芩芍药汤,洁古因之加木香、槟榔、大黄、黄连、归尾、官桂,更名芍药汤,治下痢,仲景此方,遂为治泻痢之祖方矣。

加半夏半升,生姜二两,名黄芩加半夏生姜汤仲景,治前证兼呕者呕,胃气逆也;加半夏、生姜,以散逆气。《千金》曰:生姜,呕家圣药,是散其逆气也。《金匮》云:呕家用半夏以治其水,水去则呕止,是下其痰饮也。亦治胆腑发咳,呕苦水如胆汁胃气逆则呕苦,胆液泄则口苦。除大枣,名黄芩芍药汤《机要》,治热痢、腹痛、后重、身热、脓血稠黏,及火升鼻衄不止,脉洪数。

《外台》黄芩汤　黄芩　人参　干姜各三两　桂枝一两　大枣十二枚　半夏半斤　治干呕下利。

黄　连　汤 仲景

治伤寒胸中有热而欲呕,胃中有寒而腹痛成氏曰:湿家下后,舌上如胎者,以丹田有热,胸中有寒,是邪气入里,而为下热上寒也;此伤寒邪气传里,而为下寒上热也。胃中有邪气,使阴不得升,而独治于下,为下寒,腹中痛;阳不得降,而独治于上,为胸中热欲呕吐,宜与此汤以升降阴阳。

黄连炒　干姜炒　桂枝　甘草三两　人参二两　半夏半升　大枣十二枚

黄连苦寒泄热以降阳;姜、桂辛温除寒以升阴;人参助正祛邪;半夏和胃止呕;

甘草、大枣调中止痛。上中二焦，寒热交战，故以此和解之喻嘉言曰：湿家下之，舌上如胎者，丹田有热，胸中有寒也。仲景亦用此汤何耶？盖伤寒分表里中三治，表里之邪俱盛，则从中而和之，故有小柴胡之和法，主于丹田胸中之邪，在上下不在表里，即变柴胡为黄连汤，以桂枝代柴胡，以黄连代黄芩，以干姜代生姜，饮入胃中，听胃气之上下敷布，故不问下寒上热，上寒下热，皆可治之也。夫表里之邪，则用柴、芩，用生姜之辛以散之；上下之邪，则用桂、连，用干姜之辣以开之，仲景圣法灼然矣。

温　胆　汤 《集验》

治胆虚痰热，不眠，虚烦，惊悸，口苦，呕涎胆热则口苦，胆虚气郁，致脾生痰涎而烦呕，伤寒病后，多有此证。

半夏姜制　茯苓或用茯神　陈皮去白　甘草　枳实麸炒　竹茹　加姜煎，或加枣，《局方》无茯苓。

如心虚，加人参、枣仁；心内烦热，加黄连、麦冬；口燥舌干，去半夏以其行水耗津，加麦冬、五味、花粉；表热未清，加柴胡；内虚大便自利，去枳实，加白术；内实心烦，加黑栀子。

橘、半、生姜之辛温，以之导痰止呕，即以之温胆戴氏云：痰在胆经，神不守舍，亦令人不寐，枳实破滞，茯苓渗湿，甘草和中，竹茹开胃土之郁，清肺金之燥。凉肺金，即所以平甲木也胆为甲木，金能平木。如是则不寒不燥而胆常温矣。经又云：胃不和则卧不安。又曰：阳气满，不得入于阴，阴气虚，故目不得瞑，半夏能和胃而通阴阳，故《内经》用治不眠。二陈非特温胆，亦以和胃也《三因》云：心虚胆怯，气郁生涎，涎与气搏，变生诸证，触事易惊，或梦寐不祥，或短气悸乏，或自汗，并温胆汤主之，呕则以人参代竹茹。经曰：诸水病者故不得卧，卧则惊，惊则咳甚。

加人参、枣仁、远志、熟地，名十味温胆汤，治梦遗惊惕。

越 鞠 丸 丹溪

统治六郁，胸膈痞闷，吞酸呕吐，饮食不消六郁者，气郁、血郁、痰郁、火郁、湿郁、食郁也。六者之中，以气为主，气行则郁散矣。吞酸呕吐由于痰火，饮食不消，由气不运行。丹溪曰：气升则郁自降。滑伯仁曰：郁者结聚而不得发越，当升者不得升，当降者不得降，当变化者不得变化，所以传化失常而病见矣。气郁者，胸膈痛；湿郁者，周身痛，或关节痛，遇阴寒即发；痰郁者，动则气喘，脉沉滑；热郁者，昏瞀便赤，脉沉数；血郁者，四肢无力，能食；食郁者，嗳酸腹饱，不能食。

香附醋炒　苍术泔浸炒　抚芎　神曲　栀子炒黑　等分，曲糊丸。

如湿郁，加茯苓、白芷；火郁，加青黛；痰郁，加南星、半夏、栝蒌、海石；血郁，加桃仁、红花；气郁，加木香、槟榔；食郁，加麦芽、山楂、砂仁；挟寒，少加吴茱萸。

吴鹤皋曰：越鞠者，发越鞠郁之谓也。香附开气郁；苍术燥湿郁；抚芎调血郁；栀子解火郁；神曲消食郁。陈来章曰：皆理气也，气畅而郁舒矣脾胃为水谷之海，五脏六腑之主。四脏一有不平，则中气不得其和而先郁矣。此方药兼升降者，将欲升之，必先降之；将欲降之，必先升之。苍术辛烈雄壮，固胃强脾，能径入诸经，疏泄阳明之湿，通行敛涩；香附阴中快气之药，下气最速，一升一降，故郁散而平；抚芎足厥阴药，直达三焦，上行头目，下行血海，为通阴阳气血之使，不但开中焦而已。胃主行气于三阳，脾主行气于三阴，脾胃既布，水谷之气得行，则阴阳脏腑，皆由胃气而得通利矣。

逍　遥　散 《局方》

治血虚肝燥，骨蒸劳热，潮热咳嗽有干咳嗽者，丹溪曰：极为难治。此系火郁之证，乃痰郁其火邪在中，用逍遥散以开之，下用补阴之药可愈。往来寒热，口干便涩，月经不调，凡肝胆两经郁火，以致胁痛，头眩，或胃脘当心而痛，或肩臑绊痛，或时眼赤痛，连及太阳，妇人郁怒伤肝，致血妄行，赤白淫闭，沙淋崩浊等证，俱宜此方加减治之。《易》曰：风以散之是也。

当归酒拌　白芍酒炒，钱半　白术土炒　柴胡　茯苓一钱　甘草炙，五分　加煨姜、薄荷，煎。

肝虚则血病，当归、芍药、养血而敛阴；木盛则土衰，甘草、白术，和中而补土补土生金，亦以平木。柴胡升阳散热，合芍药以平肝，而使木得条达木喜条达，故以泻为补,取疏通之义。茯苓清热利湿,助甘术以益土,而令心气安宁茯苓能通心肾。煨姜暖胃祛痰,调中解郁;薄荷搜肝泻肺,理血消风,疏逆和中。诸证自已,所以有逍遥之名《医贯》论五郁曰:东方先生木,木者生生之气,即火气也,火附木中,木郁则火亦郁矣,火郁则土自郁,土郁则金郁,金郁则水郁,五行相因,自然之理也。余以一方治木郁,而诸郁皆愈,逍遥散是也。方中柴胡、薄荷二味最妙,盖胆乃甲木,少阳之气,其气柔嫩,象草穿地而未伸,此时若被寒风一郁,即软萎遏抑,不能上伸,不上伸则下,克脾土而金水并病矣,惟得温风一吹,郁气始得畅达也。盖木喜风摇,寒则摧萎,温则发生,柴胡、薄荷,辛能发散,温能入少阳,古人立方之妙如此。其甚者,方中加吴茱炒连,即左金丸,黄连清心火,吴茱气燥,肝气亦燥,同气相求,以平肝木,木平则不生心火,火不刑金,而金能制木,不直伐木,而左金以制木,此左金所以得名也,此法之巧者。然犹未也,继用六味地黄,加柴胡、芍药,以滋肾水,俾能生木。逍遥散,风以散之也;地黄饮,雨以润之也,木有不得其天者乎? 此法一立,木火之郁既舒,木不下克土,土亦得滋润,无燥槁之患,金水自能相生。予谓一法,可通五法者。如此,推而广之,凡寒热往来、恶寒、恶热、呕吐、吞酸、嘈杂、胸痛、胁痛、小腹膨胀、头晕、盗汗、黄疸、瘟疫、疝气、飧泄等证，皆对证之方。推而伤寒、伤风、伤温，除直中外，凡外感者，皆作郁看，以逍遥散加减出入，无不获效。如小柴胡汤、四逆散、羌活汤，大同小异，然不若此方之响应也，倘一服即愈，少顷复发或频发而愈甚，此必下寒上热之假证，此汤不可复投，当改用温补之剂。如阳虚以四君子汤，加温热药；阴虚以六味汤，加温热药。元机之士，不须予赘矣。又曰：予以冬月正伤寒，用麻黄桂枝证作寒郁治；不恶寒者，作火郁治。此予创论也，既曰寒邪，何故入内而反为热？不知即是本身之火，为寒所郁，一步返归一步，久则纯热矣。三黄解毒，解其火也；葛极、升麻，火郁发之也；三承气，土郁夺之也；小柴胡，木郁达之也。此理甚简易，刘守真谓：用麻黄、桂枝，必加凉药。子和六神通解，加石膏于麻黄、苍术中。陶氏谓：九味羌活，可代三方，皆非也。不若逍遥散，真可一方代三方也。火为寒郁熬煎肾水，至木旺时无生发滋润之本，故发热而渴，非外感也。余以六味汤滋其水，以柴胡舒其木，活人多矣。

加丹皮、山栀，名八味逍遥散薛己，治怒气伤肝，血少目暗目为肝窍，经曰：目得血而能视，肝伤血少，则目昏。丹皮能泻血中伏火；栀子能泻三焦郁火。故薛氏加之，以抑肝气，兼以调经也。《医贯》曰：古方逍遥散，柴胡、薄荷、当归、芍药、陈皮、甘草、白术、茯神,其加味者,则丹皮、栀子,余以山栀屈曲下行泄水,改用吴茱萸炒黄连。按:以加味逍遥散、六味丸治郁,自薛长洲始也,然长洲之法,实得之丹溪。越鞠之芎䓖,即逍遥之归、芍也;越鞠之苍术,即逍遥之白术也;越鞠之神曲,即逍遥之陈皮也;越鞠之香附,即逍遥之柴胡也;越鞠之栀子,即逍遥之加味也。但越鞠峻,而逍遥则和矣;越鞠燥,而逍遥则润矣。此则青出于蓝,后来居上。亦从古作述之大凡,如东垣之补中益气,比枳术万全无弊矣。然岂可谓枳术之谬,而禁不用哉? 加熟地,名黑逍遥散。

藿香正气散 《局方》

治外感风寒,内伤饮食,憎寒壮热,头痛呕逆,胸膈满闷,咳嗽气喘,及伤冷伤湿,疟疾中暑,霍乱吐泻,凡感岚瘴不正之气者,并宜增减用之元气虚弱人慎用。

藿香　紫苏　白芷　大腹皮　茯苓三两　白术土炒　陈皮　半夏曲　厚朴姜制桔梗二两　甘草一两　每服五钱,加姜枣煎。一方加木瓜气脱能收,气滞能和。伤食重者,加消食药。

藿香辛温,理气和中,辟恶止呕,兼治

表里为君；苏、芷、桔梗，散寒利膈，佐之以发表邪；厚朴、大腹，行水消满；橘皮、半夏，散逆除痰，佐之以疏里滞；苓、术、甘草，益脾去湿，以辅正气为臣使也。正气通畅，则邪逆自除矣吴绶曰：若太阳伤寒，头痛发热，骨节痛者，此方全无相干，如妄用之，虽汗出亦不解，变成坏证者多矣。凡伤寒发热脉沉，元气虚人，并夹阴伤寒发热者，皆不可用。戴元礼曰：肥人多中①，以气盛于外，而歉于内也。肺为气出入之道，人肥者必气急，气急必肺邪盛，肺金克肝木，胆为肝之腑，故痰涎壅盛，治之必先理气，中后气未尽顺，痰未尽降，调理之剂，当以藿香正气散，和星香散，服此药，非特治中风之证，中气、中恶、霍乱尤宜。合三味香薷饮，名藿薷汤，治伏暑、吐泻、转筋。

六　和　汤 《局方》

治夏月饮食不调，内伤生冷，外伤暑气，寒热交作，霍乱吐泻，及伏暑烦闷，倦怠嗜卧，口渴便赤，中酒等证。

砂仁　藿香　厚朴　杏仁　半

---

① 中：疑中后有"喝"。

夏　扁豆　木瓜　人参　白术　赤茯苓　甘草　加姜枣煎。

伤暑,加香薷;伤冷,加紫苏。一方无白术,一方有苍术。

藿香、砂仁、杏仁、厚朴,香能舒脾,辛能行气,而砂仁、厚朴,兼能化食;木瓜酸能平肝舒筋肝木乘脾,故转筋。木瓜酸能敛肺,助肺金以平肝邪,故治霍乱转筋。扁豆、赤茯,淡能渗湿清热,而扁豆又能散暑和脾;半夏辛温,散逆而止呕;参、术甘温,补正以匡邪;甘草补中,协和诸药;姜枣发散,而调营卫,皆所以和之也吴鹤皋曰:六和者,和六腑也。脾胃为六腑之总司,先调脾胃,则水精四布,五经并行,百骸九窍,皆太和矣。

三　解　汤

治时行疟之通剂喻嘉言曰:疟发必有寒有热,盖外邪伏于半表半里,适在少阳所主之界,出与阳争,阴胜则寒;入与阴争,阳胜则热。即纯热无寒为瘅疟、温疟;纯寒无热为牝疟。要皆自少阳而造其极偏,补偏救弊,亦必还返少阳之界,使阴阳协和而后愈也。谓少阳而兼他经则有之,谓他经而不涉少阳,则不成其为疟矣,脉纵屡迁,而弦之一字,实贯彻之也。

柴胡　麻黄去节　泽泻各三钱

疟邪藏于分肉之间,邪正分争,并于表则在表,并于里则在里,未有所并则在半表半里。麻黄之辛,能散表邪由汗而泄;泽泻之咸,能引里邪由溺而泄;柴胡升阳退热,居表里之间,而和解之。此但可以治实疟,虚者当辨其气血昼发属气,夜发属血,而加补剂。

清　脾　饮　严用和

治瘅疟,脉弦数,但热不寒,或热多寒少,膈满不食,口苦,舌干烦渴,小便赤涩,大便不利。

青皮　厚朴醋炒　柴胡　黄芩炒　半夏姜制　茯苓　白术土炒　甘草炙　草果　姜引　一方加槟榔。大渴,加麦冬、知母;疟不止,加酒炒常山一钱乌梅二个,常山劫痰截疟,乌梅敛阴清热。

疟为肝胆之邪,然多因脾胃受伤而

起。脾属湿土,重感于暑湿,故见前证也。脾既受病,木又克之,故用青皮、柴胡,以滞而伐肝;半夏、厚朴,以行痰而平胃古云:无痰不作疟。茯苓用以渗湿;黄芩用以清热;草果辛热,能散太阴之积寒,除痰而截疟能清膏粱之痰。盖先去其害脾者,而以白术、甘草,调而补之也此即小柴胡汤加减,从温脾诸方而一变也。张子和曰:世医以疟为脾寒,甚者归之祟怪,良可笑也。刘宗厚曰:盛暑阳极,伏阴在内,人或纳凉澡浴,寒客肌肉之间,或饥饱劳役,内伤而病作。肌肉属脾,发则恶寒战栗,乃谓之脾寒尔。实由风寒湿暍,邪郁腠理,夏时毛窍疏通而不为病,至秋收敛之际,表邪不能发越,故进退不已,往来寒热,势如凌虐人之状,所以名疟。古方多兼理内伤取效,由脾胃和,精气通,阴阳和解,诸邪悉散,实非脾病也。世用发表、解肌、温经、散寒等法,亦未尝执于燥脾劫剂也。吴鹤皋曰:清脾非清凉之谓,乃攻去其邪,而脾部为之一清也。刘宗厚因草果之辛热而讥焉,是未达严氏之清矣。高鼓峰曰:治疟多方,俱不得要,惟此方为中正,予每用此加减,无不愈者。盖疟发寒热,原属少阳半表半里,故必以小柴胡为君;青皮以解脉之弦数;厚朴以宽胃中之积滞;草果以化痰消壅;苓、术以实脾土,此二味乃补正之义。缘疟固由外感,然必内伤而后外始感焉，此东垣之微旨也。严氏立方，最为的当。但竟由饮食起者，予每以苍术易白术，加陈皮以合平胃之意；热多寒少者，稍加黄连、滑石；寒多热少者，稍加前胡以发其郁热，无不应手而验。能审此而消息之，何至迁延久病，困苦天下人哉？若误服汤药病久者，不可执此为不易之法，是在学者神而明之尔。如服寒药而致胃伤者，须以人参养胃汤养之；服热药多者，仍以小柴胡汤，多加黄连、丹皮、生地以解之；久而虚者，补中益气以救之；发于夜者，益母草饮以济之（眉批：益母草饮，一名香红饮）。用法虽殊，然小柴胡之旨，不可脱也。

姜茶饮

治赤白痢，及寒热疟。

生姜　陈细茶　每味三钱，浓煎。

茶助阴，姜助阳，使寒热平调，并能消暑，解酒食毒，此方用之屡效，勿以平浅而忽之也。

除生姜加陈白梅，蜜水煎，名梅蜜饮，治热痢；除茶，加木香、肉蔻，治冷痢蜜最能治痢。

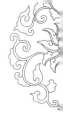

痛泻要方　刘草窗

治痛泻不止脾虚故泻,肝实故痛。吴鹤皋曰:此与伤食不同,伤食腹痛,得泻便减;今泻而痛不止,故责之土败木贼也。戴氏曰:水泻而腹不痛者,湿也;痛甚而泻,泻而痛减者,食积也;泻水、腹痛、肠鸣、痛一阵泻一阵,火也;或泻,或不泻,或多,或少者,痰也;完谷不化者,气虚也。

白术土炒,三两　白芍酒炒,二两　陈皮炒,两半　防风一两　或煎或丸,久泻加升麻。

白术苦燥湿,甘补脾,温和中;芍药寒泻肝火,酸敛逆气,缓中止痛;防风辛能散肝,香能舒脾,风能胜湿,为理脾引经要药东垣曰:若补脾胃,非此引用不能行。陈皮辛能利气,炒香尤能燥湿醒脾,使气行则痛止,皆以泻木而益土也。

甘草黑豆汤

解百药毒,兼治筋疝茎中挈痛,挺胀不堪,由用春方邪术而得之,用此方者,亦取其解毒。

甘草二两　黑豆半升

苏颂曰：古称大豆，解百药毒，试之不然，又加甘草，其验乃奇，若治筋疝，当用甘草梢，以梢能径达茎中也。

加大黄，名大黄甘草汤，治上中下三焦消渴。

正柴胡饮 景岳

凡外感风寒、发热、恶寒、头疼、身痛、疟疾初起等证，气血和平，宜从平散者。

柴胡一二三钱　防风一钱　陈皮钱半　芍药二钱　甘草一钱　生姜三五片

如热而兼渴者，加干葛一二钱；如呕恶者，加半夏钱半；如湿胜者，加苍术一钱；如胸腹有微满者，加厚朴一钱；如寒气胜而邪不易解者，加麻黄一二三钱、去浮沫，或苏叶亦可。

柴陈煎 景岳

治伤风兼寒，咳嗽发热，痞满多痰。

柴胡一二三钱　陈皮钱五分　半夏二钱　甘草一钱　生姜三五七片

如寒胜者,加细辛七八分;如风胜气滞者,加苏叶钱半;如冬月寒甚者,加麻黄钱半;气逆多嗽者,加杏仁一钱;痞满气滞,加白芥子五七分。

柴 苓 煎

治伤寒表邪未解,内外俱热,泻痢烦渴,喜冷气壮,脉滑数者,宜此主之,及疟痢并行,内热去血,兼表邪发黄等证。

柴胡　黄芩　栀子　泽泻　木通　枳壳

如疟痢并行,鲜血纯血者,加芍药二钱,甘草一钱;如湿胜气陷者,加防风一钱。

一 柴 胡 饮 景岳

一为水数从寒散也。凡感四时不正之气,或为发热,或为寒热,或因劳因怒,或妇人热入血室,或产后经后因冒风寒,以致寒热如疟等证,但外有邪而内兼火者,须从凉散宜此主之。

柴胡一二三钱　黄芩钱半　芍药二

钱　生地　陈皮钱半　甘草八分

如内热盛者,加连翘一二钱;如外邪盛者,加防风一钱;如邪结在胸而痞满者,去生地,加枳实一二钱;如热在阳明而兼渴者,加花粉,或葛根一二钱,甚者加知母、石膏亦可。

二 柴 胡 饮

二为火数从温散也。凡遇四时外感,或其人元气充实,脏气素平无火,或时逢寒胜之令,本无内热等证者,皆不宜妄用凉药,以致寒邪不散,则为害匪浅,宜此主之。

陈皮钱半　半夏　细辛　厚朴一二钱　甘草八分　柴胡钱半,或二三钱　生姜三五七片

如邪盛者,可加羌活、防风、白芷、紫苏之属,择而用之;如头痛不止者,加川芎一二钱;如多湿者,加苍术;如阴寒气胜,必加麻黄一二钱,或兼桂枝,不必疑也。

三 柴 胡 饮 景岳

三为木数从肝经血分也。凡素禀阴分不足，肝经血少，而偶遇风寒，或感邪不深，可兼补而散者，或病后，或产后感冒，有不得不从解散，而阴气虚弱不能外达者，宜此。

柴胡二三钱　芍药钱半　甘草炙　陈皮一钱　当归二钱，溏泄者易以熟地　生姜三五片　如微寒咳呕者，加半夏。

四 柴 胡 饮 景岳

四为金数从气分也。凡元气不足，或忍饥劳倦，而外感风寒，或六脉紧数微细，正不胜邪等证，必须培助元气兼之解散，庶可保全，宜此主之。若但知散邪不顾根本，未有不元气先败者，察之慎之。

柴胡一二三钱　人参随宜　炙甘草一钱　当归二三钱，泻者少用　生姜三五七片　如胸膈滞闷者，加陈皮二钱。

五 柴 胡 饮 景岳

五为土数从脾胃也。脾土为五脏之本,凡中气不足,而外邪有不散者,非此不可,此与四柴胡饮相表里,但四柴胡饮止调气分,此则兼培血气以逐外邪,尤切于时用者也,神效不可尽述,凡伤寒疟疾痘疮,皆所宜用。

芍药炙 白术 当归二三钱 柴胡一二三钱 熟地三五钱 炙甘草一钱 陈皮酌用或不必用

寒胜无火者,减芍药,加生姜三五七片,或炮姜一二钱,或加桂枝二钱则更妙;脾滞者,减白术;气虚者,加人参随宜;劳倦伤脾下陷者,加升麻一钱。

归 柴 饮 景岳

治营虚不能作汗,凡真阴不足,外感寒邪难解者,此神方也。

当归一两 柴胡五钱 炙甘草八分 或加生姜三五七片,或加陈皮一钱,

或加人参。大便多溏者，以冬术代当归
亦佳。

芦　根　汤　《千金》

治伤寒病后，呕哕不下食。

芦根一升　竹茹一升　生姜二两　粳
米二合

芦根甘寒，降伏火，利小水；竹茹甘
寒，除胃热，清燥金；生姜辛温，祛寒饮，散
逆气。三者皆能和胃，胃和则呕止。加粳
米者，亦藉以调中州也。

阴　阳　水　又名生熟水

治霍乱吐泻，有神功药中治霍乱者最多。
然有寒热二证，万一误用，立死不救。仓卒患此，脉
候未审，切勿轻投偏热偏寒之剂，惟饮阴阳水为最
稳。张子和曰：霍乱吐泻，乃风湿暍三气合邪也。
湿土为风木所克，郁则生热，心火上炎，故吐，吐者，
暍也；脾湿下注，故泻，泻者，湿也；风急甚，则转筋，
转筋者，风也。又邪在上焦则吐，在下焦则泻，在中
焦则吐泻交作。

百沸汤　新汲井水　各半和服。

阴阳不分而扰乱，故上吐下泻而霍乱，饮此辄定者，分理其阴阳，使和平也。

卷五下

表 里 门

病在表者，宜汗宜散；病在里者，宜攻宜清。至于表证未除，里证又急者，仲景复立大柴胡、葛根、黄芩等法，合表里而兼治之。后人师其意，则有防风通圣、参苏、五积诸剂。姑采数方以为准则，学者其引而伸之，比例而善用之，则得矣。

大 柴 胡 汤　仲景

治伤寒发热，汗出不解，阳邪入里，热结在里里非三阴之里，乃胃腑也。此为少阳阳明，三阴亦有转入阳明者，如太阴有桂枝加大黄汤，少阴有三大承气，厥阴一小承气，皆兼阳明证也。心下痞硬，呕而下利张兼善曰：里虚者，虽便难而勿攻；里热者，虽吐利而可下。心烦喜呕，里热已甚，结于胃中，故下之则愈。又曰：伤寒下之早，因作痞者里虚协热而利也，因表里不解，故用桂枝人参汤，解表和里。若伤寒发热汗出不解，心下痞硬，呕吐而下利者，此为实，故以大柴胡下之。或往来寒热，烦渴谵妄，腹满便秘，表证未除，里证又急，脉洪邪在阳明。或沉实弦数者沉实为邪在里，弦数为邪在少阳。

柴胡八两　　半夏半升　　黄芩　　芍药三两　　生姜五两　　大枣十二枚，掰　　枳实四枚　　大黄二两，酒浸

表证未除，故用柴胡以解表；里证又急，故用大黄、枳实以攻里；芍药安脾敛阴能泻肝火，使木不克土；黄芩退热解渴；半夏和胃止呕；姜辛散而枣甘缓，以调营卫而行津液。此表里交治，下剂之缓者也陶节庵曰：伤寒邪热传里，须看热气浅深用药。三焦俱伤，则痞、满、燥、实、坚全见，宜大承气汤；邪在中焦，则有燥、实、坚三证，宜调胃承气汤，加甘草和中，去枳、朴者，恐伤上焦氤氲之气也；邪在上焦，则痞而实，宜小承气汤，去芒硝者，恐伤下焦真阴也。若表证未除，里证又急，不得不下者，则用大柴胡汤通表里而缓治之。大承气最紧，小承气次之，调胃承气又次之，大柴胡又次之，盖恐硝性燥急，故不轻用。周扬俊曰：仲景于太阳入膀胱腑证，则有五苓散；少阳兼阳明腑证，则有大柴胡汤，皆表里两解之

法也。

以前胡易柴胡，名大前胡汤《崔氏》取其清降，而治风痰。

柴胡加芒硝汤　仲景

治伤寒十三日不解，胸胁满而呕，日晡潮热，已而微利。此本柴胡证，知医以丸药下之，非其治也。潮热者实也，先宜小柴胡汤以解外，后以加芒硝汤主之伤寒十三日，为再经已尽，当解之时。胁满而呕，少阳也；胸满而日晡潮热，阳明也，邪气犹在表里之间。

小柴胡汤见和解门　加芒硝六两

表证误下，邪热乘虚入胃，以致下痢而满呕，潮热之证犹在，故仍先与小柴胡汤以解外，随后以加芒硝汤，以荡胃热，亦与大柴胡两解同意。

葛根黄连黄芩汤　仲景

治太阳病桂枝证发热头痛，恶风自汗。医反下之，利遂不止邪在表而反下之，虚其肠胃，表邪乘虚入里，遂协热而利不止也。脉促者，表未解也脉数而止，曰促。促为阳盛，虽下利而脉促，知表未解，前证仍在也。喘而汗出者汗出而喘，为邪气外盛所致；喘而汗出，为里实气逆所致。与此汤散表邪，清里热。此汤主之。

葛根半斤　甘草炙　黄芩二两　黄连三两　先煮葛根，纳诸药煎，或加姜枣。

表证尚在，医反误下，邪入阳明之腑，其汗外越，气上奔则喘，下陷则利，故舍桂枝而用葛根，专主阳明之表葛根能升阳明清气，又为治泻要药。加芩、连以清里热，甘草以调胃气，不治利而利自止，不治喘而喘自止，乃太阳阳明表里两解之变法也。

桂枝加大黄汤　仲景

治太阳误下，转属太阴，腹满大实痛者。

桂枝汤见表散门　加大黄一两　芍药三两

误下而成结胸，则邪在上，仍属太阳。今腹满而大实痛，则邪已入太阴。经曰：诸痛为实，痛随利减。故用桂枝以解未尽之表邪,加大黄以下内陷之邪热王海藏曰:腹痛,桂枝加芍药,大实痛,桂枝加大黄。何为不只用芍药、大黄,而于桂枝内加之?要知从太阳来,以太阳为本也。赵嗣真曰:太阴腹痛有三:有次第传经之邪,有直入本经之邪,有下后内陷之邪。此腹满时痛,为下后内陷之邪,宜桂枝加芍药汤。大实痛者,桂枝加大黄汤。设遇本经直入阴邪,腹满实痛,脉沉细者,宜急用四物、理中等以和之矣。经又曰:太阴病脉弱,其人续自便利,设当用[①]大黄、芍药者,宜减之,以胃气弱易动故也。以太阴为寒脏,其病多宜温而不宜下也。

防风通圣散 河间

治一切风寒湿暑,饥饱劳役,内外诸邪所伤,气血怫郁,表里三焦俱实,憎寒壮热邪在表,头目昏晕,目赤睛痛风热上攻,耳鸣鼻塞,口苦舌干,咽喉不利,唾涕稠黏,咳嗽上气,大便秘结热结大腑,小便赤涩热蓄膀胱,疮疡肿毒气血怫郁,折跌损伤,瘀血便血,肠风痔漏,手足瘈疭,惊狂谵妄肝风胃火,丹斑瘾疹风热在胃也。

---

① 用,原作"行",据道光本改。

防风　荆芥　连翘　麻黄　薄荷　川芎　当归　白芍炒　白术　山栀炒黑　大黄酒蒸　芒硝五钱　黄芩　石膏　桔梗一两　甘草二两　滑石三两　加生姜、葱白，煎。

自利，去硝、黄；自汗，去麻黄加桂枝；涎嗽，加姜制半夏。

防风、荆芥、薄荷、麻黄，轻浮解表，使风寒从汗出而散之于上；大黄、芒硝，破结通幽；栀子、滑石，降火利水，使风热从便出，而泄之于下；风淫于内，肺胃受邪，桔梗、石膏，清肺泻胃；风之为患，肝木受之，川芎、归、芍，和血补肝；黄芩清中上之火；连翘散气聚血凝；甘草缓峻而和中重用甘草、滑石，亦犹六一，利水泻火之意；白术健脾而燥湿。上下分消，表里交治，而于散泻之中，犹寓温养之意，所以汗不伤表，下不伤里也。

除大黄、芒硝，名双解散麻黄、防风、荆芥、薄荷、川芎，以解表；黄芩、栀子、连翘、石膏、滑石，以解里；复有当归、白芍，以和血；桔梗、甘草、白术，以调气。故曰双解。再加人参补气；熟地益血；黄柏、黄连除热；羌活、独活、天麻、细辛、全蝎，祛风。蜜丸，弹子大，每服一丸，茶酒任下，名祛风至宝丹喻嘉言曰：此中风门不易之专方也。

五 积 散 《局方》

治少阴伤寒，及外感风寒内伤生冷，身热无汗，头痛身痛，项背拘急，胸满恶食，呕吐腹痛，寒热往来，脚气肿痛，冷秘寒疝，寒疟恶寒无汗，妇人经水不调上证皆寒湿为病。

白芷　陈皮　厚朴六分　当归　川芎　芍药　茯苓　桔梗八分　苍术　枳壳七分　半夏　麻黄四分　干姜　肉桂重表者，用桂枝　甘草三分　加姜葱煎。

又法：除桂、芷、枳壳、陈皮，余药慢火炒，摊冷，入桂、芷同煎，名熟料五积散用炒者，助其温散也。有汗，去苍术、麻黄；气虚，去枳、桔，加人参、白术；腹痛挟气，加吴茱萸；胃寒，加煨姜；阴证伤寒，肢冷虚汗，加附子；妇人调经，加醋艾。

麻黄、桂枝，所以解表散寒；甘草、芍药，所以和里止痛；苍术、厚朴，平胃土而散满；陈皮、半夏，行逆气而除痰；芎、归、姜、芷，入血分而祛寒湿；枳壳、桔梗，利胸膈而清寒热；茯苓泻热、利水、宁心、益脾。所以为解表、温中、除湿之剂，去痰、消痞、调经之方也王海藏曰：桂枝、麻黄、芍药、甘草，即各半汤也；苍、朴、陈、草，即平胃散也；枳、桔、陈、茯、半，即枳桔、半夏等汤也。加芎、归治血，又加干姜，为厚朴散。此数药相合，为解表温中之剂，消痞调经之方，虽为内寒外感表里之分所制，实非仲景表里桂枝、麻黄、姜、附之的方也，惟在活法变而通之。陶节庵曰：夫病不身热头痛，初起怕寒，腹痛呕吐，泄泻蜷卧，沉默不渴，脉沉迟无力，人皆知为阴证矣。至于发热、面赤、烦躁，揭去衣被，脉大，人皆不识，认作阳证，误投寒药，死者多矣。不知阴证不分热与不热，不论脉之浮沉大小，但指下无力，重按全无，便是伏阴，急与五积散，一服通解表里之寒。若内有沉寒，必须姜附温之，若作热治，而用凉药，则渴愈甚，而躁愈急，岂得生乎？此取脉不取证也。按：伤寒有舍证取脉者，又有舍脉取证者。本方能散寒积、食积、气积、血积、痰积，故名五积。

合人参败毒散,名五积交加散,治寒湿,身体重痛,腰脚酸疼。

参苏饮 《元戎》

治外感风寒,内伤饮食,发热头痛,呕逆咳嗽,痰塞中焦,眩晕嘈烦,伤风泄泻,及伤寒已汗,发热不止已汗而热不止,犹有余邪。亦宜以此和解表里,则邪自散。溢饮身重注痛者,亦宜此方清利之。

人参　紫苏　干姜　前胡　半夏姜汁炒　茯苓七钱半　陈皮去白　甘草　枳壳麸炒　桔梗　木香二钱　每五钱加姜枣煎。

外感多者,去枣加葱白;肺中有火,去人参加杏仁、桑白皮泻肺;泄泻,加白术、扁豆、莲肉炒,燥湿健脾。

《元戎》云:此方有风药解表,气药和中。外感风寒,内积痰饮,皆可用也。合四物名茯苓补心汤,尤能治虚热,及吐衄便血,乃虚实表里兼治之剂,然不可过刘宗厚曰:此出少阳柴胡例药,治感冒异气,挟痰饮之病。本方云：前胡、葛根，自能解肌；枳壳、橘红辈，自能宽中快膈。毋以性凉为疑，愚观药性非凉，亦是辛平之剂。去人参加川芎，前胡易柴胡，姜枣煎，名芎苏饮《澹寮》，治伤风寒，外有发热头痛恶寒，内有咳嗽吐痰气涌此因肺有实热，且表邪甚重，故去人参而加川芎，以除头痛；以柴胡易前胡者，取其升散，不取其清降也。

三黄石膏汤

治伤寒温毒，表里俱热，狂叫欲走，烦躁大渴，面赤鼻干，两目如火，身形拘急而不得汗，或已经汗下，过经不解，三焦大热，谵狂鼻衄，身目俱黄，六脉洪数，及阳毒发斑陶节庵曰：此因热在三焦，闭塞经络，津液荣卫不通，遂成此证。

生石膏两半　黄芩　黄连　黄柏五钱　栀子三十个，妙黑　麻黄去节　淡豉二两　每服一两，姜三片，枣二枚，细茶一撮煎，热服。

表里之邪热俱盛，故以黄芩泻上焦之火，黄连泻中焦之火，黄柏泻下焦之火，栀子通泻三焦之火，而以麻黄、淡豉，发散表邪，石膏体重泻火，气轻解肌，亦表里分消之药也。

麻黄白术汤 东垣

治大便不通，小便赤涩，身面俱肿，色黄麻木，身重如山，喘促无力，吐痰唾沫，发热时躁，躁已振寒，项额如冰，目中溜火，鼻不闻香，脐有动气，少腹急痛东垣曰：此宿有湿热，伏于营血之中，木火乘于阳道为上盛；短气喘促，为阴火伤气；四肢痿弱，为肾水不足；冬时寒水得令，乘其肝木，克火凌木，大胜必有大复，故见诸证。

青皮　陈皮　黄连酒炒　黄柏酒炒　甘草炙　升麻三分　柴胡　桂枝　人参　黄芪　苍术泔浸　白术土炒　厚朴　猪苓三分　泽泻　吴萸　茯苓四分　白豆蔻　炒曲五分　麻黄不去节，六分　杏仁四粒，研　分二服。

前证盖因表里俱伤，阳气抑不得升，故风火湿热，郁而为病也。桂枝、麻黄，解表祛风；升麻、柴胡，升阳散火；黄连、黄柏，燥湿清热，而黄柏又能补肾滋阴；蔻、朴、青、陈，利气散满，而青、柴又能平肝，蔻、朴又能温胃；杏仁利肺下气；神曲化滞调中；吴萸暖肾温肝；参、芪、甘草、苍白二术，补脾益气；二苓、泽泻，通利小便，使湿去而热亦行。方内未尝有通大便之药，盖清阳升则浊阴自降矣此方盖合四君、五苓、平胃、麻黄、吴萸、解毒，而为一方者也，治证既多，故所用表里寒热补泻之药俱备，但皆气药而无血药，与五积不同。

香 苏 饮 《局方》

治四时感冒，头痛发热，或兼内伤，胸膈满闷，嗳气恶食《内经》曰：卑下之地，春气常在。故东南卑湿之区，风气柔弱，易感风寒，俗称感冒，受邪肤浅之名也。由鼻而入，在于上部，客于皮肤，故无六经形证，唯发热头痛而已，胸满嗳气恶食，则兼内伤也。轻为感冒，重者为伤，又重者为中。

香附炒　紫苏二钱　陈皮去白，一钱　甘草七分　加姜葱煎。

伤食，加消导药；咳嗽，加杏仁、桑皮；有痰，加半夏；头痛，加川芎、白芷；伤风鼻塞头昏，加羌活、荆芥；心中卒痛，加延胡索、酒一杯。

紫苏疏表气而散外寒；香附行里气而消内壅；橘红能兼行表里以佐之橘红利气，兼能发表散寒，盖气行则寒散，而食亦消矣；甘草和中，亦能解表为使也。

水 解 散 《肘后》

治天行一二日，头痛壮热。

麻黄四两　桂心　甘草炙　白芍二两　大黄　黄芩三两

麻黄能开腠发汗；桂心能引血化汗；黄芩以清上中之热；大黄以泻中下之热；甘草、白芍能调胃而和中。盖天行瘟疫，郁热自内达外，与伤寒由表传里者不同，故虽一二日之浅，可以汗下兼行，治法绝不同于伤寒也郁热毕竟外解为易，大黄宜减用。

茵 陈 丸

治时气、瘴气、黄病、痎疟、赤白痢等证。

茵陈　栀子　鳖甲炙　芒硝二两　大黄五两　常山　杏仁炒,三两　巴豆一两,去心皮,炒　豉五合　蜜丸,梧子大,每服一丸,或吐或利或汗。如不应,更服一丸,不应,则以热汤投之,老幼以意加减。

栀子、淡豉,栀豉汤也,合常山可以涌吐,合杏仁可以解肌;大黄、芒硝,承气汤也,可以荡热去实,合茵陈可以利湿、退黄三药名茵陈汤,治黄正药。加巴豆大热以去脏腑积寒;加鳖甲滋阴,以退血分寒热。此方备汗吐下三法,故能统治诸病。

柴 苓 饮 景岳

治风湿、发黄、发热、身痛、脉紧、表里俱病、小水不利、中寒泄泻,等证。

柴胡二三钱　茯苓　猪苓　泽泻一

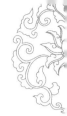

钱　白术二三钱　肉桂一二钱　水一盏半，煎服。

如寒邪盛者，加生姜三五片；如汗出热不退者，加芍药一二钱。

四　逆　散　仲景

治伤寒少阴证，阳邪入里，四逆不温热结于里，或咳气逆挟痰，或悸挟饮，或小便不利，或腹中痛，或泄利下重皆因热结于里。伤寒邪在三阳则手足必热，至太阴则手足温，至少阴则热邪渐深，四肢逆而不温，至厥阴则手足逆冷。经曰：热深厥亦深，热微厥亦微。与此汤以散传经之热。

柴胡　芍药　枳实　甘草　等分为末，水调饮。

咳，加五味子收逆气干姜散肺寒，并主下利肺与大阳相表里，上咳下利，治法颇同；悸，加桂枝导引阳气；小便不利，加茯苓甘淡渗泄；腹痛，加附子补虚散寒；泄利下重，加薤白通大肠，泄气滞。

经曰：诸四逆者不可下。故用枳实泄

结热,甘草调逆气,柴胡散阳邪,芍药收元阴。以苦甘酸之品,合表里而交治之,则阳气敷布于四末矣。

卷六上

祛 风 门

六气,风淫为首,故风病最多。其浅而止在皮毛,则为伤风;其久而留于关节,则为痿痹;其最重而入于腑脏,则为中风。《内经》风、痹、痿、厥四证,各有专论,独《风论》中泛及杂风,至论中风,惟曰风中五脏六腑之俞亦为脏腑之风,各入其门户所中,则为偏风,不过两述其名而已。后论五脏并胃腑之风,亦但各述其状而已。赖仲景《金匮》书,表章先圣,语语金针,大有端绪之可求矣。仲景以后,英贤辈出,方书充栋,何反漫无取裁?坐令中风一证,鲜书一之法,治之百无一效。如刘河间则主火为训,是火召风入,火为本而风为标矣。李东垣则主气为训,是气召风入,气为本而风为标矣。朱丹溪则主痰为训,是痰召风入,痰为本而风为标矣。张景岳则以为此证多属气脱,本非风证,竟以非风二字,易中风二字,其见虽超,然岂无外邪乘虚而入以致卒倒者乎?(眉批:诸家所论,俱太偏执,因致客反胜主,几置中风一证于乌有矣。)喻嘉言曰:此证阳虚邪害空窍为本,而风从外入者,必挟身中素有之邪，或气、或痰、或火，而为标也。盖风为阳邪，人身卫外之阳不固，阳邪乘阳尤为易入，即如偏枯不仁，要皆阳气虚馁，不能充灌所致。中风卒倒，其阳虚更审，设非阳虚，其人必轻矫便捷，何得卒倒耶？要知风性善走空窍，阳虚则风居空窍，渐入脏腑。此惟离照当空，群邪始得毕散。若胸中之阳不治，风必不出矣（眉批：喻氏所论，甚圆而咳）。中风门中，大小续命汤及六经加减法，虽曰治风，依然后人之法也，《金匮》取《古今录验》续命汤，治风痱之身无痛而四肢不收者。仲景所重，原不在此，所重维何？则驱风之中，兼填空窍为第一义也。空窍一实，则风出而不复入，其病瘳矣。古方中有侯氏黑散，深得此意，仲景取为主方，随制数方，辅其未备，乃遵《内经》久塞其空之意也。后人以无师之智，燔乱成法，中风之初，治其表里，风邪非不外出，而重门洞开，出而复入，乃至莫御者多矣。

侯氏黑散 《金匮》

治大风，四肢烦重，心中恶寒不足者《外台》用治风癫。

菊花四十分　白术　防风十分　桔梗八分　黄芩五分　人参　茯苓　当归　川芎　干姜　桂枝　细辛　牡蛎　矾石三分　十四味杵为散，用温酒调，方寸匕，日三,服二十日,再冷食,服四十日。禁一切鱼肉大蒜,共六十日止,即药积腹中不下,热食即下矣,冷食自能助药力。

此为中风家挟寒而未变热者,治法之准则也。谓风从外入,挟寒作热,此为大风,证见四肢烦重。岂非四肢为诸阳之本,为邪所痹,而阳气不运乎? 然但见于四肢,不犹愈体重不胜乎? 证又见心中恶寒不足,岂非渐欲陵心乎? 然燥热犹未乘心,不犹愈于不识人乎? 故用参、苓、归、芎,补其气血为君;菊花、白术、牡蛎,养肝脾肾为臣(眉批:菊花入肝养阴,病因风,必伤肝,故独多,又恐风邪乘虚并入心脏故也)。而加防风、桂枝,以行痹着之气,细辛、干姜,以驱内伏之邪,兼桔梗、黄芩,以开提肺热为佐;矾石所至,却湿解毒,收涩心气,酒力运行周身为使。且必为散,酒服至六十日止,又常冷食,使药积腹中不下,填塞胸中之空窍,而邪可不复入。《内经》所谓塞其空窍,是为良工之理也嘉言曰:仲景制方,皆匠心独创,乃于中风证首引此散,岂非深服其长乎? 夫立方而但驱风补虚,谁不能之? 至于驱之补之之中,行其堵截之法,则非思议可到。方中取用矾石,以固涩诸药,使之留积不散,以渐填其空窍,服之日久,风自以渐而熄,所以初服二十日,不得不用温酒调下,以开其痹着,以后则禁诸热食,惟宜冷食,如此再四十日,则药积腹中不下,而空窍填矣。空窍填则旧风尽出,新风不受矣。盖矾性得冷即止,得热即行,故嘱云:热食即下矣,冷食自能助药力,抑何用意之微耶?

风 引 汤 《金匮》

治大人风引瘫痪,小儿惊颠瘛疭,日数十发《巢氏》用治脚气。

大黄 干姜 龙骨四两 牡蛎 甘草二两 桂枝三两 寒水石 滑石 赤石脂 白石脂 紫石英 石膏六两 十二味杵,粗筛以韦囊盛之,取三指撮,井花水三升,煮三沸,温服一升。

风邪内并,则火热内生,五脏亢盛,逆归于心,故以桂、甘、龙、牡,通阳气,安心肾为君;然厥阴风木,与少阳相火同居,火

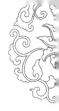

发必风生，风生必挟木势侮其脾土，故脾气不行，聚液成痰，流注四末，因成瘫痪，故用大黄以荡涤风火湿热之邪为臣；随用干姜之止而不行者，以补之为反佐；又取滑石、石膏，清金以伐其木，赤白石脂，厚土以除其湿，寒水石以助肾水之阴，紫石英以补心神之虚为使。故大人小儿风引惊痫皆主之。《巢氏》用治脚气，以石性下达，可胜湿热，不使攻心也_{嘉言曰}：风者，外司厥阴，内属肝木，上隶手经，下隶足经，中见少阳相火。所以风自内发者，由火热而生也。风生必害中土，土主四肢，土病则四末不用，聚液成痰。瘫痪者，以风火挟痰注于四肢故也。观《金匮》此方，可见非退火，则风不熄；非填窍，则风复生。风火一炽，则五神无主，故其用药如是之周到也。又曰：侯氏黑散，专主补虚以熄其风，此方兼主清热火①。湿以除其风，明此以治风之人。脏者，游刃有余，何后世以为石药过多，舍之不用，而用脑、麝，以散其真气，花蛇以增其恶毒，智耶？愚耶？吾不解矣。忠可曰：河间谓风病多因热甚，良由将息失宜，而心火暴甚，肾水虚衰，不能制之，则阴虚阳实，而热气怫郁，心神昏冒，筋骨不用，而卒倒无知，多因喜怒悲

---

① 火，道光本作"去"。

忧恐五志过极，此最确之论。但云全无外风，未免太偏，不知热能生风，风亦能生热，故仲景既云：脉微而数，中风使然。此偏中外风者也，又以寸口脉微而紧，亦为中风，而实皮肤经络风寒递深者也。又以寸口脉迟而缓，亦为中风之脉，然又分别言之曰：营缓则为亡血（眉批：亡血，血虚也）。谓木气先自病，而外风因之也。卫缓则为中风，谓风强则然，而以渐入内者也。下则出风引汤方，而方名全主于风，以风为阳邪故热也。则知从亡血来，是热能生风，而外邪又助之也。从中风来，是风能生热以滞津液，而痰涎壅膈也（眉批：观风引药味，全是和脏腑通经络，便是治风不专治风也）。是河间主热之论。仲景早引其端绪，但不专主于热，谓实有阳虚，而外邪入之，为卒倒、为偏枯、为筋急瘛疭者也。若诸痿全起于肺热，因而传入五脏，为昏惑瘛疭、瞀闷暴喑，皆属于火。为四肢不收、舌本强、足痿不收、痰涎有声，皆属于土，悉是湿热之病。与中风之虚多、风多、寒多，皆为中风之理，全不相涉矣。按：黑散、风引二汤，喻氏以为仲景圣方，而程云来《金匮直解》又云：侯氏黑散、风引汤、防己地黄汤、头风摩散、矾石汤，所主皆非中风历节之证，是宋人校正附入唐人之方，遂尽删之。又云：仲景方书之祖，复取侯氏方为法耶？亦不过臆度之见尔。

防己地黄汤 《金匮》

治病如狂状，妄行独语不休，无寒热，其脉浮。

桂枝　防风三分　防己　甘草一分　以酒一杯渍之一宿，绞取汁，生地黄二斤，哎咀蒸之，如斗米饭久，以铜器盛其汁，更绞地黄汁和，分再服。

此亦风之逆入于心者也。风升必气涌，气涌必滞涎，涎滞则流湿，湿留壅火，邪聚于心，故以二防、桂、甘，去其邪；而以生地最多，清心火，凉血热。谓如狂妄行，独语不休，皆心火炽盛之证也，况无寒热，则知病不在表，不在表而脉浮，其为火盛、血虚无疑尔。后人地黄饮子、犀角地黄汤等，实祖于此。

头风摩散方 《金匮》

大附子炮　盐　等分为散，沐了，以方寸匕，以摩疾上，令药力行。

头风乃偏着之病，故以附子劫之，盐

清其邪。

桂枝芍药知母汤 《金匮》

治诸肢节疼痛,身体尪羸,脚肿如脱,头眩短气,温温欲吐。

生姜五两　桂枝　白术　知母　防风四两　芍药三两　附子炮　麻黄　甘草二两　九味以水七升,煮取二升,温服七合,日三服。

此类历节病,由风湿外邪,而兼脾肾俱虚之方也。谓诸肢节疼痛,湿留关节也,因而身体为邪所痹,则尪羸;湿从下受,亦或自上注之,总是湿喜归下,故脚肿如脱;肾虚挟风,故头眩;卫气起于下焦,肾元既亏,三焦无主,致太阳与阳明相牵制为病,故胃气欲下行,而太阳掣其气在上,太阳欲上行,而胃湿相搏不利,故短气温温欲吐。用桂枝汤,去枣加麻黄,以助其通阳;加白术、防风,以伸脾气;加知母、附子,以调其阴阳。谓欲制其寒,则上之郁热已甚,欲治其热,则下之肾阳已痹,故并加之尔。

乌 头 汤 《金匮》

治病历节，不可屈伸疼痛，亦治脚气疼痛，不可屈伸。

乌头五枚咬咀，以蜜二升，煎取一升，即出乌头　甘草炙　黄芪　芍药　麻黄三两　将后四味咬咀，以水三升，煮取一升，去滓，纳蜜煎中更煎之，服七合，不知，尽服之。

历节病，即行痹之属也。乃湿从下受，挟风流注故或足肿而必发热，且更不可屈伸而疼痛，故以甘、芍，和阴；麻黄、黄芪，通肌肉之阳气；而藉川乌之迅发，以行其痹着。

矾 石 汤 《金匮》

治脚气冲心此亦因风而自下而上也，故方列中风门

矾石二两　以浆水一斗五升，煎三五沸，浸脚良。

矾石收湿解毒，故以之为外治，然至

冲心,亦能治之。盖脚气而至冲心,皆由肾水挟脚气以凌心,得矾石之却水,而势自不能相凌,所以有护心之功也。

术 附 汤 《近效》

治风虚、头重、眩苦极、不知食味,暖肌、补中、益精气。

附子一枚半,炮去皮　甘草炙　白术一两三味锉,每五钱煨姜五片,枣一枚,水盏半,煎七分,去滓温服。

肾气空虚,风邪乘之,漫无出路。风挟肾中,浊阴之气厥逆上攻,故头重眩苦至极,兼以胃气亦虚,不知食味,此非轻扬风剂可愈,故用附子暖其水脏;白术、甘草,暖其土脏。水土一暖,犹之冬月井中水土既暖,阳和之气可以立复,而浊阴之气不驱自下矣。

越婢加术汤 《千金》

治内热极,则身体津脱,腠理开,汗大泄,厉风气,下焦脚弱。

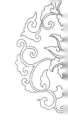

石膏半斤　麻黄六两　白术四两　甘草　生姜二两　大枣十五枚　六味以水六升，先煮麻黄，去上沫，纳诸药煮取三升，分温三服。恶风加附子一枚。

此治风极变热之方也，谓风胜则热胜，以致内热极而汗多，将必津脱，津脱而表愈虚，则腠理不能复固，汗泄不已，将必大泄，风入营为厉，《内经》曰：厉者，有营气热胕。今风入营为热，即是厉风气矣。盖风胜气浮，下焦本虚，至厥阳独行，而浊阴不降，无以养阴而阴愈虚，则下焦脚弱。故以麻黄通痹气；石膏清气分之热；姜枣以和营卫；甘草、白术以理脾家之正气。汗多而用麻黄，赖白术之扶正，石膏之养阴以制之。故曰：越婢加术汤，所谓用人之勇，去其暴也，汗大泄而加恶风，即须防其亡阳，故加附子方内麻黄用根，姜用炮姜为是。

小续命汤　《千金》

治中风不省人事，神气愦乱，半身不

遂丹溪曰：左半身不遂，属血虚与瘀血，以四物汤，加桃仁、红花、姜汁、竹沥；右半身不遂，属气虚与痰，以四君子汤，加竹沥、姜汁（眉批：分气血属左右，亦太拘着，不甚验也）。**筋急拘挛，口眼喎斜，语言謇涩，风湿腰痛，痰火并多，六经中风，及刚柔二痉**痉者，项背强直，手足反张也。伤风有汗为柔痉，以风能散气也；伤寒无汗为刚痉，以寒能涩血也。亦有血虚，筋脉无所荣养而成痉者。凡中风口开为心绝，手撒为脾绝，眼合为肝绝，遗尿为肾绝，鼻鼾为肺绝，吐沫直视，发直头摇，面赤如妆，汗缀如珠，皆不治，或只见一二证，尚有得生者。《金匮·中风篇》曰：寸口脉浮而紧，紧则为寒，浮则为虚。虚寒相搏，邪在皮肤，浮者血虚，络脉空虚，贼邪不泻，或左或右，邪气反缓，正气即急。正气引邪，喎僻不遂，邪在于络；肌肤不仁，邪在于经。即重不胜，邪入于腑，即不识人；邪入于脏，舌即难言，口吐涎。释曰：中络者，邪方入卫，尚在经络之外，故但肌肤不仁。中经则入营脉之中，骨肉皆失所养，故身体重着。至中腑中脏，则离外而内，邪入深矣。中腑必归于胃者，胃为六腑之总司也，中脏必归于心者，心为神明之主也。风入胃中，胃热必盛，蒸其津液，结为痰涎，胃之大络入心，痰涎壅盛，堵其出入之窍，故中腑则不识人也。诸脏受邪，逆入于心，则神明无主，故中脏者，舌纵难言,廉泉开而流涎沫也。廉泉穴在舌下,窍通于肾,津液之所出也。

防风一钱二分　桂枝　麻黄　杏仁去皮尖,炒研　芎藭酒洗　白芍酒炒　人参　甘草炙　黄芩酒炒　防己八分　附子四分　每服三钱,加姜枣煎。

筋急语迟,脉弦者,倍人参,加薏仁、当归,去芍药以避中寒;烦躁不大便,去桂、附,倍芍药,加竹沥;日久不大便,胸中不快,加大黄、枳壳;脏寒下痢,去防己、黄芩,倍附子,加白术;呕逆,加半夏;语言謇涩,手足战掉,加石菖蒲、竹沥;身痛发搐,加羌活;口渴,加麦冬、花粉;烦渴多惊,加犀角、羚羊角;汗多,去麻黄、杏仁,加白术;口燥,去桂、附,加石膏。

此六经中风之通剂也。鹤皋曰:麻黄、杏仁,麻黄汤也,治太阳伤寒;桂枝、芍药,桂枝汤也,治太阳中风,此中风寒有表证者所必用也。人参、甘草,补气;川芎、芍药,补血,此中风寒气血虚者所必用也。风淫故主以防风,挟湿佐以防己,挟寒佐以附子,挟热佐以黄芩。病来杂扰,故药亦兼该也嘉言曰:中风之脉,必有所兼,兼寒则浮紧,兼风则浮缓,兼热则浮数,兼痰则浮滑,兼气则浮涩,兼火则盛大,兼阳虚则脉微,兼阴虚则脉数或细如丝。虚滑为头痛,缓迟为营卫衰,然虚浮迟数,正气不足,尚可补救。急大数疾,邪不受制,必死无疑。然数大未至急疾,尚有不死者。又曰:世传中风之人,每遇外风一发,宜进续命汤以御之,殊为不然,风势才定,更用续命汤,重引风入,是添蛇足也。惟用甘寒药,频频热服,俾内不召风,外无从入之路。且甘寒一可息风,二可补虚,三可久服,何乐不用耶?《保命集》曰:厥阴泻痢不止,脉沉迟,手足厥逆,脓血稠黏,此为难治,宜麻黄汤、小续命汤汗之。谓有表邪缩于内,当散表邪,则脏腑自安矣。又曰:厥阴风泻,以风治风,小续命、消风散主之。

易老六经加减法,倍麻黄、杏仁、防风,名麻黄续命汤,治太阳中风,无汗恶寒;倍桂枝、芍药、杏仁,名桂枝续命汤,治太阳中风,有汗恶风;去附子,加石膏、知母,名白虎续命汤,治阳明中风无汗,身热不恶寒;加葛根,倍桂枝、黄芩,名葛根续命汤,治阳明中风,身热有汗,不恶风;倍附子,加干姜、甘草,名附子续命汤,治太

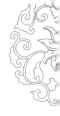

阴中风，无汗身凉；倍桂、附、甘草，名桂附续命汤，治少阴中风，有汗无热；加羌活、连翘，名羌活连翘续命汤，治中风六经混淆，系少阳厥阴，或肢节挛急，或麻木不仁《玉机微义》曰：此方无分经络，不辨寒热虚实，虽多亦奚以为，易老治分六经，庶乎合法。去防风、防己、附子、白芍，加当归、石膏，即《古今录验》续命汤，治中风痱，身体不能自收持，或拘急不得转侧，内之营卫痹，而口不能言，冒昧不知痛处嘉言曰：痱即痹之别名也。风入而痹其营卫，即身体不能自收，口不能言，冒昧不知痛处，或拘急不得转侧也。然营卫有虚有实，虚者自内伤得之，实者自外感得之，此方则治外感之痹其营卫者，故以得小汗为贵。然已变越婢之制，而加芎、归养血，人参益气矣。其内伤而致营卫之痹者，于补气血药中，略加散风药为制，更可知矣。《录验方》去人参，加干姜、黄芩、竹沥，即《千金》大续命汤，通治五脏偏枯贼风。

大秦艽汤 《机要》

治中风手足不能运掉，舌强不能言

语，风邪散见，不拘一经者。

　　秦艽　　石膏三两　当归酒洗　　白芍酒炒　川芎　　生地酒洗　　熟地　　白术土炒　茯苓　甘草炙　黄芩酒炒　防风　羌活　独活　白芷一两　细辛五钱　每服一两。

　　雨湿，加生姜；春夏加知母；心下痞，加枳壳。

　　此亦六经中风之通剂也。中风虚邪也，留而不去，其病则实，故用驱风养血之剂，兼而治之。以秦艽为君者，以其主宰一身之风；石膏所以去胃中总司之火；羌活去太阳百节之风疼；防风为诸风药中之军卒。三阳数变之风邪，责之细辛；三阴内淫之风湿，责之苓、术。去厥阴经之风，则有川芎；去阳明经之风，则有白芷。风热干乎气，清以黄芩；风热干乎血，凉以生地。独活疗风湿在足少阴；甘草缓风邪，上干于肺。用当归、熟地、芍药者，所以养血于疏风之内，以济风药之燥也嘉言曰：此方既云养血而筋自柔，何得多用风燥药？既云静以养血，何复用风药以动之？是言与方悖矣。偶论三化汤、愈风汤、大秦艽汤，皆似是而非者。又曰：四肢不举，皆属脾土。膏粱太过，积热内壅者，为脾土瘀实，宜泻以开其壅；食少体羸，怠惰嗜卧者，为脾土虚衰，宜补以健其运。

地黄饮子 河间

治中风，舌喑不能言，足废不能行，此少阴气厥不至，名曰风痱，急当温之（眉批：风痱，如瘫痪是也）。

熟地　巴戟去心　萸肉　苁蓉酒洗　附子炮　官桂　石斛　茯苓　石菖蒲　远志　麦冬　五味　等分，每服五钱，入薄荷少许，姜枣煎。

熟地以滋根本之阴；巴戟、苁蓉、官桂、附子，以返真元之火；石斛安脾而秘气；山萸温肝而固精；菖蒲、远志、茯苓，补心而通肾脏；麦冬、五味，保肺以滋水源，使水火相交，精气渐旺，而风火自息矣《医贯》曰：治中风当以真阴虚为本。但阴虚有二，有阴中之水虚，有阴中之火虚。火虚者，专以河间地黄饮子为主;水虚者,当以六味地黄丸为主。果是水虚,辛热之药,与参、芪之品,俱不可加。或曰:风淫所胜,治以辛凉,何故反用桂、附,使火盛制金,不能平木,而风木益甚耶?曰:此是肾虚真阴失守,孤阳飞越,若非桂、附,何以追复其散失之元阳?其痰涎上涌者,水不归元也;面赤烦渴者,火不归元也。惟桂、附能引火归元,水火既归其元,则水能生木,木不生风,而风自息矣。按:肾气厥不至舌下,乃脏真之气,不上荣于舌本尔。至其浊阴之气,必横格于喉舌之间,吞咯维艰,昏迷特甚,又非如不言之证,可以缓调,方中所用桂、附、巴、茋,原为驱逐浊阴而设,用方者不可执己见,而轻去之也。

天 麻 丸 易老

养血祛风,壮筋骨。

天麻祛风　牛膝强筋,二味用酒同浸三日,焙干用　萆薢祛风湿,强筋骨　玄参各六两,壮水制火　杜仲七两,使筋骨相着　当归十两,和血　生地一斤,益真阴　羌活十两,去骨节风　附子炮,一两,行经　蜜丸。一方有独活五两。

此方大意主治肾热生风,其以天麻入牛膝同制,取其下达;倍用当归、地黄,生其阴血;萆薢、玄参,清下焦之湿热;附子补下焦之真阳;盖唯肾中阳虚,故风得以久据其地也,用羌活之独本者,即真独活,不必更加也。吁嗟! 多欲之人,两肾空虚,有如乌风洞,惨惨黯黯,漫无止期,环视风门诸药,有一能胜其病者乎? 此方杂在群方内,未易测识,特表而出之刘宗厚曰:秦艽汤、愈风汤,虽皆有补血之药,而行经散风之剂,居其大半,将何以养血而益筋骨也? 天麻丸,养血壮筋骨,庶几近理。

豨莶丸 张咏

治中风喎僻,语言謇涩风中于经,肢缓骨痛风而兼湿,及风痹走痛湿热流注,世俗所谓流火,即《内经》所谓行痹痛痹也,或十指麻木气血不足,或有湿痰死血,在胃中也,肝肾风气,风湿诸疮。

豨莶草 以五月五日、七月七日、九月九日采者佳,不拘多少,拣去粗筋,留枝叶花实,蒸晒九次,蜜丸。

豨莶辛苦气寒,其味莶臭,必蒸晒九次,加以酒蜜，则苦寒之阴浊尽去，而清香之美味见矣。数不至九，阴浊尚在，不能透骨驱风而却病也。嘉言曰：豨者，猪也。其蓄属亥，乃风木所生之始，取用其叶以治风，凡肾脏生风之证，服此其效最著，其妙处全在气味之莶劣，与肾中之腥臊同气相求，故能入肾而助其驱逐阴风之力也。因治肾风之方，百不得一，特录此丸，合前天麻丸，两发其义也。

豨莶能驱风散湿，行大肠之气。然风药终燥，若风痹由于脾肾两虚，阴血不足，不由风湿而得者，亦忌服之唐·成讷有《进豨莶表》，宋·张咏《进豨莶表》云：其草金棱银线，素茎紫荄，节叶相对，颇类苍耳，臣吃百服，眼目清明，积至千服，须发乌黑，筋力轻健，效验多端。

活　络　丹

治中风手足不仁，日久不愈，经络中有湿痰死血，腿臂间忽有一二点痛。

川乌炮去脐皮　草乌炮去皮　胆星六两　地龙即蚯蚓，洗焙干　乳香去油　没药另研，三两三钱　酒丸，酒下。

胆星辛烈所以燥湿痰；二乌辛热所以散寒湿；蚯蚓湿土所生，欲其引乌、星直达湿痰所结之处，《大易》所谓同气相求也；风邪注于肢节，久则血脉凝聚不行，故用乳香、没药，以消瘀血乳香活血，能去风伸筋；没药能散瘀血，生新血。二药并能消肿止痛，故每相须而行。

三生饮

治中风卒然昏愦，不省人事，痰涎壅盛，语言蹇涩等证东垣曰：中风非外来风邪，乃本气自病也。凡人年逾四旬，气衰之际，或忧喜忿怒伤其气者，多有此证，壮岁之时无有也。若肥盛者，则间有之，亦是形盛气衰而如此尔。

生南星一两　生川乌去皮　生附子去皮，五钱　木香二钱　每服一两，加人参一两煎。

南星辛热，散风除痰；附子重峻，温脾逐寒，乌头轻疏，温脾逐风，二药通行经络，无所不至。皆用生者，取其力峻而行速也。重加人参，所以扶其正气；少佐木香，所以行其逆气也《医贯》曰：观东垣之论，当以气虚为主，纵有风邪，亦是乘虚而袭。经曰：邪之所凑，其气必虚，是也，当此之时，岂寻常药饵，能通达于上下哉？急以三生饮一两，加人参一两，煎服即苏，此乃行经治痰之剂。斩关擒王之将，必用人参两许，驾驭其邪，而补助真气。否则不惟无益，适以取败。观先哲参芪、参附，其义可见。若遗尿、手撒[①]、口开、鼻鼾，为不治，然服前药，多有生者。喻嘉言曰：脏为阴，可胜纯阳之药；腑为阳，必加阴药一二味，制其僭热。经络之浅，又当加和营卫，并宣导之药。

牵 正 散 《直指方》

治中风口眼㖞斜，无他证者足阳明之脉挟口环唇；足太阳之脉，起于目内眦。阳明内蓄痰热，太阳外中于风，故牵急而㖞斜也。又木不及，则金化缩短乘之，木为金乘，则土寡于畏，故口眼㖞斜。口目常动，故风生焉；耳鼻常静，故风息焉。

白附子　僵蚕　全蝎　等分为末，每二钱，酒调。

吴鹤皋曰：芄、防之属，可以驱外风。而内生之风，非其治也肝有热则自生风，与外感之风不同。星、夏之属，足以治湿痰。而风虚之痰，非其治也。三药疗内生之风，

---

① 撒：原作"散"，据道光本改。

治虚热之痰，得酒引之，能入经而正口眼。又曰：白附辛可驱风能去头面游风；蚕、蝎咸能软痰僵蚕清化轻浮，能上走头面，驱风散痰；全蝎直走厥阴，为治风要药。辛中有热凡药辛者必热，可使从风；蚕、蝎有毒，可使破结。药有用热以攻热，用毒以攻毒者，大易所谓同气相求，《内经》所谓衰之以其属也。

附：改容膏　蓖麻子一两　冰片三分　共捣为膏，寒月加干姜、附子各一钱，左喎贴右，右喎贴左，即正。或用鳝鱼血，或用蜗螂，捣敷亦良，盖三物皆追风拔毒之品也。

蠲痹汤 严氏

治中风身体烦痛，项背拘急，手足冷痹，腰膝沉重，举动艰难诸证皆因营卫虚而风湿干之也。经曰：营虚则不仁，卫虚则不用。不仁，皮肤不知痛痒也；不用，手足不能运动也。岐伯曰：中风大法有四，一曰偏枯，半身不遂也；二曰风痱，身无疼痛，四肢不收也；三曰风懿，奄忽不知人也；四曰风痹，诸痹类风状也。嘉言曰：虽相类，实有不同。风则阳先受之，痹则阴先受之尔。致痹之因，曰风、曰寒、曰湿,互相杂合,非可分属,但以风气胜者为行痹,风性善行故也;以寒气胜者为痛痹,寒主收急故也;以湿气胜者为着痹,湿主重滞故也。

黄芪蜜炙　当归酒洗　赤芍酒炒　羌活防风　甘草炙　片子姜黄酒炒　加姜枣煎。

辛能散寒,风能胜湿,防风、羌活,除湿而疏风;气通则血活,血活则风散,黄芪、炙草,补气而实卫黄芪畏防风,合用而其功益大。当归、赤芍,活血而和营;姜黄理血中之气,能入手足而祛寒湿也《准绳》曰:凡风痹偏枯,未有不因真气不周而病者也,治之不用黄芪为君;人参、归、芍为臣;防风、桂枝、钩藤、荆沥、竹沥、姜汁、韭汁、葛汁、梨汁、乳汁之属为佐,而徒杂沓乎乌、附、羌、独,以涸营而耗卫,如此死者,医杀之也。

胃　风　汤　易老

治风冷乘虚客于肠胃,飧泄注下,完谷不化,及肠风下血,又治风虚能食,牙关紧闭,手足瘛疭,肉眴面肿,名曰胃风。

人参　白术土炒　茯苓　当归酒

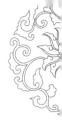

洗　芎䓖　芍药酒炒　桂　等分,加粟米百余粒煎此即十全汤,去黄芪、地黄、甘草。

胃风者,胃虚而风邪乘之也。风属肝木,能克脾土,故用参、术、茯苓,以固脾气而益卫;当归、川芎,以养肝血而调营;芍药泻肝,而能和脾;肉桂散风,而能平木木得桂而枯,削桂钉木根,其木即死,又辛能散风。故能住泄泻而疗风湿也《玉机微义》曰:此方名治风,而实非治风,乃补血和血益胃之药,血痢而挟湿者,实可倚仗。

东垣胃风汤　白芷　升麻一钱二分　麻黄不去节　葛根一钱　柴胡　羌活　藁本　苍术　蔓荆　草蔻　黄柏　当归　炙草各五分　加姜枣煎。　亦治胃风证喻嘉言曰:风入胃中,何以反能食?盖风能生热,即《内经》瘅成为消中之理也。是方但去其风,不去其热,殊不合《内经》之旨,必加麦门冬、竹沥、花粉、石膏、葳蕤、生地、梨汁,甘寒之药,入升麻、葛根、甘草为剂,始为克当。

解 风 散

治风成寒热,头目昏眩,肢体疼痛,手足麻痹,上膈壅滞。

人参两半　麻黄二两　川芎　独活　细辛　甘草一两　为细末,每五钱,水盏半,生姜五片,薄荷叶少许,煎八分,不拘时服。

按:风成为寒热,乃风入胃中,而酿营卫之偏胜。前胃风汤,正驱胃风使从外解之药,此因风入既久,胃气致虚,故以人参为君;臣以麻黄、川芎;佐以独活、细辛;使以甘草而和其营卫,乃可收其外解之功也。若夫久风成为飧泄,则风已入于里,又当用人参为君;桂枝、白术为臣;茯苓、甘草为佐,使而驱其风于内,此表里之权衡,《内经》之旨要也。本方虽用风成寒热四字,漫无着落,今并及之。

愈 风 丹

治诸风证,偏正头痛。

防风通圣散、四物汤、黄连解毒汤，各一料加　羌活　细辛　甘菊花　天麻　独活　薄荷　何首乌一两　蜜丸如弹子大，每服一丸，细嚼茶清下，不拘时服。

按：外风与身中之火热相合，以阳从，阳必上攻于头，然风火盛，营血必亏，故其药如是也。

清　空　膏 东垣

治正偏头痛，年深不愈，及风湿热上壅头目，及脑苦痛不止偏头痛者，少阳相火也。丹溪曰：有痰者多，左属风、属火，多血虚，右属痰、属热，多气虚。《准绳》曰：医书多分头痛、头风为二门，然一病也。浅而近者名头痛，深而远者，为头风，当验其邪所从来而治之。

黄芩酒炒　黄连酒炒　羌活　防风一两柴胡七钱　川芎五钱　甘草炙，两半　为末，每服三钱，茶调如膏，白汤送下。

如少阴头痛，加细辛；太阴头痛，脉缓有痰，去羌活、防风、川芎、甘草，加半夏；

如偏头痛，服之不愈，减羌活、防风、川芎一半，加柴胡一倍散少阳相火。如自汗发热，恶热而渴，此阳明头痛，只与白虎汤加白芷东垣曰：太阴头痛，必有痰也；少阴头痛，足寒而气逆也。太阴、少阴二经，虽不上头，然痰与气壅于膈中，头上气不得畅而为痛也。

头为六阳之会，其象为天，乃清空之位也。风寒湿热干之，则浊阴上壅而作实矣。羌、防入太阳，柴胡入少阳，皆辛轻上升，祛风胜湿之药；川芎入厥阴为通阴阳气血之使；甘草入太阴，散寒而缓痛，辛甘发散为阳也；芩、连苦寒，以羌、防之属升之，则能去湿热于高巅之上矣芩、连用酒炒，非独制其寒，欲其上升也。丹溪曰：清空膏，诸般头痛皆治，惟血虚头痛，从鱼尾相连痛者，不治。鱼尾，眼角也。又云：治少阳头痛，如痛在太阳厥阴者，勿用，盖谓颠顶痛也。头痛，用羌活、防风、柴胡、川芎、升麻、细辛、藁本之异者，分各经也；用黄芩、黄连、黄柏、石膏、知母、生地之异者，分各脏泻火也；用茯苓、泽泻者，导湿也；用参、芪者，补气也；用芎、归者，养血也。王海藏曰：热在至高之分，当以轻剂抑之，从缓治也。若急服之，上热未除，中寒生矣。

消 风 散

治风热上攻，头目昏痛，项背拘急，鼻嚏声重，及皮肤顽麻瘾疹瘙痒，妇人血风妇人冲任二经，为风袭伤，致生血病也。

厚朴姜汁炒　陈皮去白　甘草炙　荆芥五钱　防风　蝉蜕　羌活　藿香　僵蚕洗炒　川芎　茯苓　人参二两　为末，每服三钱，茶汤下。疮癣，酒下。

羌、防、荆、芎之辛浮，以治头目项背之风；僵蚕、蝉蜕之清扬，以去皮肤之风；藿香、厚朴，以去恶散满；参、苓、甘橘，以辅正调中，使风邪无留壅也。

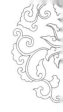

转 舌 膏

治中风瘾疹，舌蹇不语。

凉膈散，加菖蒲、远志，各等分，蜜丸弹子大，朱砂为衣，薄荷汤化下，临卧服。

此乃治心经蕴热之方也。

正 舌 散

治中风,舌本强难转,语不正。

蝎梢二七个　茯苓一两　末之,每服一钱,温酒调,又擦牙更效。

此乃治风涎壅塞之方也。

二 丹 丸

治风邪健忘,养神、定志、和血、内安心神、外华腠理、得睡。

丹参　熟地　天冬去心,两半　朱砂　人参　菖蒲　远志五钱　茯神　麦冬　甘草一两　炼蜜丸,桐子大,每服五十九至一百丸,空心食前服。

按:中风证,心神一虚,百骸无主,风邪扰乱,莫由驱之使出。此方安神、益虚、养血、清热、息风,服之安睡,功见一斑矣相传用愈风汤吞下,殊失用方之意。

排 风 汤

治风虚冷湿,邪气入脏,狂言妄语,精神错乱,及五脏风发等证。

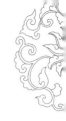

麻黄　茯苓　独活一钱半　甘草
炙　防风　白术　当归　芍药　肉
桂　杏仁川芎　白藓皮五分　加姜三片

按：虚风冷湿，虽已入脏，其治法必先
宣之使从外散，故用药如是也。

凉　膈　散

治心火上盛，膈热有余，目赤头眩，口
疮唇裂，吐衄，涎嗽稠黏，二便淋闭，胃热
发斑，疮疹黑陷，诸风瘛疭，手足掣搦，筋
挛疼痛。

连翘　栀子仁　薄荷　大黄　芒硝
黄芩　甘草　加枣二枚，葱一根

清　心　散

即凉膈散，加黄连、竹叶，煎成去渣，
入蜜少许，温服。如头痛，加防风、川芎、
石膏。

按：中风证，大率风木合君相二火主
病，多显膈热之证。古方用凉膈散最多，
不但二方已也。如转舌膏，用凉膈散加菖

蒲、远志；活命金丹，用凉膈散加青黛、蓝根。盖风火之势上炎，胸膈正燎原之地，所以清心宁神转舌活命。凉膈之功居多，不可以宣通肠胃之法，轻訾之也。

涤 痰 汤

治中风痰迷心窍，舌强，口不能言。

方见卷九上除痰门

稀 涎 散

治风涎不下，喉中作声如牵锯，或中湿肿满。

半夏 大者十四枚　　猪牙皂角一个，炙　咀作一服，水二盏，煎一盏，入生姜自然汁少许服，不能咽者，徐徐灌之。

此以半夏治痰涎，牙皂治风，比而成方。盖因其无形之风，挟有形之涎，胶结不解，用此二物，俾涎散而风出也。其有涎多难散，可于卷三下涌吐门诸吐法参治之，或用萝卜子合牙皂等分为末，煎汤吐之。其风多涎少，人事不昏，则用虾半斤，

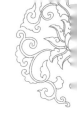

入酱葱姜等水煮,先吃虾,次吃汁,后以鹅翎探引吐之。活法在心,无施不当也。

竹　沥　汤

治四肢不收,心神恍惚,不知人事,口不能言。

竹沥　生葛汁二升　生姜汁二合　和匀,分温三服。

按:人身之积痰积热,常招致外风,结为一家,令人心神恍惚。如邪所凭实非邪也,消风清热开痰,其神自安,此方可频服也。

贝母瓜蒌散

治肥人中风,口眼㖞斜,手足麻木,左右俱作痰治。

贝母　瓜蒌　南星炮　荆芥　防风羌活　黄柏　黄芩　黄连　白术　陈皮半夏汤泡,七次　薄荷　甘草炙　威灵仙　天花粉　加姜煎。

按:中风证,多挟热痰,而肥人复素有

热痰，不论左右，俱作痰治，诚为当矣。但肥人多虚风，瘦人多实火，虚风宜用甘寒一派，如竹沥、人参、麦冬、生地、生葛汁、生梨汁、鲜淡竹叶汁、石膏、瓜蒌、葳蕤、胡麻仁等药。此方三黄并用，治瘦人实火，或可治。肥人虚风，甚不宜也。至泛论治热痰之药，诸方中又唯此足擅其长，存之以备实火生风生热之选。

青州白丸子

治风痰壅盛，呕吐涎沫，口眼㖞斜，手足瘫痪，及痰盛泄泻肥人滑泄，多属之痰；肥滑不食不饥，多责之痰。

白附子　南星二两　半夏水浸去衣，七两川乌去皮脐，五钱

四味俱生用为末，生绢袋盛，于井花水内摆出粉，未出者，以手揉令出渣，再擂再摆以尽为度，用磁盆日曝夜露，每日一换新水，搅而后澄。春五、夏三、秋七、冬十日，去水晒干如玉片，以糯米粉作稀糊，丸如绿豆大，每服二十丸，生姜汤下无时。

如瘫痪，酒下。

此治风痰之上药也，然药味虽经浸曝，毒气已杀，温性犹存，热痰迷窍，非所宜施。

星　附　散

治中风能言，口不歪而手足軃曳者。

南星　半夏各制　茯苓　僵蚕炒　川乌去皮脐　人参　黑附子　白附子八分　煎成，热服得汗愈凡用附子药，多取冷服，谓热因寒用也。此用乌头、附子、人参，一派温补，绝无发散之药，向非加以热服，亦何由而得汗耶？

此治虚风寒痰之主药也，风虚则炽，痰寒则壅，阻遏脾中阳气，不得周行，故手足为之軃曳。用此方热服以助脾中之阳，俾虚风寒痰，不相互结，乃至得汗，则风从外出，痰从下出，分解而病愈矣。

治风六合汤

治风虚眩晕。

方见卷一下理血门四物汤附方内

三 圣 散

治中风,手足拘挛,口眼㖞斜,脚气行步不正。

当归酒洗,炒　玄胡索微炒为末　肉桂去粗皮,等分　为末,每服二钱,空心温酒调下。

按:此方治血虚风入之专剂也。故取以治口眼㖞斜之左急右缓者,然血药中,而加地黄、白芍、秦艽、杜仲、牛膝;风药中,而加天麻、防风、羌活、白芷、细辛,或加独活,以去肾间风,加萆薢以除下焦热,又当随证酌量也。

加味六君子汤

治四肢不举,属于脾土虚衰者,须用此专治其本,不可加入风药。

六君子每味一钱,加竹沥半小盏　麦冬三钱　加姜三片,枣二枚。

口渴,去半夏,加葳蕤、石膏;虚甚不热者,加附子。

按：中风门中，从不录用此方，所谓治末而忘其本也。夫风淫末疾，四肢不举，乃风淫于内，虚者多，实者少。审其果虚，则以六君子加甘寒药，如竹沥、麦冬之属，允为治虚风之仪式也。

薏苡仁汤

治痹在手足，湿流关节，并治手足流注疼痛，麻木不仁，难以屈伸。

薏苡仁　当归　芍药　桂心　麻黄　甘草　苍术米泔浸炒　加姜煎。

此治风湿相搏，关节不利之证。故以薏苡仁为君，舒筋除湿，其力和缓，当倍之又倍加之。至于麻黄虽能通阳气，然在湿胜方中，即无汗不可多用，减之又减可也。

人参补气汤

治手指麻木。

人参　黄芪二钱　升麻　柴胡　芍药　生甘草　炙甘草　五味子五分

按：诸阳起于指，手指麻木，风已见

端,宜亟补其气,以御外入之风,故用此为绸缪计也。

乌 头 粥

治痹在手足,风淫末疾,并治风寒湿麻木不仁此粥大治手足不遂,及肿痛不能举者,宜服此预防之。

乌头生研为末　每用香熟白晚米二合,入药末四钱,以砂罐煮作稀粥,不可太稠,下生姜汁一匙,白蜜三匙,搅匀,空心温啜之为佳。如中湿多,更加苡仁末三钱。

按:四肢为诸阳之本,本根之地,阳气先已不用,况周身经络之末乎? 故用乌头合谷味,先从营卫所生之地注力,俾四末之阳,以渐而充也。

桂枝五物汤

治在上之痹。

方见卷三上桂枝汤附方内

此乃《金匮》治血痹之方也。血痹而

用桂枝汤加黄芪，以其风邪独胜，风性上行，故其痹在上也。其脉微涩，寸口关上小紧，紧处乃邪着之验也。然又曰：寸口关上微，尺中小紧，外证身体不仁，如风痹状，此方主之。又可见风性善行，随其或上或下，又皆主以此方矣桂枝汤为中风一证群方之祖，不但中络，即中经、中腑、中脏药中，皆当加入本方。以风从外入者，究竟必驱从外出故也。后人竟用续命汤为加减，此方置之不录，未免得流忘源矣，又况源流俱失者哉？

十味锉散

治在臂之痹，又治中风，血弱臂痛，连及筋骨，举动难支。

附子炮　黄芪　当归　白芍一钱　川芎　防风　白术七分　茯苓　肉桂五分　熟地酒洗焙干，二钱　姜三片，枣二枚，临卧服。

按：臂痛，乃筋脉不舒。体盛者，可去其筋脉中之风，然既已血痹，所受风燥之累不浅，故取此方养血之中，加附子之力，

通其阳气,而用防风反佐黄芪,出其分肉
腠理之风也。

通 痹 散

治腰以下至足,风寒湿三气合而成
痹,两足至脐冷如冰,不能自举,或因酒热
立冷水中,久成此疾。

天麻　独活　当归　川芎　白
术　藁本等分　末之,每服二钱,热酒
调下。

此方因风寒湿三气混合入于阴股,其
邪已过于营卫,故变桂枝五物之制,而用
此散,缓缓分出其邪也。

史国公药酒方

治中风语言謇涩风中舌本。手足拘挛
风燥其筋,而血不濡也。半身不遂邪并于虚。
痿痹不仁风而兼湿,顽麻痿躄也。

晚蚕砂炒　鳖甲醋炒　虎胫骨酥
炙　松节杵　防风　杜仲姜汁炒断丝　川
草薢　川牛膝酒浸　当归酒洗　白术土炒

羌活二两苍耳子炒，槌碎　秦艽四两　枸杞五两　茄根八两，蒸熟　为粗末，绢袋盛，浸无灰酒三十斤，煮熟，退火毒，服每日数次，常令醺醺不断。

防风、羌活、苍耳、秦艽、松节、茄根、蚕砂、萆薢，既以祛风，兼以燥湿松节能除骨节间之风；茄根散血消肿，能疗冻疮，亦散寒之品；当归、枸杞、杜仲、牛膝，补阴润燥，养血荣筋；白术补气而健脾脾主四肢；虎胫驱风而壮骨风从虎，故虎骨治风，虎虽死，犹立不仆，其气力皆在前胫，且胫骨能入手足，若腰脊痛，又当用脊骨；鳖甲亦厥阴血分之药，能益阴血而去肝风，风湿去气血旺，则病除矣治风、治痹，药酒方亦不为少，此方平中之奇，功效颇著，后有增入白花蛇一条者，此又以肠胃漫试其毒，所不取也。

《三因》白散子

治肝肾中风，涎潮壅塞不语，呕吐痰沫，头痛眩晕，兼治阴证伤寒，六脉沉伏，及霍乱吐泻，小便淋滴不通。

大附子去皮脐生　滑石桂府者，五

钱　半夏制,七钱半　为末,每用二钱,姜七片,蜜半匙煎,空心冷服。

　　按:此方甚超,但不明言其所以然。且引兼治阴证、伤寒、霍乱、吐泻等证为言,转觉泛而不精矣。盖此即浊阴上逆之证,缘肝肾之气,厥逆而上,是以涎潮壅塞,舌喑不语,痰沫吐咯难出,头目重眩,故非附子不能驱其浊阴。然浊阴走下窍者也,浊阴既上逆,其下窍必不通,故用滑石之重,引浊阴仍顺走前阴之窍,亦因附子雄入之势而利导之也,更虑浊阴遇胸中之湿痰,两相留恋再加半夏,以开其痰,庶涎沫与浊阴俱下矣。

独活汤　丹溪

　　治风虚瘛疭,昏愦不觉,或为寒热筋急而缩为瘛,缓而纵为疭,伸缩不已为瘛疭,俗谓之搐,是也。木曰曲直之象也,肝虚而风乘之,入于血脉则瘛疭,若在皮肤则为寒热,若移邪于所生,则昏愦不觉也。所生,心也,木能生火。

独活　羌活　防风　细辛　桂

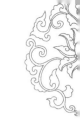

心 白微 当归 芎䓖 半夏 人
参 茯神远志 菖蒲五钱 甘草炙,二钱
半 每服一两,加姜枣煎。

肝属风木而主筋,故瘈疭为肝邪,肝
欲散,急食辛以散之。二活、防风祛风,细
辛、桂心温经,半夏除痰,芎、归辛散风而
温和血,血活则风散,辛以散之,即辛以补
之也木喜条达,故以散为补。心为肝子,肝移
热于心,则昏愦,故以人参补心气,菖蒲开
心窍,茯神、远志安心神;白微咸寒,退热
而治厥,使风静火息,血活神宁,而瘈疭自
已矣。

防风通圣散

治诸风潮搐,手足瘈疭,大便结,邪热
暴甚,肌肉蠕动,一切风证。

方见卷五下表里门

祛风至宝丹

治诸风热。

方见卷五下表里门防风通圣散附

方内

独活寄生汤 《千金》

治肝肾虚热，风湿内攻，腰膝作痛，冷痹无力，屈伸不便肝主筋，肾主骨。《灵枢》能屈而不能伸者，病在筋；能伸而不能屈者，病在骨。

独活　桑寄生如无真者，以续断代之　秦艽　防风　细辛　当归酒洗　芍药酒炒　川芎酒洗　熟地黄　杜仲姜汁炒断丝　牛膝人参　茯苓　甘草　桂心　等分，每服四钱。

独活、细辛，入少阴，通血脉，偕秦艽、防风，疏经升阳以祛风；桑寄生益气血，祛风湿，偕杜仲、牛膝，健骨强筋而固下；芎、归、芍、地，所以活血而补阴；参、桂、苓、草，所以益气而补阳，辛温以散之，甘温以补之，使气血足，而风湿除，则肝肾强而痹痛愈矣丹溪曰：久腰痛，必用官桂以开之，方止。腹胁痛亦然。

除独活、寄生，加羌活、续断，名羌活续断汤。

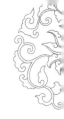

资寿解语汤

治中风脾缓,舌强不语,半身不遂。

防风　附子　天麻　枣仁一钱　羚羊角镑　官桂八分　羌活　甘草五分　加竹沥二匙,姜汁二滴

喻嘉言曰:此方乃治风入脾脏,舌强不语之证。至于少脉脉萦舌本,肾虚风入,舌不能言,吃紧之候,古今从无一方及之。予每用此方,去羌、防,加熟地、何首乌、枸杞子、甘菊花、胡麻仁、天门冬,治之获效,今特识于此方之下,听临病之工酌用焉。

不 换 金 丹

退风散热,治中风口㖞此方祛风之力颇大,大势风而挟寒,痰气窒闭者宜之。或涂㖞处亦可。

荆芥穗　甘草炙　防风　天麻　僵蚕一两　薄荷叶三两　羌活　川芎　白附子　乌头　蝎梢　藿香叶半两　炼蜜丸,

弹子大，每服一丸，细嚼，茶酒任下。

搜风顺气丸

治风燥便秘，因致气闭不行，暂时用之，以疏风润燥顺气，殊不可少本方条下，过于夸大，谓久服百病皆除，老者还少，岂理也哉？然又云，孕妇勿服，如服药觉脏腑微痛，以羊肚肺羹补之，则其药有偏峻，不可久服明矣。

车前子二两半　白槟榔　火麻子微炒去壳　牛膝酒浸　郁李仁汤泡去皮，另研　菟丝子制　干山药二两　枳壳麸炒　防风　独活一两　大黄五钱，半生半熟　炼蜜丸，桐子大，每服二十丸，酒茶米饮任下，空心临卧各一服，去肠中宿滞，并肠风下血。

顺风匀气散

治中风中气，半身不遂，口眼㖞斜半身不遂，偏枯也。经曰：胃脉沉鼓涩，胃外鼓大，心脉小坚急，皆鬲① 偏枯。男子发左，女子发右，不喑舌转，可治。盖心是神机开发之本，胃是水谷充大

---

① 鬲：道光本作"属"。

之标。标本相得，则膻中气海之宗气，盈溢分布，四脏三焦，上下中外，无不周偏。若标本相失，宗气虚耗，分布不周于经脉，则偏枯，不周于五脏，则喑，口眼㖞斜者，足阳明之脉，侠口环唇，寒则筋急，热则筋弛，左寒右热，则左急而右缓，右寒左热，则右急而左缓。阳明燥金主紧缩，风病而成筋缩，木极似金，反兼胜己之化，燥之甚也，治宜辛凉，不可用桂附。《元戎》曰：酒湿之病，亦能作痹证，口眼㖞斜，半身不遂，舌强不正，浑似中风，当泻湿毒，不可作风病治之而汗也。衍义易简，言与此同。及风气腰痛。

白术二钱　乌药钱半　人参　天麻五分沉香磨　甘草炙　青皮　木瓜　苏叶　白芷三分　加姜煎。

按：匀气之说甚长，身内之气，有通无壅，外风自不能久居，而易于解散，故知匀气，即调气之旨也。若取其方以治口眼㖞斜之右急左缓者，当倍用生、熟、甘草，加苡仁，以缓其急，加麦冬、竹沥，以熄其风。《得效》去白芷、苏叶，可多服也戴复庵曰：治风之法，初得之即当顺气，及其久也，即当活血。若不顺气，遽用乌、附；若不活血，遽用羌、防、天麻辈，未见其能治也。

摄生饮调苏合丸

治一切卒中，不论中风、中寒、中暑、中湿、中气，及痰厥、饮厥之类，初起或可用此，先以皂角去皮弦，细辛、生南星、半夏，为末，吹入鼻中，俟其喷嚏，即进前药，牙禁者，中指点南星、半夏、细辛末，并乌梅肉频搽，自开。

半夏百沸汤泡少顷，一钱半　南星圆白者，湿纸里煨　南木香　苍术　细辛　生甘草　石菖蒲一钱　上件锉散，分二服，加生姜七厚片，煎取其半，乘热调苏合丸半丸，灌下。痰盛者，加全蝎二枚，炙。

按：此方治卒中，气闭痰迷，不得不用之剂。但正气素虚之人，不能当脑麝，及辛香，摧枯拉朽之势，裁节而用十之二三可也诸香立散真气，虚风证大非所宜。牛黄清心丸与苏合丸，异治。热阻关窍，可用牛黄丸开之；寒阻关窍，可用苏合丸开之。其口开、手撒、遗尿等，死证，急用人参、附子峻补，间有得生者。若牛黄、

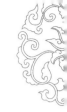

苏合之药入口即毙，此无异于钧镇一丝也。

乌药顺气散

治风气攻注，四肢骨节疼痛，遍身顽麻及瘫痪，语言蹇涩，脚气步履多艰，手足不遂，先宜服此药以疏气逆（眉批：凡中风证，多挟中气，不但急中为然）。然后随证投以风药。

麻黄去节　陈皮去白　乌药二两　白僵蚕炒，去嘴　川芎　白芷　甘草炙　枳壳麸炒　桔梗一两　干姜五钱　为末，每服三钱，水一盏，姜三片，枣二枚煎。

如憎寒壮热，头痛，身体倦怠，加葱白三寸煎，并服出汗；或身体不能屈伸，温酒调服。

八味顺气散

治中风正气虚，痰涎壅盛。

白术炒①　白茯苓　青皮去穰炒　白芷陈皮去白　台乌药　人参一钱　甘草五分

---

① 炒：道光本作"炮"。

经曰：邪之所凑，其气必虚。故用四君子以补气。治痰之法，利气为先，故用青皮、白芷、乌药、陈皮，以顺气，气顺则痰行，而无壅塞之患矣，此标本兼施之治也严用和云：人之元气强壮，营卫和平，腠理致密，外邪焉能为害？或因七情饮食劳役，致真气先虚，营卫空疏，邪气乘虚而入，故致此疾。若内因七情而得者，法当调气，不当治风；外因六淫而得者，亦当先调气，后以所感六气治之，此良法也，宜八味顺气散。严氏此说，于理甚当，其方较《局方》乌药顺气散，不用麻黄、枳、桔、僵蚕等风药，正先治气，后治风之妙旨。后人反惜其说有未备，且谓方中不当杂入白芷，吹毛责备，讵知白芷香而不燥，正和营卫之善药也。和剂合两方，取用人参、干姜、川芎、陈皮、桔梗、厚朴、白芷、甘草、白术、麻黄，更加葛根，治感风头痛，鼻塞声重，尚为合宜，故知论方不可横以己见也。

通 顶 散

治初中风，不知人事风鼓火盛，痰涎上壅。口噤不开风冷之气，客于胸中，滞而不能发。

藜芦　甘草生用　细辛　人参　川芎一钱　石膏五钱　为末，用一字吹入鼻中,有嚏者,肺气未绝,可治。

中风不省人事,病已急矣,非平药可以开其壅塞,故用藜芦与人参、细辛,取其相反而相用也藜芦苦寒有毒,入口即吐,能通脑顶,令人嚏,与人参、细辛相反,细辛散风通窍,温经破痰。肺苦气上逆,加石膏之重以坠之气即火也,痰随火涌,故用石膏辛寒,入肺降火;甘草之平以缓之;芎䓖之用,取其清气利窍而已芎䓖升清阳而开诸郁,为通阴阳气血之使。凡诸卒中,尸厥郁冒,皆当发表,还魂汤用麻黄、桂枝,清魂汤用荆芥,及用皂角、半夏,搐鼻取嚏,藜芦、砒石,折齿取痰,皆所以开发三焦,使表邪流通也。中暑忌用冷水闭表,亦同此意。

泻 青 丸

治中风自汗昏冒,发热不恶寒,不能安卧,此是风热躁烦之故也。

当归　川芎　栀子　羌活　大黄　防风　龙胆草等分　蜜丸,弹子大,每服一丸,竹叶汤化下。

按:此方以泻青为名者,乃泻东方甲

乙之义也。风入厥阴风木之脏，同气相求，其势必盛。所虑者，虚而眩晕，热而躁烦。虚也热也，其可以为壮实而轻泻之乎？审果壮实，乃可施此；审属虚热，必以四物汤全方，加人参、竹沥、秦艽、羌活，八味为剂，始合法度也。

舒筋保安散

治左瘫右痪，筋脉拘挛，身体不遂，脚腿少力，干湿脚气，及湿滞经络，久不能去，宜用此以宣导诸气。

虎骨酒炙　草薢　五灵脂　牛膝酒浸　续断　白僵蚕炒　松节　白芍药　乌药　天麻　威灵仙　黄芪　当归　防风一两　木瓜五两　用无灰酒一斗，浸上药二七日，紧封扎，日足，取药焙干，捣为细末，每服二钱，用浸药酒调下。酒尽，用米汤调下。

此治风湿搏结于筋脉之间，凝滞不散，阻遏正气，不得通行，故用药如是也。

加味羚羊角散

治筋痹，肢节束痛。

羚羊角　当归　白芍　川芎　附子
薄荷　独活　防风　加姜三片

此方治筋痹之义甚善，盖筋痹必以舒筋为主，宜倍用羚羊角为君；筋痹必因血不荣养，宜以白芍、川芎，更加当归为臣；然恐羚角性寒，但能舒筋，不能开痹，必少用附子之辛热，为反佐；更少用薄荷、独活、防风，入风寒湿队中，而为之使也。

如　圣　饮 节庵

治刚柔二痉，面赤项强，头摇口噤，角弓反张，与瘛疭同法痉者，太阳中风，重感寒湿而为病也。风则燥而动，寒则引而紧，湿则着而拘，故头摇口噤，项强而反张也。风挟寒则血涩，无汗为刚痉；风挟湿则液出，有汗为柔痉。

羌活　防风　白芷　柴胡　甘草　黄芩　半夏　川芎　芍药　当归　乌药加姜煎，入姜汁、竹沥服。

柔痉，加白术、桂枝；刚痉，加苍术、麻

黄;口噤咬牙,大便实,加大黄。

羌、防、芎、芷、柴胡、甘草,辛甘以发散风邪;用乌药者,治风须顺气也;用归、芍者,治风先活血也;用半夏、姜汁、竹沥者,风必挟痰也;用黄芩者,风必生热也。柔痉加白术、桂枝,有汗欲其无汗;刚痉加苍术、麻黄,无汗欲其有汗;口齿属阳明,阳明实,则口噤咬牙而便秘,故加大黄以泄胃热也。

上中下通用痛风方　丹溪

黄柏酒炒　苍术泔洗　南星姜制　神曲炒,调中　川芎上下行　桃仁去皮尖,捣　龙胆草下行　防己下行　白芷一两,上行　羌活上行威灵仙酒拌,上下行　桂枝三钱,横行　红花二钱半　面糊丸。

痛风、有寒、有湿、有热、有痰、有血之不同,此方能通治之。黄柏清热,苍术燥湿此二妙散也,治痿正药。龙胆泻火,防己行水,四者所以治湿与热也;南星燥痰散风,桃仁、红花,活血去瘀,川芎为血中气药,四者所以治痰与血也；羌活祛百节之风，白芷祛头面之风，桂枝、威灵仙，祛臂胫之风，四者所以治风而又兼治寒也；加神曲者，所以消中州陈积之气也。疏风而兼祛寒以宣于上，泻热利湿以泄于下，活血燥痰消滞以调其中，所以能兼治而通用也。证不兼者，以意消息可矣丹溪曰：大法痛风，用苍术、南星、川芎、当归、白芷、酒芩。在上者，加羌活、桂枝、威灵仙；在下者，加牛膝、防己、木通、黄柏，薄、桂能横行手臂，领南星、苍术诸药至痛处。

三　化　汤

治中风，二便数日不行，邪气内实者，以此方微利之嘉言曰：风中经络只宜宣之使散，误下则风邪乘虚入腑入脏，酿患无穷。若夫中脏之候，多有平素积虚，脏真不守者，下之立亡，不可不慎。唯在胃腑一证，内实便秘者，间有可下，然不过解其烦热，非大下也。所谓一气之微汗，一旬之微利，亦因可用始用之。至于子和以下立法，《机要》以中脏者宜下为言，则指下为定法，胡可训耶？然中脏有缓急二候，中腑日久，热势深极，传入脏者，此属可下，而下必使风与热俱去，填其空窍则风不再生，若开其壅瘀，必反增风势，何以下为哉？其卒虚身中急证，下药入口，其人即不苏矣，可无辨与。后世以中腑之便秘，指为中脏，见其误下不致损人，益信子和《机要》之法为可用，设遇真中脏证，下不中病，难可复追矣。

方见卷四上攻下门附方内

大黄、厚朴、枳实，小承气汤也，上焦满，治以厚朴；中焦满，破以枳实；下焦实，夺以大黄；用羌活者不忘乎风也。服后二便微行，则三焦之气，无所阻塞，而复其传化之职矣，故曰三化此乃攻里之峻剂，非坚实之体，不可轻服。盖伤寒证，胃热肠枯，不得不用大承气以开其结，然且先之以小承气，或[1]调胃承气，恐误用不当，即伤人也；在中风证，多有虚气上逆，关隘阻闭之候，断无用大承气之理，古方取药积压腹中不下，以渐填其空窍，俾内风自熄。奈何今人每开窍以出其风，岂知窍空而风愈炽，长此安穷也哉？

血痹汤

治血痹多惊，筋脉挛急。

人参　黄芪　肉桂　当归　川

---

① 或：道光本无此字。

芎　代赭石　羌活

厥阴肝脏，所主者血也，所藏者魂也。血痹不行，其魂自乱，今不通其血，而但治其惊，此不得之数也，故用人参以开血为君；黄芪、肉桂、当归、川芎为臣；以代赭石之专通肝血者，佐参、芪之不逮；少加羌活为使。盖气者，血之天也，气壮则血行，然必以肉桂、当归大温其血，预解其凝泣之势，乃以代赭之重坠，直入厥阴血分者，开通其瘀壅，而用羌活引入风痹之所，缘厥阴主风，风去则寒湿自不存尔。

三　痹　汤

治气血凝滞，手足拘挛，风寒湿三痹。

人参　黄芪　茯苓　甘草　当归　川芎　白芍　生地黄　杜仲姜汁炒断丝　牛膝　桂心　细辛　秦艽　川独活　防风等分，加姜枣煎。

喻嘉言曰：此方用参、芪、四物一派补药内，加防风、秦艽以胜风湿，桂心以胜寒，细辛、独活以通肾气。凡治三气袭虚而成痹患者，宜准诸此。

《千金》地黄汤

治热风心烦，及脾胃热，壅食不下。

生地黄汁　枸杞子汁　荆沥　竹沥五升　真酥　生姜汁一升　人参　天门冬八两　白茯苓六两　大黄　栀子四两　以后五味为细末，先煎地黄等汁，纳末药调服方寸匙，再渐加服，以利为度。

按：此方补虚、清热、润燥、涤痰、除风、开通瘀壅，美善具备，诚足贵也。因养血豁痰，难于两用，姑举此方为例，以听临证酌量。又四肢不举，俱属脾土，而虚实分途异治，苟其虚实，不甚相远，此方更在所必用，法无穷尽，人存政举，未易言尔。

乌梅擦牙关方

治中风口噤不开胃阳明之脉，循颊车，入齿缝，风寒中之。轻则战栗鼓颔，重则口噤不开。有中风而口开不噤者，筋先绝也，不治。

乌梅　揩擦牙龈，涎出即开。

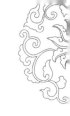

酸先入筋，木能克土酸属木，阳明胃属土，使牙关酸软，则开矣。若以铁器搅之，恐伤其齿也。

许胤宗方

许胤宗治唐柳太后病风，脉沉而噤。胤宗曰：口不下药，宜以汤气蒸之，令药入腠理，周时可瘥。遂造黄芪防风汤数十斛，置于床下，气如烟雾，次日便得语，盖鼻气通于天，无形之气由鼻而入，呼吸传变，无处不到。黄芪甘而善补，得防风而功益速，驱风补虚，两得之矣。

王 克 明 方

王克明治庐州王守道，风噤不能语，以炽炭烧地热，洒以汤药，置病者于上，须臾小苏若此二者，以病至垂危，药不能及，亦治风之权变也。

清 震 汤

治雷头风，头面疙瘩肿痛，憎寒壮热，

状如伤寒一云：头如雷鸣，风动作声也。东垣曰：病在三阳，不可过用寒药重剂，诛伐无过，处清震汤治之。三阳之气，皆会于头额，从额至巅，络脑后者，属太阳；从额至鼻下面者，属阳明；从头角下耳中耳之前后者，属少阳。

升麻　苍术五钱　荷叶一枚

升麻性阳，味甘气升，能解百毒，苍术辛烈，燥湿强脾，能辟瘴疠，《局方》升麻汤也；荷叶色青气香，形仰象震震仰盂为雷，述①类象形以治之，能助胃中清阳上行，用甘温辛散之药以升发之，使邪从上越，且固胃气，使邪不传里也。

---

① 述：道光本作"取"。

卷六下

祛 寒 门

寒之为病,有阴邪犯于表者,有生冷伤于内者,有阴寒中于脏者,此皆外来之寒,人所易知者也。至于本来之寒,初无所感,莫测其因,人之病此者最多,世之知此者最少。丹溪曰:气有余,便是火。夫今人之气有余者,能十中之几? 其有或因禀受,或因丧败,以致阳气不足者,多见寒从中生。而阳衰之病,无所不致,第其由来者渐,形见者微,当其未觉也,孰为之意,及其既甚也,始知难治。矧庸医多有不识,每以假热为真火,因复毙于无形无响,又不知其几也。故惟高明见道之士,常以阳衰根本为忧。凡祛寒之法,如干姜能温中,亦能散表,呕恶无汗者宜之;肉桂能行血,善达四肢,血滞多痛者宜之;吴茱萸善暖下焦,腹痛泄泻者极妙;肉豆蔻可温脾胃,飧泄滑利者最奇;胡椒温胃和中,其类近于荜拨;丁香止呕行气,其暖过于豆仁;补骨脂性降而善闭,故能纳气定喘,止带浊泄泻;制附子性行如酒,故无处不到,能救急回阳。凡此之类,皆性味温热之当辨者,然用法尚有其要。以散兼温者,散寒邪也,以行兼温者,行寒滞也;以补兼温者,补虚寒也。第多汗者忌姜,姜能散也;失血者忌桂,桂动血也;气短气怯者忌故纸,故纸降气也。大凡气香者,皆不利于气虚证,味辛者,多不利于见血证,所当慎也。至于附子,今人必待势不可为,不得已然后用之,不知回阳之功,当用于阳气将去之际,便当渐用以望挽回,若用于既去之后,死灰不可复燃矣。但附子性悍,独任为难,必得大甘之品,如人参、熟地、炙甘草之类,皆足以制其刚而济其勇,斯无往不利矣。

理 中 汤 仲景

治伤寒太阴病,自利不渴王海藏曰:上吐下泻不止,当渴而反不渴,脉微细而弱者,理中汤主之。三阳传阴经而下利者,为协热利;阴寒直中阴经而下利者,为寒利。三阳下利身热,太阴下利手足温,少阴厥阴下利身冷,其大较也。下利虽有表证,不可发汗,以下利为邪气内攻,走津液而胃虚也。寒多而呕,腹痛粪溏太阴,脾经也,腹满而吐,食不下。自利腹痛,为太阴病,自利渴者为热,不渴喜呕,腹痛便溏,皆虚寒所致。外邪传里而腹痛者,其痛不常;阴寒在内而腹痛者,痛无休止,时欲作利。大腹属太阴,少腹属少阴,脐下属厥阴,亦有挟食积与痰火者。脉沉无力,或厥逆拘急寒束于外，或结胸吐蛔寒凝于中，及感寒霍乱阴阳不和，而挥霍撩乱，或吐或泻，亦有寒热二证，若虚寒所致者，宜此汤，凡中宫虚寒，气不能理诸证，俱宜用此，分理阴阳，安和胃气。

白术陈壁土炒，二两　干姜炮　甘草炙　人参一两

自利腹痛者，加木香；不痛利多者，倍白术；渴者倍白术益气燥湿，故能生津；倦卧沉重，利不止，加附子此兼少阴证；腹满，去甘草甘令人满；呕吐，去白术，加半夏、姜汁白术甘壅，姜夏散逆；脐下动气，去术加桂白术补气，桂泄奔豚；悸加茯苓饮停则悸，茯苓利水宁心；发黄，加茵陈；寒实结胸，加枳实，本方等分，蜜丸，名理中丸仲景曰：大病瘥后，喜唾久不了了，胃中有寒，宜理中丸温之。宋徽宗食冰太过，病脾疾，国医不效，召杨介，进大理中丸，上曰：服之屡矣。介曰：疾因食冰，臣请以冰煎此药，是治受病之源也。果愈。

人参补气益脾，故以为君；白术健脾燥湿，故以为臣；甘草和中补土，故以为

佐；干姜温胃散寒，故以为使。以脾土居中，故曰理中人身上脘清气居多，下脘浊气居多，而其所以能升清降浊者，全赖中气为之主。

本方加附子一枚，名附子理中汤亦可作丸，即四逆汤加参术。治中寒腹痛身痛，四肢拘急渐伤曰伤，卒中曰中。有中脏、中腑、中经络皮肉筋脉之殊，治之当分微甚。微则用不换金正气散加附子、附子五积散；甚者脐腹痛，四肢厥，用附子理中汤、姜附汤，入肝加木瓜，入肺加桑白皮，入脾加于白术，入心加上茯神。加桂枝、倍甘草，名桂枝人参汤仲景，治太阳表证不除，而数下之，协热而利，心下痞硬，表里不解者欲解表里之邪，全藉中气为敷布，故用理中以和里，而加桂枝以解表，不名理中而名桂枝者，到底先表之意也。大抵阳热为邪，则腹满而咽干，阴寒为邪，则腹满而吐利；加枳实、茯苓、蜜丸，名枳实理中丸崔行功，治寒实，结胸欲绝，胸膈高起，手不可近，用大陷胸不瘥者崔行功曰：此是下后虚逆，气已不理，而毒复上攻，气毒相搏结于胸者，用此丸，先理其气，次疗诸疾，其效如神。渴者加花粉，自汗者加牡蛎粉；去甘草，加茯苓、川椒、乌梅，名理中安蛔丸陶仲文，治胃寒吐蛔蛔得甘则动,故去甘草,得酸则止,得辛则伏,故加椒、梅;加当归、白芍、陈皮、厚朴、川椒,入姜煎,名温胃汤,治忧思郁结,脾肺气凝,胀满上冲,饮食不下;加黄芪、白芍、陈皮、藿香,名黄芪汤海藏亦出理中例法;加青皮、陈皮,名治中汤,治前证腹满痞闷,兼食积者;加陈皮、茯苓,名补中汤,治泄泻,泻不已;加附子,恶食,食不化,加砂仁;加黄连、茯苓,名连理汤,治伤暑泻而作渴若外感盛暑,内伤生冷者,非此不可。

理 阴 煎

治真阴虚弱,胀满呕逆,痰饮恶心,吐泻腹痛,妇人经迟血滞等证。

熟地三五七钱,或一二两　当归二三钱,或五七钱　干姜炒黄色,一二三钱　甘草炙,一二钱　或加肉桂一二钱。加附子,名附子理阴煎。

若风寒外感,邪未深入,但见发热脉数不洪,凡内无火证,素禀不足者,但用此汤,加柴胡一钱半,或二钱,连进一二服,其效如神；若寒凝阴盛，而邪有难解者，必加麻黄一二钱，放心用之，或不用柴胡亦可，恐其清利也；若阴胜之时，外感寒邪，脉细恶寒，或背恶寒者，乃太阳少阴证也，加细辛一二钱，甚者再加附子一二钱；若阴虚火盛，其有内热，不宜用温而气血俱虚，邪不能解者，宜去姜桂，单以三味与之加减，或止加人参亦可；若脾肾两虚，水泛为痰，或呕或胀者，加茯苓一钱五分，或加白芥子五分以行之；若泄泻不止，及肾泻者，宜少用当归或并去之，加山药、扁豆、吴茱萸、破故纸、肉豆蔻、附子；若腰腹有痛，加杜仲、牛膝；若腹有胀滞疼痛，加陈皮、木香、砂仁。

此理中汤之变方也，凡脾肾中虚等证，宜刚燥者，当用理中六君之类；宜温润者，当用理阴大营之类。又凡真阴不足，或素多劳倦之辈，因而忽感寒邪，不能解散，或发热，或头身疼痛，或面赤舌焦，或虽渴而不喜冷饮，或背心肢体畏寒，但脉见无力者,悉是假热之证,若用寒凉,攻之必死,宜速用此加减,以温补阴分托散表邪,连进数服,使阴气渐充,则汗从阴达而寒邪不攻自散,此最切于时用者也。

六味回阳饮

治命门火衰,阴中无阳,阴阳将脱等证。

人参一二两,或数钱　制附子二三钱　炮干姜二三钱　炙甘草一钱　熟地五钱,或一两　当归身三钱,如泄泻者,或动血者,以冬术代之

如肉振汗多者,加炙黄芪四五钱,或一两,或冬白术三五钱;如泄泻者,加乌梅二枚,或北五味二十粒;如虚阳上浮,加茯苓二钱;如肝经郁滞,加肉桂二三钱。

四　逆　汤 仲景

治三阴伤寒四逆汤为少阴主药,然三阴通用之。太阳证脉沉,亦有用此者,身痛腹痛,下利清谷三阴里寒,自利居多,恶寒不渴,四肢

厥冷治四肢厥逆，故名四逆汤。四肢者，诸阳之本，寒则血脉凝涩，阳气不能敷布，故一身尽痛，而手足厥冷也，或反不恶寒，面赤烦躁阴盛格阳于外，里寒外热，或干呕膈有寒饮，或咽痛虚火上炎。脉沉微细欲绝少阴脉有沉、有紧、有数，而仲景统以微细言之，盖沉必重按始得，紧数亦在沉细中见，不似阳证浮大而紧数也。薛慎斋曰：人知数为热，不知沉细中见数为寒甚，真阴寒证脉尝有七八至者，但按之无力尔，宜深察之。

附子一枚生用　干姜一两　甘草炙，二两冷服。

面赤者，格阳于上也，加葱九茎以通阳喻嘉言曰：阳虚之人，虽有表证，其汗仍出，其手足必厥，才用表药，立至亡阳，不用表药，外邪不服，故用前汤加葱为治。腹痛真阴不足也，加芍药二两，以敛阴；咽痛，阴气上结也，加桔梗一两以利咽；利止脉不出，加人参二两以助阳补气血；呕吐，加生姜二两，以散逆气。

寒淫于内，治以甘热，故以姜附大热之剂伸发阳气，表散寒邪附子生用，亦能发表；甘草亦补中散寒之品，又以缓姜附之僭上也甘草为君，干姜为臣，附子为使。必冷服者，寒盛于中，热饮则格拒不纳。经所谓：热因寒用。又曰：治寒以热，凉而行之是也此制奇之大剂也，肝肾道远，非大剂不能达。仲景云：伤寒医下之，续得下利清谷，腹满身痛者，急当救里，宜四逆汤；清便自调，身痛者，急当救表，宜桂枝汤。盖身痛尚属表证，急则先救里而后解表也。《厥阴篇》曰：大汗出，热不去，内拘急，四肢痛，又下利厥逆而恶寒者，四逆汤主之。按：厥阴证下利谵语，有燥屎，脉沉疾，按之有力者，为阳厥，止宜下以小承气汤；如脉沉迟，按之无力者，则为阴厥，宜四逆汤，更须速灸之。凡传经热邪，则为阳厥，溺赤而喜饮冷；直中真寒，则为阴厥，阴缩而喜饮热汤。经曰：凡阴阳不相顺接，便为厥，手足逆冷是也。三阴三阳之脉，俱相接于手足，阴主寒，阳主热，阳气内陷，不与阴气相顺接，则手足逆冷。

加人参一两，名四逆加人参汤，治恶寒、脉微、复利、利止亡血利虽止而津液已竭，故云亡血；再加茯苓六两，名茯苓四逆汤，治汗下后，病不解而烦躁；去干姜，加芍药三两，名芍药甘草附子汤，治伤寒发汗不解，反恶寒者，虚故也《百问》曰：汗后恶寒人必虚，下后发热人必实；除附子，用甘草四两，干姜二两，名甘草干姜汤，治伤寒脉浮自汗，小便数，微恶寒，脚挛急，用桂枝汤误攻其表，得之便厥，咽中干，烦躁吐逆，与此汤以复其阳脉浮自汗，便数恶寒，阳不足也。攻表重虚其阳，得之便厥，故与甘草益气，干姜助阳，俟厥愈足温，重与芍药甘草汤各四两以和阴虑辛热伤阴，随与此汤和阴，以复其津液，证虽邻于少阴，而不敢用四逆。其脚即伸；除甘草，加葱白四茎，名白通汤复阳通脉；加吴茱萸，名茱萸四逆汤，治少阴厥阴腹痛；加当归、木通，名当归四逆汤，治感寒手足厥冷，脉细欲绝，及寒疝，脐下冷，引腰胯痛寒伤营血，故加当归、木通能通血脉。仲景当归四逆汤，见后；加茵陈，名茵陈四逆汤，治阴黄，加生脉散、陈皮，名回阳返本汤，治阴盛格阳；加官桂、良姜、半夏，名浆水散洁古，治虚寒水泻，冷汗脉微，甚者呕吐，此为急病。

当归四逆汤 仲景

治厥阴伤寒,手足厥寒,脉细欲绝。

当归 桂枝 芍药 细辛三两 甘草炙 通草即木通,二两 大枣二十五枚

仲景又曰:其人素有久寒者,加吴茱萸二升生姜半斤酒六升,和煮,名四逆加吴茱萸生姜汤。

四逆之名多矣,而有因寒因热之不同。此则因风寒中血脉而逆,故以当归辛温血中之气药为君;通脉散逆,必先去血中之邪,故以桂枝散太阳血分之风;细辛散少阴血分之寒为辅;未有营卫不和而脉能通者,故以芍药、甘草、大枣,调和营卫;通草利九窍,通血脉关节,诸药藉之以破阻滞,而厥寒散矣。

真 武 汤 仲景

治少阴伤寒腹痛,小便不利,四肢沉重疼痛,自下利者,此为有水气,或咳或呕,或小便利伤寒脉沉细,欲吐不吐,心烦,但欲

寐，五六日自利而渴者，为少阴证。凡人寤则气行于阳，寐则气行于阴，然必自少阴始，故少阴证但欲寐，阴气胜也，一有阳扰，则反是矣。周扬俊曰：但欲寐，非能寐，昏昏如梦尔。少阴属肾，肾病不能制水，水饮停为水气，腹痛者，寒湿内甚也，四肢沉重疼痛，寒湿外甚也，小便不利，自下利者，湿胜而水谷不别也，或咳或呕，皆停饮也**及太阳病发汗，汗出不解，仍发热。心悸、头眩、筋惕、肉瞤、振振欲擗地、气虚恶寒**汗出过多，则心悸。汗为心液，汗去心虚，如鱼失水，则跃也；水停心下，亦心悸，心属火，火畏水，故悸也；虚阳内动，故头眩；汗多则液少，不能荣养筋肉，故筋惕惕而跳，肉瞤瞤而动也；振振欲擗地者，亡阳无奈，欲擗地而入也。程郊倩曰：汗多亡阳，夫人知之，然有卫外之阳，为周身营卫之主，此阳虚，遂有汗漏不止，恶寒身痛之证；有膻中之阳为上焦心肺之主，此阳虚，遂有叉手冒心，及奔豚之证；有肾中之阳为下焦真元之主，此阳虚，遂有发热眩悸，瞤振擗地之证；有胃中之阳为中焦水谷生化之主，此阳虚，遂有腹胀满，胃不和，而成心下痞之证，救误者，须观脉证，知犯何逆，以法治之。肾之真阳盛，则水皆内附，而与肾气同其收藏矣。肾之阳虚不能制水，则汛滥为病，故上凌心，而为眩悸中侮土，而致呕泻也。方名真武，盖取固肾为义。喻嘉言曰：汗虽出而热不退，则邪未尽而正已大伤，况里虚为悸，上虚为眩，经虚为瞤，身振振摇，无往而非亡阳之象，所以行真武把关坐镇之法也。

附子一枚，炮　　白术二两，炒　　茯苓　　白芍　　生姜三两

水寒相搏咳者，加五味子、细辛、干姜五味敛肺气，细辛、干姜散水寒；小便利去茯苓以其渗利；下利，去芍药，加干姜芍药酸寒，干姜辛热；呕去附子，加生姜一倍附子僭上，生姜散逆。

茯苓、白术，补土利水，能伐肾邪，而疗心悸；生姜、附子，回阳益卫，能壮真火，而逐虚寒；芍药酸收，能敛阴和营，而止腹痛补阳必兼和阴，不欲偏胜。经曰：寒淫所胜，治以辛热，湿淫所胜，佐以酸平。真武，北方之神，一龟一蛇，司水火者也，肾命象之，此方济火而利水，故以名焉程郊倩曰：水气唯太阳与少阴有之，以二经同司夫水也。然太阳从表得之，肤腠不宣，水气为元府所遏，故以小青龙发之；少阴由下焦有寒，不能制服本水，客邪得深入而动其本气，缘胃阳衰而堤防不及也，故用真武汤温中镇水，收摄其阴气。按：青龙主太阳表水，十枣主太

阳里水，真武主少阴里水。喻嘉言曰：阳明少阳，绝无用附子法，唯太阳有不得不用之证。盖太阳膀胱为肾之腑，肾中阳虚阴盛，势必传出于腑，以故才见脉微、恶寒、漏汗、恶风、心悸、头眩、筋惕、肉瞤、躁扰等证，纵是传经热邪，不得不用姜、附，以消阴而回阳也。

去生姜，加人参二两，名附子汤仲景，治少阴病，身体痛，手足寒，骨节痛，脉沉者肾主骨，寒淫则痛，此一身骨节尽痛，乃阳虚阴盛，而生内寒所致，非外感也。若以外感之痛治之，则杀人矣。故用参附助阳，而胜肾寒，加芍药敛阴，以为阳之附也。及少阴病，得之一二日，口中和背恶寒者背为胸中之腑，诸阳受气于胸中，转行于背，背为阳，腹为阴，阳气不足，阴气内盛，则背为之恶寒。若风寒在表而恶寒，则一身尽寒矣。又有阴气不足，阳气乘虚，内陷阴中，表阳新虚，背微恶寒者，经所谓：伤寒无大热，口渴心烦，背微恶寒者是也。白虎加人参汤主之。一为阴寒内盛，一为阳气内陷，何以别之？盖阴寒为病，内无燥热，则口中和；阳气内陷，则消烁津液，口燥舌干而渴也。欲辨阴阳寒热之不同，当以口中燥润详之。

吴 茱 萸 汤 仲景

治阳明证,食谷欲呕。若得汤反剧者,则属上焦少阴证,吐利、手足厥冷、烦躁欲死。厥阴证,干呕、吐涎、头痛厥阴之脉挟胃,干呕、吐沫,里寒内格也;厥阴之脉上巅,头痛,寒气上逆也。按:三阳皆有头痛,太阴少阴二经之脉,不上循头,故无头痛。唯厥阴与督脉会于巅,亦有头痛,然风温在少阴,湿温在太阴,而头反痛,是又不可拘拘者。李东垣曰:太阴头痛,必有痰也;少阴头痛,足寒而气逆也。盖太阴少阴二经,虽不上循头,然痰与气逆壅于膈中,头上气不得畅而为痛也。

吴茱萸一升,泡　人参三两　大枣十二枚生姜六两

喻嘉言曰:此明呕有太阳,亦有阳明。若食谷而呕,则属胃寒,与太阳之恶寒呕逆,原为热证者不同火热上冲而呕。恐误以寒药治寒呕也,若服吴茱萸汤反剧者,则仍属太阳热邪,而非胃寒明矣宜葛根加半夏汤、小柴胡汤、栀子豉汤、黄芩汤。若少阴证,吐利厥逆,至于烦躁欲死,肾中之阴气上逆,

将成危候肾中阴盛，上格乎阳，而为吐逆。故用吴萸散寒下逆；人参、姜枣，助阳补土，使阴寒不得上干，温经而兼温中也吴萸为厥阴本药，故又治肝气上逆，呕涎头痛。

加附子，名吴茱萸加附子汤，治寒疝、腰痛、牵引睾丸、尺脉沉迟。

大建中汤 《金匮》

治心胸中大寒，痛呕、不能饮食，腹中寒气上冲皮起，出见有头足，上下痛而不可触近者阳受气于胸中，阳虚则阴邪得以中之，阴寒之气，逆而上冲，横格于中焦，故见高起痛呕，不可触近之证。心为阳，寒为阴，寒乘于心，冷热相激，故痛；寒乘于脾，脾冷弱，不消水谷，故痛而呕，复不能饮食也。

蜀椒一合　干姜四两　人参二两　煎去滓，纳饴糖一升，微煎温服。

蜀椒辛热，入肺散寒，入脾暖胃，入肾命补火；干姜辛热，通心助阳，逐冷散逆；人参甘温，大补脾肺之气；饴糖甘能补土，缓可和中。盖人以中气为主，用辛辣甘热

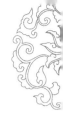

之药，大建其中脏之阳，以祛其逆上之浊
阴也。

小建中汤 仲景

治伤寒阳脉涩，阴脉弦，腹中急痛邪
气入里，与正相搏，则腹痛；涩者，血不足也；弦者，
木克土也。太阳在表，无腹痛，少阳在半表半里，有
胸胁痛，而无腹痛，阳明腹满急痛者，里实也，宜下
之，大柴胡汤、小承气汤；三阴下利而腹痛者，里寒
也，宜温之，四逆汤、附子理中汤；肠鸣泄泻而痛者，
里虚有寒也，宜小建中汤，温中散寒。伤寒二三
日，心悸而烦悸者，阳气虚也；烦者，阴血虚也。
气血内虚，与此汤先建其里，倍芍药者，酸以敛阴，
阴收则阳归附也，加饴糖者，甘以润土，土润则万物
生也。通治虚劳悸衄，里急腹痛，梦遗失
精，四肢酸痛，手足烦热，咽燥口干，虚劳
黄疸黄疸，小便利而色白者，是无热也，不可除热，
当作虚寒治之。喻嘉言曰：虚劳病，至于亡血失精，
精血枯槁，难为力矣，急宜建其中脏，使饮食增而阴
血旺，故但用稼穑作甘之味，生其精血，而酸辛酸
苦，在所不用，舍是无良法也。

桂枝　生姜三两　芍药六两　甘草一
两，炙　大枣十二枚　入饴糖一升，微火

解服。

呕家不可用建中，以甜故也。此即桂枝加芍药汤，但桂有厚薄尔。按：此汤以饴糖为君，故不名桂枝芍药而名建中。今人用建中，绝不用饴糖，失仲景遗意矣。吴鹤皋曰：桂枝当是桂，桂枝味薄，故用以解表；桂味厚，故用以建里。

《准绳》曰：脾居四脏之中，生育营卫，通行津液，一有不调，则失所育所行矣，必以此汤温健中脏，故名建中。脾欲缓，急食甘以缓之，故以饴糖为君；甘草为臣；桂枝辛热，辛，散也、润也，营卫不足，润而散之，芍药酸寒，酸，收也、泄也，津液不通，收而行之，故以桂、芍为佐；生姜辛温，大枣甘温。胃者，卫之源，脾者，营之本，《针经》曰：营出中焦，卫出上焦是已，卫为阳，益之必以辛，营为阴，补之必以甘，辛甘相合，脾胃健而营卫通，故以姜枣为使李东垣曰：《伤寒论》云，阳脉涩，阴脉弦，法当腹中急痛，以芍药之酸，土中泻木为君；饴糖、炙草，甘温补脾养胃为臣；水挟木势亦来侮土，肉桂大辛热，佐芍药以退寒水；姜、枣辛甘而温，发散阳气，行于经脉皮毛为使。或谓：桂枝汤解表，而芍药少。

建中汤温里，而芍药多，何也？皮肤为近，则制小其服；心腹为远，则制大其服，所以不同也。按：此即表欲其散，里欲其收之义。小建中治腹痛者，以木来克土，取芍药为君，土中泻木也；理中汤治腹痛者，以水来侮土，取干姜为君，土中泻水也；平胃散治腹痛，自利者，取苍术为君，泻土除湿也。云岐子曰：建中为补，能补中焦之虚，而不能补上焦下焦之虚，调胃为泻，能泻中焦之实，而不能泻上焦下焦之实。

加黄芪两半，名黄芪建中汤《金匮》，**治虚劳诸不足**《准绳》曰：血不足而用黄芪，黄芪味甘，加以甘草，大能生血，此仲景之妙法。盖稼穑作甘，甘能补胃，胃为气血之海，气血所从生也。经曰：无阳则阴无以生，以甘益胃而生血旨哉。今人但知参、芪为气药，故特表而出之。按：补血汤，黄芪五倍于当归，而云补血，即此义，**亦治伤寒，汗后身痛，表虚恶寒，脉迟弱者**身痛乃六经俱有之证，有表、有里、有寒、有热、有风、有湿。阳证身痛，但拘急；阴寒身痛，体势沉重，宛如被杖，以此别之。此证因过汗耗损阳气，血少不能荣养筋骨，故痛；阳虚，故脉迟；汗后，故脉弱。用黄芪、甘草之甘，以补中气；芍药之酸，以收阴气；桂枝辛热，外以益卫而实表，内以和营而补虚。使中气建立，则能生育营卫，通行津液，表不虚而身痛自汗皆止，虚劳不足可愈矣。

十四味建中汤

治气血不足，虚损劳瘠，短气嗜卧，欲成劳瘵，及阴证发斑或因汗吐下后，中气虚乏，或因欲事损伤肾气，或因过服凉药，遂成阴证。塞伏于下，逼其无根失守之火，上独薰肺，而发斑点，其色淡红隐隐见于肌表，与阳证发斑，色紫赤者不同，此胃气极虚，若服寒凉，立见危殆。吴鹤皋曰：以参、芪、桂、附治斑，法之变者也，医不达权，安足语此，寒甚脉微。

黄芪蜜炙　人参　白术土炒　茯苓　甘草蜜炙　半夏姜制　当归酒洗　白芍酒炒熟地　川芎　麦冬　肉苁蓉　附子　肉桂　加姜枣，煎。

黄芪益卫壮气，补中首药，四君益气，四物养血，阴阳调和，则血气各安其位矣。半夏和胃健脾，麦冬清心润肺，苁蓉补命门相火之不足，桂、附引失守之火而归元，于十全大补之中，而有加味，要以强中而戢外也。

除茯苓、白术、麦冬、川芎、熟地、苁

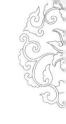

蓉,名八味大建中汤,治同;除川芎、熟地、白术、附子、苁蓉,加柴胡、细辛、陈皮,名乐令建中汤,治脏腑虚损,身体羸瘦,潮热自汗,将成劳瘵,大能退虚热,生气血喻嘉言曰:乐令建中汤,柴胡、细辛为君,意在退热,而阴虚之热,则不可退。十四味建中汤,用桂、附、苁蓉,意在复阳,而阴虚之阳,未必可复,又在用方者之善,为裁酌尔。又曰:二方治脏气素虚,以之两建其脾肾之阳,盖虚劳之病,多本脾肾,故引伸建中之法,乃后人超出之方也。

养 中 煎

治中气虚寒,为呕为泄者。

人参一二三钱　山药炒,二钱　白扁豆炒,二三钱　炙甘草一钱　干姜炒黄,一二钱

如暧腐气滞者,加陈皮一钱,或砂仁四分;如胃中空虚觉馁,加熟地三五钱。

白通加人尿猪胆汁汤　仲景

治少阴病,下利脉微者,与白通汤,利不止,厥逆无脉,干呕而烦,服此汤后,脉暴出者死,微续者生肾者,胃之关也。前阴利

水,后阴利谷,寒邪客之,则不能禁固,故下利也。与白通汤,复阳散寒,服后利不止,厥逆无脉,干呕烦者,寒气太甚,内为格拒,阳气逆乱也。服此汤后,脉暴出者,正气因发泄而脱也,故死;脉微续者,阳气渐复也,故生。

葱白四茎　干姜一两　附子一枚,炮　人尿五合　猪胆汁一合　加减法,同四逆汤。

葱白之辛,以通阳气;姜附之热,以散阴寒,此白通汤也。服而不应者,乃阴盛格拒乎阳,药不能达少阴,故加人尿、猪胆汁为引,取其与阴同类,下咽之后,冷体既消,热性便发,情且不违,而致大益。经曰:逆而从之,从而逆之,正者正治,反者反治。此之谓也以热治寒,以寒治热,为正治;以热治热,以寒治寒,为反治。亦曰:从治,谓从其性而伏之也。按:厥有阴阳二证。阴厥者,身凉不渴,脉迟细而微;阳厥者,阳热极而反厥,虽厥而烦渴谵妄,身复时温而脉数也。若阳厥极深,至于身冷,脉微欲绝,为热极,而将死矣。急以大承气下之,则厥愈。所谓寒药反能生脉而令身暖也。若以热药助其阳,则阴气暴绝而死矣。阴厥用白通四逆汤,亦须急投,缓则无及。

姜附白通汤

治暴卒中寒,厥逆呕吐,泻利色清,气冷肌肤凛栗,无汗,盛阴没阳之证。

附子炮,去皮脐　干姜炮,五钱　葱白五茎,取汁　猪胆大者,半枚　用水二大盏煎附姜二味,至一盏,入葱汁,并猪胆汁,和匀服,再用葱一大握,以带轻束,切去两头,留二寸许,以一面熨热,安脐上,用熨斗盛炭火,熨葱白上面,取其热气从脐入腹,甚者连熨二三饼,又甚者,再用艾炷灸关元、气海,各二三十壮脐下一寸五分,名气海;二寸,名丹田;三寸,名关元。内外协攻,务在一时之内,令得阴散阳回,身温不冷,次用附姜归桂汤。

喻嘉言曰:寒中少阴,行其严令,埋没微阳,肌肤冻裂无汗,而丧神守,急用附子、干姜,加葱白以散寒,加猪胆汁引入阴分。然恐药力不胜,熨葱灼艾,外内协攻,乃足破其坚凝,少缓须臾,必无及矣。又曰：用姜、附以胜阴复阳者，取飞骑突入重围，搴旗树帜，使既散之阳，望帜争趋，顷之复合尔。不知此义者，加增药味，和合成汤，反牵制其雄入之势，必至药缓无功矣。

附 姜 汤

治卒暴中寒，其人腠理素虚，自汗淋漓，身冷手足厥逆，或外显假热躁扰，乃阴盛于内，逼其阳亡于外，即前方不用葱白也。

附子炮，去皮脐　干姜炮，五钱　水二大盏，煎至一盏，加猪胆汁一蛤壳，和温冷服，不用葱熨及艾灼。

喻嘉言曰：若其人真阳素扰，腠理素疏，阴盛于内，必逼其阳亡于外，魄汗淋漓，脊项强硬，用附子、干姜、猪胆汁，即不可加葱及熨灼，恐助其散。而阳无由内附也，宜扑止其汗，陡进前药，随加固护腠理。不尔，恐其阳复越也。

附姜归桂汤

治暴病用附姜汤后，第二服随用此继之，因附、姜专主回阳，而其所中寒邪，先伤营血，故加归、桂，驱营分之寒，才得药病相当也。

附子炮,去皮脐　干姜炮　当归　肉桂二钱五分　水二大盏,煎至一盏,入蜜一蛤壳,温服。

喻嘉言曰：其次前药中，即须首加当归、肉桂，兼理其营，以寒邪中入，先伤营血故也。不尔，药偏于卫，弗及于营，与病即不相当，邪不尽服，必非胜算也。

附姜归桂参甘汤

治阳气将回，阴寒少杀，略有端绪，第三服即用此方。

附子炮,去皮脐　干姜炮　当归　肉桂一钱五分　人参　甘草二钱　水二大盏,煨姜三片自汗不用　大枣二枚,煎至一盏,入蜜三蛤壳,温服。

喻嘉言曰：其次前药中，即须加入人参、甘草，调元转饷，收功帏幄。不尔，姜、附之猛，直将犯上，无等矣。

辛温平补汤

治暴中寒证，服前三方后，其阳已回，身温色活，手足不冷，吐利渐除，第四方，即用此平调脏腑营卫，俾不致有药偏之害。

附子炮，去皮脐　干姜炮　肉桂五分　当归　人参　甘草炙　黄芪蜜炙　白术土炒　白芍酒炒，一钱　五味子十二粒　水二大盏，煨姜三片，大枣二枚，煎至一盏，入蜜五蛤壳，温服。

喻嘉言曰：用前药二三剂后，觉其阳明在躬，运动颇轻，神情颇悦，更加黄芪、白术、五味、白芍，大队阴阳平补，不可歇手。盖重阴见睍，浪子初归，斯时摇摇靡定，怠缓不为善，后必坠前功也。又曰：用群队之药，以培阴护阳，其人即素有热痰，阳出早已从阴而变寒，至此无形之阴寒虽

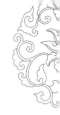

散,而有形之寒痰,阻塞窍隧者,无由遽转为热,姜、附固可弗施,其牛黄、竹沥一切寒凉,断不可用。若因其素有热痰,忘投寒剂,则阴复用事,阳即躁扰必坠前功也。

甘寒补气汤

治中寒服药后,诸证尽除,但经络间微有窒塞,辛湿药服之不能通快者,第五方用甘平助气药,缓缓调之。

人参　麦冬　白芍酒炒,一钱　黄芪蜜炙,一钱二分　生地黄二钱　甘草炙,七分　牡丹皮八分　淡竹叶鲜者取汁少许,更炒干者,七分　水二大盏,煎至一盏,入梨汁少许,热服无梨汁,用竹沥可代。

喻嘉言曰:前用平补后,已示销共放马,偃武崇文之意,兹后复有顽痰留积经络,但宜甘寒助气开通,不宜辛辣助热壅塞。盖辛辣始先不得已而用其毒,阳既安堵,即宜休养其阴,何得喜功生事,徒令病去药存,转生他患,漫无宁宇也。

益 元 汤 《活人》

治面赤身热,不烦而躁,饮水不入口,名戴阳证成氏曰:烦躁者,先烦渐至躁也;躁烦者,先躁而迤逦复烦也。从烦至躁为热,先躁后烦,谓怫怫然,更作躁闷,此为阴盛格阳也。虽大躁欲于泥水中卧,但饮水不得入口是也。此气欲脱而争,譬如灯将灭而复明矣。按:内热曰烦,谓心中郁烦,为有根之火,故但烦不躁,及先烦后躁者,皆可治;外热曰躁,谓身体手足动扰,欲裸衣入井,为无根之火,故但躁不烦,及先躁后烦者,皆不治。大抵独烦不躁者多属热,惟悸者属虚,独躁不烦者多属寒,而火邪者间或有之。

附子炮　干姜　艾叶　黄连　知母　人参　麦冬　五味子　甘草　加姜枣、葱白煎,入童便一匙,冷服。

附子、干姜、艾叶,回阳之药,协以人参、甘草,补其阳虚,退其阴火,所谓甘温能除大热也;黄连以折泛上之火,知母以滋在下之阴,以静其躁,盖阳无阴,则孤阳无所附丽,故扶阳亦兼和阴也;麦冬、五味,补肺清心,合人参以生其脉;加童便而冷服者,热因寒用也。

回阳救急汤 <small>节庵自注云：即四逆汤</small>

治三阴中寒，初病身不热，头不痛，恶寒战栗，四肢厥冷，引衣自盖，倦卧沉重，腹痛吐泻，口中不渴，或指甲唇青，口吐涎沫，或无脉，或脉沉迟无力<small>初病无身热头痛，是无表邪，邪不在阳也；恶寒厥逆，是寒中于里，阳气不宣于四肢也；引衣自盖，倦卧沉重，是寒中少阴也；腹痛吐泻不渴，是寒中太阴也；指甲唇青，口吐涎沫，是寒中厥阴也；至于沉迟无脉，阴寒为已甚矣。战栗，有属阴者，阳微阴胜，邪气内争，而正不胜，故心寒足蜷，鼓颔厥冷，而一身战摇也；有属阳者，真阳来复，正气鼓动，外争而胜，故身为振摇，遂大汗以解也。</small>

附子炮　干姜　肉桂　人参五分　白术　茯苓一钱　半夏　陈皮七分　甘草三分五味子九粒　加姜煎，入麝三厘调服。

无脉，加猪胆汁<small>苦入心而通脉</small>；泄泻，加升麻、黄芪；呕吐，加姜汁；吐涎沫，加盐炒吴茱萸。

寒中三阴，阴盛则阳微，故以附子、姜、桂，辛热之药，祛其阴寒；而以六君温补之药助其阳气；五味合人参，可以生脉；加麝香者，通其窍也。

栝蒌瞿麦丸 《金匮》

治小便不利，有水气，其人渴。

栝蒌根二两　茯苓　薯蓣三两　附子一枚，炮　瞿麦一两　炼蜜丸服，以小便利，腹中温为知。

《金匮》治小便不利，而淋且渴者用之，以其胃中有热，腹中有寒，故变八味丸之制为此丸。见其人趺阳脉数，即胃中有热，胃热必消谷引食，大便必坚，小便必数，是其淋而且渴，为胃热中消明矣。故用栝蒌以清胃热；茯苓、瞿麦，以利小水；然肾中寒水之气，上入于腹，则腹中必冷，故用附子以胜其寒。方下云：以小便利腹中温为知，制方之义，可绎思也。

中满分消汤 东垣

治中满寒胀，寒疝，二便不通，四肢厥逆，食入反出，腹中寒，心下痞，下虚阴躁，奔豚不收或多食寒凉，及脾胃久虚之人，胃中寒，则胀满，或脏寒生满病，此汤主之。

川乌　干姜　毕澄茄　生姜　黄连人参　当归　泽泻　青皮　麻黄　柴胡二钱　草蔻仁　厚朴　黄芪　黄柏五分　益智仁　吴茱萸　木香　半夏　茯苓　升麻三分　热服。

川乌、二姜、吴茱、澄茄、益智、草蔻，除湿开郁，暖胃温肾，以祛其寒；青皮、厚朴，以散其满；升麻、柴胡，以升其清；茯苓、泽泻，以降其浊；人参、黄芪，以补其中；木香以调其气；当归以和其血；麻黄以泄其汗；半夏以燥其痰；黄柏、黄连，以去湿中之热，又热因寒用也李东垣曰：中满治法，当开鬼门，洁净府。开鬼门者，发汗也；洁净府者，利小便也。中满者，泻之于内，谓脾胃有病，令上下分消其湿，下焦如渎，气血自然分化，如或大实大满，大小便不利者，从权以寒热药下之。

温 胃 饮

治中寒呕吐、吞酸、泄泻、不思饮食、

及妇人脏寒呕恶、胎气不安等证。

白术炒，一二钱　当归一二钱　人参一二三钱　白扁豆炒，二钱　甘草炙，一钱　干姜炒黄，一二钱　陈皮炒，一钱

如下寒带浊者，加故纸一钱；如气滞，或兼胸腹痛者，加藿香、丁香、白豆仁、砂仁、白芥子之属；如兼外邪，及肝肾之病者，加桂枝、肉桂，甚者加柴胡；如脾气陷而身热者，加升麻五七分；如水泛为痰，而胸膈痞满者，加茯苓一二钱；如脾胃虚极，大呕大吐，不能止者，宜倍用参、术，仍加柴胡、胡椒二三分，煎熟，徐徐服；如泄泻者，去当归，无滞，去陈皮。

四　神　丸

治肾泻、脾泻肾泻者，五更时泻也。经曰：肾者，胃之关也，前阴利水，后阴利谷。肾属水，水旺于子，肾之阳虚，不能键闭，故将交阳分则泻也。脾泻者，脾之清阳下陷，不能运化，阑门元气不足，不能分别水谷，不痛而泻也（眉批：阑门，在大小肠之交，主分别水谷）。两证皆由肾命火衰，不能上生脾土故也。杨仁斋曰：肾命之气交通，水谷自然

克化。

破故纸四两,酒浸一宿,炒　五味子三两,炒肉豆蔻二两,面裹煨　吴茱萸一两,盐汤泡　用大枣百枚,生姜八两,切片同煮,枣烂去姜,取枣肉捣丸,每服二钱,临卧盐汤下若平旦服之,至夜药力已尽,不能敌一夜之阴寒也。

破故纸辛苦大温,能补相火以通君火,火旺乃能生土,故以为君;肉蔻辛温,能行气消食,暖胃固肠;五味咸能补肾,酸能涩精;吴茱萸辛热,除湿燥脾,能入少阴厥阴气分而补火,盖久泻皆由肾命火衰,不可专责脾胃。故大补下焦元阳,使火旺土强,泄泻自止矣。

单用破故纸、肉豆蔻,名二神丸,治同许学士曰:有全不进食者,服补脾药皆不效,予授二神丸,顿能进食。此病不可全作脾治,盖肾气怯弱,真元衰削,是以不能化食,如釜鼎之下无火,物终不熟也;单用五味子、吴茱萸,名五味子散,治同;除五味、吴茱萸,加茴香一两木香五钱姜煮,枣丸,亦名四神丸《澹寮》,治同茴香亦暖胃之药，木香行气而实大肠，用以疏肝和脾，不使木盛克土也。《薛氏医案》云：脾胃虚寒下陷者，补中益气汤加木香、肉果、补骨脂。脾气虚寒不禁者，六君子汤加炮姜、肉桂。命门火衰，脾土虚寒者，宜八味丸。脾肾气血俱虚者，十全大补汤送四神丸。大便滑利，小便秘涩，或肢体尽肿，喘嗽吐痰，为脾肾亏损，宜《金匮》加减肾气丸。

乌头赤石脂丸 《金匮》

治心痛彻背，背痛彻心。

赤石脂煅淬　蜀椒一两　乌头炮　附子炮　干姜炮，半两　蜜丸，日三服，不知，稍加。

此乃阴寒之气，厥逆而上干，横格于胸背经脉之间，牵连痛楚，乱其气血，搅其疆界，此而用气分诸药，则转益其痛势必危殆。仲景用蜀椒、乌头一派辛辣，以温散其阴邪，然恐胸背既乱之气难安，而即于温药队中，取用干姜之泥，赤石脂之涩，以填塞厥气所横冲之新隧。俾胸之气自行于胸，背之气自行于背，各不相犯，其患乃除，此炼石补天之精义也。今人知有温

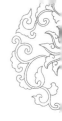

气、补气、行散气诸法矣，亦知有堵塞邪气攻冲之窦，令胸背阴阳二气，并行不悖者哉。

五君子煎

治脾胃虚寒，呕吐泄泻，而兼湿者。

人参二三钱　　干姜炒黄，一二钱　　白术　茯苓二钱　甘草炙，一钱

加陈皮一钱，名六味异功煎，证治同前，而兼微滞者。

按：此即四君子汤、五味异功散之变方也。

感应丸

治新旧冷积泻痢等证。

木香　肉豆蔻　丁香两半　干姜炮　百草霜一两　杏仁一百四十粒，去皮尖　巴豆七十粒，去心皮膜，研去油　巴豆、杏仁另研，同前药末和匀，用好黄蜡六两，溶化，重绢滤去渣，好酒一升，于砂锅内煮数沸，候酒冷蜡浮，用清油一两，铫内熬熟，

取蜡四两,同化成汁,就铫内和前药末,乘热拌匀,丸如豆大,每服三十丸,空心姜汤下。

肉蔻逐冷消食,下气和中;丁香暖胃助阳,宣壅除癖;木香升降诸气,和脾疏肝;杏仁降气散寒,润燥消积;炮姜能逐锢冷,而散痞通关;巴豆善破沉寒,而夺门宣滞,寒积深锢,非此莫攻;百草霜和中温散,亦能消积治痢为佐也《医贯》曰:此方神妙不可言,虽有巴豆,不令人泻,其积自然消化。李时珍曰:一妇年六十余,溏泻五载,犯生冷油腻肉食,即作痛,服升涩药,泻反甚,脉沉而滑,此乃脾胃久伤,积冷凝滞,法当以热下之,用蜡匮巴豆丸五十粒,服二日遂愈,自此每用治泻痢,愈者近百人。

久 痛 丸 《金匮》

治久寒心痛,兼治卒中恶,腹胀痛,口不能言,又治连年积冷,流注心胸痛,并冷肿上气,落马坠车,血疾等。

附子三两　生狼牙炙香　巴豆去皮心膜,研　人参　干姜　吴茱萸一两　炼蜜丸,桐子大,酒下,强人初服三丸,日三服,弱者二丸。

仲景于胸痹证后,附久痛丸,治久寒心痛,以其久着之邪,不同暴病,故药则加峻,而汤改为丸,取缓攻不取急荡也。久寒心痛,乃久客之剧证,即肾水乘心,脚气攻心之别名也,痛久血瘀,阴邪团结,温散药中加生狼牙、巴豆、吴茱萸驱之,使从阴窍而出,以其邪据胸中,结成坚垒,非捣其巢,邪终不去尔。

黄芽丸

治脾胃虚寒,或饮食不化,或时多胀满,泄泻吞酸,呕吐等证。

人参二两　焦干姜二钱　蜜丸,芡实大,常嚼服,甚妙。

加甘草二钱为散,名参姜散,治脾肺虚寒,呕吐咳嗽,气短,小儿吐乳等证。二方或陈皮,或荜拨,或茯苓,皆可酌用。

导 气 汤

治寒疝疼痛阴气积于内,复为寒邪所袭,营卫不调,则成疝病,囊冷结硬如石,或引睾丸而痛,名寒疝。疝有七种,寒疝、水疝、筋疝、血疝、气疝、狐疝、癫疝也,证虽见于肾,病实本于肝,以厥阴肝脉,络于阴器故也。女子小腹有块,前阴突出,及阴菌,亦同此类,但女子不名疝而名瘕。

川楝子四钱　木香三钱　茴香二钱　吴茱萸一钱,汤泡　长流水煎。

此治疝之通剂也。川楝苦寒,能入肝舒筋,使无挛急之苦,又能导小肠膀胱之热,从小水下行,为治疝之主药;木香升降诸气,通利三焦,疏肝而和脾;茴香能入肾与膀胱,暖丹田而祛冷气;吴茱萸入肝肾气分,燥湿而除寒。三者皆辛温之品,用以宣通其气,使小便下利,盖疝病多因寒湿所致,寒去则湿自除也。

附子粳米汤 《金匮》

治腹中寒气,雷鸣切痛,胸胁逆满呕吐。

附子一枚,炮　半夏半升　甘草一两　大枣十枚　粳米半升　以水八升,煮米熟汤成,去滓,温服一升,日三服。

腹中阴寒奔迫,上攻胸胁,以及于胃而增呕逆,顷之胃气空虚,邪无所隔,彻入阳位,则殆矣。是其除患之机所重,全在胃气,乘其邪初犯胃,尚自能食,而用附子粳米汤,以温饱其胃,胃气温饱,则土厚而邪难上越胸胁,逆满之浊阴,得温无敢留恋,必还从下窍而出,旷然无余,此持危扶颠之手眼也。

胃　关　煎

治脾肾虚寒作泻,或甚至久泻腹痛不止,冷痢等证。

熟地三五钱,或一两　山药炒　扁豆炒,二钱　白术炒　焦干姜一二三钱　甘草一二钱　吴茱萸制,五七分

泻甚者,加肉豆蔻一二钱面炒或补骨脂亦可;气虚甚者,加人参随宜用;阳虚下脱不固者,加制附子一二三钱;腹痛甚者,

加木香七八分,或厚朴八分;滞痛不通者,加当归二三钱;滑脱不禁者,加乌梅二个,或五味子二十粒;肝邪侮脾者,加肉桂一钱。

佐 关 煎

治生冷伤脾,泻痢未久,肾气未损者,宜用此汤,以去寒湿,安脾胃,此胃关之佐者也。

厚朴炒　陈皮炒,一钱　山药炒　扁豆炒猪苓　泽泻二钱　干姜炒　肉桂一二钱　甘草炙,七分　如腹痛甚者,加木香三五分,吴茱萸亦可。

抑 扶 煎

治气令阴寒,或暴伤生冷,致成泻痢。凡初起气血未衰,脾胃未败,或胀满,或呕恶,皆可先用此汤。此胃关煎表里药也,宜察虚实用之,其有寒湿伤脏,霍乱邪实者,最宜用此。

厚朴　陈皮　乌药钱半　猪苓　泽

泻二钱　甘草炙,一钱　干姜炮,一二钱　吴茱萸制,五七分

如气滞痛甚者,加木香五七分,或砂仁亦可;血虚多痛者,加当归二钱;寒湿胜者,加苍术钱半。

天台乌药散

治小肠疝气,牵引脐腹疼痛厥阴肝脉络于阴器,上入少腹。疝病,乃肝邪也。肝主筋,故牵引疼痛,小肠经络,并于厥阴,寒邪客于小肠,少腹痛引睾丸,上而不下,痛入脐腹,甚则上冲心胸,故俗亦名小肠气。古人治法,往往相类。

巴豆七十粒　川楝子十个　乌药　木香茴香盐炒　良姜炒　青皮五钱　槟榔二个　先将巴豆微打破,同川楝麸炒黑,去麸及巴豆,同余药为末,酒下一钱。

乌药散膀胱冷气,能消肿止痛;川楝导小肠邪热,从小便下行;木香、青皮,行气而平肝;良姜、茴香,散寒而暖肾;槟榔性如铁石,能下水溃坚;巴豆斩关夺门,破血瘕寒积,皆行气祛湿散寒之品也。

薏苡仁附子散 《金匮》

治胸痹缓急之证。

薏苡仁二两　大附子一枚,炮　杵为散,服方寸匕,日三服。

胸中与太空相似,天日照临之所,而膻中之宗气,又赖以苞[①]举一身之气者也,今胸中之阳,痹而不舒,其经脉所过,非缓即急,失其常度,总由阳气不运,故致然也。用薏苡仁以舒其经脉;用附子以复其阳,则宗气大转,阴浊不留,胸际旷若太空,所谓化日舒长,曾何缓急之有哉?

四　维　散

治脾肾虚寒,滑脱之甚,或泻痢不能止,或气血下陷,二阴血脱不禁者,无出此方之右。

人参一两　干姜炒黄　制附子二钱　甘草炙,一二钱　乌梅五分或一钱,酌其病之微甚而用之,或不用此,即四味回阳饮也　为

----

① 苞:道光本作"包"。

末，和匀，用水拌湿，蒸一饭顷，取起烘干，再为末，每服一二钱，温酒调下。

疝 气 方 丹溪

治疝气疼痛。

吴茱　枳壳　栀子　棠球子即山楂之小者，俱炒用　荔枝核煅　等分为末，空心长流水煎汤，下二钱。

吴茱入厥阴气分，温肝逐寒；山栀泻三焦火热，由膀胱出；枳壳行气而破癥；山楂散瘀而磨积；荔枝双结，形类睾丸，能入肝肾，辟寒散滞，故假之以为引也丹溪曰：疝病自《素问》而下，皆以为寒，世有寒而无疝者，必有说以通之可也。因思此病，始于湿热在经，郁遏至久，又感外寒，湿热被郁而作痛，只作寒论，恐有未尽。古方以乌头、栀子，等分作汤，其效亦速。后因此方随证加减，无有不应，须分湿热多少而治之。又有挟虚而发者，当以参术为君，而佐以疏导，其脉沉紧而豁大者是也。按：疏导药，即桃仁、山楂、枳实、黑栀、川楝、吴茱、延胡、丁香、木香之类。山栀、附子，酒煎，加盐服，名栀附汤，丹溪曰：乌头治外束之寒，栀子治内郁之热。

镇 阴 煎

治阴虚于下，格阳于上，则真阳失守，血随而溢，以致大吐大衄，六脉细脱，手足厥冷，危在顷刻，而失血不能止者，速宜用此，使孤阳有归，则血自安也，如治格阳喉痹上热，当以此汤冷服。

熟地一二两　牛膝二钱　甘草炙，一钱　泽泻钱半　肉桂一二钱　制附子一二钱或五七分

如兼呕恶者，加干姜炒黄一二钱；如气脱倦言，而脉弱极者，宜速速多加人参，随宜用之。

橘 核 丸 《济生》

治四种癥疝茎囊睾丸肿硬，不痛不痒，为癥疝。亦有引脐腹绞痛者，四种，肠癥、卵癥、水癥、气癥也，皆寒湿为病。

橘核　川楝子　海藻　海带　昆布　桃仁二两　延胡索　厚朴　枳实　木通桂心　木香五钱　酒糊丸，盐汤或酒下。

橘核、木香，能入厥阴气分而行气；桃仁、延胡，能入厥阴血分而活血；川楝、木通，能导小肠膀胱之热，由小便下行，所以去湿；官桂能平肝暖肾，补肾命之火，所以祛寒；厚朴、枳实，并能行结水而破宿血；昆布、藻带，咸润下而软坚，寒行水以泄热湿久为热，寒久亦为热。同为散肿消坚之剂也

朱丹溪曰：癥疝不痛，非痛断房事与厚味不可。若苍术、神曲、山楂、白芷、川芎、枳实、半夏皆要药，又宜随时月寒热加减。有热，加栀子；坚硬，加朴、硝；秋冬，加吴茱萸。

归 气 饮

治气逆不顺，呃逆呕吐，或寒中脾肾等证。

熟地三五钱　茯苓　扁豆二钱　炮姜　丁香　陈皮一钱　藿香钱半　甘草八分　中气寒甚者，加制附子；肝肾虚寒者，加吴茱萸、肉桂，或加当归。

暖 肝 煎

治肝肾阴寒，小腹疼痛等证。

当归二三钱　枸杞子三钱　茯苓　小
茴香　乌药二钱　肉桂一二钱　沉香一钱或
木香亦可　生姜三五片

如寒甚者，加吴茱萸、干姜；再甚者，
加附子。

补火丸

治冷劳，气血枯竭，肉瘠齿落，肢倦言
微吴鹤皋曰：凡人之身，有真火焉，寄于右肾，行于
三焦，出入于甲胆，听命于天君，所以温百骸，养脏
腑，充九窍者，皆此火也，为万物之父。故曰：天非
此火，不能生物，人非此火，不能有生，此火一息，犹
万物无父，故其肉衰而瘠，血衰而枯，骨衰而齿落，
筋衰而肢倦，气衰而言微也。

石硫黄一斤　猪大肠二尺　将硫黄为
末，入猪肠中，烂煮三时，取出去肠，蒸饼
为丸，如梧子大，每服十丸，日渐加之凡服
硫黄者，忌食诸禽兽血。

硫黄，火之精也，亦号将军大黄至寒，亦
号将军。故用之以补火；以其大热有毒，故
用猪脏烂煮以解之。庸俗之人，忌而罕

用，盖不知其有破邪归正，返滞还清，消阴回阳，化魄生魂之力也吴鹤皋曰：戴元礼有言曰：诸凉药皆滞，惟黄连寒而不滞；诸热药皆燥，惟硫黄热而不燥。昔仁和吏早衰，服之年至九十；他如范文正公之金液丹，《得效》之玉真丸，《和剂》之来复丹半硫丸、灵砂丹，《百选》之二气丹，《活人》之返阴丹，杨氏之紫霞丹，但所主各有攸当尔。按：人有真阳虚衰，桂、附所不能补者，非硫黄不能补之，其性虽燥毒，而却疏利，与燥涩者不同，苟制练得宜，诚为救危妙药，若用之不当，贻祸匪轻。

附：金液丹　硫黄十两，研末，瓷盒盛，水和赤石脂封口，盐泥固济，日干，地内埋一小罐，盛水令满，安盒在内，用泥固济，慢火养七日七夜，加顶火一斤煅，取出研末，蒸饼丸，米饮下。治久寒锢冷，劳伤虚损，伤寒阴证。

来复丹　太阴元精石　舶上硫黄　硝石各一两，硝黄同微炒，不可火大，柳条搅结成砂子　五灵脂去砂石　青皮　陈皮各一两　醋和丸，米饮下。　治伏暑泄泻，身热脉弱《玉机微义》曰：硝石性寒，佐以陈皮，其性疏快，硫黄能利人，若作暖药止泻，误矣。此由啖食生冷,或冒暑热,中脘闭结,挥霍变乱,此药通利三焦,分理阴阳,服之甚验。若因暑火湿热者,勿用。

半硫丸 半夏 硫黄等分 生姜糊丸。 治老人虚秘、冷秘。

灵砂丹 水银三两 硫黄一两 炼成,研细,糯米糊丸。治诸虚锢冷。

二气丹 硝石 硫黄等分为末 石器炒成砂 再研,糯米糊丸,梧子大,每服四十九,井水下。 治伏暑伤冷,二气交错,中脘痞结,或呕或泄,霍乱厥逆。

返阴丹 治阴毒伤寒,心神烦躁,四肢逆冷。 硫黄五两

硝石 太阴元精石各一两 附子炮 干姜炮 桂心各五钱 用铁铫先铺元精末一半,次铺硝石末一半,中间盖硫黄末,又着硝石一半,盖硫黄再以元精末盖上,用小盏合着,炭三斤烧令得所,勿令烟出,研末,和前药末,饭丸,梧子大,每服十五至二十九,艾汤下,汗出为度。

《本事方》破阴丹 治阴中伏阳烦躁,六脉沉伏。 硫黄 水银各一两 陈

皮　青皮各五钱　先将硫黄入铫熔开，次下水银，铁杖搅匀，令无星，细研糊丸，每服三十九。如烦躁，冷盐汤下；阴证，艾汤下。

《伤寒百问方》硫黄五钱，艾汤调下。治身冷脉微，厥而烦躁，令卧汗出而愈。

黑铅丹　黑铅　硫黄各二两　将锡熔化，渐入硫黄，候结成片，倾地上出火毒，研至无声为度。　治阴阳不升降，上盛下虚，头目眩晕。

黑　锡　丹

治真元虚惫，阳气不固，阴气逆冲，三焦不和，冷气刺痛，饮食无味，腰背沉重，膀胱久冷，夜多小便，女人血海久冷，赤白带下，及阴证阴毒，四肢厥冷，不省人事，急用枣汤，吞一百粒，即便回阳，此药大能升降阴阳，补虚益元，坠痰除湿破癖。

黑锡去滓,秤　硫黄二两　葫芦巴酒浸,炒附子炮　阳起石研细,水飞　肉豆蔻面裹,煨　金铃子蒸去皮核　沉香　舶茴香　破

故纸木香一两　　肉桂半两　　用铁铫纳如常法,结黑锡、硫黄、砂子,地上出火毒,研令极细,余药并细末和匀,自朝至暮,以研至黑光色为度,酒糊丸,如桐子大,阴干,入布袋内擦令光莹,每四十九,空心盐姜汤下。女人,艾枣汤下,急证用百丸。

喻嘉言曰:此方用黑锡水之精,硫黄火之精,二味结成灵砂为君;诸香燥纯阳之药为臣;用金铃子苦寒一味为反佐;用沉香引入至阴之分为使。凡遇阴火逆冲,真阳暴脱,气喘痰鸣之急证,舍此药再无他法可施昌。每用小囊佩带随身,恐遇急证不及取药,且欲以吾身元气,温养其药,藉手效灵,厥功历历可纪。即如小儿布痘,与此药迥不相值,然每有攻之太过,如用娱蚣、穿山甲、桑虫之类,其痘虽勃然而起,然头面遍身,肿如瓜匏,疮形湿烂难干,乃至真阳上越,气喘痰鸣,儿医撒手骇去昌。投此丸,领其阳气下入阴中,旋以大剂地黄汤峻补其阴,以留恋夫真阳,肌肤之热反清,肿反消,湿烂反干而成厚靥,如此而全活者,不知凡几,因附本方项下,以广用方者之识。

五 德 丸

治脾肾虚寒,飧泄鹜溏等证,或暴伤生冷,或感时气寒湿,或酒湿伤脾,腹痛作泄,或饮食失宜,呕恶痛泄,无火等证。

补骨脂四两,酒炒　北五味或用肉豆蔻代之,面炒　吴茱萸制　木香二两　干姜四五两,炒汤浸,蒸饼丸,桐子大,每服六七十丸,甚者百余丸,白滚汤,或米汤,或人参汤,俱可下。腹痛多呕者,加胡椒二两,更妙。

七 德 丸

治生冷伤脾,初患泻痢,肚腹疼痛,凡年少气血未衰,及寒湿食滞,凡宜和胃者,无不神效,此即佐关煎之偏禅也。

补骨脂炒,四两　干姜炒焦　苍术炒　台乌药　吴茱萸　木香　茯苓一

两　神曲糊为丸,梧子大,每服七八十丸,或百丸,白滚汤下。

唐郑相国方

治虚寒喘嗽,腰脚酸痛。

破故纸十两,酒蒸,为末　胡桃肉二十两,去皮,烂研　蜜调如饴,每晨酒服一大匙,不能饮者,熟水调。忌芸薹油菜也、羊血。

破故纸属火,入心包命门能补相火,以通君火,暖丹田,壮元阳;胡桃属木,能通命门,利三焦,温肺润肠,补养气血,有木火相生之妙。气足则肺不虚寒,血足则肾不枯燥,久服利益甚多,不独上疗喘嗽,下强腰脚而已也古云:黄柏无知母,破故纸无胡桃,犹水母之无虾也。李时珍曰:命门在两肾中央,为生命之原,相火之主,肾命相通,藏精而恶燥。胡桃状颇相类,皮汁青黑,故入北方,佐破故纸润燥而调血,使精气内充,血脉通调,诸证自然愈矣。

加杜仲一斤,生姜炒蒜四两,名青娥丸,治肾虚腰痛经曰:腰者,肾之腑,转移不能,肾将惫矣。再加牛膝酒浸黄柏盐水炒川萆薢童便浸蜜丸,治同;加杜仲、葫芦巴、小茴香、草薢,名喝起丸,治小肠气痛引腰。

复 阳 丹

治阳虚呕,吐泄泻腹痛,寒疝等证。

北五味炒　甘草炙　附子制　炮姜　胡椒一两　白面二两,炒焦　为末和匀,入温汤捣丸,桐子大,每服一钱,随证用药引下。

三 气 饮

治气血亏损,风寒湿三气乘虚内侵,筋骨历节疼痛之极,及痢后鹤膝风痛等证。

当归　枸杞　杜仲二钱　熟地三钱或五钱　甘草炙　北细辛或代以独活　芍药酒炒　牛膝　茯苓　肉桂　白芷　附子一钱　生姜三片

如气虚者,加人参、白术随宜;风寒胜者加麻黄一二钱,此饮亦可浸酒,大约每药一斤,可用烧酒六七斤,浸十余日,徐徐服之。

寿　脾　煎 一名摄营燕

治脾虚不能摄血等证，凡忧思郁怒积劳，及误用攻伐等药，犯损脾阴，致中气亏陷，神魂不宁，大便脱血不止，或妇人无火崩淋等证，兼呕恶尤为危候，速宜用此单救脾气，则统摄固而血自归源，此归脾汤之变方，其效如神。若犯此证，而再用寒凉，则胃气必脱，无不即毙者。

白术二三钱　当归　山药二钱　枣仁钱半　甘草炙，一钱　远志制，三五分　炮姜一二三钱　莲肉去心炒，廿粒　人参随宜一二钱，急者用一两

如血未止，加乌梅二个，凡畏酸者，不可用，或加地榆钱半亦可；滑脱不禁，加醋炒文蛤一钱；下焦虚滑不禁，加鹿角霜二钱，为末，搅入药中服之；气虚甚者，加炙黄芪二三钱；气陷而坠者，加炒升麻五七分，或白芷亦可；兼溏泄者，加补骨脂一钱，炒用；阳虚畏寒者，加附子一二三钱；

血去过多，阴虚气馁，心跳不宁者，加熟地、人参七八钱，或一二两。

一 炁 丹

治脾肾虚寒，不时易泻，腹痛阳痿，怯寒等证。此即参附汤之变方也。

人参　制附子等分　炼白蜜为丸，如绿豆大，每用白滚汤送下三五分，或一钱，凡药饵不便之处，或在途次，随带此丹最妙。

九 炁 丹

治脾肾虚寒，如五德丸之甚者。

熟地八两　附子制,四两　肉豆蔻面炒　吴茱萸　焦姜　补骨脂酒炒　荜茇　五味子二两　粉甘草炙,一两　炼蜜丸，或山药糊丸，桐子大，每服六七十丸，或百丸，滚白汤下，如气虚者，加人参或二两，或四两尤妙。

圣 术 煎

治饮食偶伤，或吐或泻，胸膈痞闷，或胁肋疼痛，或过用克伐等药，致伤脏气，而脉息无力，气怯神倦者，速宜用此。不得因其虚满虚痞，而畏用白术，此中虚实之机，贵乎神悟也。若痛胀觉甚者，即以此煎送神香散最妙，若用治寒湿泻，呕吐证，尤为圣药。

白术用冬术味甘者，炒五六七八钱，或一两　干姜炒　赤肉桂一二钱　陈皮酌用或不用

若治虚寒泻痢，呕吐等证，则人参、甘草之类，当随宜加用；若治中虚感寒，则麻黄、柴胡之类，亦随宜加用。

卷七上

消 暑 门

暑本夏月之热病，《左传》荫暍人于樾下，其名久矣。在仲景谓之中暍。凡盛暑烈日之时，或于长途，或于田野，不辞劳苦，致病头疼烦躁，肌体大热，大渴等证，遇无汗者，必以得汗为正，治宜先散外邪，得汗已，方清其内，若多汗者，宜察气之虚实，火之微甚，或清或补可也。有畏暑贪凉，不避寒气，或于深堂大厦，或于风地树阴，或乍热乍寒之时，不谨衣被，以致寒邪袭于肌表，而病发热恶寒，头痛无汗，身形拘急，肢体酸疼等证，惟宜温散为主，当以伤寒法治之。又有不慎口腹，过食生冷，以致寒凉伤脏，而为呕吐、泻痢、腹痛等证，治宜温中为主。苟其不分表里，不察阴阳，则杀人惨于刀刃矣。

消 暑 丸 海藏

治伏暑烦渴，发热头痛，脾胃不利[①]。

半夏一斤，醋五斤，煮干　茯苓　甘草半

① 利：疑作"和"。

斤,生用　姜汁糊丸,勿见生水,热汤下。有痰生姜汤下。

　　长夏炎蒸,湿土司令,故暑必兼湿。证见便秘烦渴,或吐或利者,以湿胜不得施化也。此方不治其暑,专治其湿。用半夏、茯苓,行水之药,少佐甘草,以和其中,半夏用醋煮者,醋能开胃散水,敛热解毒也,使暑气、湿气,俱从小便下降,则脾胃和而烦渴自止矣热蒸其湿,是为暑。无湿则但为干热而已,非暑也。故肥人湿多,即病暑者多,瘦人火多,即病热者多。

　　本方一两,黄连二钱,名黄连消暑丸,治伏暑烦渴,而多热痰。

小半夏茯苓汤　《金匮》

　　治卒呕吐,心下痞,膈间有水,眩悸。
方见下卷燥湿门

四味香薷饮

　　治感冒暑气,皮肤蒸热,头痛头重,或烦渴,或吐泻。

香薷一两　　厚朴姜汁炒　　扁豆炒,五钱　　黄连姜炒,三钱　　冷服香薷辛热,必冷服者。经所谓:治温以清,凉而行之也,热服作泻。

香薷辛温香散,能入脾肺气分,发越阳气,以散皮肤之蒸热;厚朴苦温,除湿散满,以解心腹之凝结;扁豆甘淡,能消脾胃之暑湿,降浊而升清;黄连苦寒,能入心脾,清热而除烦也李时珍曰:有处高堂大厦而中暑者,缘纳凉太过,饮冷太多,阳气为阴邪所遏,反中入内,故见头痛恶寒之证。用香薷以发越阳气,散水和脾,则愈。王履曰:此非中暑,盖亦伤寒之类尔。按:香薷乃夏月发汗之药,其性温热,只宜于受寒之人,若暑火证服之,反成大害。凡元气虚者用之,适足以招暑,今人谓能解暑,概用代茶,是开门揖盗也。

除扁豆,名黄连香薷饮,治中暑热盛,口渴心烦,或下鲜血暑邪所逼。加茯神,治瘅疟独热不寒,曰瘅疟。当责之暑邪,暑先入心,故加茯神以宁心。除黄连,加木瓜、甘草、香附、陈皮、苍术、紫苏,名二香散盖合香薷饮,香苏饮,为一方也,治外感内伤,身热腹胀;除黄连，名三物香薷饮，治伤暑、呕逆、泄泻；再加茯苓、甘草，名五物香薷饮，驱暑和中；再加木瓜，名六味香薷饮，治中暑湿盛；再加人参、黄芪、白术、陈皮，名十味香薷饮，治暑湿内伤，头重吐利，身倦神昏喻嘉言曰：伤寒夹阴，误用阳旦汤，得之便厥；伤暑夹阴，误用香薷饮，入喉便喑。后贤于香薷饮中，加人参、黄芪、白术、陈皮、木瓜，兼治内伤，诚有见也。三物香薷饮，加羌活、防风，治夏月僵仆，手足搐搦，名暑风，或再加黄芪、芍药。

缩　脾　饮

清暑气，除烦渴，止吐泻、霍乱，及暑月酒食所伤。

扁豆炒研　干葛二两　砂仁　草果煨去皮　乌梅　甘草炙，四两　每服四钱。

暑必兼湿，而湿属脾土，暑湿合邪，脾胃病矣。故治暑必先去湿，砂仁、草果，辛香湿散，利气快脾，消酒食而散湿；扁豆专解中宫之暑而渗湿湿盛则津不生而渴；葛根能升胃中清阳而生津风药多燥，唯葛根能生津;乌梅清热解渴;甘草补土和中。

大 顺 散

治冒暑伏热,引饮过多,脾胃受湿,水谷不分,清浊相干,阴阳气逆,霍乱吐泻,脏腑不调。

干姜　桂　杏仁去皮尖　甘草　等分,先将甘草用白砂炒,次入姜、杏炒过,筛去砂净,合桂为末,每服二三钱,汤点服。

夏月过于饮冷食寒,阳气不得伸越,故气逆而霍乱吐泻也,脾胃喜燥而恶湿,喜温而恶寒。干姜、肉桂,散寒燥湿;杏仁、甘草,利气调脾。皆辛甘发散之药,升伏阳于阴中,亦从治之法也吴鹤皋曰:此方非治暑,乃治暑月饮冷受伤之脾胃尔。大蒜辛热通窍,故亦有宜用者,若系火热诸证,而投此等辛热之品,祸不旋踵矣。

来 复 丹

治伏暑泄泻,身热脉弱。

方见卷六下祛寒门补火丸附方内。

枇 杷 叶 散

治中暑伏热，烦渴引饮，呕哕恶心，头目昏眩。

枇杷叶去毛，炙　陈皮去白焙　丁香　厚朴去皮，姜汁炙，五钱　白茅根　麦门冬　干木瓜　甘草　香薷钱半　捣罗为末，每服二钱，水一盏，生姜三片，煎七分，温服。温汤调服，亦得。如烦躁，用井花水调下，小儿三岁以下，可服五分，更量大小加减。

冷 香 饮 子

治伤暑口渴，霍乱腹痛，烦躁，脉沉微或伏。

附子炮　陈皮一钱　甘草炙　草果钱半水盏半，姜十片，煎八分，去渣，井水顿冷服。

桂苓甘露饮　河间

治中暑受湿，引饮过多，头痛烦渴，湿热便秘。

滑石四两　石膏　寒水石　甘草二两
白术　茯苓　泽泻一两　猪苓　肉桂五钱
每服三钱，或五钱，此五苓、六一之合剂，以清六腑之热也。

张子和去猪苓，减三石一半，加人参、干葛各一两，藿香、木香各一钱，减桂只用一钱，每服三钱，亦名桂苓甘露饮，治伏暑烦渴，脉虚，水逆渴欲饮水，水入即吐，名水逆。

清暑益气汤　东垣

治长夏湿热炎蒸，四肢困倦，精神减少，胸满气促，身热心烦，口渴恶食，自汗身重，肢体疼痛，小便赤涩，大便溏黄，而脉虚者暑湿蒸人，脾土受伤，故肢倦便溏，暑热伤肺，故气促、心烦、口渴、便赤，浊气在上，则生䐜胀，故胸满恶食，暑先入心，汗为心液，故自汗湿盛，故身痛身重，寒伤形，表邪外盛，故脉大而有余，暑伤气，元气耗伤，故脉虚而不足。

黄芪　人参　白术炒　苍术　神曲炒青皮麸炒　陈皮留白　甘草炙　麦冬　五味当归酒洗　黄柏酒炒　泽泻　升麻　葛根姜枣煎。

热伤气，参、芪益气而固表；湿伤脾，二术燥湿而强脾；火盛则金病而水衰，故用麦冬、五味，以保肺而生津肺为水之上源，火旺克金，则金不能生水，麦冬合人参生脉生津。用黄柏以泻热而滋水；青皮平肝而破滞；当归养血而和阴；神曲化食而消积；升、葛解肌热而升清清气上升，能生津液，又风能胜湿；泽泻泻湿热而降浊；陈皮理气；甘草和中。合之以益气强脾，除湿清热也东垣曰：脾虚肺气先绝，故用黄芪闭腠理，止汗益气；脾胃既虚，阴火伤其生发之气，营卫大亏，血虚以人参补之，阳旺自能生阴血也；更加当归和血；又加黄柏以救肾水，盖甘寒泻火，火减则心气得平而安也；心火乘脾，故用炙草泻火而补脾，少用恐滋满也，中满者去之，若腹中急痛急缩者，却宜多用；咳者去人参，为清浊相干，故以橘理之；长夏湿胜，故加二术、泽泻，上下分消其湿热也；湿胜则食不化，炒曲辛甘，青皮辛温，消食快气；五味、麦冬、人参，甘微酸寒,泻火热而益肺金,救庚金也。《医贯》曰:有伤暑吐衄者,暑伤心,心虚不能生血,不宜过用寒凉以伤心,宜清暑益气,加丹皮、生地、犀角之类,盖暑伤心亦伤气,其脉必虚,以参芪补气,斯无弊也。

除青皮、泽泻、干葛,名黄芪人参汤东垣,治暑伤元气,注夏倦怠,胸满自汗,时作头痛时痛时止,为内伤证;除白术、青皮、麦冬、五味,加茯苓、猪苓、柴胡、羌活、防风、连翘、知母,名补肝汤东垣,治阴汗如水,阴冷如冰,脚痿无力。

清 燥 汤 东垣

治肺金受湿热之邪,痿躄喘促,胸满少食,色白毛败,头眩体重,身痛肢倦,口渴便秘经曰:肺者相傅之官,治节出焉。火盛克金,则肺热叶焦,无所主而失其治节,故肢体或纵或缩,而成痿躄也;火上逆肺,故喘促;肺主皮毛,故色白毛败;湿热填于膈中,故胸满,壅于阳明,则食少,上升于头,则眩,注于身,则体重,流于关节,则身痛,肺受火伤,天气不能下降,膀胱绝其化源,故口渴便秘。

黄芪钱半　苍术炒,一钱　白术炒　陈

皮泽泻五分　人参　茯苓　升麻三分　当归酒洗　生地黄　麦冬　甘草炙　神曲炒　黄柏酒炒　猪苓二分　黄连一分　五味子九粒柴胡三分

肺属辛金而主气，大肠属庚金而主津，燥金受湿热之邪，则寒水膀胱生化之源绝，源绝则肾水亏金不能生水。而痿躄诸证作矣。金者水之母也，气者水之源也。黄芪益元气而实皮毛，故以为君；二术、参、苓、甘、橘、神曲，健脾燥湿，理气化痰，所以运动其土，土者金之母也；麦冬、五味，保肺以生津；当归、生地，滋阴而养血；黄柏、黄连，燥湿而清热黄柏合苍术，为二妙散，治痿正药；加牛膝，名三妙散。升麻、柴胡，所以升清；猪苓、泽泻，所以降浊，使湿热从小便出，则燥金肃清肺为高清之脏。水出高原，而诸证平矣朱丹溪曰：今世风病，大率与诸痿证，混同论治。古圣论风痿，条目不同，治法亦异。夫风病外感，善行数变，其病多实，发表行滞，有何不可？诸痿起于肺热，传人五脏，散为诸证，其昏惑、瘈疭、瞀闷、暴病、郁冒、蒙昧、暴喑，皆属于火,其四肢不举,足痿舌强,痰涎有声,皆属于土,悉是湿热之病,当作诸痿论治。大抵只宜补养,若以外感风邪治之,宁免实实虚虚之祸乎? 或曰:《内经》治痿,独取阳明,何也? 曰:只诸痿生于肺热一语,已见大意,金体燥而居上,主气,畏火者也,土性湿而居中,主四肢,畏木者也,嗜欲不节,则水失所养,火寡于畏,而侮所胜,肺得火邪而热矣,肺受热邪,则金失所养,木寡于畏,而侮所不胜,脾得木邪而伤矣,肺热则不能管摄一身,脾伤则四肢不为人用,而诸痿之病作矣。泻南方,则肺金清而东方不实,何脾伤之有? 补北方,则心火降而肺金不虚,何肺热之有? 故阳明实,则宗筋润,能束骨而利机关矣。治痿大法,无过于此。

六 一 散 河间

治伤寒中暑,表里俱热,烦躁口渴,小便不通,泻痢热疟,霍乱吐泻,下乳滑胎,解酒热毒,偏主石淋暑热皆阳邪,在表则发热;在里则泻痢、霍乱;在上则烦渴;在下则便秘、或热泻;火气煎灼,精结成石,则为石淋。

滑石六两　甘草一两　为末,冷水或灯心汤调下丹溪曰:泄泻及呕吐,生姜汤下。中寒者,加硫黄少许。

滑石重能清降，寒能泻热，滑能通窍，淡能行水，使肺气降而下通膀胱火退则肺气下降。故能祛暑住泻，止烦渴而利小便也小便利，则大便实，而泻自止。加甘草者，和其中气，又以缓滑石之滑降也。其数六一者，取天一生水，地六成之之义也故又名天水散。刘河间曰：统治上下表里诸病，盖取其能通除上下三焦湿热也，然唯体盛湿多之人宜服之，以解暑利水，使湿热从小便出，若无湿之人而服此，则反耗其津液，而渴转甚矣。又当用生脉散。清癯无湿之人，及肥人内夹虚寒，误用六一散，解暑驱湿，反促其脏腑，气绝者比比。

加辰砂少许，名益元散，镇心神，而泻丙丁之邪热也小肠为丙火，心为丁火；加薄荷少许清肺，名鸡苏散；加青黛少许清肝，名碧玉散；加红曲五钱，名清六丸，治赤痢赤属血分受伤，红曲能调六腑之血；加干姜五钱，名温六丸，治白痢白属气分受伤，干姜能散湿热之气；加生柏叶、生车前、生藕节，名三生益元散，治血淋；加牛黄，治虚烦不得眠；除甘草，加吴茱萸一两，名吴萸六一散，治湿热吞酸；除滑石，加黄芪六两，大枣煎，热服，名黄芪六一散，治诸虚不足，盗汗消渴凡渴证防发痈疽，宜黄芪六一散，吞忍冬丸。

五 苓 散

治暑湿为病，发热头疼，烦躁而渴。

方见下卷燥湿门

竹叶石膏汤

治伤暑、发渴、脉虚。

人参白虎汤

治太阳中暍，身热汗出，足冷恶寒，脉微而渴。

以上二方俱见卷八下清火门

生 脉 散 《千金》

治热伤元气，气短倦怠，口渴多汗，肺虚而咳肺主气，火热伤肺，故气短；金为火制，不能生水，故口渴；气少，故倦怠；肺主皮毛，虚，故汗出；虚火乘肺，故咳。李东垣曰：津者，庚大肠所主，三伏之时，为庚金受囚，若亡津液汗大泄，湿热亢甚，燥金受囚，风木无制，故风湿相搏，骨节烦疼，一身尽痛也。凡湿热大行，金为火制，绝寒水生化之源，致肢体痿软，脚软眼黑，最宜服之。

人参　麦冬五分　五味子七粒

肺主气，肺气旺则四脏之气皆旺，虚故脉绝气短也。人参甘温，大补肺气而泻热为君；麦冬甘寒，补水源而清燥金为臣；五味酸温，敛肺生津，收耗散之气为佐。盖心主脉，而百脉皆朝于肺，补肺清心，则气充而脉复，故曰生脉。夏月火旺克金，当以保肺为主，清晨服此，能益气而御暑也李东垣曰：手阳明大肠，手太阳小肠，皆属足阳明胃。大肠主津，小肠主液，大肠小肠受胃之阳气，乃能行津液于上焦，灌溉皮毛，充实腠理。若饮食不节，胃气不充，大肠小肠无所禀气，故津液涸竭焉。又曰：夏月加黄芪、甘草服之，令人气力涌出。

加陈皮、炙甘草，名五味子汤；蒸饼为丸，名补气丸，治肺虚少气，咳嗽自汗；加黄芪为君，甘草、桔梗为佐，名补气汤，治气虚、自汗、怔忡；再加茯神、远志、木通，名茯神汤，治脉虚，咳则心痛，喉中介介，或肿。

水葫芦丸

治冒暑毒,解烦渴。

川百药煎三两　人参二钱　麦门冬　乌梅肉　白梅肉　干葛　甘草半两　为细末,面糊丸,如鸡头实大,含化一丸,夏月出行,可度一日。

按:诸葛孔明五月渡泸,深入不毛,分给此丸于军士,故名水葫芦。曹孟德遥指前有梅林,失于未备尔。

大黄龙丸

治中暑身热头疼,状如脾寒,或烦渴呕吐,昏闷不食。

舶上硫黄　硝石一两　白矾　雄黄　滑石五钱　白面四两　五味研末,入面和匀,滴水丸,如梧子大,每服三十丸,新汲井水下。

泼 火 散 即地榆散

治中暑昏迷，不省人事欲死者，并治伤暑烦躁，口苦舌干，头痛恶心，不思饮食，及血痢。

地榆　赤芍药　黄连　青皮去白，等分每服三钱，浆水调服。若血痢，水煎服。

总论消暑诸方

喻嘉言总论消暑诸方曰：元丰朝，立和剂局，萃集医家经验之方，于中暑一门独详。以夏月暑证，五方历试，见闻广尔。其取用小半夏茯苓汤，不治其暑，专治其湿，又以半夏、茯苓，少加甘草，名消暑丸，见消暑在消其湿，名正言顺矣。其香薷饮，用香薷、扁豆、厚朴为主方，热盛则去扁豆，加黄连为君，治其心火，湿盛则去黄连，加茯苓、甘草，治其脾湿。其缩脾饮，则以脾为湿所浸淫而重滞，于扁豆、葛根、甘草中，佐以乌梅、砂仁、草果，以快脾而去脾所恶之湿，甚则用大顺散、来复丹，以治暑证之多泻利者，又即缩脾之意而推之也。其枇杷叶散，则以胃为湿所窃据而浊秽，故用香薷、枇杷叶、丁香、白茅根之辛香，以安胃而去胃所恶之臭，甚则用冷香引子，以治暑证之多呕吐者，又即枇杷叶散而推之也。医者于热湿虚寒，浅深缓急间酌而用之，其利溥矣。而后来诸贤，以益虚继之。河间之桂苓甘露饮、五苓三石，意在生津液，以益胃之虚；子和之桂苓甘露饮，用人参、葛根、甘草、藿香、木香，益虚之中，又兼去浊，或用十味香薷饮，于《局方》五味中，增人参、黄芪、白术、陈皮、木瓜，益虚以去湿热。乃至东垣之清暑益气汤、人参黄芪汤，又补中实卫以去其湿热，肥白内虚之人，所宜服者也。中暑必兼躁烦热闷，东垣仿仲景竹叶石膏汤之制方名清燥汤，仍以去湿为首务。夫燥与湿相反者也，而清燥亦务除湿，非东垣具过人之识，不及此矣。又如益元散之去湿，而加辰砂则并去其热；五苓散之去湿，而加人参则益虚,加辰砂减桂则去热;白虎汤加人参则益虚,加苍术则胜湿,合之《局方》,则大备矣。然尚有未血焉,尝观暑风一证,其卒倒类乎中风,而不可从风门索治,《百一选方》虽有大黄龙丸,初不为暑风立法,管见从而赞之曰:有中暍昏死,灌之立苏,则其方亦可得暑风之一斑矣,倘其人阴血素亏,暑毒深入血分,进以此丸,宁不立至危殆乎?《良方》复有地榆散,治中暑昏迷、不醒人事而欲死者,但用平常凉血之药,清解深入血分之暑风,良莫良于此矣。后有用之屡效,而美其名为泼火散者,知言哉? 夫中天火运,流金烁石,而此能泼之,益见暑风为心火暴甚,煎熬阴血,舍清心凉血之外,无可扑灭尔。综群方而论之,因其详,故益加详焉。

卷七下

燥　湿　门

　　湿病有出于天气者,雨露之属是也,多伤人脏气;有出于地气者,泥水之属是也,多伤人皮肉筋脉;有由于饮食者,酒酪之属是也,多伤人六腑;有由于汗液者,如大汗沾衣不遑解换之属是也,多伤人肤腠。有湿从内生者,以水不化气,阴不从阳而然也,悉由脾肾之亏败,其为证也,在肌表,则为发热、恶寒、自汗;在经络,则为痹、为重、为筋骨疼痛、腰痛不能转侧、四肢痿弱酸痛;在肌肉,则为麻木胕肿黄疸,按肉如泥不起;在脏腑,则为呕恶胀满,小水秘涩黄赤,大便泄泻,腹痛后重,脱肛癫疝等证。凡肌表经络之病,湿由外而入者也;饮食气血之病,湿由内而生者也。此其在外者为轻,在内者为重,是固然矣。然及其甚也,则未有表湿而不连脏者,里湿而不连经者,此其湿病之变,不为不多,故凡治此者,必当辨表里,察虚实,而求其本也。然湿证虽多,而辨治之法,其要惟三,则一曰湿热,一曰寒湿,一曰风湿。盖湿从土化,而肛四季。故时当温热,则火土合气而病为湿热;时当寒凉,则水土合德而病为寒湿。此湿病之随时令而为寒热也,其有与风相搏,而病为风湿者,其变尤为无常。凡治湿热者,宜利宜清;治寒湿者,宜燥宜温;治风温相搏者,或微发其汗,或顾其阳虚,其法尤宜通变矣。

五苓散 仲景

治太阳病,发汗后,大汗出,胃中干,烦躁不得眠,欲饮水者,少少与之,令胃气和则愈。若脉浮,小便不利,微热消渴者,此汤主之,及中风发热,六七日不解而烦,有表里证,渴欲饮水,水入即吐,名曰水逆表以外证未罢言,里以烦渴属腑言,邪热挟积饮上逆,故外水格而不入。及伤寒痞满,服泻心汤不解,渴而烦躁,小便不利功擅荡热导饮,故亦为消痞良方。程郊倩曰:邪在上焦,而治在下焦者,使浊阴出下窍,而清阳之在上窍者,自能宣化矣。心邪不从心泻,而从小便泻,又一法也。汪𬀩庵曰:此乃正治,非又一法也,乃脏实而泻其腑也。通治诸湿,腹满、水饮、水肿、呕逆泄泻、水寒射肺、或喘、或咳、中暑烦渴、身热头痛、膀胱积热、便秘而渴、霍乱吐泻、痰饮湿疟、身痛、身重此皆伤湿之见证也。湿胜则脾不运土，不能制水，溢于皮肤，则肿胀；并于大肠，则泄泻；水停心下，则呕逆；水寒射肺，则喘咳；暑先入心，故烦渴。五苓利小水，降心火，故兼治中暑烦渴。肺病，则金不能生水，膀胱热，则阳不能化阴，故便秘而渴。阴阳不利，则霍乱吐泻；湿胜，则身痛身重；大抵下不通利，则阴阳不能升降，而变证多矣。

猪苓　茯苓　白术炒,共十八铢　泽泻一两六铢半　桂半两。按:杂病当用桂,伤寒证中表未解者,仍当用枝,兼取解表　为末，每服三钱，服后多饮热水，汗出而愈。伤暑者，加朱砂灯心煎。

太阳之热传入膀胱之腑，故口渴而便不通。经曰:淡味渗泄为阳。二苓甘淡，入肺而通膀胱为君水无当于五味,故淡能利水,茯苓走气分,猪苓走血分,然必上行入肺。清其化源,而后能下降利水也。咸味涌泄为阴，泽泻甘咸入肾膀胱，同利水道为臣；益土所以制水，故以术之苦温健脾去湿为佐；膀胱者，津液藏焉，气化则能出矣，故以肉桂辛热为使，热因热用引入膀胱，以化其气，使湿热之邪，皆由小水而出也有大热如狂,小便不利，而用此汤者，欲使太阳随经之邪，直达膀胱，由溺而出也，大热利小便，亦釜底抽薪之义。陈来章曰：治秘之道有三，一曰肺燥不能化气，故用二苓、泽泻之甘淡，以泄肺而降气；一曰脾湿不能升精，故用苍术之苦温，以燥脾而升精；一曰膀胱无阳不能化气，故用肉桂之辛热，以温膀胱而化阴，使水道通利，则上可以止渴，中可以去湿，下可以泄邪热也。东垣曰：五苓散，太阳里之下药也，太阳高则汗而发之，下则引而竭之，渴者，邪入太阳本也，当下之，使从膀胱出也（眉批：里，表之里也，太阳本，膀胱腑也）。小便利者不宜用，盖太阳病热而渴，小便若利，则胃中津液已耗，不宜再用五苓以劫夺其津液也，五苓散分阴阳，膀胱经之半表半里也。理中汤治吐泻，理中气而分阴阳也。《活人》云：脉浮大是表证，当汗，其人发热烦渴，小便赤，却当下，此是表里俱见，五苓散主之。五苓利水，何以能止渴生津？盖湿热壅于中焦，则气不得施化，故津竭而小便不通也。用五苓利其小水，则湿热下消，津回而渴止矣，亦《内经》通因通用之意。东垣曰：伤饮者，无形之气也。宜发汗利小便，以导其湿；伤食者，有形之物也，轻则消化，或损谷，重则方可吐下。若汗下之后，内亡津液，而便不利者，不可用五苓，恐重亡津液，而益亏其阴也，勿治之，便利自愈。一切阳虚不化气，阴虚而泉竭，以致小便不利者，若再用五苓以劫其阴阳，祸如反掌，不可不慎！

去桂，名四苓散李东垣曰：无恶寒证，不可用桂。周扬俊曰：五苓为渴而小便不利者设，若不渴，则茯苓甘草汤足矣，若但渴，则四苓足矣。加辰砂，名辰砂五苓散，并治小便不利；用二术，名二术五苓散，治寒湿；加茵陈，名茵陈五苓散，治湿热发黄，便秘烦渴；加羌活，名《元戎》五苓散，治中焦积热；去桂、泽泻，名猪苓散《金匮》，治呕吐，病在膈上，思饮水者；但用肉桂、茯苓等分，蜜丸，名桂苓丸，治冒暑烦渴，引饮过多，腹胀便赤；但用泽泻五两，白术二两，名泽泻汤《金匮》，治心下支饮，常苦眩冒；但用茯苓、白术等分，名茯苓白术汤，治脾虚不能制水，湿盛泄泻；再加郁李仁，入姜汁服，名白茯苓汤，治水肿；加川楝子，治水疝；加人参，名春泽汤；再加甘草合四君子亦名春泽汤，治无病而渴，与病建后渴者；去桂，加苍术、甘草、芍药、栀子、黄芩、羌活，名二太四苓汤，通治表里湿邪，兼清暑热；倍桂，加黄者如术之数，治伤暑大汗不止；加甘草、滑石、栀子，入食盐灯草煎，名节庵导赤散，治热蓄膀胱，便秘而渴；如中湿发黄，加茵陈；水结胸，加木通，合益元散，治诸湿淋沥；再加琥珀，名茯苓琥珀汤谦甫，治小便数而欠频来而短少也。合平胃散，名胃苓汤，一名对金饮子，治中暑伤湿，停饮夹食，腹痛泄泻，及口渴便秘此上下分消其湿也。按：《机要》论泄泻，有属风、属湿、属寒、属火，此因于外感者也。《三因》言七情感动，脏气不平，亦致溏泻，此因于内伤者也。外则当调六气，内则当调五脏。又有因饮食所伤而泄者，法当消导；因风飧泄者，当解散；因痰积上焦致大肠不固而泄者，当除痰；有脾胃气虚而泄者，当补中益气，使胃气升腾，而泄自止。合黄连、香薷饮，名薷苓汤，治伤暑泄泻；合小柴胡汤，或柴苓汤，治泄泻发热口渴，疟疾热多寒少，口渴心烦，以上三方，并加姜枣煎。

猪苓汤 仲景

治阳明病，脉浮发热，渴欲饮水，小便不通成氏曰：脉浮发热，热在表也；渴欲饮水，热在里也。小便不利，热结下焦，津液不通也。《准绳》曰：此浮字，误也，是脉字下脱一不字也。《活人》

云：脉浮者五苓散，脉沉者猪苓汤。按：太阳篇五苓散，阳明篇猪苓汤。桂、术，辛甘为阳，主外；阿胶、滑石甘寒为阴，主内。若脉浮则当用五苓，不当用猪苓矣。少阴篇，下利六七日，咳而呕渴，心烦不得眠者，猪苓汤主之，虽不言脉沉，然少阴之脉必沉也，以此推之，成氏随文误释明矣。**少阴病，下利六七日，咳而呕渴，心烦不得眠**下利不渴者，里寒也，渴者，阳邪入里，心烦不眠，知挟热也，咳而渴呕，有停饮也，渴而下利，知小便必不利，是热邪已入膀胱也，宜利小便，则热降而便实。**通治湿热黄疸，口渴溺赤**五苓泻湿胜，故用桂、术；猪苓泻热胜，故用滑石。

猪苓　茯苓　泽泻　滑石　阿胶
一两

热上壅，则下不通，下不通，热益上壅，又湿郁为热，热蒸更为湿，故心烦而呕渴，便秘而发黄也。淡能渗湿，寒能胜热。茯苓甘淡，渗脾肺之湿；猪苓甘淡，泽泻咸寒，泻肾与膀胱之湿；滑石甘淡而寒，体重降火，通行上下之湿；阿胶甘平润滑，以疗烦渴不眠。要使水道通利，则热邪皆从小便下降，而三焦俱清矣。吴鹤皋曰：以诸药过燥，故又加阿胶以存津液王好古曰：滑石为至燥之剂。徐之才曰：燥可去湿，桑白皮、赤小豆之类是也，盖皆以行水之药为燥也。

茯苓甘草汤　仲景

治伤寒水气乘心，厥而心下悸者，先治其水，却治其厥。不尔，水渍入胃，必作利也太阳证饮水过多，水停心下，必悸，火畏水，故心惕惕然动不自安也。亦治伤寒汗出不渴者经曰：伤寒汗出而渴者，五苓散主之；不渴者，茯苓甘草汤主之。汗而不渴，为邪未入里，故但解表利水，而兼和中。亦治膀胱腑咳，咳而遗溺。

茯苓　桂枝二两　甘草一两　生姜三两

淡能渗水，甘能宁心助阳，故用茯苓；辛能散饮，温能发汗解肌，故用姜、桂；益土可以制水，甘平能补气和中，故用甘草。

去生姜，加白术，名茯苓桂枝白术甘草汤仲景，治伤寒吐下后，心下逆满，气上冲胸，起则头眩，脉沉紧，发汗则动经，身为振摇者逆满气冲，寒邪伏饮，上搏于膈也，故令

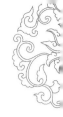

头眩;沉为在里,且既经吐下,复发其汗,则阳益虚,而津液耗,故振摇也,与此汤导饮和中,益阳固卫。《金匮》用治心下有痰饮,胸胁支满目眩。

肾 着 汤 《金匮》(一名干姜苓术汤)

治伤湿,身重腹痛,腰冷不渴,小便自利,饮食如故,病属下焦肾主水,湿性下流,必舍于其所合而归于坎,势也。腰为肾之腑,冷湿之邪着而不移,故腰冷身重,是着痹也,此由身劳汗出,衣里冷湿,久久得之。《宣明》用治胞痹,膀胱热痛,涩于小便,上为清涕风寒湿邪客于胞中,气不能化,故水道不通。足太阳经,上额络脑,太阳经气不得下行,上入脑而流于鼻,则为清涕。

干姜炮　茯苓四两　甘草炙　白术炒,二两

有寒者,加附子。《经心录》加肉桂、泽泻、桂仲、牛膝,治同。

喻嘉言曰:腰冷如坐水中,非肾之精气冷也,故饮食如故,便利不渴,且与肠胃之腑无预,况肾脏乎? 故但用甘温从阳,淡渗行水之药足矣。

小半夏加茯苓汤　《金匮》(《三因》名大半夏汤）

治卒呕吐，心下痞，膈间有水，眩悸水气上逆则呕，停膈间则痞，上干于头则眩，凌于心则悸。

半夏一升　生姜半斤　茯苓三两

半夏、生姜，行水气而散逆气，能止呕吐；茯苓宁心气而泄肾邪，能利小便，火因水而下行，则悸眩止而痞消矣。

除茯苓，名小半夏汤《金匮》，治支饮，呕吐不渴，亦治黄疸《金匮》云：呕家本渴，渴者为欲解，今反不渴，心下有支饮故也，小半夏汤主之。呕吐津液去必渴，不可因渴而遽以为热。除茯苓、生姜，加人参、白蜜，名大半夏汤《金匮》，治反胃，食入即吐东垣曰：辛药生姜之类治呕吐，但治上焦气壅表实之病。若胃虚谷气不行，胸中闭塞而呕者，唯宜益胃推扬谷气而已。勿作表实，用辛药泻之，故服小半夏汤不愈者，服大半夏汤立愈，此仲景心法也。

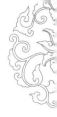

越 婢 汤 《金匮》

治风水恶风，一身悉肿，脉浮不渴，续自汗出，无大热者经曰：肝肾并沉为石水，并浮为风水。水在皮肤，故脉浮，里无热，故不渴，病本于风，故汗出恶风无大热者，热未尽退也。

麻黄六两　石膏八两　生姜三两　甘草二两　大枣十二枚　恶风者，加附子。

风水在肌肤之间，用麻黄之辛热以泻肺；石膏之甘寒以清胃肺主通调水道，胃主分别水谷。甘草佐之，使风水从毛孔中出；又以姜枣为使，调和营卫，不使其太发散耗津液也胃为十二经之主，脾治水谷，为卑脏，若婢。经曰：脾主为胃行其津液，是方名越婢者，以发越脾气，通行津液。《外台》一名越脾汤，即此义也。

防己黄芪汤　《金匮》

治风水，脉浮身重，汗出恶风，及诸风诸湿，麻木身痛东垣曰：麻木为风，人皆知之。细核则有区别，如久坐亦麻木，绳缚之人亦麻木，非有风邪，乃气不行也，当补肺气，麻木自去矣。亦有因气虚而风邪入而踞之，所以风为虚象，气虚其本也。

防己　黄芪一两　白术七钱半　甘草炙,五钱　每服五钱,加姜枣煎。

腹痛,加芍药;喘,加麻黄;有寒,加细辛;气上冲,加桂枝;热肿,加黄芩;寒多掣痛,加姜、桂;湿盛,加茯苓、苍术;气满坚痛,加陈皮、枳壳、苏叶。

防己大辛苦寒,通行十二经,开窍泻湿,为治风肿、水肿之主药;黄芪生用达表,治风注肤,痛温分肉,实腠理,白术健脾燥湿,与黄芪并能止汗为臣;防己性险而捷,故用甘草甘平以缓之,又能补土制水为佐;姜枣辛甘发散,调和营卫为使也。

去白术、姜枣,加茯苓为君、桂枝,名防己茯苓汤《金匮》,治水在皮肤,四肢聂聂而动,名皮水防己行经络,茯苓善渗泄,黄芪达皮肤,桂枝走肢节。按:五水,脉浮恶风,骨节疼痛,名风水;脉浮胕肿,按之没指,其腹如鼓,不恶风不渴,名皮水,当发其汗。又云:恶寒不渴,名风水;不恶寒而渴,名皮水,假令皮水不渴,亦当发汗;脉沉迟,自喘名正水;脉沉腹满,不喘,水积胞出,坚满如石，名石水；脉沉迟发热，胸满身肿，汗如柏汁，名黄汗。

加味肾气丸　《金匮》肾气丸即桂附八味丸，治妇人转胞，无车前、牛膝

治脾肾大虚，肚腹胀大，四肢浮肿，喘急痰盛，小便不利，大便溏黄，已成蛊证，亦治消渴，饮一溲一经曰：肾者胃之关也，关门不利，故聚水而从其类也。上下益于皮肤，则为胕肿。肾消者，肾水衰竭，龙雷之火，不安其位，上炎于肺，消渴引饮，饮入于胃，下无火化，直入膀胱，故饮一溲一也。用桂、附辛热，引真火归元；地黄纯阴，壮真水滋肾，为治下消之剂。

熟地黄四两　茯苓三两，乳拌　山药微炒丹皮酒洗　山萸肉酒润　泽泻酒浸　牛膝酒浸　车前子微炒　肉桂一两　附子制熟，五钱蜜丸。

土为万物之母，脾虚则土不能制水而洋溢，水为万物之源天一生水。肾虚则水不安其位而妄行，以致泛滥皮肤肢节之间，因而攻之，虚虚之祸，不待言矣经曰：毋盛盛，毋虚虚，贻人祸殃。桂附八味丸，滋真

阴而能行水，补命火因以强脾桂、附补命门火，火能生土，土强则能防水。阳能化阴，阴化则便溺通。加车前，利小水而不走气；加牛膝，益肝明藉以下行，使水道通而肿胀已，又无损于真元也喻嘉言曰：胃为水谷之海，五脏六腑之原，脾不能散胃之水精于肺而病于中，肺不能通胃之水道于膀胱而病于上，肾不能司胃之关时其输泄而病于下，以致积水浸淫，无所底止。又曰：按此方《济生》以附子为君，此薛新甫重订以茯苓为君。然肾之关门不开，必以附子回阳，蒸动肾气，其关始开，胃中积水始下，以阳主开故也．关开，即不用茯苓、牛膝、车前，而水亦下，关闭，即车前、茯苓，用至无算，抑莫之如何矣？用方者将君附子乎？抑君茯苓乎？张景岳曰：水肿证，乃脾肺肾三脏相干之病，盖水为至阴，故其本在肾，水化于气，故其标在肺，水惟畏土，故其制在脾。今肺虚则气不化精而化水，脾虚则土不制水而反克，肾虚则水无所主而妄行。求古治法，惟《金匮》内加减肾气汤，为对证之方，予屡用之，无不见效。此虽壮水之剂，而实即脾肺肾三脏之正治也。盖肾为先天生气之源，若先天元气亏于下，则后天胃气失其所本，而由脾及肺，治节所以不行，是以水积于下，则气壅于上，而喘胀由生，但宜峻补命门，使气复元，则三脏必皆安矣。今论其方，如所用桂、附，以化阴中之阳也；熟地、山药、山茱，以养阴中之水也；茯苓、泽泻、车前，以利阴中之滞也。此能使气化于精，即所以治肺也，补火生土，即所以治脾也，壮水通窍，即所以治肾也，补而不滞，利而不伐。凡病水肿于中年之后，及气体本弱者，但能随证加减用之，其应如响，诚诸方之第一，更无出其右者。又曰：肿胀之治，凡脾肾虚证，如前论加减肾气汤者，诚然善矣。然用之之法，犹当因此扩充，不宜执也。余尝治一陶姓之友，年逾四旬，因患伤寒，为医误治，危在呼吸，乃以大剂参、附、熟地之类，幸得挽回，愈后喜饮，未及两月忽病，足股尽肿，胀及于腹，按之如鼓，坚而且硬，因其前次之病，中气本伤，近日之病，又因酒湿，度非加减肾气汤不可，遂连进数服，虽无所碍，然终不见效，人皆料其必不可治，余熟计其前后病因，本属脾肾大虚，而今兼以渗利，未免减去补力，亦与实漏卮者何异？元气不能复，病必不能退，遂悉去利水等药，而专用参附理阴煎，仍加白术，大剂与之，三剂而足肿渐消，二十余剂而腹胀尽退，自后凡遇全虚者，悉用此法，无一不效。

舟 车 丸　河间仿仲景十枣例制此汤，治一
切水湿

治水肿、水胀、形气俱实肿胀者，水道壅遏也。形气俱实者，口渴、面赤、气粗、腹坚、大小便

秘也。阳水先肿上体，肩背手膊，手三阳经；阴水先肿下体，腰腹胫胕，足三阴经。肿属脾，胀属肝，肿则阳气犹行。如单胀而不肿者，名鼓胀，为木横克土，难治，肿胀朝宽暮急为血虚，暮宽朝急为气虚，朝暮俱急为气血俱虚。肿胀由心腹而散四肢者吉，由四肢而入心腹者危。男自下而上，女自上而下者，皆难治。肿胀唇黑，则伤肝；缺盆平，则伤心；脐出，则伤脾；足心平，则伤肾；背平，则伤肺，皆不可治。腹胀身热脉大者，是逆也，多死。

黑牵牛炒，四两　　大黄二两，酒浸　甘遂面裹，煨　大戟面裹，煨　芫花醋炒　青皮炒　橘红一两　　木香五钱　　轻粉一钱　水丸。

牵牛、大黄、大戟、芫花、甘遂，皆行水之厉剂，能通行，十二经之水，然肿属于脾，胀属于肝，水之不行由于脾之不运，脾之不运，由于木盛而来侮之，是以不能防水而洋溢也；青皮、木香，疏肝泄肺而健脾，与陈皮均为导气燥湿之品，使气行则水行，脾运则肿消也；轻粉无窍不入，能去积痰，故少加之，然非实证，不可轻投。

减芫花、大戟、青皮、陈皮、木香，加芒

硝、郁李仁,名浚川散,姜汤下五分,治同。

疏 凿 饮 子

治遍身水肿,喘呼口渴,大小便秘上
证为湿热,甚而气实也。此为阳水。阳水见阳证,
脉必沉数,阴水见阴证,脉必沉迟。

羌活　秦艽　槟榔　商陆　椒
目　大腹皮　茯苓皮　木通　泽泻　赤
小豆等分,加姜皮煎。

外而一身尽肿,内而口渴便秘,是上
下表里俱病也。羌活、秦艽,解表疏风,使
湿以风胜,邪由汗出,而升之于上;腹皮、
苓皮、姜皮,辛散淡渗,所以行水于皮肤以
皮行皮。商陆、槟榔、椒目、赤豆,去胀攻
坚,所以行水于腹里;木通泻心肺之水,达
于小肠;泽泻泻脾肾之水,通于膀胱二药泻
水,实泻火也。上下内外,分消其势,亦犹神
禹疏江凿河之意也。

实 脾 饮 严氏

治肢体浮肿,色悴声短,口中不渴,二

便通利脾胃虚寒，土不能制水，故水妄行而浮肿，以无郁热，故口不渴，而便不秘，此为阴水。严氏曰：治阴水发肿，用此先实脾土。

白术土炒　茯苓　甘草炙　厚朴姜炒　大腹子　草豆蔻　木香　木瓜　附子　黑姜　加姜枣。

脾虚故以白术、甘草补之，脾寒故以姜、附、草蔻温之，脾湿故以大腹、茯苓利之，脾滞故以木香、厚朴导之，然土之不足，由于木之有余，木瓜酸温，能于土中泻木，兼能行水，与木香同为平肝之品，使木不克土而肝和，则土能制水而脾实矣水病当以健脾为主，使脾实而气运，则水自行。宜参、苓为君，视所挟证加减。苟徒用利水药，多致不救。《医贯》曰：治肿满先以脾土为主，宜补中益气汤、六君子汤，或疑水胀喘满，而用补剂，不益胀满乎？曰：肺气既虚不可复行其气，肾水既衰不可复利其水，服补剂，初觉不快，过时药力得行，渐有条理矣。喻嘉言曰：治水以实脾为先，不但阴水为然。然阴水者，少阴肾中之真阳衰微不能封闭，而泛滥无制尔。方中不用桂，而用厚朴、大腹，尚有可议。

麦门冬汤

治水溢高原，肢体皆肿经曰：三焦者，决渎之官，水道出焉。上焦不治，水溢高原；中焦不治，水停中脘；下焦不治，水蓄膀胱。

麦门冬五十枚，姜炒　粳米五十粒

吴鹤皋曰：肺非无为也，饮食入胃，游溢精气，上输于脾，脾气散精，上归于肺，通调水道，下输膀胱。肺热则失其下降之令，以致水溢高原，淫于皮肤，而为水肿。医罕明此，实脾导水，皆不能愈。故用麦冬清肺，开其下降之源；粳米益胃，培乎生金之母。此治病必求其本也。或问：此证何以辨之？曰：肢体皆肿，小腹不急，初起便有喘满，此具候也。

五　皮　饮　《澹寮》

治水病肿满，上气喘急，或腰以下肿。

五加皮　地骨皮　茯苓皮　大腹皮生姜皮

一方五加易陈皮，罗氏五加易桑白

皮,治病后脾肺气虚,而臻肿满。

五加祛风胜湿,地骨退热补虚,生姜辛散助阳水为阴邪。大腹下气行水,茯苓渗湿健脾,于散泻之中,犹寓补助之意。皆用皮者,水溢皮肤,以皮行皮也。

大 分 清 饮

治积热秘结,小水下利,或致腰腹下部极痛,或湿热不利,黄疸溺血,邪热蓄血,腹痛淋闭等证。

茯苓　泽泻　木通二钱　猪苓　栀子枳壳　车前子一钱

如内热甚者,加黄芩、黄柏、龙胆之属;如大便坚硬胀痛者,加大黄二三钱;如邪热蓄血腹痛者,加红花、青皮各一钱五分。

小 分 清 饮

治小水不利,湿滞胀肿,不能受补等证。

茯苓　泽泻　猪苓二三钱　米仁二

钱　枳壳　厚朴一钱

如阴虚、水不能达,加生地、牛膝各二钱;如黄疸者,加茵陈二钱;无内热而寒滞不行者,加肉桂一钱。

萆薢分清饮

治阳虚白浊,小便频数,澄白如油,名曰膏淋肾气虚,不能管束,而小便数;膀胱有热,则水道涩,而清浊不分;或败精渗入胞中、及服热药、饮食痰积渗入,皆成淋浊。

川萆薢　石菖蒲　乌药　益智仁等分甘草梢减半　入盐服。一方加茯苓。

萆薢能解阳明厥阴湿热,去浊而分清史国信曰:若欲兴阳,先滋筋力,若欲便清,先分肝火。萆薢能泄阳明之湿,入厥阴清肝火。乌药能疏邪逆诸气,逐寒而温肾;益智脾药,兼入心肾,固肾气而散结乌药、益智等分,山药糊丸,名缩泉丸,盐汤下,治便数。石菖蒲开九窍而通心;甘草梢达茎中而止痛。使湿热去而心肾通,则气化行而淋浊止矣。此以疏泄而为禁止者也。

琥珀散

治气淋、血淋、膏淋、砂淋心肾气郁,清浊相干,热蓄膀胱,溺涩而痛,曰淋。气淋,便涩余沥;血淋,尿血而痛;膏淋,便出如膏;砂淋,精结成石;劳淋,遇劳即发;冷淋,寒战后溲。大抵多属于热,热甚生湿,则水液浑浊而为淋。若冷气滞于膀胱而作淋者,十无一二也。

滑石二钱　琥珀　木通　扁蓄　木香当归　郁金炒,一钱　为末服。

滑石,滑可去着,利窍行水;扁蓄,苦能下降,利便通淋;琥珀,能降肺气,通于膀胱;木通,能泻心火,入于小肠小肠为心之腑,主热者也。诸热应于心者,其水必自小肠,渗入膀胱,经所谓胞移热于膀胱则癃,溺血是也。血淋由于血乱,当归能引血归经;气淋由于气滞,木香能升降诸气;诸淋由心肝火盛,郁金能凉心散肝,下气而破血也大法郁金、琥珀开郁;青皮、木香行气;蒲黄、牛膝破血;黄柏、生地滋阴。东垣用药凡例,小腹痛用青皮疏肝,黄柏滋肾,盖小腹小便,乃肝肾部位。

茵陈蒿汤 仲景

治伤寒阳明病,但头汗出,腹满口渴,二便不利,湿热发黄,脉沉实者经曰:阳明病,发热汗出,此为热越,则不发黄。若但头汗,身无汗,小便不利,渴引水浆,此为瘀热在里,必发黄。黄者,脾胃之色也。热甚者,身如橘色,汗如柏汁。头为诸阳之会,热蒸于头,故但头汗,而身无汗,夫热外越,则不里郁,下渗则不内存。今便既不利,身又无汗,故郁而为黄;内有实热,故渴。热甚则津液内竭,故小便不利。凡瘀热在里,热入血室,及水结胸,皆有头汗之证,乃伤寒传变,故与杂病不同。湿在经,则日晡发热、鼻塞;在关节则身痛;在脏腑则濡泄,小便反涩,腹或胀满。湿热相搏则发黄。热胜,色明而便燥;湿胜,色晦而便溏。又黄病与湿病相似,但湿病在表,一身尽痛;黄病在里,一身不痛。

茵陈六两　大黄二两　栀子十四枚,炒

茵陈发汗利水,以泄太阴阳明之湿热,故为治黄主药;栀子为臣,大黄为佐,分泄前后,则腹得利而解矣茵陈、栀子能导湿热由小便出,大黄能导湿热由大便出。

大黄易黄连,名茵陈三物汤,治同;加厚朴、枳实、黄芩、甘草,入生姜、灯草煎,名茵陈将军汤节庵，治同；去栀子、大黄，加附子、干姜，治寒湿阴黄前证为阳黄，如身黄而色暗者，为阴黄，宜此汤。黄疸，小便黄赤不利，为里实，宜利小便，或下之。无汗为表实，宜汗之，或吐之。若小便清是无热也。仲景云：发黄小便自利，当与虚劳门小建中汤。自利腹满而喘，不可除热，而除之必哕，小半夏汤主之。王海藏曰：内成伤寒，劳役形体，饮食失节，中州变寒，病生黄，非外感而得，只宜理中、大小建中等方，不可用茵陈。

禹　功　散 子和

治寒湿水疝，阴囊肿胀囊如水晶，阴汗不绝，谓水疝。盖得之醉后而使内，寒湿乘肾虚而流入也。二便不利寒湿所凝，不得施化也。

黑牵牛四两　茴香一两，炒　为末，每一钱姜汁调下，或加木香一两。

牵牛辛烈，能达右肾命门，走精隧、行水泄湿，兼通大肠风秘、气秘；茴香辛热温散，能暖丹田，祛小肠冷气。同入下焦，以泄阴邪也。

升阳除湿防风汤 东垣

治大便秘塞,或里急后重,数至圊而不能便,或有白脓,或血,慎勿利之,利之则必至重病,反郁结而不通矣。以此汤升举其阳,则阴自降矣通大便有用升麻者,即此意也。

苍术泔浸,四钱　防风二钱　茯苓　白术芍药一钱

如胃寒,泄泻肠鸣,加益智、半夏各五分,姜枣煎。

苍术辛温燥烈,升清阳而开诸郁,故以为君;白术甘温,茯苓甘淡,佐之以健脾利湿;防风辛温,胜湿而升阳;白芍酸寒,敛阴而和脾也刘宗厚曰:饮食入胃,输精心肺,气必上行,然后下降。若脾胃有伤,不能上升,反下流肝肾,而成泄利者,法当填补中气,升之举之,不可疏下,此东垣发前人所未发也。

羌活胜湿汤 《局方》

治湿气在表,头痛头重,或腰脊重痛,或一身尽痛,微热昏倦湿气在表,外伤于湿也。湿邪着于太阳,则头项腰脊痛;着于太阴,则肩

背痛；着于阴阳之经，则一身尽痛。惟着故痛且重也。湿郁则为热，然湿乃阴邪，故微热而昏倦也。东垣曰：头痛脊强，乃太阳之经气不行也，此汤主之。

羌活　独活一钱　川芎　藁本　防风甘草炙,五分　蔓荆子三分

如身重，腰中沉沉然，中有寒湿也，加酒洗汉防己、附子。

经曰：风能胜湿，羌、独、防、藁、芎、蔓，皆风药也。湿气在表，六者辛温升散，又皆解表之药，使湿从汗出，则诸邪散矣藁本善治太阳寒湿；荆、防善散太阳风湿；二活祛风胜湿，兼通关节；川芎能升厥阴清气，上治头痛；甘草助诸药辛甘发散为阳，气味甘平，发中有补也。若水湿在里，则当用行水渗泄之剂喻嘉言曰：经湿上甚为热，表之则易，下之则难，故当变常法而为表散。吴鹤皋曰：脾弱湿伤者，二陈、平胃之类主之；湿盛濡泄者，五苓、六一之类主之；水肿发黄者，五皮、茵陈之类主之。今湿流关节，非前药所宜矣，无窍不入唯风为能，故凡关节之病，非风药不能到也。《三因》用此汤加柴胡五分，治卧而多惊悸，多魇溲者，邪在少阳厥阴也，如淋，加泽泻五分。经曰：肝肾之病同一治，此下焦风寒，三经合病，非风药行经不可也。

除独活、蔓荆、川芎、甘草，加升麻、苍术，名羌活除湿汤，治风湿相搏，一身尽痛；除川芎，加黄芪、当归、苍术、升麻，名升阳除湿汤，治水疝肿大，阴汗不绝；再加麦芽、神曲、猪苓、泽泻，除当归、黄芪，亦名升阳除湿汤东垣，治脾虚泻痢。

大 橘 皮 汤

治湿热内攻，心腹胀满，小便不利，大便滑泻小水并于大肠，故小便不利，而大便滑泻。及水肿等证。

滑石六钱　甘草　赤茯苓一钱　猪苓　泽泻　白术土炒　桂五分　陈皮钱半　木香槟榔三分　加姜煎，每服五钱。

赤茯、猪苓、泽泻，泻火行水，白术补脾，肉桂化气，此五苓散也；滑石清热利湿，甘草泻火调中，此六一散也；湿热内甚，故加槟榔峻下之药；陈皮、木香行气之品，使气行则水行，以通小便而实大便也。

八 正 散 《局方》

治湿热下注,咽干口渴,少腹急满,小便不通湿热下注,小腹急满,则小便当行矣。而卒不行者,热秘之也。或淋痛、尿血、或因热为肿。

车前子　木通　瞿麦　扁蓄　滑石甘草梢　栀子炒黑　大黄　加灯草煎。一方加木香。

木通、灯草,清肺热而降心火,肺为气化之原,心为小肠之合也;车前清肝热而通膀胱,肝脉络于阴器,膀胱津液之腑也;瞿麦、扁蓄,降火通淋,此皆利湿而兼泻热者也;滑石利窍散结;栀子、大黄苦寒下行,此皆泻热而兼利湿者也;甘草梢者,取其径达茎中,甘能缓痛也。虽治下焦而不专于治下,必三焦通利水乃下行也朱丹溪曰:小便不通,有热、有湿、有气结于下,宜清、宜燥、宜升。有隔二、隔三之治,如不因肺燥,但膀胱有热,则泻膀胱,此正治也。如因肺燥不能生水,则清金,此谓隔二;如因脾湿不运,而精不升,故肺不能生水,则当燥脾健胃,此谓隔三。车前子、茯苓清肺也;黄柏、黄芩泻膀胱也;苍术、白术燥脾健胃也。

又曰：小便不通属气虚、血虚、实热、痰闭，皆宜吐之，以升其气，气升则水自降。气虚用参、术、升麻等，先服后吐，或就参、芪药中，调理吐之；血虚用四物汤，先服后吐，或就芎归汤探吐之，痰多二陈汤先服后吐，或加香附、木通；实热当利之，或八正散，盖大便动，则小便自通矣。或问：以吐法通小便，其理安在？曰：譬如滴水之器，上窍闭，则下窍无自以通，必上窍开，而下窍始出也。

当归拈痛汤　东垣

治湿热相搏，肢节烦痛，肩背沉重，或遍身疼痛，或脚气肿痛，脚膝生疮，脓水不绝，及湿热发黄，脉沉实紧数动滑者湿则肿，热则痛。足膝疮肿，湿热下注也；发黄，湿热薰蒸脾胃也。脚气多主水湿，亦有夹风夹寒之异。湿热胜而为病，或成水泡疮，或成赤肿丹毒，或如疝气攻上引下，俱可用此汤损益为治。凡手足前廉属阳明，后廉属太阳，外廉属少阳，内廉属厥阴，内前廉属太阴，内后廉属少阴。以臂贴身垂下，大指居前，小指居后定之。手足痛者，当分是何经络，用本经药为引，行其气血则愈。太阳，羌活、防风；阳明，升麻、白芷、葛根；少阳，柴胡；厥阴，吴茱萸、川芎、青皮；太阴，苍术、白芍；少阴，独活、细辛。

茵陈酒炒　羌活　防风　升麻　葛根

卷七下

495

苍术　白术　甘草炙　黄芩酒炒　苦参酒炒
当归　猪苓　泽泻　知母　一方加人参。

　　羌活透关节，防风散留湿，为君；升、
葛味薄，引而上行，苦以发之，白术甘温和
平，苍术辛温雄壮，健脾燥湿为臣；湿热相
合，肢节烦痛，苦参、黄芩、知母、茵陈苦寒以
泄之，酒炒以为因用；血壅不流，则为痛，当
归辛温以散之；人参、甘草甘温，补养正气，
使苦寒不伤脾胃；治湿不利小便，非其治也，
猪苓、泽泻甘淡咸平，导其留饮为佐。上下
分消其湿，使壅滞得宣通也《玉机微义》曰：此
方东垣本为治脚气湿热之剂，后人用治诸疮，甚验。

防　己　饮

　　治脚气，足胫肿痛，憎寒壮热脚气自外
感得者，山岚雨水，或履湿热之地，自内伤得者，生
冷茶酒，油面湿热之毒。有湿有热，湿性下流，故注
于足，湿热分争，湿胜则憎寒，热胜则壮热。有兼头
痛诸证者，状类伤寒，但胫肿掣痛为异尔。此病忌
用补剂及淋洗，以湿热得补增剧也。亦不宜大泻，
治之喜通而恶塞。若脚气冲心，喘急不止，呕吐不
休者死，水凌火故也。先痛而后肿者，气伤血也；先
肿而后痛者，血伤气也。筋脉弛张肿痛者，名湿脚

气,宜利湿疏风;倦缩枯细,不肿而痛者,名干脚气,即热也,宜润血清燥。

防己　木通　槟榔　生地酒洗　川芎白术炒　苍术盐炒　黄柏酒炒　甘草梢　犀角

热,加黄芩;时令热,加石膏;肥人有痰,加竹沥、姜汁,或南星;大便秘,加桃仁、红花;小便赤涩,加牛膝,或木瓜、薏苡仁。

防己行水疗风,泻下焦之湿热;槟榔攻坚利水,坠诸药使下行;木通降心火,由小肠出,草梢泄脾火,径达肾茎;黄柏、生地,滋肾阴而凉血解热;苍白二术,燥脾湿而运动中枢;肿出血郁,川芎行血中之气;痛由肝实,犀角凉心而清肝。合之以清热利湿,消肿止痛也。

苍术丸

治寒湿在脾,泄泻久不能愈者。

真茅山苍术米泔浸一宿,切炒。如无,即以好白术代之,八两　破故纸酒浸,晒干,炒　白芍炒黄,四两　厚朴姜汁炒　云苓二两　甘草炙　川椒去闭口者,炒出汗　小茴香炒,一两　为末,糯米糊为丸,桐子大,每服食远,清汤下七八十丸。

卷八上

润　燥　门

《内经》病机一十九条，独遗燥气。他凡秋伤于燥，皆谓秋伤于湿，历代诸贤随文作解，弗察其讹。赖喻嘉言特为正之，大意谓春伤于风，夏伤于暑，长夏伤于温，秋伤于燥，冬伤于寒，觉六气配四时之旨，与五运不相背戾，而千古之大疑，始一抉也。夫燥金所伤，本摧肝木，甚则自戕肺金。盖肺金主气而治节行焉，此惟土生之金，坚刚不挠，故能生杀自由，纪纲不紊。若病起于秋而伤其燥，金受火刑，化刚为柔，方圆且随型填，欲仍清肃之旧，其可得耶？经谓：咳不止而出白血者死。白血，谓色浅血而似肉似肺者，非肺金自削，何以有此？试观草木菁英可掬，一乘金气，忽焉改容，焦其上首，而燥气先伤上焦华盖，岂不明耶？详此则病机之诸气腩郁，皆属于肺；诸痿喘呕，皆属于上。二条明指燥病言矣。《生气通天论》秋伤于燥，上逆而咳，发为痿厥。燥病之要，一言而终，与病机二条，适相吻合矣。要知肺气不燥，则诸气禀清肃之令，而周身四达，亦何致腩郁耶？诸痿喘呕之属于上者，上亦指肺，不指心也。若统上焦心肺并言，则心病不主痿喘及呕也。惟肺燥甚，则肺叶痿而不用，肺气逆而喘鸣，食难过膈而呕出，三者皆燥证之极者也。经文原有逆秋气则太阴不收、肺气焦满之文，其可称为湿病乎？其左胠胁痛，不能转侧，嗌干面尘，身无膏泽，足外反热，腰痛惊骇筋挛，丈夫㿗疝，妇人少腹痛，目昧眦疮，则燥病之本于肝，而散见不一者也。肝脏见燥证，固当急救肝叶，勿令焦损。然清其肺金，除其燥本，尤为先务。若肺金自病，不及于肝，即专力救肺，焦枯且恐立至，尚可分功缓图乎？

麦门冬汤 《金匮》

治火气上逆，咽喉不利。

麦门冬七升　半夏一升　人参三两　甘草二两　大枣十二枚　粳米三合　水一斗二升，煮六升，服一升，日三夜一。

喻嘉言曰：此胃中津液干枯，虚火上炎之证。用寒凉药而火反升，徒知与火相争，知母、贝母屡施不应，不知胃者肺之母气也。仲景于麦冬、人参、粳米、甘草，大补中气，大生津液队中，增入半夏之辛温一味，用以利咽下气，此非半夏之功，实善用半夏之功，擅古今未有之奇矣。

炙甘草汤 仲景

治伤寒脉结代，心动悸及肺痿，咳唾多，心中温温液液者脉动而中止，能自还者曰结；不能自还，曰代，气血虚衰，不能相续也；心中动悸，真气内虚也；肺痿浊唾多者，以胃中之津液上供，悉从燥热化为涎沫也。《宝鉴》用治呃逆。

甘草炙，四两　生姜　桂枝　人参　阿胶蛤粉炒，二两　生地黄一斤　麦冬去心　麻仁研，半斤　大枣十二枚　水酒各半煎，纳阿胶烊化服。

人参、麦冬、甘草、大枣，益中气而复脉；生地、阿胶，助营血而宁心；麻仁润滑，以缓脾胃；姜、桂辛温，以散余邪；加清酒以助药力也。《圣济经》云：津液散为枯，五脏痿弱，营卫涸流，湿剂所以润之。麻仁、阿胶、麦冬、地黄之甘，润经益血，复脉通阳也喻嘉言曰：此仲景伤寒门中之圣方也。《千金翼》用治虚劳，《外台》用治肺痿，究竟本方所治，亦何止二病哉？《外台》所取，在于益肺气之虚，润肺金之燥，至于桂枝辛热，似有不宜，不知桂枝能通营卫，致津液，则肺气能转输涎沫，以渐而下，尤为要紧，所以云，治心中温温液液也。《玉机微义》曰：肺痿，如咳久声哑、声嘶、咯血，此属阴虚火热甚也；吐涎沫而不咳不渴，必遗尿，小便数，以上虚不能制下，此肺中冷也，必眩、多涎唾，用炙甘草干姜汤以温之。肺痿涎唾多，心中温温液液者，用炙甘草汤，此补虚劳也，与补阴虚火热不同，故肺痿有寒热之异。

清燥救肺汤

治诸气膹郁，诸痿喘呕。

二桑叶经霜者，得金气而柔顺不凋，取之为君，去枝梗，三钱　石膏禀清肃之气，极清肺热，二钱半，煅　甘草和胃生金，一钱　人参生胃之津，养肺之气，七分胡麻仁炒研，一钱　真阿胶八分　麦门冬去心，一钱二分　杏仁泡去皮尖，炒黄，七分　枇杷叶一片，刷去毛，蜜涂炙黄　水一碗，煎六分，频频滚热服。

痰多，加贝母、瓜蒌；血枯，加生地黄；热甚，加增石膏。

喻嘉言曰：诸气膹郁之属于肺者，属于肺之燥也。而古今治气郁之方，用辛香行气，绝无一方治肺之燥者。诸痿喘呕之属于上者，亦属于肺之燥也。而古今治法，以痿呕属阳明，以喘属肺，是则呕与痿属之中下，而唯喘属之上矣。所以千百方中，亦无一方及于肺之燥也。即喘之属于肺者，非表即下，非行气即泻气，间有一二用润剂者，又不得其肯綮。总之《内经》六气，脱误秋伤于燥一气，指长夏之湿为秋之燥，后人不敢更端其说，置此一气于不理，即或明知理燥，而用药夹杂，如弋获飞虫，茫无定法示人也。今拟此方，名清燥救肺汤，大约以胃气为主，胃土为肺金之母也，其天门冬虽能保肺，然味苦而气滞，恐反伤胃阻痰，故不用也。其知母能滋肾水，清肺金亦以苦而不用。其他苦寒降火，伤胃之药，尤在所忌。盖肺金自至于燥，所存阴气不过一线尔，倘更以苦寒下其气，伤其胃，其人尚有生理乎？诚仿此增损，以救肺燥，变生诸证，如沃焦救焚，不厌其频，庶克有济尔。

通 幽 汤 <small>东垣</small>

治幽门不通,上冲吸门,噎塞不开,气不得下,大便艰难,名曰下脘不通,治在幽门<small>下脘即幽门,胃之下口也</small>。人身上下有七门,皆下冲上也。幽门上冲吸门,吸门即会厌,气喉上掩饮食者也,冲其吸入之气,不得下归肝肾,为阴火所拒,故隔噎不通,浊阴不得下降,而大便干燥不行,胃之湿与阴火,俱在其中,则腹胀作矣。治在幽门,使幽门通利,泄其阴火,润其燥血,生其新血,则幽门通,吸门亦不受邪,膈噎得开,胀满俱去矣,是浊阴得下归地也。

当归身　升麻　桃仁研　红花　甘草炙　原生地　原熟地　或加槟榔。

当归、二地滋阴以养血;桃仁、红花润燥而行血;槟榔下坠而破气滞;加升麻者,天地之道,能升而后能降,清阳不升,则浊阴不降。经所谓地气上为云,天气下为雨也<small>李东垣曰:肾开窍于二阴。经曰:大便难者,取足少阴。夫肾主五液,津液足则大便如常,若饥饱劳役,损伤胃气,及食辛热味厚之物而助火邪,火伏血中,耗散真阴,津液亏少,故大便燥结。少阴不得大便,以辛润之;太阴不得大便,以苦泄之;伤食者,</small>

以苦泄之；血燥者，以桃仁、酒制大黄通之；风燥者，以麻仁加大黄利之；气塞者，郁李仁、杏仁、皂角仁润之。不可概用牵牛、巴豆之类下之，损其津液，暂得通快，燥结愈甚，遂成不救。加大黄、麻仁名当归润肠汤，治同。

济 川 煎

凡病涉虚损，而大便闭结不通，则硝黄攻击等剂，必不可用，若势有不得不通者，宜此主之，此用通于补之剂也。

当归三五钱　牛膝二钱　肉苁蓉酒洗去咸，二三钱　泽泻一钱五分　升麻五七分或一钱　枳壳一钱，虚甚者不可用

如气虚，加人参无妨碍；如有火，加黄芩；肾虚，加熟地。

润 肠 丸 东垣

治肠胃有伏火、大便秘涩、全不思食、风结、血结风结即风秘，由风搏肺脏，传于大肠，或素有风病者，亦多秘；气秘由气不升降；血秘由亡血、血虚、津液不足；热秘由大肠热结；冷秘由冷气横于肠胃，凝阴固结，津液不通，非燥粪也。仲景

曰：脉浮而数，能食不大便者，此为实，名曰阳结；脉沉而迟，不能食身体重，大便反硬，名曰阴结。李东垣曰：实秘、热秘即阳结也，宜散之；虚秘、冷秘即阴结也，宜温之。

大黄　归尾　羌活五钱　桃仁研　大麻仁去壳，一两　蜜丸。一方有防风。风湿加秦艽、皂角子烧存性用。

归尾、桃仁润燥活血；羌活搜风散邪；大黄破结通幽；麻仁滑肠利窍。血和风疏，肠胃得润，则自然通利矣朱丹溪曰：古方通大便，皆用降气品剂，盖肺气不降则难传送，用枳壳、沉香、诃子、杏仁等是也。又老人、虚人、风人津液少而秘者，宜滑之，用胡麻、麻仁、阿胶等是也。如妄以峻药逐之，则精液走，气血耗，虽暂通而即秘矣，必变生他证。

加防风、皂角仁，蜜丸，名活血润燥丸，治同皂角得湿则滑，湿滑则燥结自除。去羌活加升麻、红花、生熟二地，名润燥汤俱东垣方，治同。大黄煨熟，当归酒浸，枳实炒，等分，蜜丸，亦名润肠丸。治痔病、肛门燥涩。

决 津 煎

治妇人血虚经滞不能流畅而痛极者，当以水济，水若江河，一决而积垢皆去，宜用此汤，随证加减主之，此用补为泻之神剂也。

当归三五钱或一两　泽泻一钱五分　肉桂一二三钱　熟地二三钱或五七钱或不用亦可　乌药一钱

如呕恶者，加焦姜一二钱；如阴滞不行者，非加附子不可；如气滞而痛胀者，加香附一二钱或木香七八分；如血滞、血涩者，加酒炒红花一二钱；如小腹不暖而痛极者，加吴茱萸七八分；如大便结涩者，加肉苁蓉三钱，或锁阳亦可，煮粥弥佳；如气虚者，宜少用泽泻、乌药之类，甚者不用亦可。

韭汁牛乳饮　丹溪

治胃脘有死血，干燥枯槁，食下作痛，翻胃便秘胃脘有死血者，嗜酒食辛，躁暴多怒，积久而成瘀热也。枯槁者,血聚则肝气燥,燥热故槁也,瘀血阻碍,故食下作痛,翻胃而吐出也;瘀血不去则新血不生,故肠枯而便秘。膈噎翻胃,多因气血两虚、胃槁、胃冷而成,饮可下而食不下。槁在吸门,即喉间之会厌也,食下胃脘痛,须臾吐出;槁在贲门,胃之上口也,此上焦名噎,食下良久吐出;槁在幽门,胃之下口也,此中焦名膈,朝食暮吐;槁在阑门,小肠下口也,此下焦名翻胃。又有寒痰、瘀血、食积壅塞胃口者,或补、或消、或润,宜随病施治。

韭菜汁　牛乳　等分,时时呷之。有痰阻者,加姜汁。一方去牛乳,加陈酒,治血膈尤捷。

韭汁辛温,益胃消瘀;牛乳甘平,润燥养血。瘀去则胃无阻,血润则大肠通,而食得下矣治噎膈诸药,韭汁散瘀;竹沥、姜汁消痰;童便降火;人乳、牛乳润燥补血;芦根汁止呕;茅根汁凉血;甘蔗汁和胃;荸荠消食;骡尿杀虫。或加烧酒、米醋、白蜜,和诸汁顿服亦佳。朱丹溪曰:反胃噎膈、大便燥结,宜牛羊乳时时咽之,兼服四物汤为上策,不可服人乳,人乳有五味之毒、七情之火也。按:噎膈不通服香燥药,取快一时,破气而燥血,是速其死也,不如少服药饮牛乳,加韭汁或姜汁或陈酒为佳。

活血润燥生津汤 丹溪

治内燥,津液枯少。

当归　白芍　熟地黄一钱　天冬　麦冬　栝蒌八分　桃仁研　红花五分

归、芍、地黄滋阴养血,栝蒌、二冬润燥生津,桃仁、红花活血去瘀。凡阴虚血燥而兼瘀滞者,此方最宜。

甘　露　饮

治胸中客热,牙宣口气,齿龈肿烂,时出脓血,吐血、衄血,目睑垂重,常欲合闭。或即饥烦,不欲食饮,及目赤肿痛,不任凉药,口舌生疮,咽喉肿痛,疮疹已发,皆可服之。又治脾胃受湿,瘀热在里。或醉饱房劳,湿热相搏,致生疸病,身目皆黄,肢体微肿,胸满气短,大便不调,小便黄涩,或时身热。

生地　熟地　天冬　麦冬　石斛　茵陈　黄芩　枳壳　枇杷叶　甘

草　一方加桂苓，名桂苓甘露饮

此方创自洁古老人，朱丹溪以为此心肺胃三经药也，主治胸中客热，口臭齿烂，心烦咽痛等证。许学士又去麦冬，加犀角，主治与上略同，别如眼赤，并一切疮疡已散未散，皆可治之。然小甘露饮去熟地者，以手阳明胃与肾无相关之势，故加桔梗，使与里合，治胃则以肾为关，故加熟地、二冬也按：此方以固本丸为主，而加入他药，原因胃中湿热下流归坎，则水源浊泛，故见主如此。而当日立方之意，实从救肾起见，清胃者自清胃，而救原者自救原，丹溪只言心肺胃，犹未是全论。高氏每于肝经有郁火者，加丹皮、山栀，去石斛、甘草、枇杷叶，亦无不应验，则知水木同源之义。若原有胃火，而又挟肝木之势者，竟以原方加丹皮、山栀等味，亦无不效也。丹溪言肺最妙，然必须列证中有大便干燥，才合手足阳明两经之药尔。至一变而为小甘露，去枇杷叶、熟地、二冬、枳壳，而加升麻、桔梗、栀子，则手阳明实证通治之义全见矣。火盛渴甚者，加知母；走马疳而急者，加石膏、黄连；火蚀既久，元气虚者，加人参。真胃中燥火之神剂也。

附：小甘露饮　　山栀　　黄芩　　生

地 升麻 桔梗 茵陈 石斛 甘
草 治脾劳实热,身体面目悉黄,舌干咽
燥齿痛。

消 渴 方 丹溪

治渴证,胃热善消水谷渴而多饮,为上
消,肺热也;多食善饥,为中消,胃热也;渴而小便数
有膏,为下消,肾热也。皆火盛而水衰也。经曰:二
阳结,谓之消,二阳者阳明也。手阳明大肠主津,病
消则目黄口干,是津不足也;足阳明胃主血,热则消
谷善饥,是血中伏火,血不足也。未传能食者,必发
脑疽背疮;不能食者,必传中满鼓胀,皆不治之证。
气分渴者,喜饮冷水,宜寒凉渗剂,以清其热;血分
渴者,喜饮热水,宜甘温酸剂,以滋其阴。上轻、中
重、下危,如上中平,则不传下。肾消小便甜者为
重,水生于甘,而死于咸。小便本咸,而反甘,是生
气泄,脾气下陷入肾中,为土克水也,多死。

黄连 天花粉 生地汁 藕汁 牛
乳 将黄连、花粉为末,调服。或加姜汁、
蜂蜜为膏,噙化。

地 黄 引 子 《易简》

治消渴烦躁,咽干面赤肾火上炎。

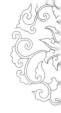

人参　黄芪蜜炙　甘草炙　生地黄　熟地黄　天冬　麦冬　枇杷叶蜜炙　石斛泽泻　枳壳麸炒

此方生津补血，润燥止渴，佐以泽泻、枳壳，疏导二腑泽泻泻膀胱之火，枳壳宽大肠之气。使小腑清利，则心火下降心与小肠相为表里。经曰：心移热于肺，传为鬲消。大腑流畅，则肺经润泽肺与大肠相为表里。宿热既除，其渴自止矣喻嘉言曰：人参白虎汤，专治气分燥热，此汤专治血分燥热，竹叶黄芪汤兼治气血燥热，宜辨证而择用之。

附：竹叶黄芪汤　淡竹叶　生地黄各二钱　当归　川芎　芍药　麦冬　黄芩炒　人参　黄芪　甘草　半夏　石膏煅，各一钱治消渴气血两虚，兼有胃火者。

治久嗽方　《千金》

润肺散寒白蜜滑能润肺，生姜辛能散寒。

白蜜一斤　生姜二斤取汁

先秤铜铫知斤两，讫纳蜜、姜汁，微火熬，令姜汁尽，唯有蜜斤两在，则止，每含如枣大一丸，日三服。朱丹溪曰：阴分嗽者，多属阴虚，治用知母止嗽，勿用生姜，以其辛散故也。宋洪迈有痰疾，晚对，上谕以胡桃三枚，姜三片，卧时嚼服，即饮汤，复嚼姜桃如前数，静卧必愈，迈如旨服，旦而痰消嗽止，亦与此方同意。

琼　玉　膏 申先生

治干咳嗽有声无痰，谓之干咳。缘肺肾津枯所致，若火郁其痰而干咳者，当用升发之药，如逍遥散之类，随用滋阴之剂收功。

地黄四斤　茯苓十二两　人参六两　白蜜二斤　先将地黄熬汁去渣，入蜜炼稠，再将参、苓末和入，磁罐封，水煮半日，白汤化服。臞仙加琥珀、沉香各五钱。

地黄滋阴生水，水能制火；白蜜甘凉性润，润能去燥；气为水母，土为金母，故用参苓补土生金，盖人参益肺气而泻火，茯苓清肺热而生津也。湿热去则津生。

麻仁苏子粥 《本事方》

治老人风秘许叔微曰：一妇年八十四，忽腹痛，头痛，恶心不食。医皆议补脾治风，清利头目。

服药虽愈,全不进食,其家忧惶。予辨前药皆误,此是老人风秘,脏腑壅滞,聚于胸中,则腹胀恶心,不思饮食,上至于巅,则头痛不清也。令作此粥,两啜而气泄,下结粪如椒者十余枚,渐得通利,不药而愈矣。及产后大便不通妇人产后有三种疾,郁冒则多汗,多汗则大便不通,故难于用药。

大麻仁　紫苏子　等分,洗净合研,再用水研,取汁煮粥。

麻仁阳明正药,滑肠润燥,利便除风;苏子兼走太阴,润肺通肠,和血下气,行而不峻,缓而能通。故老人、产妇、气血不虚者所宜用也。

桑白皮等汁十味煎　许仁则

治气嗽经久,将成肺痿,乍寒乍热,唾涕稠黏,喘息气上,唇口焦干。亦有唾血者,渐觉瘦悴,小便赤少,色败毛耸,此亦成蒸,及久嗽成肺痈,唾悉成脓,出无多少。

桑白皮一升　地骨皮三升,二味合煎,取汁三升　生地汁五升　生麦冬汁二升　生

葛根汁竹沥三升　生姜汁　白蜜　枣膏一升　牛酥三合　以麦冬、生地、葛根、竹沥、姜汁，和煎减半，再纳桑皮、地骨汁，和煎三分减一，再入酥、蜜、枣膏搅，勿停手，煎如饴糖。夜卧时，取一胡桃大含之，稍加至鸡子大，或尽日丸服亦得。

桑皮泻肺行水；麦冬补肺生津；地骨退热除蒸；竹沥清痰通络能除痰迷之有大热者；生姜祛寒而温胃；枣膏补土以生金；地汁、葛汁甘寒以除大热；白蜜、牛酥甘润以止久嗽也。

滋燥养营汤

治火烁肺金，血虚外燥，皮肤皱揭，筋急爪枯，或大便风秘肺主皮毛，肝主筋爪，肝血不足，风热胜而筋燥，故外见皮毛枯槁，肌肤燥痒，内有筋急、便秘之证。

当归酒洗，二钱　生地黄　熟地黄　芍药炒　黄芩酒炒　秦艽一钱　防风　甘草五分

前证为血虚而水涸，当归润燥养血为

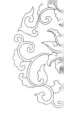

君;二地滋肾水而补肝,芍药泻肝火而益血为臣;黄芩清烁肺之火而退阳;芄、防散肝胆之风而不燥风药多燥,芄、防味辛能润,又秦芄能养血荣筋,防风乃血药之使吐血血崩,皆用为使;甘草甘平泻火,入润剂则补阴血,为佐使也。

白茯苓丸

治肾消,因中消之后,胃热入肾,消烁肾脂,令肾枯燥,遂致此疾,两腿渐细,腰脚无力肾消即下消,乃上消、中消之传变,饮一溲二,溲如膏油。王注曰:肺主气,气无病则气能管束津液,其精微者荣养筋骨血脉,余者为溲。肺病则津液无气管摄,而精微者亦随溲下如膏油也。

茯苓　黄连　花粉　草薢　熟地黄　覆盆子　人参　元参一两　蛇床子七钱五分鸡脮胵音皮鸱,即鸡肫皮,三十具,微炒　石斛七钱五分　蜜丸,磁石汤送下。

茯苓降心火而交肺肾,连清脾火而泻心,石斛平胃热而涩肾,熟地、元参生肾水,覆盆、蛇床固肾精,人参补气,花粉生

津，萆薢清热利湿，�胵，鸡之脾也，能消水谷、通小肠膀胱而止便数，善治膈消，磁石色黑入肾，补肾益精，故加之以为使也

喻嘉言曰：友人病消渴，后渴少止，反加躁急，足膝痿弱，予主是丸加犀角。有医曰：肾病而以黄连、犀角治心，毋乃倒乎？予曰：肾者胃之关也，胃热下传于肾则关门大开，心之阳火得以直降于肾，心火灼肾，躁不能需，予用犀角、黄连对治其下降之阳光，宁为倒乎？服之果效，再用六味地黄丸加犀角而肌泽病起矣。

文 蛤 散

本文云：渴欲饮水不止者，文蛤散主之。文蛤一味，析杵为散，以沸汤五合，和服方寸匙。

《金匮》于小溲微觉不利，早用文蛤一味治之，方书从不录用，讵知软坚之品，非劫阴即伤阴，独此一种平善无过，兼可利水，诚足宝乎？按：《伤寒论》用此，治误以水噀人面，肌肤粟起之表证，今消渴里证亦用之，盖取其功擅软坚，且利水彻热尔。

黄 芪 汤 《本事方》

治心中烦躁,不生津液,不思饮食。

黄芪　熟地黄　芍药　五味子　麦冬　天冬　人参　甘草　茯苓　加姜、枣、乌梅煎。

黄芪、人参补气,熟地、芍药补血,乌梅、五味敛耗生津,天冬、麦冬泻火补水,茯苓淡以利湿,甘草甘以和中。湿去气运,则脾和而思食,津生而燥退矣。

宣明黄芪汤

治心移寒于肺,为肺消,饮少溲多,当补肺平心。

黄芪三两　五味子　人参　麦门冬　桑白皮二两　枸杞子　熟地黄两半为末,每服五钱。

宣明麦门冬饮子

治心移热于肺,传为膈消,胸满心烦,精神短少。

人参　茯神　麦门冬　五味子　生

地黄　甘草炙　知母　葛根　栝蒌根等分

㕮咀，每服五钱，加竹叶十四片。

喻嘉言曰：《宣明》二方为《内经》心移寒、移热两证，各出其治，一种苦心，非不可嘉。然移寒、移热，其热颇锐，而生精养血，其应差缓，情非的对，易老门冬饮子亦然。予谓心之移寒，必先束肺之外，郭用参、芪补肺，加散寒之药可也，而用枸杞、熟地黄补肾，则迂矣，用桑白皮泻肺，其如外束之寒，何至心之移热，治以咸寒，先入其心，如文蛤散之类，自无热可移，正直走大梁，解围之上着，何不及之，所以观于海者，难为水也。

易老门冬饮子

治老弱、虚人大渴。

人参　枸杞子　白茯苓　甘草　五味子　麦门冬　加姜煎。

喻嘉言曰：按易老方，即变宣明麦冬饮子，去生地、知母、葛根，加枸杞也。方下不言心移热于肺，唯以治老弱、虚人大渴,而增枸杞之润,去地黄之泥,知母之苦,葛根之发,立方于无过,治本之图,不为迂矣。

猪 膏 汤

治过劳四肢,筋液耗竭,数数转筋,爪甲皆痛,不能久立,名曰筋极肝主筋,筋极,六极之一也。经曰:阳气者,精则养神,柔则养筋。筋骨过劳,耗其津液,不能荣养,故劲急而筋数转也。爪甲者,筋之余,筋属木,犹木枯则枝叶皆萎也。不能久立,筋衰不能束骨也。

猪脂　姜汁二升　酒五合　先将猪脂、姜汁熬取三升,再入酒,分三服。

津竭筋枯,非草木之药卒能责效,猪脂润能养筋,姜汁辛能润燥,酒和血而性善行,取易达于四肢也。

除姜汁加金银花,煮酒饮,治疮疥最良。

猪 膏 发 煎 《金匮》

治诸黄,令病从小便出。

猪膏半斤　乱发如鸡子大,三枚　二味

和煎,发消药成,分再服。

徐忠可曰：此为黄疸之谷气实者设也。肾为胃关,胃家谷气实,则气闭而肾燥,故以猪膏润肾燥;发灰利阴血,则胃燥和而郁解。仲景于妇人胃气下泄,阴吹而正结^①者,亦用此方。注曰：此谷气之实也,以猪膏发煎导之,乃利阳明之阴,以泄谷气之实也。然此之谷气实,又非谷疸之比,盖谷疸原由风寒不能消谷,此则真谷气过实,热而闭尔。予友骆天游,黄疸腹大如鼓,百药不效,用猪膏四两,发灰四两,一剂而愈,仲景岂欺我哉?

人参白虎汤

原治太阳中暍,汗出恶寒,身热而渴。

竹叶石膏汤

治虚烦燥渴。

以上二方俱见下卷泻火门

喻嘉言曰：按此二方,治火热伤其肺

---

① 结:《金匮要略方论》作"喧"。

胃,清热救渴之良剂也。故消渴病之在上焦者,必取用之。东垣以治膈消,洁古以治能食而渴者,其不能食而渴者,用钱氏白术散,倍加葛根。而东垣论消渴未传,能食者,必发脑疽背疽,其不能食者,必成中满鼓胀。一变其方为兰香饮子,用石膏、知母、生熟甘草、人参,加入兰香、防风、白豆蔻仁、连翘、桔梗、升麻、半夏。再变其方为生津甘露饮子,用石膏、人参、生熟甘草、知母,加黄柏、杏仁、山栀、荜澄茄、白葵、白豆蔻、白芷、连翘、姜黄、麦门冬、兰香、当归身、桔梗、升麻、黄连、木香、柴胡、藿香、全蝎。而为之辞曰:此制之缓也,不惟不成中满,亦不传下消矣,三消皆可用。予实不敢信其然也,乃至《三因》之石子荠苨汤,洁古之清凉饮子,俱从此方增入他药,引入他脏,全失急救肺胃之意,此后贤之所以为后贤耶?

甘麦大枣汤 《金匮》

治妇人脏燥,悲伤欲哭,象如神灵所

作,数欠伸,亦补脾气妇人血室,先受积冷而郁久为热,则脏为之燥。《灵枢》曰:一阴主关,关之阖折,则肝气绝而喜悲。则知燥气乘肝,为悲伤欲哭,象如神灵所作,病从血来,故见阴象也。《灵枢》曰:胃病善伸数欠颜黑,则知燥气侵胃,为欠伸,但使肝气津润,君火不亢,则脏阴不燥,何致乘肝侵胃?今令悲伤欠伸,其肝阴之热可知,心肺之热亦可知,故以甘麦大枣汤主之。

甘草三钱　小麦一升　大枣十枚　以水六升,煮取三升,分温三服。

小麦能和肝阴之客热而养心液,且有消烦利溲止汗之功,故以为君;甘草泻心火而和胃生金,故以为臣;大枣调胃而通津液,利其上壅之燥,故以为佐。盖病本于血,心为血主,肝之子也,心火泻而土气和,则胃气下达,肝脏润肺气调,则燥止而病自除也。

卷八下

泻 火 门

《内经·至真要大论》所列病机，凡言火者五，言热者四，似皆谓之火也。然诸病之见于诸篇者，复有此言热而彼言寒，此言实而彼言虚者，岂果本经之自矛盾耶？盖诸篇所言，在专悉病情，故必详必尽。本篇所言，亦不过总言五运六气之大约，原非确指为实火实热也，故于篇末，复以有无虚实四字，总结于后，此轩岐之明见万世，正恐后人误以火热二字，悉认为真，因而晓示如此。此其火有虚实，热有真假，从可知矣。盖火得其正即为阳气，此火之不可无，亦不可衰，衰则阳气之虚也。火失其正，是为邪热，此火之不可有，尤不可甚，甚则真阴伤败也。然阳以元气言，火以病气言，故凡病在元气者，不得以火论，何也？盖人之元气，只于充足，焉得有余？既非有余，则何以言火？所谓无形者其化虚，即此是也。惟病在形体者，乃可以察火证，盖其不在气即在血，所谓有形者其化实，即此是也。故凡火之为病，其在外者，必见于皮肉筋骨；其在内者，必见于脏腑九窍。如果有热证可据，则火性急烈，诚可畏也。然实火只随形质,因谓之凡火,又谓之邪火,不过病之标尔,洗之涤之,又何难哉?惟虚火则本于元气之虚,而再攻其火,非挺即刃矣。是以诸病之杀人,而尤惟火病为最者。正以凡火未必杀人,而以虚作实,则无不杀之矣。泻火诸药,黄连、栀子泻心肝、大肠之火,由栀仁降火从小便出,其性能屈曲下行;石膏泻肠胃之火,阳明经有实热者,非此不可;黄芩清脾肺大肠之火;黄柏泻肝肾诸经之火;知母清肺胃肝肾之火;地骨皮退阴中之火,善除骨蒸夜热;生地、麦门冬清肝肺,凉血中之火;天门冬泻肺大肠之火;桑皮、瓜蒌、梨汁、贝母解上焦痰逆之火;柴胡、干葛解肝脾诸经之郁火;龙胆草泻肝肾膀胱之火;槐花清肝肾大肠之火,能解诸毒;芍药、石斛清肝胃之火;天花粉清痰止渴,解上焦之火;连翘泻诸经之浮火;元参清上焦之浮火;山豆根解咽喉之火;胆星开心脾胃脘之痰火;青黛、芦荟、胡黄连泻五脏之疳热郁火;苦参泻疳蚀之火;木通下行,泻小肠之火;滑石利小肠膀胱之火;泽泻、车前子利癃闭之火;人中白清肝脾肾之阴火;童便降阴中血分之浮火;大黄、朴硝泻阳明诸经实热之火;人参、黄芪、白术、甘草除气虚气脱,阳分散失之火;熟地、当归、枸杞、山萸滋心肾不交,阴分无根之火;附子、干姜、肉桂救元阳失位,阴盛格阳之火。凡此治火之法,已若尽之,然亦筌蹄之说,而神明存乎人矣。

黄连解毒汤相传此方为太仓公火剂,而崔氏治刘
护军。又云:其自制者

　　治一切火热,表里俱盛,狂躁烦心邪
入于阳则狂,心为热所扰则烦,躁则烦之甚也。口
燥咽干火盛津枯。大热干呕热毒上逆。错语
不眠热昏其神。崔尚书曰:胃有燥屎,令人错语。
正热盛,亦令人错语。若秘而错语者,宜承气汤;通
而错语者,宜黄连解毒汤。吐血、衄血伤寒吐、
衄血者,当汗不汗,蕴热逼血上行也。热甚发斑
热毒入胃。

　　黄连　黄芩　黄柏　栀子　等分。

　　三焦积热,邪火妄行,故用黄芩泻肺
火于上焦;黄连泻脾火于中焦王海藏曰:黄
连泻心,实泻脾也,子能令母实,实则泻其子;黄柏
泻肾火于下焦;栀子通泻三焦之火,从膀
胱出。盖阳盛则阴衰,故用大苦大寒,兼
三焦而统治之,泻其亢甚之火,而救其欲
绝之水也,然非实热,不可轻投刘河间曰:伤
寒表热极甚,身痛头痛不可忍,或眩或呕,里有微
热,不可发汗吐下,拟以小柴胡、天水、凉膈之类和
解,恐不能退其热势之甚,或大下后,再三下后热势

尚甚，木气损虚，而脉不能实，拟更下之，恐脱而立死。不下亦热极而死，或湿热内盛，小便赤涩，大便溏泄频并少而急痛者，必欲作利也，并宜黄连解毒汤。

水丸，名三黄金花丸，治中外诸热，寝汗咬牙，梦语惊悸，吐衄淋秘，劳嗽骨蒸；加大黄，名栀子金花丸；去栀子，加大黄，名大金花丸，治略同；去栀子，名柏皮汤，治三焦实热；用粥丸，名三补丸，治三焦有火，嗌燥喉干，二便闭结，及湿痰夜热经曰：壮火食气，少火生气，故少火宜升，壮火宜降。今以黄芩泻上、黄连泻中、黄柏泻下，则壮火降而少火升，气得生而血得养，三焦皆受益矣。去芩、连，加甘草，名栀子柏皮汤仲景，治伤寒发黄身热发黄为胃有瘀热，宜下之。今发热则势已外出，而不复内入矣，故不唯不必下，并不必发汗利小便，但用栀子清肌表，黄柏泻膀胱，以去其湿热。按：伤寒发黄，有在太阳膀胱者，与阳明瘀热在胃者不同，故仲景亦有不可下，当于寒湿中求之之说。若瘀热在里，亦有用麻黄连翘赤小豆汤发汗利水之剂者，方见《伤寒论》。去黄柏、栀子加酒浸大黄，名三黄泻心汤《金匮》，治心下痞热，心气不足，吐血、衄血或问心气不足而吐衄，何以不补心而反泻心？丹溪曰：少阴不足，亢阳无辅，致阴血妄行，故用大黄泻其亢甚之火。又心本不足，肺肝各受火邪而病作，故用黄芩救肺，黄连救肝。肺者阴之主，肝者心之母，血之舍也，肺肝火退，则血归经而自安矣。寇宗奭曰：以苦泄其热，就以苦补其心，盖一举而两得之。吴鹤皋曰：治病必求其本，阳毒上窍出血，则热为本，血为标，能去其热，则血不治而自归经矣。李士材曰：古人用大黄治虚劳吐血，意甚深微。盖浊阴不降，则清阳不升，瘀血不去，则新血不生也。杨仁斋曰：血遇热则宣流，故止血多用凉药，然亦有气虚挟寒，营气虚散，血亦错行，所谓阳虚阴必走是已，法当温中，使血自归经，宜理中汤加木香，七气汤加川芎，或甘草干姜汤，甚效。又大黄用酒浸，蒸晒九次，蜜丸，名三黄丸，治三焦积热，头项肿痛，目赤口疮，心膈烦躁，大便秘结，小便赤涩，及消渴羸瘦消渴羸瘦，由于火炎水干。

附子泻心汤　仲景

治伤寒心下痞，而复恶寒汗出者伤寒心下满硬而痛者，为结胸；硬满而不痛者，为痞。经曰：心下痞，按之濡，关上浮者，大黄黄连泻心汤；心下痞而复恶寒汗出者，附子泻心汤。大抵诸痞皆热,故攻之多寒剂,此加附子,恐三黄重损其阳,非补虚也。或下后复汗,或下后阳虚,故恶寒汗出。诸泻心汤皆治伤寒痞、满。满在心胸,不在胃也。若杂病痞、满,有寒热、虚热之不同,《保命集》云:脾不能行气于四脏,结而不散,则为痞。伤寒之痞,为寒郁内热,宜苦泄;杂病之痞,为气不条畅,宜辛散。

大黄二两　黄连　黄芩一两　附子一枚,炮去皮脐,别煮取汁

吴鹤皋曰:心下痞,故用三黄以泻痞;恶寒汗出,故用附子以回阳。非三黄不能去痞热,无附子,恐三黄益损其阳。寒热并用,斯为有制之兵矣喻嘉言曰:此邪热既盛,真阳复虚之证,故于三黄汤内,加附子汁,其成倾痞之功。《金匮》有大黄附子汤,亦同此意,大黄、细辛各二两,附子一枚,炮,治胁下偏痛、发热、脉弦紧,此寒也,以温药下之,阳中有阴,当以温药下其寒,后人罕识其旨。有用寒药而治热痞,大黄、黄连之类也;有阴阳不和而痞,用寒热药者,大黄、黄连加附子之类也;有阴盛阳虚而痞,用辛热多而寒药少者,半夏、生姜、甘草泻心之类也。经又曰:伤寒大下后,复发汗,心下痞,恶寒者,表未解也,当先解表,乃可攻痞。解表,桂枝汤;攻里,大黄黄连泻心汤。经又曰:本以下之,故心下痞,与泻心汤,痞不

解口渴而烦躁，小便不利者，五苓散主之，此有停饮故也。李东垣曰：酒积杂病，下之太过，亦作痞伤。盖下多亡阴，阴者，脾胃水谷之阴也，胸中之气，因虚下陷于心之分野，故致心下痞，宜升胃气，以血药兼之，若全用气药导之，则痞益甚，甚而复下之，气愈下降，必变为中满膨胀矣。

去附子、黄芩，名大黄黄连泻心汤仲景，治伤寒心下痞，按之濡音软关上脉浮经曰：按之自濡，但气痞尔。周扬俊曰：以非痰饮结聚，故无取半夏、生姜也。《活人》云：结胸与痞关脉须皆沉，若关脉浮而结者，三黄以泻肝。李时珍曰：仲景治心气不足，吐衄血者，用泻心汤，实泻心包、肝、脾、胃，四经血中之伏火也。又治心下痞、满，按之软者，用泻心汤，亦泻脾胃之湿热，非泻心也。病发于阴而反下之，则痞、满，乃寒伤营血，邪结上焦，胃之上脘在心，故曰泻心。经曰：太阴所至为痞、满。又曰：浊气在上，则生膜胀是已，病发于阳而反下之，则结胸，乃邪热陷入血分，亦在上脘，故大陷胸汤丸，皆用大黄，亦泻脾胃血分之邪，而散其热也。若结胸在气分，只用小陷胸汤；痞满在气分，只用半夏泻心汤。按：发阳发阴，诸解不同，终成疑案。李氏则以寒伤为阴病，热陷为阳病，然仲景所用皆寒药，未尝有所分也，周扬俊则谓总属下早致然，似为近理。

半夏泻心汤　仲景

治伤寒下之早，胸满而不痛者为痞，身寒而呕，饮食不下，非柴胡证经曰：伤寒五六日，呕而发热，柴胡证具，而以他药下之，柴胡证仍在者，复与柴胡汤，此虽已下之不为逆，必蒸蒸而振，却发热汗出而解。若心下满而硬痛者，此为结胸也，大陷胸汤主之；若满而不痛者，此为痞，柴胡不中与也，宜半夏泻心汤。凡用泻心者，皆属误下之证，非传经热邪也。

半夏半升　黄连一两　黄芩　甘草炙　人参　干姜三两　大枣十二枚

成氏曰：否而不泰为痞，苦先入心，泻心者必以苦，故以黄连为君，黄芩为臣，以降阳而升阴也；辛走气，散痞者必以辛，故以半夏、干姜为佐，以分阴而行阳也；欲通上下交阴阳者，必和其中，故以人参、甘草、大枣为使，以补脾而和中已下之后，脾气必虚则痞热消，而大汗以解矣旧注云：此方药味，盖本理中、人参黄芩汤方。王海藏曰：外证全是下证，而脉反细不可下者，泻心汤主之。脉有力者，黄连泻心汤；脉无力者，半夏泻心汤。喻嘉言曰：诸泻心汤原以涤饮，此证因呕，故推半夏为君。程郊倩曰：痞虽虚邪，然表气入里，怫郁于心阳之分，寒亦成热矣。寒已成热，则不能外出，热非实秽又不能下行，唯用苦寒从其部而泻之，仍虑下焦之阴邪上入，兼辛热以温之，阴阳两解，不攻痞而痞自散。所以寒热互用，若阴痞不关阳郁，即郁而未成热，只是上下阴阳部分，拒格而成。泻心之法，概不可用也。又曰：人皆曰汗多亡阳，不知下多亦亡阳，以亡阴中之阳，故曰亡阴尔。下焦之阳骤虚，气必上逆，则上焦之阳，反因下而成实，以火气不下行故也。治多泻上补下，必君得苦寒而安，则反能从阳引之入阳，故芩、连、栀子泻亦成补。若汗下相因，有虚无实，温补犹恐不足，前法一无所用矣。

除人参再加甘草一两，合前四两，名甘草泻心汤仲景，治伤寒中风，医反下之，下利谷不化，腹中雷鸣，心下痞硬而满，干呕心烦，医复下之，其痞益甚，此非结热，但以胃虚客气上逆，故使硬也为下后里虚胃弱，内损阴气，故加甘草以和中益胃，复真阴、退虚热。大要痞、满、下利者为虚，便闭者为实。按：甘草甘令人满，故中满证忌之。而《别录》、甄权并云：甘草能除满，以脾健运则满除也。观仲景用以消痞，岂非取其散满哉？又按：此乃伤寒之下利肠鸣也，杂证肠鸣，亦多属脾胃虚。经云：脾胃虚则肠鸣腹满。又云：中气不足，肠为之苦鸣，宜参、术补剂，加甘草、苓、连、枳实、干姜等。丹溪曰：腹中水鸣，乃火激动其水也，宜二陈汤加苓、连、栀子。加生姜四两，名生姜泻心汤仲景，治汗解后胃中不和，心下痞硬、干噫嗳同食臭、完谷不化、胁下有水气、腹中雷鸣、下利客气上逆，伏饮搏膈，故痞硬；中气不和，故干嗳；胃虚火盛，邪热不杀谷，故完谷不化；胁下有水气，土弱不能制水，故腹中雷鸣下利。谓之协热利，为汗后胃虚，外损阳气，故加生姜以散邪涤饮，益胃复阳。刘河间曰：泻而水谷变色者为热，不变色而澄彻清冷者为寒，若肛门燥涩，小便黄赤，水谷虽不变，犹为热也，此因火性急速，食下即出，不及克化，所谓邪热不杀谷也。

白 虎 汤 仲景

治伤寒脉浮滑，表有热，里有寒浮为在表，滑为在里。里寒指伤寒，即病热之本因也。及三阳合病，脉浮大，腹满身重，难以转侧，口不仁而面垢，谵语遗尿，发汗则谵语，下之则头上生汗，手足逆冷，自汗出者腹满身重，口不仁，谵语，阳明证也；面垢，少阳证也；遗尿，太阳证也。三证之中，阳明为多，属表里有邪，发表则燥热益甚，故谵语；攻里则阴气下竭，而虚阳上脱,必额汗出而手足逆冷。若自汗出者,三阳热甚也,与此汤以解内外之热。**通治阳明病,脉洪大而长,不恶寒反恶热,头痛自汗,口渴舌胎,目痛鼻干,不得卧,心烦躁乱,日晡潮热,或阳毒发斑,胃热诸病**邪热盛故脉洪大,外无寒邪故不恶寒反恶热,中风有汗,伤寒无汗,传入阳明则有汗,谓之热越,故阳明病法多汗,里热故作渴,阳明主肌肉,故肌热,脉交频中,故目痛,脉侠鼻,金燥故鼻干,胃不和故卧不安,人之阳气,昼日行阳二十五度,平旦属少阳,日中属太阳,日晡属阳明,伤寒证中,日晡潮热,为胃实无虚证,胃热失下,则发斑。

石膏一斤　知母六两　甘草二两　粳米六合　先煮石膏数十沸,味淡难出,再投药米,米熟汤成,温服。

热淫于内,以苦发之,故以知母苦寒为君;热则伤气,必以甘寒为助,故以石膏、甘草为臣;津液内烁,故以粳米甘平益气为使,不致伤胃也。又烦出于肺,躁出于肾,石膏清肺而泻胃火,知母清肺而泻肾火,甘草和中而泻心脾之火,或泻其子肺,或泻其母心。不专治阳明气分热也石膏、甘草不但清里，兼能发表，然必实热方可用。或有血虚身热，脾虚发热，及阴盛格阳，面赤烦躁类白虎汤证，误投之，不可救也。按：白虎证脉洪大有力，类白虎证脉大而虚，以此为辨。又按：阴盛格阳，阳盛格阴，二证最为难辨。盖阴盛极而格阳于外，外热而内寒；阳盛极而格阴于外，外冷而内热。经所谓：重阴必阳，重阳必阴，重寒则热，重热则寒是也。当于小便分之，便清者，外虽燥热，而中必寒；便赤者，外虽厥冷，而内实热。再看口中燥润，及舌胎浅深，盖舌为心苗，应南方火。邪在表则未生胎，邪入里津液搏结，则生胎而滑。胎白者，丹田有热，胸中有寒，邪在半表半里也。热入渐深，则燥而涩，热聚于胃则黄，宜承气及白虎。若热病口干舌黑，乃肾水刑于心火，热益深而病笃矣。然亦有胎黑属寒者，舌无芒刺，口有津液也，又当用温补之剂，尤宜细辨。东垣曰：邪在阳明，肺受火克，故用辛寒以清肺，所以有白虎之名。白虎，西方金神也。吴鹤皋曰：如秋金之令行，则夏火之炎退。成氏曰：立秋后不可服，为大寒之剂。易老曰：有是病则投是药，苟拘于时，何以措手？若以白虎为大寒，承气又何以行于冬令乎？太阳发热而渴，忌白虎，表未解也。阳明汗多而渴，忌五苓、猪苓津液大耗也。

加人参三两，名人参白虎汤仲景，治伤寒渴欲饮水，无表证者白虎解热，人参生津。凡身发热，为热在表；渴欲饮水，为热在里；身热饮水，表里俱有热；身凉不渴，表里俱无热。欲饮水者，不可不与，不可过与，恣饮则有水结胸、心下悸、喘咳、哕噎、肿胀、癃秘、下利诸变证。**亦治伤寒无大热、口燥渴、心烦、背微恶寒者**背为阳，背恶寒，口中和者，少阴病也，宜附子汤。今热未退而微恶寒，为表未全罢，尚属太阳，然燥渴心烦，为里热已炽，与白虎汤解表邪，清里热，加人参补气生津。太阳病在表，故恶寒。少阳在半表半里，亦微恶寒。阳明在里，故不恶寒反恶热，间有恶寒者，与太阳合病也。许叔微曰：仲景云，伤寒吐下后，七八日不解，表里俱热，大渴燥烦者，白虎加人参汤主之。又云：伤寒脉浮，发热无汗，其表不解，不可与白虎。林亿校正谓：于此表里差矣。予谓：不然，大抵白虎能除伤寒中渴，表里发热，前后二证，或云表里俱热，或云表热里寒，皆可服之。一种发热无汗，其表不解，全是麻黄与葛根证，安可行白虎也？**亦治太阳中暍，身热汗出，恶寒足冷，脉微而渴**身热恶寒为在表，足冷脉微，又不可表。**亦治火伤肺胃，传为膈消**喻嘉言曰：肺消，以地黄丸治其血分；肾消，以白虎汤治其气分。病不能除，医之罪也。**加苍术，名白虎加苍术汤，治湿温，脉沉细者**沉细属湿，先受暑，后受湿，暑湿相搏，名湿温。其证胫冷腹满，头痛身痛，多汗，渴而谵语。李东垣曰：动而伤暑，火热伤气，辛苦之人多得之，宜人参白虎汤，静而伤暑，湿胜身重，安乐之人多得之，宜苍术白虎汤。加桂枝，名桂枝白虎汤《金匮》，治温疟，但热不寒，骨节疼痛，时呕。除粳米加人参，名化斑汤，治胃热发斑。脉虚者，加柴胡、黄芩、半夏，名柴胡石膏汤，治暑嗽喘渴。

竹叶石膏汤 仲景

治伤寒解后，虚羸少气，气逆欲吐伤寒解后，余热未尽，津液不足，故虚羸少气；虚热上逆，故欲吐。亦治伤暑，发渴脉虚。

竹叶二把　石膏一斤　人参三两　甘草炙，二两　麦冬一升　半夏　粳米半升　加姜煎。

竹叶、石膏之辛寒，以散余热竹叶能止喘促，气逆上冲。人参、甘草、麦冬、粳米之甘平，以益肺安胃，补虚生津；半夏之辛温，以豁痰止呕。故去热而不损其真，导逆而能益其气也。

又方：竹叶、石膏、木通、薄荷、桔梗、

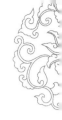

甘草，亦名竹叶石膏汤，治胃实火盛而作渴士材曰：阳明外实，则用柴、葛以解肌；阳明内实，则用承气以攻下。此云胃实，非有停滞，但阳焰胜尔。火旺则金囚，故以竹叶泻火，以桔梗救金，薄荷散火于上，木通泄火于下，甘草、石膏直入戊土而清其中，三焦火平，则炎蒸退而津液生矣（眉批：外实，经也；内实，腑也。戊上，胃也）。

白 头 翁 汤 仲景

治伤寒热利下重，欲饮水者阳热之利，与阴寒不同。阴利，宜理中、四逆温脏；阳利，粪色必焦黄、热臭、便出作声、脐下必热，宜凉药。

白头翁二两　秦皮　黄连　黄柏三两

白头翁苦寒，能入阳明血分，而凉血止澼；秦皮苦寒性涩，能凉肝益肾，而固下焦渍水色青，故能入肝除热；黄连凉心清肝，黄柏泻火补水，并能燥湿止利，取其寒能胜热，苦能坚肾，涩能断下也徐忠可曰：此主热利下重，盖下陷则伤阴，阴伤则血热，虽后重而不用调气之药，病不在气尔。周扬俊曰：邪传厥阴，少阳其表也，脏腑相连，于法禁下，故但谋去其热，热除而利自止矣。

甘 桔 汤 《金匮》名桔梗汤

治少阴咽痛喉痹,肺痈吐脓,干咳无痰,火郁在肺手少阴心脉挟咽,足少阴肾脉循喉咙,火炎则痛。经曰:一阴一阳结,谓之喉痹。一阴,少阴君火;一阳,少阴相火也。《金匮》云:热之所过,血为之凝滞,蓄结痈脓,吐如米粥,始可萌救,脓成难治。火郁在肺,则干咳无痰。

甘草二两　桔梗一两　或等分。

王好古加减法:失音,加诃子;声不出,加半夏;上气,加陈皮;涎嗽,加知母、贝母;咳渴,加五味;酒毒,加葛根;少气,加人参;呕,加半夏、生姜;吐脓血,加紫菀;肺痿,加阿胶;胸膈不利,加枳壳;痞、满,加枳实;目赤,加栀子、大黄;面肿,加茯苓;肤痛,加黄芪;发斑,加荆芥、防风;痰毒,加牛蒡子、大黄;不得眠,加栀子。

甘草甘平,解毒而泻火,桔梗苦辛,清肺而利膈,又能开提气血,表散寒邪,排脓血而补内漏,故治咽痛喉痹,肺痈咳嗽,取其辛苦散寒,甘平除热也《金匮》曰:咳而胸满振寒,咽干不渴,时出浊唾腥臭,为肺痈,此汤主之。喻嘉言曰：此上提之法，乘其新起，提其败血，或从唾出，或从便出，足以杀其毒。此因胸满振寒不渴，病尚在表，用此开提肺气，若势已入里，又当引之从胃入肠，此法不中用矣。《纲目》曰：喉痹恶寒，为寒闭于外，热郁于内，忌用胆、矾等剂点喉，使阳郁不得伸；又忌硝、黄等寒剂下之，使阳邪陷里。宜用表药，提其气升，以助阳也。如不恶寒，脉滑实者，又当用寒剂下之，酸剂收之也。《外台秘要》曰：五脏之尊，心虽为王，而肺居其上，肺为华盖，下覆四脏，合天之德，通达风气，性爱温而恶寒。心火更炎，上蒸其肺，金被火伤，则叶萎，倚着于肝，肝发痒则嗽，因心肝虚弱，不能传阳于下焦，遂至正阳俱跻，变成嗽矣。肺主皮毛，遇寒则粟而粟起，肺嗽因痿，倚着于肝而成病，由木能扣金兴鸣也。先养肺，抑心肝虚热，和其肾，则愈矣。

除桔梗，名甘草汤《金匮》，治同；加防风，名甘桔防风汤，治同；加防风、荆芥、连翘，名如圣汤宋仁宗，治上焦风热；加诃子和童便服，名诃子清音汤，治中风不语肺属金，主音，金空则有声，风痰壅塞，则不能言。诃子敛肺清痰，散逆破结，桔梗利肺气，甘草和元气，童便降火润肺，或加木通以利机窍也。足少阴肾脉侠舌本，足太阴脾脉连舌本，手少阴心别脉系舌本，三经虚，则痰涎塞其脉道，舌不转运，而不能言。

或三脉亡血，舌无血荣养而喑者，中风不能转运之类。而咽喉声音如故，喉咳者，劳嗽失音之类，而舌本则能转运言语也。除甘草，加枳壳，名枳桔汤，治胸中痞塞、噫气、吐酸、或咳枳壳、桔梗苦下气而散痞，寒消热而除咳。《活人》云：伤寒应发汗，反下之，遂成痞，枳实理中丸最良。审知是痞，先用枳桔汤尤妙，缘桔梗、枳壳行气下膈也。加连翘、薄荷、竹叶、栀子、黄芩，名桔梗汤，治上焦壅热，喉痹热肿。又方：桔梗、桑皮、贝母、瓜蒌、当归、枳壳、苡仁、防己（一作防风）各五分，黄芪七分，杏仁、百合、甘草各三分，加姜煎，亦名桔梗汤济生，治肺痈吐脓，嗌干多渴。

540

保 阴 煎

治男妇带浊，遗淋色赤带血，脉滑多热，便血不止，及血崩、血淋，或经期太早，凡一切阴虚内热动血等证。

生地　熟地　芍药二钱　山药　川续断　黄芩　黄柏钱半　生甘草一钱

如小水多热，或兼怒火动血者，加焦

栀子一二钱；如夜热身热，加地骨皮一钱五分；如肺热多汁者，加麦冬、地骨皮；血热甚者，加黄连一钱五分；如血虚、血滞、筋骨肿痛者，加当归二三钱；如气滞而痛者，去熟地，加青皮、陈皮、丹皮、香附之属；如血脱、血滑及便血久不止者，加地榆一二钱，或乌梅一二个，或百药煎一二钱，文蛤亦可；如少年或气血正盛者，不必用熟地、山药；如肢节筋骨疼痛或肿者，加秦艽、丹皮各一二钱。

滋 肾 丸 （又名通关丸）东垣

治下焦邪热，口不渴而小便秘，及肾虚蒸热，脚膝无力，阴痿阴汗，冲脉上冲而喘肾中有水有火，水不足则火独治，故虚热；肝肾虚，而湿热壅于下焦，故脚膝无力、阴痿、阴汗；冲脉起于二阴之交，直冲而上至胸，水不制火，故气逆上而喘。

黄柏酒炒，二两　知母酒炒，一两　桂一钱蜜丸。

小便者，足太阳膀胱所主，生于肺金，

肺中伏热，水不能生，是绝小便之源也。渴而小便不通者，肺气不得降是也，故用清燥金之正化气薄淡渗之药（眉批：淡渗之药，若二苓、泽泻、琥珀、灯心、木通、车前、瞿麦、扁蓄之类，皆能清金泻火）。泻火而清肺，滋水之化源也。若热在下焦而不渴，是绝其流而溺不泄也，须用气味俱厚，阴中之阴药治之王善夫病小便不通，渐成中满，腹坚如石，腿裂出水，夜不得眠，不能饮食，东垣诊治，归而至旦不寐，因记《素问》曰：无阳则阴无以生，无阴则阳无以化。又云：膀胱者，州都之官，津液藏焉，气化则能出矣。此病癃秘，是无阴则阳无以化也。此因膏粱积热，损伤肾水，火又逆上而为呕哕，内关外格之证悉具，死在旦夕矣。遂处北方大苦寒之剂，黄柏、知母各一两，桂一钱为引。须臾前阴如刀刺火烧，溺如瀑泉，肿胀遂消。此证一在上焦气分而渴，一在下焦而分而不渴，二者之殊，至易辨尔。又曰：凡病在下焦皆不渴，血中有湿，故不渴也。若膀胱阳虚，阴无以化，又当用八味肾气丸。按：消渴证，以渴为主，而分气血，故血分亦有渴者；淋证，以淋为主，而分气血，故血分亦有不渴者。

去桂，名疗肾滋本丸，治肾虚目昏；去桂，加黄连，名黄柏滋肾丸，治上热下冷阳

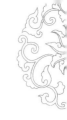

极似阴，水衰心烦；单黄柏一味，名大补丸，治肾虚膀胱虚热，腰股痛而足心热；为末，姜汁酒调服，名潜行散，治痛风，腰以下湿热流注。

升阳散火汤 东垣

治肌热表热，四肢发热，骨髓中热，热如火燎，扪之烙手，此病多因血虚得之，及胃虚过食冷物，抑遏阳气于脾土，并宜服此。

柴胡八钱　防风二钱半　葛根　升麻　羌活　独活　人参　白芍五钱　炙甘草三钱　生甘草二钱　每服五钱，加姜枣煎。

柴胡以发少阳之火为君；升、葛以发阳明之火，羌活以发太阳之火，独活以发少阴之火为臣，此皆味薄气轻，上行之药，所以升举其阳，使三焦畅遂而火邪皆散矣；人参、甘草益脾土而泻热，芍药泻脾火而敛阴，且酸敛甘缓，散中有收，不致有损阴气为佐使也吴鹤皋曰：经曰，少火生气，天非此火，不能生物，人非此火，不能有生，扬之则光，遏之则灭。今为饮食抑遏，则生道几乎息矣。使清阳出上窍，则浊阴自归下窍，而饮食传化，无抑遏之患矣。东垣圣于脾胃，治之必主升阳，俗医知降而不知升，是扑其少火也，安望其卫生耶？又曰：古人用辛散，每佐以酸收，故桂枝汤中，亦用芍药犹兵家之节制也。

除人参、独活，加葱白，名火郁汤，治同火郁者，内热外寒，脉沉而数。火郁无焰，故外寒，沉为在里，沉而数，知为内热也。

陶节庵升阳散火汤，人参、白术、茯神、甘草、陈皮、麦冬、当归、芍药、柴胡、黄芩，加姜枣，金器煎，治伤寒叉手冒心，循衣摸床，谵语昏沉，不省人事节庵曰：俗医不识，误认风证，不知此乃肝热乘肺，元气虚衰，不能主持，名撮空证，小便利者可治。有痰，加姜炒半夏；大便燥实，谵语发渴，加大黄；泄泻，加白术、升麻。阳虚，故叉手自冒其心；热昏其神，故循衣摸床。小便利，则肺气犹降，膀胱犹能化气，而肾水未枯，故可治。

抽　薪　饮

治诸凡火盛，而不宜补者。

黄芩　石斛　木通　栀子炒　黄柏
五钱　枳壳钱半　细甘草三分　煎成，食远
温服。

如热在经络肌肤者，加连翘、天花粉
以解之；热在血分大小肠者，加槐蕊、黄连
以清之；热在阳明头面，或躁烦便热者，加
生石膏以降之；热在下焦，小水痛涩者，加
草龙胆、车前以利之；热在阴分，津液不至
者，加麦冬、生地、芍药之类以滋之；热在
肠胃实结者，加大黄、芒硝以通之。

徙　薪　饮

治三焦气火，一切内热，渐觉而未甚
者，先宜清以此剂。其甚者，宜抽薪饮。

黄芩二钱　麦冬　芍药　黄柏　茯
苓丹皮钱半　陈皮八分

如多郁，气逆伤肝，胁肋疼痛，或致动
血者，加青皮、栀子。

龙胆泻肝汤　《局方》

治肝胆经实火湿热，胁痛耳聋，胆溢

口苦，筋痿阴汗，阴肿阴痛，白浊溲血胁者，肝胆之部也，火盛故作痛，胆脉络于耳，故聋；肝者，将军之官也，谋虑出焉；胆者，中正之官也，决断出焉。胆虚，数谋虑而不决，胆气上溢，故口为之苦；肝主筋，湿热胜，故筋痿；肝脉络于阴器，故或汗、或肿、或痛；白浊溲血，皆肝火也。

龙胆草酒炒　黄芩炒　栀子酒炒　泽泻　木通　车前子　当归酒洗　生地黄酒炒　柴胡　生甘草

龙胆泻厥阴之热肝，柴胡平少阳之热胆，黄芩、栀子清肺与三焦之热以佐之，泽泻泻肾经之湿，木通、车前泻小肠膀胱之湿以佐之，然皆苦寒下泄之药，故用归、地以养血而补肝，用甘草以缓中，而不使伤胃，为臣使也。

东垣无黄芩、栀子、甘草，亦名龙胆泻肝汤，治前阴热痒臊臭此因饮酒，风湿热合于下焦为邪，厥阴肝脉络于阴器，柴胡入肝为引，泽泻、车前、木通利小便，亦除臊气，所谓在下者因而竭之，生地、龙胆苦寒，以泻湿热，肝主血，当归以滋肝血不足也。一方：除当归、生地、木通、泽泻、车前，加人参、五味、天冬、麦冬、黄连、知母,亦名龙胆泻肝汤,治筋痿挛急,口苦爪枯,亦治前证加人参者,扶土所以抑木;用二冬、五味者,清金亦以平木,润燥所以养筋;用黄连、知母者,上以泻心火,下以泻肾火,一为肝子,一为肝母也。

清 流 饮

治阴虚挟热、泻利、或喜冷、或发热、或下纯红鲜血、或小水赤痛等证。

生地黄　芍药　茯苓　泽泻二钱　当归一二钱　黄芩　黄连一钱五分　枳壳　甘草一钱

如热甚者,加黄柏;小水热痛者,加栀子;燥渴者,加花粉、麦冬。

当归龙荟丸 《宣明》

治一切肝胆之火,神志不宁,惊悸搐搦,躁扰狂越,头晕目眩,耳鸣耳聋,胸膈痞塞,咽嗌不利,肠胃燥涩,两胁痛引少腹,肝移热于肺而咳嗽肝属风木,主筋、主怒、主惊,故搐搦、惊狂,皆属肝火;目为肝窍,胆脉络于耳,二经火盛,故目眩耳聋,心脉侠咽历膈,肾脉贯膈循喉咙，水衰火盛，故膈咽不利；两胁少腹，皆肝胆经所循，故相引而痛；五脏六腑皆有咳，然必传以与肺，肝之移邪，则为肝咳。亦治盗汗盗汗属热，此与当归六黄汤同意。

当归酒洗　龙胆草酒洗　栀子炒黑　黄连炒　黄柏炒　黄芩炒,一两　大黄酒浸　青黛水飞　芦荟五钱　木香二钱　麝香五分　蜜丸，姜汤下。

肝木为生火之本，肝火盛，则诸经之火，相因而起，为病不止一端矣。故以龙胆、青黛直入本经而折之，而以大黄、芩、连、栀、柏通平上下三焦之火也，芦荟大苦大寒，气燥入肝，能引诸药同入厥阴，先平其甚者，而诸经之火无不渐平矣。诸药苦寒已甚，当归辛温，能入厥阴，和血而补阴，故以为君。少加木香、麝香者，取其行气通窍也。然非实火，不可轻投。

化 阴 煎

治水亏阴涸，阳火有余，小便癃闭，淋浊疼痛等证。

生地　熟地　牛膝　猪苓　泽
泻　生黄柏　生知母二钱　绿豆三钱　龙
胆草一钱五分　车前子一钱　加食盐少
许　若水亏居多，而阴气大有不足者，可
递加熟地，用至一二两亦可。

泻 青 丸 钱乙

治肝火郁热，不能安卧，多惊多怒，筋
痿不起，目赤肿痛肝属风木，木盛生火，故发热
多甚于寅卯木旺之时。按之在肉之下，骨之上，为
肝热，肝胆之经，行于两胁，风火干之，故卧不安。
肝在志为怒，故多怒。肝虚胆怯，故多惊。肝主筋，
逢热则纵，故痿。目为肝窍，热发于目，故肿痛。

方见卷六上祛风门

肝者，将军之官，风淫火炽，不易平
也。龙胆、大黄，苦寒味厚，沉阴下行，直
入厥阴，而散泻之，所以抑其怒而折之使
下也。羌活气雄，防风善散，并能搜肝风
而散肝火，所以从其性而升之于上也。少
阳火郁多烦躁，栀子能散三焦郁火，而使
邪从小便下行。少阳火实多头痛目赤，川

芎能上行头目，而逐风邪，且川芎、当归皆血分之药，能养肝血，而润肝燥血虚，故肝燥。肝燥，故多怒、多惊。又皆血中气药，辛能散而温能和，一泻、一散、一补，同为平肝之剂，故曰泻青。然必壮实之人，方可施用余子容曰：时医多执"肝常有余"之说，举手便云平肝。按：《圣济经》云，原四时之所化始于木，究十二经之所养始于春，女子受娠一月，是厥阴肝经养之。肝者，乃春阳发动之始，万物生化之源，故戒怒养阳，使先天之气相生于无穷，是摄生之切要也，不可泥于此说。《内经·六节脏象论》曰：所谓得五行时之胜，各以气命其脏，求其胜也，皆归始春，盖春属肝木，乃吾身升生之气，此气若有不充，则四脏何所禀承？如春无所生，则夏长秋收冬藏者何物乎？五行之中，唯木有发荣畅茂之象，花叶茜葱，艳丽而可爱，结果成实，食之以全生，皆此木也。使天地而无木，则世界黯淡无色矣。由是言之，培之养之，犹恐不暇，而尚欲剪之伐之乎？《外台秘要》曰：五行、五脏，皆互相生，肝虽处中，而为脏首，位在甲乙，怀养、怀仁，故应春而王也，为心之母，余脏循次而生焉。

人参泻肺汤

治肺经积热，上喘咳嗽，胸膈胀满，痰多，大便涩。

人参　黄芩　栀子仁　枳壳　薄荷　甘草　连翘　杏仁去皮尖　桑白皮　大黄　桔梗

按：人参，肺热反能伤肺，此清肺经积热，以人参泻肺立名，可见泻其肺热，必不可伤其肺气也，况人参之温，以一味清凉监之有余，如此大队寒下之药，不推之为君，其敢用乎？

泻　白　散　钱乙

治肺火，皮肤蒸热肺主皮毛，轻按即得，重按全无，是热在皮毛。洒淅寒热邪在肤腠日晡尤甚申酉时燥正旺之时。喘嗽气急肺苦气上逆。

桑白皮　地骨皮一钱　甘草五分　粳米百粒

桑白皮甘辛而寒，行水降火，泻肺气

之有余，除痰止嗽，能利二便，而疗热渴；
地骨皮寒泻肺中之伏火，淡泄肝肾之虚
热，凉血退蒸；甘草泻火而益脾；粳米清肺
而补胃，并能泻热从小便出。肺主西方，
故曰泻白时珍曰：此泻肺诸方之准绳也。泻白
散，泻肺气分之火；黄芩一物汤，丹溪清金丸，泻肺
金血分之火；清金丸，即黄芩妙为末，水丸。

　　加人参、五味、茯苓、青皮、陈皮，名加
减泻白散东垣，治咳嗽喘急，呕吐；加知
母、黄芩、桔梗、青皮、陈皮，亦名加减泻白
散《宝鉴》，治咳而气喘，烦热口渴，胸膈不
利；除甘草、粳米，加黄芩、知母、麦冬、五
味、桔梗，亦名加减泻白散罗谦甫，治过饮
伤肺，气出腥臭，唾涕稠黏，嗌喉不利，口
苦干燥原文云：桑皮、地骨味苦微寒，降肺中伏火
而止嗽为君；黄芩、知母苦寒，治气出腥臭，清肺利
气为臣；五味酸温，以收肺气，麦冬苦寒，治唾涕稠
黏，口苦干燥为佐；桔梗辛温轻浮，治痰逆，利咽膈
为使也。

利膈散

治脾肺大热,虚烦上壅,咽喉生疮。

鸡苏叶　荆芥穗　防风　桔梗　牛蒡子炒　人参　甘草　等分,为末,每服二钱,不拘时,沸汤点服。咽喉口疮甚,加僵蚕。

按:此方清上焦热,全用辛凉轻清之气,不杂苦寒降下之味,其见甚超,较凉膈散诸方为更胜。

化肝煎

治怒气伤肝,而因气逆动火,致为烦热、胁痛、动血等证。

青皮　陈皮　白芍二钱　泽泻如血见下部者,以甘草代之　栀子炒　丹皮一钱五分　土贝母二三钱

如大便下血者,加地榆;小便下血者,加木通各一钱五分;如兼寒热者,加柴胡一钱;如火盛,加黄芩一二钱;如胁腹痛胀,加白芥子一钱;胀滞多者,勿用芍药。

导 赤 散 钱乙

治小肠有火，便赤淋痛，面赤狂躁，口糜舌疮，咬牙口渴心与小肠相表里，心热则小肠亦热，故便赤淋痛；心属君火，是五脏六腑火之主，故诸经之热，皆应于心，面赤烦躁，咬牙口渴，皆心热也；舌为心苗，若心火上炎，薰蒸于口，则口糜口疮。轻手按至皮毛之下，肌肉之上，则热，日中大甚，是热在血脉，为心热。心火亢甚，小肠郁结不能通利者，此方主之。如治白浊、沙淋等证，合逍遥散。

生地黄　木通　甘草梢　淡竹叶

生地凉心血，竹叶清心气叶生竹上，故清上焦。木通降心火，入小肠君火宜木通，相火宜泽泻。行水虽同，所用各别。君心火也，相肾火也。草梢达茎中而止痛便赤淋痛。以共导丙丁之火，由小水而出也小肠为丙火，心为丁火。心热泄小肠，釜底抽薪之义也。易老用导赤散合五苓散，治口糜，神效。经曰：膀胱移热于小肠，膈肠不便，上为口糜，亦有用附子理中汤者，因脾胃虚衰之火，被逼上炎，故用参、术、甘草补其土，姜、附散其寒，则火得所助，接引退舍矣。《纲目》曰：心气热则上窜，宜导赤散；肾气虚则下窜，宜地黄丸。

天门冬散

治肺壅脑热、鼻干、大便秘涩。

天门冬去心皮　桑白皮　升麻　大黄
枳壳麸炒　甘草　荆芥

按：此方药味，较人参泻肺汤为少减，
然用升麻且升且降，以散上焦壅热，可取。

清 胃 散 东垣

治胃有积热，上下牙痛，牵引头脑，满
面发热，其牙喜寒恶热，或牙龈溃烂，或牙
宣出血，或唇口颊腮肿痛足阳明胃脉，循鼻外
入上齿中，侠口环唇，循颊上耳前，主上牙龈，喜寒
饮而恶热；手阳明大肠脉上颈贯颊入下齿，侠口，主
下牙龈，喜热饮而恶寒。足阳明别络脑，故脑痛；阳
明之脉营于面，故面热；二经热盛，故唇口齿颊病，
面肿痛也。齿为骨，属肾。牙宣、牙龈出血，或齿缝
出血也，亦名齿衄，乃肾病。若血多而涌出不止，为
阳明热盛，以阳明多气、多血也。唇属脾胃大肠经，
燥则干，热则裂，风则瞤，寒则揭。若肿皱裂如蚕
茧，名曰茧唇。唇舌者，肌肉之本也。人中平满者，
为唇反，唇反肉先死。

生地黄　牡丹皮　黄连　当归　升麻　一方加石膏

黄连泻心火，亦泻脾火，脾为心子，而与胃相表里者也；当归和血，生地、丹皮凉血，以养阴而退阳也；石膏泻阳明之大热，升麻升阳明之清阳。清升热降，则肿消而痛止矣薛新甫曰：湿热甚而牙痛者，承气汤，轻者，清胃散；大肠热而龈肿痛者，清胃散，甚者，调胃汤；六郁面痛者，越鞠丸；中气虚而痛者，补中益气汤；思虑伤脾而痛者，归脾汤；肾经虚热而痛者，六味丸；肾经虚寒而痛者，还少丹，重则八味丸；其属风热者，独活散、茵陈散；风寒入脑者，羌活附子汤，当临时制宜。

附：独活散　独活　羌活　川芎　防风各五钱　细辛　荆芥　薄荷　生地各二钱每服三钱。

玉　女　煎

治水亏火胜，六脉浮洪滑大，少阴不足，阳明有余，烦热干渴，头痛牙疼，失血等证，其效如神。若大便溏泄者，大非所宜。

生石膏三五钱　熟地三五钱或一两　麦冬二钱　知母　牛膝一钱五分

如火之盛极者,再加栀子、地骨皮之属亦可;如多汗多渴者,加五味子十四粒;如小水不利,或火不能降者,加泽泻一钱五分,或茯苓亦可;如金水俱亏,因精损气者,加人参二三钱,尤妙。

泻　黄　散

治脾胃伏火,口燥唇干,口疮口臭,烦渴易饥,热在肌肉口为脾窍,唇者脾之外候,口燥唇干,口疮口臭,皆属脾火。脾热故烦热易饥,病名中消。脾主肌肉,故热在肉分,轻按、重按皆不热,不轻不重乃得之,遇夜尤甚者,为脾热,宜此汤及调胃承气。虚热,宜补中益气汤。按:面上热,身前热,一身尽热,狂而妄言、妄见,皆足阳明;肩背热,及足外廉胫踝后热,皆足太阳;口热舌干,中热而喘,足下热而痛,皆足少阴;肩上热,项似拔,耳前热若寒,皆手太阳;身热肤痛,手少阴;洒淅寒热,手太阴;掌中热,手太阴、少阴、厥阴;热而筋纵不收,阴痿,足阳明、厥阴。又曰:胃居脐上,胃热则脐以上热;肠居脐下,肠热则脐以下热;肝胆居胁,肝胆热,则胁亦热;肺居胸背,肺热则胸背亦热;肾居腰,肾热则腰亦热，可类推也。

防风四两　藿香七钱　山栀炒黑，一两　石膏五钱　甘草二两　上末，微炒香，酒调服。

山栀清心肺之火，使屈曲下行，从小便出；藿香理脾肺之气，去上焦壅热，辟恶调中；石膏大寒泻热，兼能解肌；甘草甘平和中，又能泻火；重用防风者，取其升浮，能发脾中伏火，又能于土中泻木也木盛克土，防风能散肝火。吴鹤皋曰：或问，脾中伏火，何以不用黄连？余曰：燥矣。又问：既恶燥，何以用防风？余曰：东垣有言，防风乃风药中润剂也。李东垣曰：泻黄散，非泻脾也，脾中泻肺也，实则泻其子，以脾为生肺之主源，故用石膏、栀子之类。

钱乙泻黄散，白芷、防风、升麻、枳壳、黄芩钱半，石斛一钱二分，半夏一钱，甘草七分，治同前证，或唇口皱瞤燥裂脾之华在唇，瞤，动也，风也。皱裂，火也。白芷、升麻皆阳明药，防风祛风而散脾火，燥在口唇，故从其性而升发之也。黄芩泻中上之热，枳壳利中上之气，半夏能燥能润，发表开郁，石斛清脾平胃，退热补虚，甘草和脾，兼能泄火，亦火郁发之之义也。

地 黄 煎

治积热。

地黄汁四升三合　茯神　知母　葳蕤
四两　栝蒌根　生姜汁　鲜地骨皮　生
麦冬汁　白蜜二升　石膏八两　竹沥三合

上㕮咀，以水一斗零二升，先煮诸药，
取汁三升，去渣，下竹沥、地黄、麦冬汁，缓
火煎四五沸，下蜜、姜汁，微火煎至六升，
初服四合，日三服，夜一服，加至五七合，
四五月作散服之。

按：此方生津凉血，制火彻热，兼擅其
长，再加人参，乃治虚热之圣方也。

左 金 丸　又名萸连丸

治肝胆郁火，左胁作痛，或胸胁痛不
可忍，吞酸、吐酸，筋疝痞结，酒湿发黄肝
火盛则胁痛，吞酸、吐酸亦由肝火上干肺胃，从木之
化，故酸，厥阴之脉络阴器，湿热干之，则成筋疝，肝
木过盛，克制脾土，则成痞结。亦治噤口痢，汤
药入口即吐加糯米一撮浓煎，但得三匙下咽，即
不复吐矣。

黄连六两,姜汁炒　吴茱萸一两,盐水泡　水丸。

肝实则作痛,心者肝之子,实则泻其子,故用黄连泻心、清火为君,使火不克金,金能制木,则肝平矣;吴茱辛热,能入厥阴肝。行气解郁,又能引热下行,故以为反佐。一寒一热,寒者正治,热者从治以热治热,从其性而治之,亦曰反治。故能相济以立功也,肝居于左,肺居于右,左金者,谓使金令得行于左而平肝也东垣曰:病机云:诸呕吐酸,皆属于热。此上焦受外来客邪也,以杂病论之。呕吐酸水者,甚则酸水浸其心,次令牙酸不能相对,以大辛热疗之必减,若病机作热攻之,误矣。或问:吞酸《素问》以为热,东垣以为寒,何也? 丹溪曰:吐酸与吞酸不同,吐酸,吐出酸水,如醋。平时津液,随上升之气郁而成积,湿中生热,故随水化,遂作酸味,非热而何? 其有郁之久,伏于肠胃之间,咯不得上,咽不得下,肌表得风寒,则内热愈郁,而酸味刺心,肌表温暖,腠理开发,或得香热汤丸,汁液得行,亦可暂解,非寒而何?《素问》言热,言其本也;东垣言寒,言其末也。予尝治吞酸,用黄连、吴茱制炒,随时令迭为佐使,苍术、茯苓为辅,蒸饼为丸,吞之,仍教粝食蔬果自养,则病易安

（眉批：丹溪之论，亦未畅尽，总之此有热有案，不可执一）。戴氏曰：房劳肾虚之人，胸膈多有隐痛，此因肾虚不能纳气，气虚不能生血之故。气与血犹水也，盛则流畅，虚则未有不滞者，所以作痛，宜破故纸之类补肾，芎、归之类补血。若作寻常胁痛治，则殆矣。

加炒芩、苍术、陈皮亦名茱连丸，治同；加芍药等分，为丸，名戊己丸，治热痢、热泻热泻者，粪黄肛涩也，戊为胃土，己为脾土，加芍药伐肝泻水，使不克脾土。除吴茱萸，加附子一两，名连附六一汤，治肝脘痛，寒因热用也；用黄连一味，吴茱萸浸一宿，为丸，名抑青丸，大泻肝火，治左胁作痛；单黄连煎服，名泻心汤，治心热。

约 阴 丸

治妇人血海有热，经脉先期及过多者，或兼肾火，而带浊不止，及男妇大肠血热、便红等证。

当归　白术炒　白芍酒炒　生地　茯苓　地榆　黄芩　白石脂醋煅淬　北五味　丹皮　续断　等分，为细末，炼蜜丸服。

火盛者,加黄连;兼肝肾之火盛者,加知母、黄柏各等分;大肠血热、便红者,加黄连、防风各等分。

导赤各半汤 节庵

治伤寒后,心下不硬、腹中不满、二便如常、身无寒热,渐变神昏不语,或睡中独语,目赤口干,不饮水,与粥则咽,不与勿思,形如醉人,名越经证伤寒不硬、不满、二便如常,病不在腑也。神昏睡语,不思食,形如醉人,此邪热传于手少阴心,心火上而逼肺也,邪热入里,故目赤舌干;邪热在阴,故不渴。此证自足而传手经,故曰越经。

黄连　黄芩　犀角　知母　山栀　滑石　麦冬　人参　甘草　茯神　加灯心,姜枣煎。

陈来章曰:热入心经,凉之以黄连犀角栀子,心热上逼于肺清之以黄芩知母麦冬,泄之以滑石甘草灯心者,欲使心肺之邪热从小肠膀胱出也,故亦曰导赤。然邪之越经而传于心者,以心神本不足也,故又加人参茯神以补之。

消毒犀角饮

治大人、小儿内蕴邪热，痰涎壅甚，腮项结核，口舌生疮，及遍生疮疖。已溃、未溃，并宜服之。

犀角磨冲　防风　荆芥穗一钱　鼠粘子炒，二钱　炙甘草一钱

按：此方专清上焦蕴热，与利膈散略同，彼可多服，此可暂服尔。

莲子清心饮　《局方》

治忧思抑郁，发热烦躁，或酒色过度，火盛克金，口苦咽干，渐成消渴，遗精淋浊，遇劳即发，四肢倦怠，五心烦热，夜静昼甚，及女人崩带烦躁、遗精、淋浊者，心虚而有热也，心火妄动，不能下交于肾，故元精失守也；遇劳即发为劳淋，劳则动其心火也；昼偏热者，阳虚也；崩中由损伤冲任，气血俱虚。经曰：阴虚阳搏谓之崩，由阴虚而阳搏之，血得热而妄行也。带者，病本于带脉而得名，赤属血，白属气，由阴虚阳竭，营气不升，卫气下陷，或湿痰、湿热蕴积而下流也\

石莲肉　人参　黄芪　茯苓　柴胡
三钱　黄芩炒　地骨皮　麦冬　车前
子　甘草炙,二钱　空心服。

参、芪、甘草所以补阳虚而泻火东垣
曰:参、芪、甘草泻火之圣药。助气化而达州都
膀胱也,气化则能出。地骨退肝肾之虚热,柴
胡散肝胆之火邪,黄芩、麦冬清热于心肺
上焦,茯苓、车前利湿于膀胱下部,中以石
莲清心火而交心肾,则诸证悉退也。

服　蛮　煎

此方性味极清极轻,善入心肝二脏,
行滞气,开郁结,通神明,养正除邪,大有
奇妙。

生地　麦冬　白芍　石菖蒲　石斛
丹皮　茯神二钱　陈皮一钱　木通　知母
一钱五分

如痰胜多郁者,加贝母二钱;痰盛兼
火者,加胆星一钱五分;阳明火盛,内热狂
叫者,加石膏二三钱;便结胀满多热者,加
元明粉二三钱,调服,或渐加大黄亦可;气

虚神困者，加人参随宜。

普济消毒饮　东垣

治大头天行，初觉憎寒体重，次传头面肿盛，口不能开，上喘、咽喉不利，口渴舌燥俗云：大头天行，亲戚不相访问，染者多不救。泰和间，多有病此者，医以承气加蓝根下之，稍缓，翼日如故，下之又缓，终莫能愈，渐至危笃。东垣视之曰：夫身半以上，天之气也；身半以下，地之气也。此邪热客于心肺之间，上攻头而为肿盛，以承气泻胃中之实热，是为诛伐无过，病以适至其所为故。遂处此方，全活甚众，遂名普济消毒饮子。

黄芩酒炒　黄连酒炒，五钱　陈皮去白　生甘草　元参　柴胡　桔梗二钱　连翘　板蓝根　马勃　鼠粘子　薄荷一钱　僵蚕升麻七分　为末，汤调，时时服之，或蜜拌为丸，噙化。一方无薄荷，有人参三钱，亦有加大黄，治便秘者，或酒浸，或煨用。

芩、连苦寒，泻心肺之热为君，元参苦寒，橘红苦辛，甘草甘寒，泻火补气为臣，连翘、薄荷、鼠粘辛苦而平，蓝根甘寒，马勃、僵蚕苦平，散肿消毒定喘为佐，升麻、柴胡苦平，行少阳阳明之阳气不得伸，桔梗辛温为舟楫，不令下行为载也此解本之东垣，而稍加删润，然《十书》中无此方，见于《准绳》。

约 营 煎

治血热、便血，无论脾胃、大小肠、膀胱等证，皆可用。

生地　芍药　续断　地榆　黄芩　槐花　荆芥穗炒焦　乌梅一个

如火盛者，加栀子、黄连、胆星之属；如气虚者，加人参、白术；如气陷者，加升麻、防风。

紫　　雪 《局方》

治内外烦热不解、狂易叫走，发斑、发黄，口疮、脚气，瘴毒、蛊毒、热毒、药毒。

黄金百两　寒水石　石膏　滑石　磁石三斤，水煮，捣，煎，去渣，入后药　升麻　元参一斤　甘草炙，半斤　犀角　羚羊

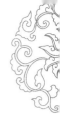

角　沉香　木香五两　丁香一两,并捣,剉,
入前药汁中煎,去渣,入后药　朴硝　硝石二
斤,提净,入前药汁中微火煎,不住手将柳木搅,候
汁欲凝,再加入后二味　辰砂三两,研细　麝香
当门子一两二钱,研细,入前药拌匀　合成退
火气,冷水调服,每一二钱。《本事方》无
黄金。

寒水石、石膏、滑石、硝石,以泻诸经
之火,而兼利水为君;磁石、元参以滋肺肾
为臣;犀角、羚角以清心宁肝,升麻、甘草
以升阳解毒,沉香、丁香、木香以温胃调
气,麝香以透骨通窍,丹砂、黄金以镇惊安
魂,泻心肝之热为佐使。诸药用气,硝独
用质者,以其水卤结成,性峻而易消,以泻
火而散结也。

碧　雪

治一切积热,咽喉口舌生疮,心中烦
躁,咽物妨闷,致咽闭壅塞,及天行时热,
发狂昏愦。

芒硝　朴硝　硝石　马牙硝　青黛

石膏　寒水石研，水飞　甘草等分

　　将甘草煎汤二升，去渣，入诸药再煎，用柳木棍不住手搅，令消溶得所，入青黛和匀，倾入砂盆内，候冷，结凝成霜，研为细末，每用少许，含化津咽，不拘时候。如觉喉壅闭塞，不能吞物，即以小竹筒吹药入喉中即愈。

　　按：此方仿紫雪之制，而不用黄金、犀、羚等贵重之药，亦为简便。

人参清肌散

　　治午前潮热，气虚无汗热发午前，阳虚而阴火乘之也，火燥热郁，故无汗。经曰：阳气有余，为身热无汗；阴气有余，为多汗身寒；阴阳有余，则无汗而寒。按：此有余，乃病邪有余，阴阳和则无病，过中则皆病也。经又曰：阳盛生外热，阴盛生内寒，皆亢则为害，非真阴真阳盛也。

　　人参　白术　茯苓　甘草炙　半夏曲　当归　赤芍药　柴胡　干葛　加姜枣煎。

　　四君以补阳虚，归、芍以调阴血，半夏

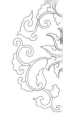

和胃而行痰，柴、葛升阳而退热，盖以甘温泻火甘温能除大热。辛温活血汗即血也。辛甘解肌有汗宜实表，无汗宜解肌。此之无汗，与伤寒无汗不同，故但解其肌热，而不必发出其汗也。

前药，各一两，加黄芩五钱，每服三钱，加姜枣煎，名人参散许叔微，治邪热客于经络，痰嗽烦热，头痛目昏，盗汗倦怠，一切血热虚劳喻嘉言曰：此邪热浅在经络，未深入脏腑，虽用柴、葛之轻，全藉参、术之力，以达其邪，又恐邪入痰隧，用茯苓、半夏兼动其痰，合之当归、赤芍、黄芩，并治其血中之热，止用三钱为剂，盖方成知约，庶敢用柴胡、干葛尔。

白术除湿汤　东垣

治午后发热，背恶风，四肢沉困，小便色黄，又治汗后发热午后发热，热在阴分，阳陷阴中。背为阳，腹为阴，背恶寒者，阳不得伸也。脾主四肢，四肢沉困，湿胜而脾不运也。小便黄，湿兼热也。汗后而热不退，或阴虚，或阳虚也。

人参　赤茯苓　甘草炙　柴胡五钱　白术一两　生地黄　地骨皮　知

母　泽泻七钱　每服五钱，如有刺痛，加当归七钱，小便利，减苓、泻一半。

阳陷阴中，热在血分，故以生地滋其少阴，而以知母、地骨泻血中之伏火也。柴胡升阳，以解其肌阳陷阴中，故以柴胡提出其阳。苓、泻利湿兼清其热，参、术、甘草益气助脾。气足阳升，虚热自退，脾运而湿亦除矣方名除湿，而治在退热，欲热从湿中而下降也。

石　膏　散　《外台》

治劳热骨蒸，四肢微瘦，有汗，脉长者此指劳热因阳邪入里，传为骨蒸，令人先寒后热，渐成羸瘦者。有汗胃实也，脉长阳明证也。

石膏研细，每夕新汲水服方寸匕，取热退为度。

石膏大寒，质重能入里降火，味辛气轻，能透表解肌，虽寒而甘能缓脾。火劳有实热者，非此不为功，故《外台秘要》《名医录》皆载之。《玄珠》曰：五行六气，水特其一尔，一水既亏，岂能胜五火哉？医不知邪气未

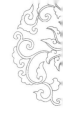

除,便用补剂,邪气得补,便入经络,至死不悟。夫凉剂能清火养水,热剂能补火燥水,理易明也。劳为热证明矣,尚可补乎?唯无热无积之人,脉微无力,方可补之,必察其胃中及右肾二火俱亏,后用补剂可也。《证治要诀》云:治虚劳,独用热药者,犹釜中无水而进火也;过用冷药者,犹釜下无火而添水也,非徒无益,而又害之。

玉 泉 散 亦名六一甘露散

治阳胆内热,烦渴头痛,二便秘结,瘟疫,斑黄,及热痰喘嗽等证。

石膏六两,生用 粉甘草一两 为细末,每服一二三钱,新汲水,或热汤,或人参汤调下。或加朱砂三钱,此益元散之变方也,其功倍之。

清 骨 散

治骨蒸劳热火炎水亏,真阴消烁,故肌骨之间蒸蒸而热也。东垣曰:昼热夜静者,是阳气旺于阳分也;昼静夜热者,是阳气陷入阴中也,名曰热入血室。昼夜俱热者,是重阳无阴也,当急泻其阳,峻补其阴。昼病则在气,夜病则在血。

银柴胡钱半 胡黄连 秦艽 鳖甲童

便炙　地骨皮　青蒿　知母一钱　炙甘草
五分

地骨、胡连、知母之苦寒，能除阴分之
热，而平之于内；柴胡、秦艽、青蒿之辛寒，
能除肝胆之热，而散之于表；鳖，阴类，而
甲属骨，能引诸药入骨而补阴；甘草甘平，
能和诸药而退虚热也。

二　母　散

治肺劳有热，不能服补气之剂者肺虚
挟火，或咳嗽发热，阴虚已甚，再服补阳之药，则火
益亢，而阴愈亏。故有虽病虚劳，不能服温补药者。

知母　贝母　等分，炒为末。

火旺烁金，肺虚劳热，能受温补者易
治，不能受温补者难治，故又设此法以滋
阴。用贝母化痰泻肺火，知母滋肾清肺
金，取其苦寒胜热，润能去燥也。

元参升麻汤

治发斑咽痛发斑者，阳明胃热也；咽痛者，
太阴肺火也。

元参　升麻　甘草等分

升麻能入阳明,升阳解毒;元参能入太阴,清金制火;甘草甘平,能散能和,故可利咽散斑也。

除元参,加犀角、射干、黄芩、人参,名阳毒升麻汤,治阳毒发斑,头项背痛,狂躁骂詈,咽肿吐血,温服取汁。

消斑青黛饮　节庵

治伤寒热邪传里,里实表虚,阳毒发斑血热不散,蒸于皮肤,则为斑。形如锦纹,紫黑者,热极而胃烂也,多死。此或因阳证误投热药;或因下早,表热乘虚入胃;或因下迟,热留胃中,皆发斑。有阴证发斑者,元气大虚,寒伏于下,逼其无根失守之火,上独薰肺,传于皮肤,淡红而稀少也,宜大建中汤,误投寒剂则殆矣。

青黛　黄连　犀角　石膏　知母　元参　栀子　生地黄　柴胡　人参　甘草　加姜枣煎,入苦酒醋也一匙,和服。

发斑虽由胃热,亦诸经之火有以助

之，青黛、黄连以清肝火，栀子、元参以清心肺之火，知母、生地以清肾火，犀角、石膏以清胃火，此皆大寒而能解郁热之毒者，引以柴胡使达肌表柴胡清少阳相火。使以姜枣，以和营卫。其用人参、甘草者，以和胃也。胃虚，故热毒乘虚入里，而发于肌肉也。加苦酒者，其酸收之义乎。

苍耳散 无择

治鼻渊鼻流浊涕不止，名鼻渊，乃风热烁脑，而液外渗也。经曰：脑渗为涕，又曰：胆移热于脑，则辛颊鼻渊。颊，即山根。辛颊，酸痛也。《原病式》曰：如以火烁金，热极则反化为水。肝热甚则出泣，心热甚则出汗，脾热甚则出涎，肺热甚则出涕，肾热甚则出唾，皆火热盛极，消烁以致之也。

白芷一两　薄荷　辛夷五钱　苍耳子炒，二钱半　为末，食前葱茶汤调下二钱。

凡头面之疾，皆由清阳不升，浊阴逆上所致，白芷主手足阳明，上行头面，通窍表汗，除湿散风；辛夷通九窍，散风热，能助胃中清阳，上行头脑；苍耳疏风散湿，上

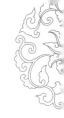

通脑顶,外达皮肤;薄荷泄肺疏肝,清利头目;葱白升阳通气,茶清苦寒下行,使清升浊降,热散而脑液自宁矣。

辛 夷 散 严氏

治鼻生息肉,气息不通,不闻香臭鼻为肺窍,气清则鼻通,气热则鼻塞,湿热甚盛,蒸于肺门,则生息肉,犹湿地得热而生芝菌也。

辛夷　白芷　升麻　藁本　防风　川芎　细辛　木通　甘草　等分为末,每服三钱,茶调下外用烧矾为末,加硇砂少许,吹鼻中,能消之。

经曰:天气通于鼻,若胃中无痰火积热,则平时上升皆清气也。由湿火内焚,风寒外束,气血壅滞,故鼻生息肉,而窒塞不通也。辛夷、升麻、白芷辛温轻浮,能升胃中清气,上行头脑;防风、藁本辛温雄壮,亦能上入巅顶,胜湿祛风;细辛散热破结,通精气而利九窍;芎蒡补肝润燥,散诸郁而助清阳。此皆利窍升清,散热除湿之药。木通通中,茶清苦寒,以下行泻火;甘草和中，又以缓其辛散也_{时珍曰：肺开窍于}鼻，阳明胃脉，侠鼻上行。脑为元神之府，鼻为命门之窍。人之中气不足，清阳不升，则头为之倾，九窍为之不利。

玉屑无忧散 _{陈无择}

治缠喉风痹，咽喉肿痛，咽物有碍，或风涎壅滞，口舌生疮，大人酒癥，小儿奶癖，及骨屑哽塞。

元参　黄连　荆芥　贯众　山豆根　茯苓　甘草　砂仁　滑石_{五钱}　硼砂　寒水石_{三钱}　为末，每一钱，先抄入口，徐以清水咽下。

元参、黄连、寒水石清火，贯众、山豆根解毒，滑石、茯苓利水，砂仁、硼砂软坚并能消骨哽。荆芥散结，甘草和中，故能统治诸病也_{丹溪曰：咽痛必用荆芥，虚火上炎必用元参。又有气血大虚，虚火游行无制，客于咽喉，遂成咽痛，脉必浮大，重取必涩，宜浓煎人参汤，细细呷之。如用清降之药，立毙。}

肾 热 汤 《千金》

治肾热、耳流脓血、不闻人声耳为肾窍,舌为心窍,以舌非孔窍,故心亦寄窍于耳。十二经中,除足太阳、手厥阴,其余十经,皆入络耳中。肾治内之阴,心治外之阳,清净精明之气,上走空窍而听斯聪矣。若二经不调,阴阳不和,或烦劳阴虚,或卫气不下循经脉,或得于风邪,或经脏积热,或大怒气逆,或湿饮痞隔,或热聚不散,流出脓血,或风热搏结,成核塞耳,皆令暴聋,宜通耳、调气、安肾之剂。

磁石煅红,淬七次　牡蛎盐水煮,煅粉　白术炒,五两　麦冬　芍药四两　甘草一两　生地黄汁　葱白一升　大枣十五枚　分三服。

磁石体重,辛咸色黑,补肾祛热,通耳明目,故以为君;牡蛎咸寒,软痰破结;生地大寒,泻火滋肾;麦冬甘寒,补肺清金肺为肾母,又声属金。王太仆曰:肺虚则不能报息而耳聋;白芍酸寒,平肝和血经曰:肝病气逆,则耳聋不聪。又曰:耳得血而能听。皆能生水而制火,退热而敛阴;白术、甘草、大枣,补脾之品,益土气,正以制肾邪也土能防水。经云:头痛、耳鸣,肠胃之所生也。仲景曰:耳聋无闻者,阳气虚也。数者皆固本之药,使精气充足,邪热自退,耳窍自通。加葱白者,以引肾气上通于耳也。

绿　豆　饮

凡热毒劳热诸火,热极不能退者,用此最妙。

用绿豆不拘多寡,宽汤煮糜烂,入盐少许,或蜜亦可,待冰冷,或厚、或稀、或汤,任意饮食之,日或三四次不拘。此物性非苦寒,不伤脾气,且善于解毒除烦,退热止渴,大利小水,乃浅易中之最佳最捷者也。若火盛口干不宜厚,但略煮半熟,清汤冷饮之,尤善除烦清热。

香　连　丸　《直指》

治脾胃两经中湿火,传变大肠,下痢赤白,脓血相杂,里急后重湿热之积,干于血分则赤,干于气分则白,赤白兼下者,气血俱病也,后重里急者,气滞不通也。按:里急后重,有因火热者,有因气滞者,有因积滞者,有因气虚者,有因血虚者,当审证论治。

黄连二十两,吴茱萸十两,同炒,去茱萸用木香四两八钱,不见火　醋糊丸,米饮下。一方等分,蜜丸。一方加甘草八两,黄连用蜜水拌,蒸晒九次,入木香为丸。

痢为饮食不节,寒暑所伤,湿热蒸郁而成。黄连苦燥湿,寒胜热,直折心脾之火,故以为君,用吴茱同炒者,取其能利大肠壅气,且以杀大寒之性也。里急由于气滞,木香辛行气,温和脾,能通利三焦,泄肺以平肝,使木邪不克脾土,气行而滞亦去也。一寒、一热、一阴、一阳有相济之妙。经所谓:热因寒用,寒因热用也嘉言云:近日香连丸,绝非旧法,杂用消克泻下之药,人自为政,亦名香连,杀人如麻,真可痛恨!

加石莲肉,治噤口痢石莲清心火,开胃口。加大黄,治热痢积滞大黄泻胃热,荡积滞。加诃子、龙骨,名黄连丸《宣明》,加吴茱萸、肉豆蔻、乌梅汤丸,并治痢疾断下乌梅、龙骨、肉豆蔻、诃子皆涩大肠。

雪 梨 浆

解烦热，退阴火，此生津止渴之妙方也。用清香甘美大梨，削去皮，用大碗盛清冷甘泉，将梨薄切，浸于水中，少顷，水必甘美，但频饮其水，勿食其渣，退阴火极速也。

大 清 饮

治胃火烦热，狂躁呕吐等证，可与白虎汤出入酌用。

知母　石斛　木通一钱五分　石膏生用，三五钱　或加麦门冬

按：人身热病最多，盖素蕴之热，挟天时之热而横发尔。是则胃气清和，遇暄热而不觉其热者，乃为平人，迨至积热既久，然后治之，已为失算，况于药不对病乎？所以肥人之病，多因血肉过盛，而积饮食之热；瘦人之病，多因津液素衰，而生火炎之热。治肥人之热，虑虚其阳；治瘦人之热，虑虚其阴，未可执方妄施矣。兹所录以上诸方，各宜自为推广也。

卷九上

除　痰　门

　　《内经》只有积饮之说，并无痰证之名，至仲景始立四饮之名，而痰饮其一。今后世相传，无论是痰非痰，开口便言痰火。有云怪病之为痰者，有云痰为百病母者，不知痰之为病，必有所以致之者。如因风、因火而生痰者，但治其风火，风火息而痰自清也；因虚、因实而生痰者，但治其虚实，虚实愈而痰自平也。未闻治其痰而风火可自散，虚实可自调者。此所以痰必因病而生，非病之因痰而致也。治之之法，全在详辨虚实。果其年力犹盛，血气未伤，或以肥体过度，或以湿热盛行，或逆气内连肝膈，皆能骤致痰饮。但察其形气、病气，多属有余者，即实痰也，此则宜行消伐，但去其痰，尤不可也；如其赢气弱，年及中衰，或以多病，或以劳倦，或以忧思酒色，致成劳损，非风卒厥者，或脉见细数，藏无阳邪，时为呕恶泄泻，气短声喑等证，但察其形气、病气，本非有余者，皆虚痰也，此则但宜调补。若或攻之，无不危矣。总之治痰之法，但能使元气日强，则痰必日少，即有微痰，亦自不能为害，而且充助胃气。

若元气日衰,则水谷津液,无非痰尔。随去随生,有能攻之使尽,而且保元气无恙者乎?故善治痰者,惟能使之不生,方是补天之手。苟不辨其虚实,而欲一概攻之。如王隐君所沦,内外百病皆生于痰,悉用滚痰丸之类,其亦但知目前,而不知日后之患哉。诸家治痰之法,多有治其标者,虽不可执,亦不可发也,详列如下。

苓桂术甘汤 《金匮》

治心下有痰饮,胸胁支满,目眩。

茯苓四两　桂枝　白术三两　甘草二两

痰饮阴象,阴抑其阳,用此阳药化气以伸其阳,此正法也。兹所主乃在胸胁支满、目眩者,何耶?《灵枢》谓心包之脉,是动则病胸胁支满,然则痰饮积于心包,其病自必若此;目眩者,痰饮阻其胸中之阳,不能布水精于上也。茯苓治痰饮、伐肾邪、通水道;桂枝通阳气、和营卫、开经络;白术治风眩、燥痰水、除胀满《准绳》云:痰之本由于脾气不足,不能致精于肺,而淤以成者也。治痰宜先补脾,脾复健运之常,而痰自化矣。

甘草得茯苓,则不资满而反泄满《本草》亦曰:甘草能下气,除烦满。故用之也《金匮》曰:短气有微饮,当从小便去之。苓桂术甘汤主之,肾气丸亦主之。喻嘉言曰:予《辨息论》中,已详仲景分别呼吸言病之旨矣,今短气亦分呼吸各出一方。呼气之短,用苓桂术甘汤,以通其阳,阳气化,则小便能出矣;吸气之短,用肾气丸,以通其阴,肾气通,则小便之关门利矣。

二　陈　汤 《局方》（陈皮、半夏责其陈久,则少燥散之性,故名二陈）

治一切痰饮为病,咳嗽胀满,呕吐恶心,头眩心悸稠者为痰,稀者为饮,水湿其本也,得火则结为痰,随气升降,在肺则咳,在胃则呕,在头则眩,在心则悸,在背则冷,在胁则胀。中脘有痰,令人憎寒、壮热、头痛,类外感表证,久则朝咳夜重,又类阴火内伤,走注肢节疼痛,又类风证,但肌色如故,脉滑不匀为异。

半夏姜制,二钱　陈皮去白　茯苓一钱　甘草五分　加姜煎姜能治半夏之毒。

治痰通用二陈。风痰,加南星、白附、皂角、竹沥;寒痰,加半夏、姜汁;火痰,加石膏、青黛;湿痰,加苍术、白术;燥痰,加栝蒌、杏仁;食痰,加山楂、麦芽、神曲;老痰,加枳实、海石、芒硝;气痰,加香附、枳壳;胁痰,及在皮里膜外,加白芥子;四肢痰,加竹沥。

半夏辛温体滑性燥,行水利痰为君;痰因气滞,气顺则痰降庞安常曰:善治痰者,不治痰而治气,气顺则一身津液,亦随气而顺矣。故以橘红利气;痰由湿生,湿去则痰消,故以茯苓渗湿为臣;中不和则痰涎聚。又以甘草和中,补土为佐也或曰:有痰而渴,宜去半夏,代以栝蒌、贝母。吴鹤皋曰:渴而喜饮水者,易之;渴而不能饮水者,虽渴犹宜半夏也,此湿为本,热为标,湿极而兼胜己之化,非真象也。按:贝母寒润,主肺家燥痰;半夏温燥,主脾家湿痰。虽俱化痰,而寒、湿、燥、润名异,脱或误施,贻害匪浅,用者宜审之。有血不足,阴火上逆,肺受火伤,肃清之令,不得下行,由是津液浑浊,生痰不生血者,名燥痰。当用润剂,如地黄、门冬、枸杞之类,滋阴降火,而痰自清。若投二陈,立见危殆。有头风眉棱骨痛,投以风药不效,投以痰药见功。又有眼赤羞明,与之凉药不瘳,畀以痰剂获愈。有人坐处吐痰满地,不甚稠粘,只是沫多,此气虚不能摄涎,不可用利药,宜六君子加益智仁一钱以摄之。

去茯苓、甘草,名陈皮半夏汤;再加桔梗,名桔梗半夏汤;去陈皮、甘草,名半夏茯苓汤,治水气呕恶;加黄芩,名茯苓半夏汤《宣明》,治热痰;加黄连、栀子、生姜,名二陈加栀连生姜汤,治膈上热痰,令人呕吐去生姜,治嘈杂。加砂仁、枳壳,名砂枳二陈汤,行痰利气;加胆星、枳实,名导痰汤,治顽痰胶固,非二陈所能除者加胆星以助半夏,加枳实以成冲墙倒壁之功。有痰饮流入四肢,肩背酸痛,手足罢软,误以为风,则非其治,宜导痰汤加木香、片子姜黄。再加菖蒲,治惊悸健忘,怔忡不寐;导痰汤加木香、香附,名顺气导痰汤,治痰结胸满,咳逆上气;加枳实、栝蒌、菔子、山楂、神曲,治食积,痰嗽发热;加苍术、枳壳、片子姜黄,名加味二陈汤《仁斋》,治痰攻眼肿,并酒家手臂重痛麻木;除甘草,加干姜,姜汁糊丸,名温中化痰丸《宝鉴》,治胸膈寒痰不快;除茯苓、甘草,加黄连,曲糊丸,姜汤下,名三圣丸,治痰火嘈杂,心悬如饥;单用陈皮、生姜,名橘皮汤《金匮》,治干呕哕,及手足厥者;单用半夏、姜汁,名生姜半夏汤《金匮》,治似喘不喘,似呕不呕,似哕不哕,心中愦愦然无奈者。

润 下 丸

治膈中痰饮。

广陈皮去白,八两,盐水洗浸　甘草二两,蜜炙蒸饼糊丸。或将陈皮盐水煮烂,晒干,同甘草为末,名二贤散,姜汤下。

湿胜,加星、夏;火盛,加苓、连。

陈皮燥湿而利气,湿去则痰消,气顺则痰下;食盐润下而软坚,润下则痰降,软坚则痰化;痰在膈中,故用甘草引之入胃,甘草经蜜炙,能健脾调胃,脾胃健,则痰自行矣。

顺气消食化痰丸　《瑞竹堂》

治酒食生痰,胸膈膨闷,五更咳嗽过饮则脾湿,过食辛热油腻之物,皆能生痰,壅于胸膈,故满闷;五更咳嗽,由胃有积热,至此时火气流入肺中,故嗽。

半夏姜制　胆星一斤　青皮　陈皮去白莱菔子生用　苏子沉水者　山楂　麦芽　神曲　葛根　杏仁去皮尖　香附制,一两　姜汁和,蒸饼糊丸一方半夏、南星、白矾、皂角、生姜等分,同煮至南星无点为度,去皂角,姜切,同晒干用。

痰由湿生,半夏、南星所以燥湿;痰由气升,苏子、菔子、杏仁所以降气;痰由气滞,青皮、陈皮、香附所以导滞;痰因于酒食,葛根、神曲,所以解酒;山楂、麦芽所以化食。湿去食消,则痰不生,气顺则咳嗽止,痰滞即去,满闷自除也。

金水六君煎

治肺肾虚寒,水泛为痰,或年迈阴虚,血气不足,外受风寒.咳嗽呕寒,多痰喘急等证,神效妙剂,此六君子汤之变方也。

当归二三钱　熟地三五钱　陈皮一钱半　半夏二钱　茯苓二钱　炙草一钱　加生姜三五七片。

如大便不实而多湿者，去当归，加山药；如痰盛气滞，胸膈不快者，加白芥子七分；如阴寒盛而嗽不愈者，加细辛五七分；如兼表邪寒热者，加柴胡一二钱。

金沸草散 《活人》

治肺经打风，头目昏痛，咳嗽多痰风盛则气壅，气壅则痰升，故头目昏痛而咳嗽。《直指方》云：咳嗽，感风者鼻塞声重，伤冷者凄清怯寒，挟热为焦烦，受湿为缠滞，瘀血则膈间腥闷，停水则心下怔忪。《三因方》云：一妇牙疼，治疗不效，口颊皆肿，以金沸草散大剂煎汤，薰漱而愈。

旋覆花即金沸草　前胡　细辛一钱　荆芥钱半　赤茯苓六分　半夏五分　甘草炙，三分　加姜枣煎。《局方》加麻黄、赤芍，无赤茯、细辛。

如满闷，加枳壳、桔梗；有热，加柴胡、黄芩；头痛，加川芎。

风热上壅，荆芥轻辛，发汗而散风，痰涎内结，前胡、旋覆消痰而降气，半夏燥痰而散逆，甘草发散而缓中，茯苓行水，细辛温经。益痰必挟火而兼湿,故下气利湿,而证自平。茯苓用赤者,入血分而泻丙丁也。

半夏白术天麻汤 东垣

治脾胃内伤,眼黑头眩,头痛如裂,身重如山,恶心烦闷,四肢厥冷,谓之足太阴痰厥头痛痰厥者,湿痰厥逆而生也。痰逆则上实,故令头痛目眩,眼前见黑色也。东垣曰:太阴头痛,必有痰也;少阴头痛,足寒而气逆也。太阴、少阴二经,虽不上循头,然痰与气逆,壅于膈中,头上气不得畅,而为痛也。

半夏姜制 麦芽钱半 神曲炒 白术炒,一钱 苍术泔浸 人参 黄芪蜜炙 陈皮 茯苓 泽泻 天麻五分 干姜三分 黄柏二分,酒洗 每服五钱。

痰厥头痛,非半夏不能除半夏燥痰,而能和胃。头旋眼黑,虚风内作,非天麻不能定;黄芪、人参甘温可以补中,亦可以泻火;二术甘苦而温,可以除痰,亦可以益气去湿故除痰,健脾故益气。苓、泽泻热导水;陈皮调气升阳;神曲消食,荡胃中滞气;麦芽化结,助戊己运行胃为戊土,脾为己土。干姜辛热,以涤中寒;黄柏苦寒,以疗少火在泉发躁也东垣曰:夫风从上受之,风寒伤上,邪从外入,令人头痛,身重恶寒,此伤寒头痛也;头痛耳鸣,九窍不利,肠胃之所生,乃气虚头痛也;心烦头痛者,过在手太阳、少阴,乃湿热头痛也;如气上不下,头痛巅疾者,下虚上实也,过在足太阳、少阴,甚则入肾,寒湿头痛也;如头半寒痛者,先取手少阳、阳明,次取足少阳、阳明,此偏头痛也;有厥逆头痛者,所犯大寒,内至骨髓。髓者,以脑为主,脑逆故令头痛,齿亦痛,有真头痛者,甚则脑尽痛,手足寒至节,死不治。头痛每以风药治之者,以高巅之上,唯风可到,味之薄者,阴中之阳,乃自地升天者也。太阳头痛,恶风寒,脉浮紧,川芎、羌活、独活、麻黄之类为主;少阳头痛,脉弦细,往来寒热,柴胡、黄芩为主;阳明头痛,自汗发热恶寒,脉浮缓长实者,升麻、葛根、白芷、石膏为主;太阴头痛,必有痰,体重或腹痛,为痰癖,其脉沉缓,苍术、半夏、南星为主;少阴头痛,三阴三阳,经不流行,而足寒气逆,为寒厥,其脉沉细,麻黄附子细辛汤主之;厥阴头项痛,或吐涎沫,厥冷,脉浮缓,吴茱萸汤主之;血虚头痛,当归、川芎为主;气虚头痛,人参、黄芪为主;气血俱虚头痛,调中益气汤,少加川芎、蔓荆子、细辛;清空膏,风湿头痛药也;白术半夏天麻汤,痰厥头痛药也;羌活附子汤,厥逆头痛药也。如湿气在头者,以苦吐之,不可执方而治。按:以苦吐之者,瓜蒂散,浓茶之类是也,或抽去鼻中黄水,亦治湿气在头之捷法。

六 安 煎

治风寒咳嗽,痰滞气逆。

陈皮一钱五分　半夏二三钱　茯苓二钱　甘草一钱　杏仁一钱　白芥子五七分,年老气弱者不用　加生姜三五七片。

凡外感风邪,咳嗽而寒气盛者,多不易散,宜加北细辛七八分或一钱;若冬月寒邪盛者,加麻黄、桂枝亦可;若风胜而邪不盛者,加防风一钱,或苏叶亦可;若头痛鼻塞者,加川芎、白芷、蔓荆子皆可;若兼寒热者,加柴胡、苏叶;若风邪咳嗽不止,而兼肺胃之火者,加黄芩一二钱,甚者再加知母、石膏,所用生姜只宜一片;凡寒邪咳嗽,痰不利者,加当归二三钱,老年者尤宜;若气血不足者,当以金水六君煎,俱此参用;凡时行初感,痰胜而气不顺者,加藿香一钱五分，兼胀满者，加厚朴一钱，暂开痰气，然后察其寒热虚实，而调补之，若气虚猝倒，及气平无痰者，皆不可用此。

去杏仁、白芥子，加炒干姜一二钱，砂仁四分，名和胃二陈煎，治胃寒生痰，恶心呕吐，满闷暖气；去杏仁、白芥子，加猪苓、泽泻、茯苓一钱五分，白术一二钱，干姜炒黄二钱，名苓术二陈煎，治痰饮水气，停蓄心下，呕吐吞酸等证；如肝肾兼寒者，再加肉桂一二钱，去杏仁，加干姜、猪苓为末，汤浸，蒸饼为丸，绿豆大，白滚汤下，名括痰丸，治一切停痰、积饮、吞酸、胀闷；如胸胁疼痛者，加天台、乌药。

礞石滚痰丸　王隐君

治实痰、老痰，怪证百病风木太过，克制脾土，气不运化，积滞生痰，壅塞中上二焦，回薄肠胃曲折之处，谓之老痰，变生诸证，不可测识，非寻常药饵所能疗也，此丸主之。

青礞石一两　沉香五钱　大黄酒蒸　黄芩八两　将礞石打碎，用焰硝一两，同入瓦罐，盐泥固济，晒干，火锻，石色如金为度礞石煅过，无金星者不堪用，陈久者佳新煅者，火毒、硝毒未除。研末，和诸药水丸，量人虚实服之，姜汤送下，服后仰卧，令药在胸膈之间，除逐上焦痰滞，不宜饮水行动。

礞石慓悍之性，能攻陈积伏历之痰吐痰水上，以礞石掺之，痰即随下，故为利痰圣药。大黄荡热去实，以开下行之路；黄芩泻肺凉心，以平上僭之火；沉香升降诸气，上至天而下至泉，以导诸药为使也。然乃峻剂，非体实者，不可轻投王隐君曰：痰证古今未详，方书虽有五饮诸饮之异，而莫知其为病之源。或头风作眩、目晕耳鸣，或口眼蠕动、眉棱耳轮痛痒，或四肢游风肿硬、似疼非疼，或为齿颊痒痛、牙齿浮而痛痒，或暖气吞酸、心下嘈杂，或痛、或哕、或咽嗌不利、咯之不出、咽之不下，其痰如墨，有如破絮、桃胶、蚬肉之状，或心下如停冰铁，心气冷痛，或梦寐奇怪之状，或足腕酸软，腰背骨节卒痛，或四肢筋骨疼痛，难以名状，并无常处，以致手臂麻痛，状若风湿，或脊上一条，如线之寒起者，或浑身习习，如卧芒刺者，或眼粘湿痒，口糜舌烂，喉痹等证，或绕顶结核，状若瘰疬，或胃腹间如有二气交纽，噎息烦闷，有如烟火上冲，头面烘热，或为失志癫痫，或中风瘫痪，或劳瘵荏苒之疾，或风毒脚气，或心下怔忡，或畏人捕，或喘嗽呕吐，或呕冷涎绿水黑汁，甚为肺痈、肠毒，便脓挛跛。内外为病百端，皆痰所致，其状不同，难以尽述。盖津液即凝为痰，不复周润三焦，故口燥咽干，大便秘结，面如枯骨，毛发焦槁，妇人则因此月水不通。若能逐去败痰，自然服饵有效，余有滚痰丸，以愈诸疾，不可胜数，特相传于世云。

加元明粉一两，朱砂为衣，治同；减大黄、黄芩各六两，加橘红、半夏各二两，甘草一两，竹沥、姜汁为丸，名竹沥达痰丸，治同，力稍和缓。

清膈煎

治痰因火动，气壅喘满，内热烦渴等证。

陈皮一钱五分　贝母二三钱，敲碎　胆星一二钱　海石　木通二钱　白芥子五七分

如火盛痰不降者，加童便一小盅；如渴甚者，加天花粉二钱；如热在上焦，头面红赤，烦渴喜冷者，加生石膏二三钱；如痰火上壅，而小水不利者，加泽泻一二钱；如

痰火闭结，大便不通，而兼胀满者，加大黄数钱，或朴硝一二钱，酌宜用。

茯苓丸 《指迷方》

治痰停中脘，两臂疼痛脾主四肢，脾滞而气不下，故上行攻臂，其脉沉细者是也。

半夏曲二两　茯苓一两，乳拌　枳壳五钱，麸炒　风化硝二钱半，如一时未易成，但以朴硝撒竹盘中，少时，盛水置当风处即干，如芒硝刮取，亦可用　姜汁糊丸，姜汤下。

半夏燥湿，茯苓渗水，枳壳行气，化硝软坚去坚痰。生姜制半夏之毒，而除痰，使痰行气通，臂痛自止矣嘉言曰：痰药虽多，此方甚效。痰饮流入四肢，令人肩背酸痛，两手罢软，误以为风，则非其治，宜导痰汤加木香、姜黄各五分。轻者，指迷茯苓丸，重者，控涎丹。若血虚不能荣筋，而致臂痛，宜蠲痹四物汤各半帖，和服。

控涎丹 《三因》（一名妙应丸）

治人忽患胸背手足，腰项筋骨，牵引钓痛，走易不定，或手足冷痹，气脉不通。此乃痰涎在胸膈上下，误认瘫痪，非也。

甘遂去心　大戟去皮　白芥子　等分

为末，糊丸，临卧姜汤服，五七丸至十丸。

痰猛，加丸数；脚气，加槟榔、木瓜、松枝、卷柏；惊痰，加朱砂、全蝎；惊气成块，加穿山甲、鳖甲、延胡索、蓬术；热痰，加盆硝；寒痰，加胡椒、丁香、姜桂。

李时珍曰：痰涎为物，随气升降，无处不到。入心则迷，成癫痫；入肺则塞窍，为喘咳、背冷；入肝则膈痛干呕，寒热往来；入经络，则麻痹疼痛；入筋骨，则牵引钓痛；入皮肉，则瘰疬痈肿。陈无择《三因方》，并以控涎丹主之，殊有奇功，此乃治痰之本。痰之本水也、湿也，得气与火则结为痰，大戟能泄脏腑水湿，甘遂能行经隧水湿直达水气所结之处，以攻决为用。白芥子能散皮里膜外痰气。唯善用者能收奇功也虚弱人慎用。丹溪曰：胃气亦赖痰以养，不可尽攻，攻尽则虚而愈剧。

辰　砂　散　《灵苑》

治风痰诸痫，癫狂心疾诸痫因惊恐忧

怒,火盛干心,痰塞心窍,发时卒倒搐搦,叫吼吐涎,食顷乃醒。身热脉浮在表者,阳痫属六腑,易治;身冷脉沉在里者,阴痫属五脏,难治。其实痰火与惊而已,癫狂亦由于此。

辰砂光明者,一两　　乳香光莹者　　枣仁五钱,炒　　温酒调下,恣饮沉醉,听睡一二日勿动,若惊寤,不可复治。

辰砂镇心泻心火,乳香入心散瘀血,枣仁补肝胆而宁心。

加人参一两,蜜丸,弹丸大,名宁志膏《本事》,每服一丸,薄荷汤下,治同。

三子养亲汤　韩悉

治老人气实痰盛,喘满懒食痰不自动,因火而动,气有余便是火。气盛上壅,故喘;痰火塞胸,故懒食。

紫苏子沉水者　　白芥子　　莱菔子　　各微炒研,煎服,或等分,或看病所主为君。

白芥子除痰,紫苏子降气,莱菔子消食,然皆行气豁痰之药,气行则火降而痰消矣吴鹤皋曰:治痰先理气,此治标尔。终不若二陈能健脾去湿,有治本之功也。李士材曰:治病先攻其甚，若气实而喘，则气反为本，痰反为标矣，是在智者神而明之。若气虚者，其所宜矣。

常 山 饮 《局方》

疟久不已者，用此截之疟初起不宜截，截则邪气未尽，变生他证，发久则可截之。

常山烧酒炒，二钱 草果煨 槟榔 知母贝母一钱 乌梅二个 姜三片，枣二枚，半酒半水煎，露一宿，日未出时，面东空心温服，渣用酒浸煎，待疟将发时先服。一方有良姜、甘草，无槟榔。一方加穿山甲、甘草。

古云：无痰不作疟，常山引吐行水，祛老痰积饮；槟榔下气破积，能消食行痰；阴阳不和则疟作阳胜则热，阴胜则寒。知母滋阴，能治阳明独胜之火；草果辛热，能治太阴独胜之寒；贝母清火散结，泻热除痰；乌梅酸敛涩收，生津退热敛阴故退热，合为截疟之剂也赵以德曰：常究《本草》，知母、草果、常山、乌梅、槟榔、穿山甲皆云治疟。集以成方者，为知母性寒，入足阳明，治独胜之热，使退就太阴，草果温燥,治足太阴独胜之寒,使退就阳明,二经和则无阴阳交错之变,是为君药;常山主寒、热疟,吐胸中痰结,是为臣药;乌梅涌痰,槟榔除痰癖、破滞气,是为佐药;穿山甲穴山而居,遇水而入,则是出入阴阳,贯穿经络于营分,以破暑结之邪,为使药也,惟脾胃有郁痰者,用之收效。李士材曰:常山生用多用则吐,与甘草同用亦必吐,若酒浸炒透,但有钱许,每见奇功,未见其或吐也,世人泥于老人久病忌服之说,使良药见疑,沉疴难起,抑何愚耶?李时珍曰:常山、蜀漆劫痰、截疟,须在发散表邪,及提出阳分之后用之得宜,得甘草则吐,得大黄则利,得乌梅、穿山甲则入肝,得小麦、竹叶则入心,得秫米、麻黄则入肺,得龙骨、附子则入肾,得草果、槟榔则入脾。盖无痰不作疟,一物之功,亦在驱逐痰水而已。

截疟七宝饮 《易简》

治实疟久发不止,寸口脉弦滑浮大者脉弦为肝风,滑为痰,浮为在表,大为阳。若脉沉细微涩者禁用。不问鬼疟、食疟,并皆治之。

常山酒炒　草果煨　槟榔　青皮　厚朴　陈皮　甘草　等分,用酒水各一盏,煎熟,丝绵盖之,露一宿,于当发之早,面东温服。

经曰：工不治其已发，为其气逆也。凡疟将来，可服药阻其来；将去，可服药迫其去。若疟势正盛，服药与之混战，徒自苦尔。但疟之来去即远，药不相及，五不当一，故服药妙在将来、将去之时。

常山能吐老痰积饮，槟榔能下食积痰结，草果能消太阴膏粱之痰，陈皮利气，厚朴平胃，青皮伐肝疟为肝邪。皆为温散行痰之品，加甘草入胃，佐常山以吐疟痰也《玉机微义》曰：此方乃温脾燥烈之药，盖作脾寒治也，用之亦效者，值病人阴阳相并，脾气郁结，浊液凝痰，闭塞中脘，因得燥热，亦以暂开，所以气通而疾止。若中气虚弱，内有郁火之人，复用燥热，愈劫愈燥，咎将谁执？杨仁斋曰：疟有水有血，惟水饮所以作寒热，惟瘀血所以增寒热。常山能逐水故也，若是血证，当加桃仁、五灵脂为佐，入生姜、蜜同煎，苟无行血之品，何以收十全之功耶？《保命集》云：疟夜发者，乃邪气深远，而入血分，为阴经有邪，宜加桃仁于桂麻汤中，发散血中之风寒。

涤痰汤 严氏

治中风痰迷心窍，舌强不能言心在窍为舌，心别脉紧舌根；脾脉连舌本，散舌下；肾脉挟舌本。三脉虚，则痰涎乘虚，闭其脉道，故舌不能转运言语也。若三脉亡血，不能荣养而喑者，又当加补血药。风痰塞其经络,舌强不能言,其证为重;若壅热上攻,舌肿不能转者,其证为轻。

半夏姜制　胆星二钱五分　橘红　枳实茯苓二钱　人参　菖蒲一钱　竹茹七分　甘草五分　加姜煎。

心脾不足,风邪乘之,而痰与火塞其经络,故舌本强而难语也。人参、茯苓、甘草补心益脾而泻火,陈皮、南星、半夏利气燥湿而祛痰,菖蒲开窍通心,枳实破痰利膈,竹茹清燥开郁,使痰火降,则经通而舌柔矣喻嘉言曰:此药最急,此药最缓,有两不相当之势。审其属实,用此汤调下牛黄丸;审其属虚,用此汤调下二丹丸。庶足开痰通窍。(二丹丸,见祛风门)有风中心脾者,有痰塞心窍者,有风寒壅滞者,致舌木本强,又有气虚、血虚、肾虚、及老人暴不能言者,宜十全大补汤加菖蒲、远志。

星　香　散

治中风痰盛,体肥不渴者。

胆星八钱　木香二钱　为末服,或加全蝎。

南星燥痰之品,制以牛胆以杀其毒,

且胆有益肝胆之功肝胆之经属风木。佐以木香，取其行气以利痰也木香能疏肝气，和脾气。肥而不渴，宜燥可知。加全蝎者，以散肝风也中风体虚有痰者，宜六君子，或四君子汤，调下此散。

牛　黄　丸

治风痫迷闷，涎潮抽掣风痫，或感风寒暑湿，或饮食不节，逆于脏气，郁而生涎，闭塞诸经，厥而乃成，或数日一发，或一日数发，发则眩仆倒地，昏不知人，瘛疭抽掣，口目㖞斜，或随脏气作六畜之声。

胆星　全蝎去足，焙　蝉蜕二钱五分　牛黄　白附子　僵蚕洗，焙　防风　天麻钱半麝香五分　煮枣肉，和水银五分，细研，入药末为丸，荆芥姜汤下。

牛黄清心解热，开窍利痰，天麻、防风、南星、全蝎辛散之味，僵蚕、蝉蜕清化之品，白附头面之药去头面游风。皆能搜肝风而散痰结，麝香通窍，水银劫痰，引以姜、芥者，亦以逐风而行痰也按：牛黄丸之方颇多，互有异同，然大要在于搜风化痰，宁心通窍，多用水、麝、牛、雄、金、珠、犀、珀。若中脏者宜之，如中腑、中血脉者，反能引风入骨。此方药味颇简，故姑录之，以概余也。

贝 母 丸

消痰热，润肺止嗽，或肺痛肺痿，乃治标之妙剂。

贝母一两　为末，用砂糖或蜜和丸，龙眼大，或嚼化，或嚼服之。

若欲劫止久嗽，每贝母一两，宜加百药煎，蓬砂、天竺黄各一钱五分尤妙。如无百药煎，即醋炒文蛤一钱亦可，或粟壳亦可酌用；若治肺痛，宜加白矾一钱，同贝母丸服，如前法最妙。

清 肺 饮

治痰湿气逆而咳嗽肺受火伤，则气逆而为咳；脾有停湿，则生痰而作嗽。病有五脏六腑之殊，而其要皆归于肺，以肺为五脏华盖，下通膀胱，外达皮毛，为气之主，而出声也。大法新嗽脉浮为表邪，宜发散；脉实为内热，宜清利；脉濡散为肺虚，宜温补；久嗽曾经解利，以致肺胃俱虚，饮食不进，宜温中助胃，兼治嗽药。《素问》曰：肺之令人咳，何也？曰：五脏六腑，俱令人咳，非独肺也。皮毛者，肺之合也，皮毛先受邪气，邪气以从其合也。五脏各以其时受病，非其时，各传以与之。有自外得者，肺主皮毛，风寒暑湿之邪，自皮毛入，内传脏腑，而为嗽也；有自内发者，七情饥饱，内有所伤，则邪气上逆，肺为气出入之道，故五脏之邪，上蒸于肺而为嗽也。然风寒暑湿有不为嗽者，盖所感者重，不留于皮毛径伤脏腑，而成伤寒温热诸病。七情亦有不为嗽者，盖病尚浅，只在本腑未传入肺。所以伤寒以有嗽为轻，而七情饥饱之嗽，必久而后发也。

杏仁去皮尖　　贝母　　茯苓一钱　　桔梗　甘草　五味子　橘红五分　加姜煎。

火嗽，加青黛、栝蒌、海石；食积痰，加香附、山楂、枳实；湿痰，除贝母，加半夏、南星；燥痰，加栝蒌、知母、天冬；午前嗽，属胃火，宜清胃，加石膏、黄连；午后嗽，属阴虚，宜滋阴降火，加芎、归、芍、地、知、柏、二冬、竹沥、姜汁传送；黄昏嗽，为火浮于肺，不可用凉药，宜五倍、五味、诃子，敛中降之；劳嗽见血，多是肺受热邪，宜加归、芍、阿胶、天冬、知母、款冬、紫菀之类；
久嗽肺虚，加参、芪；如肺热，用沙参。

此治嗽之通剂也。杏仁解肌散寒，降
气润燥；贝母清火散结，润肺化痰；五味敛
肺而宁嗽；茯苓除湿而理脾；橘红行气，甘
草和中；桔梗清肺利膈，载上浮，而又能开
壅发表也。

清气化痰丸

治热痰气有余则为火，液有余则为痰。痰随
火而升降，故治痰者，必降其火，治火者，必顺其
气也。

半夏姜制　胆星两半　橘红　枳实麸
炒杏仁去皮尖　栝蒌仁去油　黄芩酒炒　茯
苓一两　姜汁糊丸，淡姜汤下。

此治痰火之通剂也。半夏、南星以燥
湿气，黄芩、栝蒌以平热气，陈皮以顺里
气，杏仁以降逆气，枳实以破积气，茯苓以
行水气。水湿火热，皆生痰之本也。气之
亢而为火，犹民之反而为盗，盗平则还为
良民，而复其业矣。火退则还为正气，而

安其位矣。故化痰必以清气为先也。

苏子降气汤 《局方》

治虚阳上攻，气不升降，上盛下虚，痰涎壅盛，喘嗽呕血，或大便不利肺为气主，火升克肺，故气高痰涌，或喘或嗽，甚则呕血也；火炎津枯，有升无降，故大便不利。又有气痛便秘，用通剂而愈不通，故暂通复秘，因而下血者，亦当顺气，气顺则自通，当求温暖之剂。

苏子　半夏　前胡　厚朴姜炒　橘红当归一钱　甘草炙　肉桂五分　加姜煎。一方无桂有沉香。

苏子、前胡、厚朴、橘红、半夏皆能降逆上之气，兼能除痰，气行则痰行也，数药亦能发表，即以疏内壅又以散外寒也风痰壅盛，多挟外感。当归润以和血，甘草甘以缓中，下虚上盛，故又用官桂引火归元也《玉机微义》曰：此散郁和中之剂。《准绳》曰：口鼻出血，皆由上盛下虚，有升无降，血随气升，法当先顺其气，气降则血归经矣。宜苏子降气汤，加人参、阿胶各一钱，下养正丹。洛按：方内多发表、破气、动血之药。养正丹，金石烹炼而成，皆偶用治标之剂，未可以为定训也。

定 喘 汤

治肺虚感寒，气逆膈热而作哮喘膈有胶固之痰，外有非时之感，则令人哮喘，由寒束于表，阳气并于膈中，不得泄越，放膈热气逆。声粗为哮，外感之有余也；气促为喘，肺虚而不足也。

白果三十枚，炒黄，去壳　麻黄姜制　款冬花三钱　桑白皮蜜炙　苏子二钱　杏仁去皮尖黄芩钱半　甘草一钱　半夏三钱　加姜煎。

表寒宜散，麻黄、杏仁、桑皮、甘草辛甘发散，泻肺而解表；里热宜清，款冬温润，白果收涩善化浊痰。定喘而清金，苏子降肺气，黄芩清肺热，半夏燥湿痰，以共成散寒疏壅之功也。

七 气 汤 《三因方》(亦名四七汤)

治七情气郁，痰涎结聚，咯不出，咽不下，胸满喘急，或咳或喘，或攻冲作痛七情者，喜怒忧思悲恐惊也。七情之病，令人气结痰聚，阴阳不得升降，故有痞、满、喘、咳、冲攻等证。

半夏姜汁炒,五钱　　厚朴姜汁炒,三钱　　茯苓四钱　　紫苏二钱　　加姜枣煎。

气郁则痰聚,故散郁必以行气化痰为先。半夏辛温,除痰开郁;厚朴苦温,降气散满;紫苏辛温,宽中畅肺,定喘消痰;茯苓甘淡,渗湿益脾,通心交肾。痰去气行,则结散郁解,而诸证平矣。

加白芍、陈皮、人参、桂心,亦名七气汤《三因》;治七情郁结,阴阳反戾,吐利交作,寒热眩晕,痞满噎塞。

四七汤 《局方》(亦名七气汤)

治七情气郁,痰涎结紧,虚冷上气,或心腹绞痛,或膨胀喘急《针经》云:胃络不和,喘出于阳明之上逆;真元耗散,喘出于肾气之上奔。

人参　　官桂　　半夏一钱　　甘草五分　　加姜煎。心腹痛,加延胡索能行血中滞,气中血滞。

李士材曰:夫七情过极,皆伤其气,丹溪以越鞠丸主之,而此独异者。盖郁久则浊气闭塞,而清气日薄矣,故虽痛虽膨,而

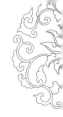

不用木香、枳壳。用人参以壮主气之脏肺。官桂以制谋虑之官肝者,将军之官,谋虑出焉,桂能平肝。郁久生痰,半夏为之驱逐。郁故不和,国老为之调停,况桂性辛温,疏气甚捷,郁结者还为和畅矣。汤名四七者,以四味治七情也《玉机微义》曰:经云,寒则气收,宜辛散之,甘缓之,此治气虚寒郁药也。

白 金 丸

治癫狂失心癫多喜笑,尚知畏惧,证属不足;狂多忿怒,人莫能制,证属有余。此病多因惊忧,痰血塞于心窍所致。《难经》云:诸阳为狂,诸阴为癫。

白矾三两　郁金七两　薄荷糊丸。

白矾酸咸,能软顽痰,郁金苦辛,能去恶血。痰血去则心窍开,而疾已矣。

百 花 膏

治喘嗽不已,或痰中有血,虚人尤宜。

百合　款冬花　等分蜜丸,龙眼大,临卧姜汤下,或噙化。加紫菀、百部、乌梅,名加味百花膏。

款冬泻热下气,清血除痰;百合润肺宁心,补中益气,并为理嗽要药。

卷九下

杀 虫 门

风字从虫。虫,风化也。湿热郁久则生虫,腐草为萤,陈麦为蛾之类。果实外壳完整,虫生于内。人之肠胃,无物不受,岂得无虫?三尸九遁,理或有之,其猖狂于肠胃,为痛、为呕、为嗽、为嗜,种种烦苦,须仗医药。自来杀虫之方,每多险峻,今人肠胃脆薄,须兼养胃、益血、理中乃妥。至蛔虫乃人身之常有者,偶为食伤,或吐、或泻出,和中自安,不可攻伐,昧者不知,妄用雷丸、使君之类,及致伤气血而疾作矣。

乌 梅 丸 仲景

治伤寒厥阴证,寒厥吐蛔伤寒脏厥者,死。脏厥者,脉微而厥,至七八日肤冷发躁,无暂安时也。蛔厥者,蛔上入膈则烦,须臾复止,得食则呕,而又烦,蛔闻食臭,复出也。此为脏寒,当自吐蛔。与乌梅丸,温脏安蛔。亦治胃腑发咳,咳而呕,呕甚则长虫出,亦主久痢。

乌梅三百枚　细辛　桂枝　人参　附子炮　黄柏六两　黄连一斤　干姜十两　川椒去汗　当归四两　苦酒醋也　浸乌梅一宿,去核蒸熟,和药蜜丸。

蛔得酸则伏,故以乌梅之酸伏之;蛔得苦则安,故以连、柏之苦安之;蛔因寒而动,故以桂、附、姜、椒温其中脏;而以细辛、当归润其肝肾,人参用以助脾吐蛔为胃寒之故,则成蛔厥,宜理中汤,加炒川椒五粒,槟榔五分,吞乌梅丸。程效情曰:乌梅丸,于辛酸入肝药中,微加苦寒,纳上逆之阳邪,而顺之使下也。虽曰安蛔,实是安胃,故并主久痢。见阴阳不相顺接,而下痢之证,皆可以此方括之也。经曰:凡阴阳不相顺接,便为厥。方时行曰:经云,手之三阴,从腹走手;手之三阳,从手走头;足之三阳,从头走足;足之三阴,从足走腹。是三阴三阳,俱相接于手足者也。阳气内陷,不与阴气相顺接,故手足逆冷。

温　脏　丸

治诸虫积即逐而复生者,多由脏气虚寒,宜温健脾胃,以杜其源。

人参随宜用　川椒去闭口者,炒出汗　白

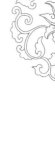

芍酒炒　茯苓　细榧肉　使君子煨取肉　槟榔二两　白术米泔浸,炒　当归四两　炮姜　吴茱萸汤泡一宿,一两　为末,神曲糊丸,桐子大,每服五七十丸,或百丸,饥时白汤下。如脏寒甚者,加制附子一二两。

集效丸 《三因》

治虫啮腹痛,作止有时,或耕起往来

腹痛有作止者,虫啮则痛,不啮则止也。耕起往来者,虫不安其位也。

大黄炒,两半　鹤虱炒　槟榔　诃子皮芜荑炒　木香　干姜炒　附子七钱五分　蜜丸,食前乌梅汤下,妇人醋汤下。

虫喜温恶酸而畏苦,故用姜、附之热温之,乌梅、诃皮之酸以伏之,大黄、槟榔、芜荑、鹤虱之苦以杀之,木香辛温以顺其气也。

蜡 虫 丸

治诸虫积胀痛、黄瘦等病。

芜荑　雷丸　桃仁　干漆炒烟尽　雄黄微炒　锡灰　皂角炒烟尽　槟榔　使君子等分　轻粉减半　细榧肉加倍

如虫积坚固者，加巴豆霜与轻粉同汤浸蒸饼，丸绿豆大，每服五七分，滚白汤下，陆续服之。

使君子丸

治蛊胀腹痛及食劳发黄，喜食茶米炭土等物饮食停滞，湿热蒸郁，则生诸虫。至胀满啮痛，或发黄身肿，喜食生米茶叶土炭者，虫之所嗜也。

使君子去壳，二两　南星姜制　槟榔一两　上药合炒。如喜食生米，用麦芽一斤炒；喜食茶叶，用茶叶炒；喜食炭土，用炭土炒。取药为末，蜜丸，每晨砂糖水下诱之以甘，与炒以所嗜诸物同意。

獭　肝　丸　《肘后》

治鬼疰传尸劳瘵此五疰之一，其证使人寒热，沉沉默默，不知所苦，而无处不恶。死后传人，乃至灭门。

獭肝一具，须从獭身取下，不尔多伪　阴干为末，滚水服二钱，日三。

吴鹤皋曰：獭肝治鬼挂，此何以故？凡物恶人而僻处，昼伏而夜出者，皆阴类也。故假之以治阴疾。独用其肝者，肝为厥阴，藏魂之脏也按：物之恶人僻处，昼伏夜出者，狐鼠皆然，不独獭也。诸肝皆有叶数，唯獭肝一月一叶，其间以有退叶，独异于他兽，此其所以能治鬼痓也与。

扫　虫　煎

治诸虫上攻，胸腹作痛。

青皮　小茴香炒　吴茱萸一钱　槟榔　乌药一钱五分　细榧肉三钱，碎　乌梅二个甘草八分　朱砂　雄黄五分，二味为极细末　将前八味，用水一盅半，煎八分去渣，随入后二味末，再煎三四沸，搅匀，徐徐服之。如恶心作吐，加炒干姜一二钱，或先啖牛肉脯少许，俟一茶顷，顿服之更妙。

化 虫 丸

治肠胃诸虫为患肠胃之中，无物不容，所以变生诸虫者，缘正气虚衰，或误食生虫之物，或湿热蒸郁而成，犹物必先腐而后虫生之义也。

鹤虱　胡粉炒　苦楝根东引未出土者　槟榔　芜荑　使君子五钱　枯矾二钱五分　为末，亦可面糊作丸，量人大小服之，一岁儿可五分。

消渴杀虫方 《夷坚志》

治消渴有虫。

苦楝根　取新白皮一握，切焙，入麝香少许煎，空心服，虽困顿不妨，取下虫三四条，类蚓而色红，其渴乃止。

消渴一证，有虫耗其津液而成者，盖饮醇食炙，积成胃热，湿热生虫，理固有之，临病宜谛审也。

雄 槟 丸

治腹痛胃痛，干痛有时干痛者，不吐不泻而但痛也；有时者，淡食而饥则痛，厚味而饱则否,此为虫也。

雄黄　槟榔　白矾　等分,饭丸,每服五分。

雄黄之辛毒,槟榔之苦降,白矾之酸涩,皆杀虫之品也,故合用以治之吴鹤皋曰:古方杀虫,如雷丸、贯众、干漆、蜡尘、百部、铅灰之类,皆其所常有者也。有加附子、干姜者,壮正气也;加苦参、黄连者,虫得苦而伏也;加乌梅、诃子者,虫得酸而软也;加藜芦、瓜蒂者,欲其带虫吐出也;加芫花、黑丑者,欲其带虫泻下也;用雄黄、川椒、蛇床、樟脑、水银、槟榔者,治疮疥之虫也,用胡桐泪、莨菪子、韭子、蟾酥者,治龋齿之虫也;用川槿皮、海桐皮者,治风癣之虫也;用青葙子、覆盆叶者,治九窍蟹蚀之虫也;用败鼓心、桃符板、虎粪骨、死人枕、獭爪、鹳骨者,驱劳瘵之虫也。

卷十上

经　带　门

　　妇人诸病，本与男子无异，而其有异者，则唯经带胎产之属，不得不另详方论，此外杂证，但与男子相同者，自有各门方治，故不以男女分而资赘于此。凡行经之际，大忌寒凉诸药，饮食亦然。

温　经　汤　《金匮》

治妇人少腹寒，久不受胎，兼治崩中去血，或月水来过多，及至期不来《金匮》曰：妇人年五十所，病下利，数十日不止，暮即发热，少腹里急，腹满，手掌烦热，唇口干燥，何也？曰：此病属带下。何以故？曾经半产，瘀血在少腹不去。何以知之？其唇口干燥，故知之，当以温经汤主之。徐忠可注曰：此段言历年血寒积结胞门而甚焉者也，故就妇人之年暮经水断绝者，而亦必据证断之，以立法也。谓妇人年五十，其天癸已绝，应不从经血起见矣。然而病证下利数时日不止，知非偶感矣。暮即发热，病属阴矣；少腹里急，明乎病属下焦矣，因而腹满，是虽脾病，而根于下焦矣；手掌烦热，掌属心，心主血，血郁则烦热也；唇口必得脾家营气而津润，营气郁，则阴火从之，故干燥，非渴也，渴则为胸中热，胸无热而但阴分有郁火，故不渴而干燥也。然皆非相因的对之证，故疑而问。仲景乃略其下利、发热、腹满，而断之为带下，且决其曾经半产。瘀血在少腹不去，谓下利而发热，阴虚者有之，因而少腹里急，下多亡阴者有之，腹满、脾虚者有之，手掌烦热，阴虚者有之，若唇口乃营气所主下利之病，不应见此，然而有是证，又合之少腹里急，手掌烦热，明是血瘀而火郁，所以心得之而掌热，脾得之而唇口燥。故曰：其证唇口干燥，故知之。药用温经汤者，因半产之虚，而积冷结，血乃瘀而不去，故以芍、芎调血；吴萸、桂枝以温其血分之气，而行其瘀，肺为气主；麦冬、阿胶以补其本，土以统血；参、甘以补其虚；丹皮以去标热；然下利已久，脾气有伤，故以姜、半正脾气。名曰温经汤，治其本也，唯温经。故凡血分虚寒而不调者，皆主之。

吴茱萸三两　当归　芎劳　芍药　人参　桂枝　阿胶　丹皮　生姜　甘草二两麦冬去心　半夏一升　上十二味以水一斗，煮取三升，分温三服。

胶 艾 汤 《金匮》

治妇人陷经，漏下黑不解，或损伤冲任，月水过多，淋沥不断。

方见下卷胎产门

妇人之经，虽从下出，实由心胃之气主之，故升降有期。今日漏下，是无期也。所漏者黑，是下有因寒而滞之物。故曰：陷经，陷者有降无升，久则为黑色，故以胶艾汤主之。四物通调肝血，加甘、胶峻补之，病本于寒，故以艾温而行之也丹溪谓：妇人之经，淡为有水，紫为热，黑为热极，故兼水化，假令其人素从热病来者，容有之，然而仲景之言，道其常也。

柏子仁丸 《良方》

治经行复止，血少神衰女子善怀，每多忧思。忧多则伤心，心伤则不能生血而血少，血少则肝无所藏，而冲任之脉枯，故经闭不行也。经曰：月事不来者，胞脉闭也。胞脉者属心，而络于胞中。今气上逼肺，心气不得下降，故月事不来。

柏子仁去油　　牛膝酒浸　　卷柏五

钱　泽兰　续断二两　熟地黄一两　蜜丸,米饮下。

柏子仁安神而养心,地黄、续断、牛膝补肝肾而益冲任,卷柏、泽兰活血脉而通经闭。

升阳举经汤　东垣

治崩漏、身热、自汗、短气、倦怠、懒食此由劳伤所致。

补中益气汤见气门　加白芍　黑山栀姜枣煎。

补中汤以益气升阳,退热收汗,加芍药以敛阴,黑栀以清热。

又东垣《兰室秘藏》升阳举经汤,黄芪、当归、白术各三钱,羌活、防风、藁本各二钱,独活、附子炮甘草炙各钱半,人参、熟地、川芎各一钱,细辛六分,桃仁十个去皮尖,研红花、肉桂、芍药各五分,每服三钱,渐加五钱。治经水不止原文曰:如右尺脉,按之空虚,是气血俱脱,大寒之证。轻手其脉数疾,举指弦紧或涩,皆阳脱之证,阴火亦亡。见热证于口鼻眼、或渴，此皆阴躁阳欲先亡也，当温之、举之、升之、燥之，当大升浮气血，切补命门之下脱也。

固 经 丸 《良方》

治经行不止，及崩中漏下，紫黑成块

冲任为经脉之海，若无损伤，则阴阳和平，气血调适矣。若劳动过度，损伤脏腑，冲任之气虚，不能约制经血，故经多暴下。或由阴虚阳搏，为热所乘，攻伤冲任，血得热则妄行也。脉数疾，小为顺，大者为逆。紫黑成块者，热甚而反兼水化，非寒也。《玉机微义》曰：血得寒则凝，即行而紫黑，故知非寒也。

龟板炙，四两　芍药酒炒　黄柏酒炒，三两　黄芩二两　香附童便浸，炒　樗皮两半　酒丸。

经多不止者，阴气不足以制胞络之火，故越其常度也；崩中漏下者，虚而挟热也；紫黑成块者，火极似水也。黄芩清上焦之火，黄柏泻下焦之火，龟板、芍药滋阴而养血，皆壮水以制阳光也，香附辛以散郁，樗皮涩以止脱。

通瘀煎

治妇人气滞血积，经脉不利，痛极拒按，及产后瘀血实痛，并男妇血逆、血结等证。

归尾三五钱　山楂　香附　红花新者，炒黄，二钱　木香七分　乌药一二钱　青皮　泽泻一钱五分　水煎，加酒一二小盅。

兼寒滞者，加肉桂一钱，或吴茱萸五分；火盛内热，血燥不行者，加炒栀子一二钱；微热血虚者，加芍药二钱；血虚涩滞，加牛膝；血瘀不行者，加桃仁二十粒去皮尖或加苏、木、延胡之类；瘀极而大便结燥者，加大黄一二三钱，或朴硝、蓬术亦可。

连附四物汤　丹溪

治经水过期，紫黑成块紫，血热也。黑，热甚也。过期而成块，气滞也，或风冷乘之也。若淡白者，虚也，或挟痰停水以混之也。如烟尘、豆汁、屋漏水，混浊模糊者，湿痰也。

四物汤见血门　加香附　黄连四物以益阴养血，加黄连以清血热，香附以行气郁。

四物加芩术汤亦名温六合丸治经水过多黄芩抑阳，白术补脾，脾能统血。四物加芩连汤，治经水适断，五心烦热，经来色黑，或如豆汁如豆汁者，热兼湿也。芩、连苦燥湿，而寒胜热。四物加栀、连，为热六合汤；加姜、附，名寒六合汤；加陈、朴，名气六合汤；加羌、芃，为风六合汤，皆经产通用之药也。

调 经 饮

治经脉阻滞，气逆不调，多痛而实者。

当归三五钱　　牛膝　　山楂二钱　　香附　青皮　茯苓一钱五分

如因不忌生冷，而寒滞于内，加肉桂、吴茱萸之类；如胀闷者，加厚朴一钱，或砂仁亦可；气滞者，加乌药一钱；或痛在小腹者，加小茴香一钱五分。

正气天香散　紺珠

治一切诸气，气上凑心，心胸攻筑，胁肋刺痛，月水不调妇人多忧郁，故气病为多，气为血帅，气滞则血亦不能行，故月候不调。

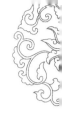

香附八钱　乌药二钱　陈皮　苏叶一钱干姜五分　每五六钱煎。

乌药、陈皮专入气分而理气，香附、紫苏能入血分而行气，引以干姜，使入气分兼入血分。用诸辛温以解郁散肝，令气调而血和，则经行有常，自无痛壅之患矣。

毓　麟　珠

治妇人血气俱虚、经脉不调、或断续、或带浊、或腹痛、或腰酸、或饮食不甘、瘦弱不孕。服一二斤，即可受胎。凡种子诸方，无以加此。

甘草　川芎一两　熟地蒸捣　菟丝子制当归四两　杜仲酒妙　人参　白术土炒　茯苓　芍药酒炒　鹿角霜　川椒二两　为末，蜜丸弹子大，空心嚼服一二丸，用酒或白汤送下。或为小丸吞服，亦可。

如经迟腹痛，宜加破故纸酒炒、肉桂各一两，甚者再加吴茱萸五钱，或加龙骨一两醋煅，如子宫寒甚、或泄、或痛，加制附子，或炮姜随宜；有郁怒，气不顺而为胀、为滞者，宜加香附酒炒二两，或甚者再加沉香五钱；血热多火，经早内热者，加川、断、地骨皮各二两，或另以汤剂暂清其火，而后服此，或以汤引送下，亦可；男子制服，宜加枸杞、胡桃肉、鹿角胶、山药、山茱萸、巴戟肉各二两。

启 宫 丸

治子宫脂满，不能孕育妇人肥盛不孕，往往因此。

芎劳　白术　半夏曲　香附一两　茯苓　神曲五钱　橘红　甘草二钱　粥丸。

橘、半、白术燥湿以除其痰肥而不孕，多由痰盛，故以二陈为君，而加气血药也；香附、神曲理气以消其滞；川芎散郁以活其血，则壅者通，塞者启矣；茯苓、甘草用以去湿和中也。

抑 气 散 　严氏

治妇人气盛于血，变生诸证，头晕、膈

满凡人血气和平，则无诸疾，苟血少气多，壅于胸膈则满，上攻于头则晕。

香附四两　陈皮二两　甘草炙　茯神一两　每服二钱。

经曰：高者抑之，香附能散郁气，陈皮能调诸气，茯神能安心气，甘草能缓逆气，气得其平，则无亢害之患矣气盛于血，固当抑气，若过用行气之药，则真气耗散，阴火愈盛，而气血两虚矣。是方虽和平，只可暂用，须用滋血之药，使阴血充足，则阳火自平，乃正治之法。盖补其不足，即所以制其有余也。

五　物　煎

治妇人血虚凝滞，蓄积不行，小腹急痛，产难经滞等证。此即四物汤加肉桂也。

当归三五七钱　熟地三四钱　白芍二钱，酒炒　川芎一钱　肉桂一二三钱

如兼胃寒，或呕恶者，加干姜；水道不利者，加泽泻或茯苓；气滞者，加香附，或丁香、木香、砂仁、乌药；阴虚疝痛者，加小

茴香；血瘀不行，脐下若覆杯，渐成积块者，加桃仁或酒炒红花。

牡丹皮散 《良方》

治血瘕瘀血凝聚而成，伏于隐僻之处，盘结胶固，须破血、活血之品治之。

丹皮　桂心　归尾　延胡索三分　牛膝　赤芍药　莪术六分　三棱四分　水酒各半，煎。

丹皮、桂心、赤芍、牛膝以行其血，三棱、莪术、归尾、延胡以行其血中气滞、气中血滞。气血周流，则结者散矣。

芎归六君子汤

治经水后期其来涩少，形体肥盛体肥而经水后期涩少者，气虚而痰滞于经络也。

当归　川芎　人参　白术　茯苓　甘草　橘红　半夏　加姜煎。

二陈治其痰滞，参、术补其气虚气行则痰行。芎、归活其经血。

逍　遥　饮

治妇人思郁过度,致伤心脾冲任之源,血气日枯,渐至经脉不调者。

当归二三钱　熟地三五钱　枣仁二钱　芍药　茯神一钱五分　甘草一钱,炙　陈皮八分　远志三五分,制

如气虚者,加人参一二钱;经水过期,兼痛滞者,加酒炒香附一二钱。

如　圣　散

治崩漏不止凡非时血行,淋沥不已,谓之漏下。忽然暴下,如山崩然,谓之崩中,有五色以应五脏。

棕榈烧　乌梅一两　黑姜两半　每服二钱,乌梅汤下。

涩能止血,故用棕榈;酸能收敛,故用乌梅;温能守中,故用干姜;黑能止血,故并煅用。

人参荆芥散　《妇宝》

治血风劳血风劳者,血脉空疏,感受风邪,

寒热盗汗,展转不已,乃成劳也。

人参　白术　熟地　枣仁炒　鳖甲童便炙　羚羊角　枳壳　柴胡　荆芥五分　防风　甘草炙　芎䓖　当归　桂心三分　加姜煎。

陈来章曰:血中之风,荆芥、防风散之;木盛生风,羚角、柴胡平之;阴虚发热,地黄、鳖甲滋之;血气痛滞,月水不调,芎䓖、当归、桂心、枳壳调之;倦怠食少,盗汗心忡,人参、白术、炙草、枣仁补而收之。

固　下　丸　子和

治赤白带下带下起于风寒湿热所伤,入于胞中,或中经脉,流入脏腑。阴虚阳竭,营气不升,卫气下陷,滞于下焦,奇经之分,因带脉而得名,故曰带。赤者属血,白者属气。其状如涕,相连而下,言带者,亦病形也。有湿热流滞下焦者,有肝肾阴淫湿胜者,有惊恐而木乘土位,浊液下流者,或思想无穷而为白淫者,或余经湿热,屈滞于小腹之下者。病本虽殊,皆为气血虚损、营卫累滞而成也。

樗皮两半　白芍五钱　良姜煅黑　黄柏煅黑,三钱　粥丸,米饮下。

陈来章曰：樗皮苦燥湿，寒胜热，涩固下，故赤白带因于湿热者，用之为君古方有苍柏樗皮、侧柏樗皮、苓术柏皮等丸，随证加香、芎、归、芍、姜、芷，及星、夏等药。芍药之酸，敛阴气，收下溜为臣；良姜之热，以散寒湿；黄柏之寒，以祛热湿，并炒黑以止血收脱，为佐使也。

白芷散 《良方》

治赤白带，滑脱不禁《良方》曰：带下由于风寒湿热所伤。伤肝经者，色青如泥；伤心经者，色赤如津；伤肺经者，色白如涕；伤脾经者，黄如烂瓜，伤肾经者，黑如衃血。

白芷一两，煅　海螵蛸二两，煅　胎发五钱，煅　酒调二钱。

白芷辛温燥湿而祛风，乌贼咸温收湿而和血，发者血之余，补阴消瘀，煅黑又能止血也。

当归煎丸 严氏

治赤白带下、腹中痛、不饮食、羸瘦此血虚有热之证，法当凉补。《脉诀》云：崩中日久为白带,漏下多时骨本枯,言崩久则血少,复亡其阳,故白滑之物,下崩不止。

　　当归　　熟地　　阿胶炒　　续断　　白芍炒牡蛎煅粉,二两　　地榆炒黑,三钱　　醋糊丸,米饮下。

　　归、芍、熟地、续断、阿胶补肝滋肾,以治血虚;牡蛎、地榆清热收脱,以止带下;赤芍酸寒,能散恶血,去瘀所以生新,散之亦以收之也。

卷十下

胎 产 门

王节斋曰：调理妊妇，在于清热养血。白术补脾，为安胎君药。条、实、黄芩安胎对药，清热故也。朱丹溪曰：产后当大补气血，虽有杂证，从末治之。此二说虽若近理，而实未可奉为定训也。盖人之气秉，万有不齐，而胎前产后之虚实寒热，人人各殊，是以用药之难，当如盘珠，不可胶柱而鼓瑟，今女科每执方以概治诸病，其为害不知若干人矣。

胶 艾 汤 《金匮》

仲景云：妇人有漏下者，有半产后因续下血都不绝者，有妊娠忽下血者，假令妊娠腹中痛为胞阻，胶艾汤主之此概言妇人下血，宜以胶艾汤温补其血，而妊娠亦其一，但致病有不同。无端漏下者，此平日血虚而加客邪；半产后续下血不绝，此因失血血虚，而正气难复；若妊娠下血，因癥者固有之，而兼腹中痛，则是因胞阻。阻者，阻其欲行之血，而气不相顺，非癥瘕害也，故同以胶艾汤主之。养阴补血,莫如四物;血妄行,必挟风而为痰浊,胶以骡皮为主,能去风;以济水煎成,能澄浊;艾性温而善行,能导血归经,甘草以和之,使四物不偏于阴。三味之力也,而运用之巧,实在胶艾。

干地黄六两　艾叶　当归三两　芎䓖阿胶　芍药四两　甘草二两　水五升,清酒三升,合煮取二升,去渣,纳胶令消尽,温服一升,日三服,不差更作。

一方加干姜二两胡氏治胎动,无干姜。严氏治胎动、经漏、腰痛、腹满、抢心短气,加黄芪。《千金翼》治从高坠下,损伤五脏吐血,及金疮经肉绝者,加干姜。

又方:阿胶一斤,蛤粉炒,艾叶数茎,亦名胶艾汤《良方》,治胎动不安,腰腹疼痛,或胎上抢心,去血腹痛。《指迷方》加秦艽。

当归芍药散 《金匮》

治妇人怀妊腹中疠痛疠音鸠,又音绞,急痛也。

芍药一斤　泽泻半斤　茯苓　白术四

两当归 芎䓖三两 六味杵为散,取方寸匕,酒和,日三服。

疠痛者,正气不足,使阴得乘阳而水气胜土,脾郁不伸,郁而求伸,土气不调,则急痛矣。故以归、芍养血,苓、术扶脾,泽泻泻其有余之旧水,芎䓖畅其欲遂之血气。不用黄芩,疠痛因虚,则稍挟寒也。然不用热药,原非大寒,正气充则微寒自去尔。

桂枝茯苓丸

《金匮》云:妇人宿有癥病,经断未及三月而得漏下不止,胎动在脐上者,此为癥痼害。妊娠六月动者,前三月,经水利时,胎动也。下血者,后断三月,衃也。所以血不止者,其癥不去故也,当下其癥,桂枝茯苓丸主之徐忠可曰:妇人行经时,遇冷则余血留而为癥,癥者,谓有形为徵,然癥病女人恒有之,或不在子宫,则仍行经而受孕,经断即是孕矣。未及三月,将三月也,即孕而仍见血,谓之漏下。今未三月,而漏下不止,则养胎之血伤,故胎动也。假使胎在脐下,则真欲落矣。今在脐上,是每月凑集之新血，因癥气相妨而为漏下，实非胎病。故曰：癥痼害，宿疾难愈曰痼。无端而累之，曰害。至六月胎动，此宜动之时矣，但较前三月，经水利时，胎动下血，则已断血三月不行，乃复血不止，是前之漏下，新血去而癥反坚牢不去，故须下之为安耳。

桂枝　茯苓　牡丹皮　桃仁去皮尖，熬芍药　等分，末之，炼蜜丸，如兔屎大，每日食前服一丸，不知，加至三丸。

桂枝、芍药，一阳一阴，茯苓、丹皮，一气一血，调其寒温扶其正气，桃仁以之破恶血，消癥癖，而不嫌于伤胎血者。所谓有病则病当之也，且癥之初，必因寒，桂能化气而消本寒，癥之成，必挟湿热为窠囊。苓渗湿气，丹清血热，芍药敛肝血而扶脾，使能统血，则养正即所以去邪耳。然消癥方甚多，一举而两得，莫有若此方之巧矣。每服甚少而频，更巧，要知癥不碍胎，其结原微，故以渐磨之。

干姜人参半夏丸　《金匮》

治妊娠呕吐不止。

干姜　人参一两　半夏二两　末之，以生姜汁糊为丸，如梧子大，每服十九，日三服。

诸呕吐酸，皆属于火，此言胃气不清，暂作呕吐者也。若妊娠呕吐不止，则因寒而吐，上出为呕，不止则虚矣。故以半夏治呕，人参补虚，而以生姜汁协半夏，以下其所逆之饮。

橘 皮 汤

治妊娠呕吐不下食恶阻以闻食呕，责之脾虚，呕吐以食入复吐，现责之有火。所谓诸逆冲上，属于火也，乃厥阴之血，即养其胎，少阳之火，虚而上逆也。

橘皮　竹茹　人参　白术十八铢　生姜一两　厚朴十二铢　竹茹能平少火，厚朴能下逆气，橘皮、生姜所以开胃，人参、白术所以益脾。开胃益脾，欲其安谷云尔。

半夏茯苓汤

治孕娠恶阻恶阻者，恶心而妨阻饮食也。此是下部气血不足，复盗脾胃之气，以固养胎元，故令脾胃自弱，一闻谷气，便恶心而妨阻也。

半夏　生姜三十铢　干地黄十八铢　旋覆花　白芍药　人参　芎𦯕　细辛　橘皮　甘草　桔梗十二铢

半夏、生姜能开胃而醒脾，地黄、芎、芍能养阴而益血，人参、甘草能和中而益气，橘皮、桔梗、旋覆、细辛皆辛甘调气之品，可以平恶逆之气，而进饮食者也半夏为妊娠所忌，以其燥阴液也。若恶阻之证，则有当用者，故孙真人养胎之剂，用半夏者，盖五方焉。

钩　藤　汤　《良方》

治瘈疭，胎动不安瘈疭，手足抽掣也。热为阳，风主动，肝风相火为病也。

钩藤钩　当归　茯神　人参二钱　桔梗钱半　桑寄生五分

风热，加黄芩、栀子、柴胡、白术；风痰，加半夏、南星、竹沥；风胜，加全蝎、僵蚕。

钩藤之甘寒，以除心热，而散肝风；柴胡、桔梗之辛凉，黄芩、栀子之苦寒，以平少阳厥阴之风热，风热去，则瘛疭止矣；人参、茯神以益气而宁神；当归、寄生以养血而安胎也。

当归贝母苦参丸 《金匮》

治妊娠小便难，饮食如故。

当归　贝母　苦参　等分，炼蜜丸，如小豆大，饮服三丸，加至十九。

从来小便难，伤寒热邪传里则有之，必先见表证，或化源郁热者有之，上必见渴，中气不化者有之，饮食必不调，中气下陷者有之，必先见脾胃证，下焦郁热有之，必不渴而饮食如故。今妊娠饮食如故，然小便难，必因便溺时得风冷，郁于下焦，而为热致耗膀胱之水，故以苦参能入阴，治大风，开结气，除伏热为君；当归辛温，能入阴利气，善治冲带之病为臣；其证虽不由肺，然膀胱者气化之门，下窍难则上必不利，故以贝母开肺气之郁为佐。全不用利水药，病不因水郁也。

羚羊角散 《本事方》

治妊娠中风，涎潮忽仆，目吊口噤，角弓反张，名子痫阴主静，阳主动，风阳邪也。诸风眩掉，皆属肝木，故有搐搦、眩冒、反张之证。

羚羊角屑，一钱　独活　防风　芎劳　当归　枣仁炒　茯神　杏仁　薏仁五分　木香　甘草二分半　加姜煎。一方有五加皮。

羚羊角之辛凉，以平肝火，防风、独活之辛温以散风邪，茯神、酸枣以宁神，当归、川芎以活血，杏仁、木香以利气，薏仁、甘草以调脾也扶土所以抑木，故薏仁亦治筋急拘挛之证。

紫苏饮 严氏

治胎气不和，凑上胸腹，腹满头痛，心腹腰胁痛，名子悬由下焦气实，相火旺盛，举胎而上，上逼心胸也。

苏叶一钱　当归七分　芎藭　芍药　人参　陈皮　大腹皮五分　甘草二分　加姜煎，空心服。心腹痛甚者，加木香、延胡索。

芎归、芍药以和其血，苏、桔、大腹以顺其气。气顺血和，则胎安矣。即利其气，复以参、甘养其气者，顺则顺其邪逆之气，养则养其冲和之气也。

天仙藤散　陈景初

治子气妇人冲任素受血风，因妊娠而足肿，喘闷妨食，甚则脚指出黄水，病名子气，非水也。

天仙藤即青木香藤，微炒　香附炒　乌药　陈皮　甘草炙　等分，加紫苏三叶，木瓜、生姜各三片，空心煎服。或为末，盐汤调下，日三。

天仙藤之苦温，疏气活血，能解血中之风气；香附、乌药、陈皮之辛温，以行郁气；紫苏、生姜之辛温，以疏表气；甘草之甘缓，以和正气；少加木瓜，以除湿热利筋骨，调营卫也。

白术散 《全生》

治子肿，面目肢体，虚胕如水状胎中挟湿，水与血搏，湿气流溢，面目肢体浮肿，亦名胎水。原因烦渴，引饮过多，或泄泻损伤脾胃，脾虚不能制水，五六个月多有之。

白术一钱　姜皮　陈皮　茯苓皮　大腹皮五分　为末，米饮下。《指迷方》有桑白皮，无白术此即五皮饮。丹溪除姜皮、腹皮，加川芎、木通。

水病当令上下分消，姜皮、橘皮辛而能散，使水从毛窍出；腹皮、苓皮，淡而能泄，使水从溺窍出；水盛由于土衰，故用白术之甘温，以扶脾土而提防之，不致泛溢也。

鲤　鱼　汤 《千金》

治妊娠腹大，胎间有水气。

白术五两　茯苓四两　当归　白芍三两　上细剉片，以鲤鱼一尾，修事如食法，煮取汁，去鱼不用，每服四钱，入鱼汁一盏半，生姜七片，橘皮少许，煎至七分，去滓，空心服或服鲤鱼粥亦可。

按：此方用归、芍以养血，苓、术以实脾，姜、橘以和胃。只用鲤鱼汁以利水，绝不杂用利水之药，走气伤阴，暗损胎元，且制小其服，以缓治之，深为有见。

竹 叶 汤

治妊娠心惊胆怯，终日烦闷，名子烦受胎四五个月，相火用事，或盛夏君火大行，俱能乘肺以致烦躁，胎动不安，亦有停痰积饮，滞于胸膈，致令烦躁者。

麦冬钱半　茯苓　黄芩一钱　人参五分淡竹叶十片　如有痰者，加竹沥少许。

竹叶清烦，黄芩消热，麦冬凉肺心火乘肺，故烦出于肺。茯苓宁心，人参补虚。妊娠心烦，固多虚也。

紫 菀 汤 《良方》

治子嗽。

紫菀　天冬一钱　桔梗五分　甘草炙　桑白皮　杏仁三分　竹茹二分　入

蜜，温服。

子嗽由于火邪，当以清火润肺为务。桔梗、桑皮之凉以泻之，天冬、竹茹之寒以清之，紫菀、炙草之温，杏仁、白蜜之泽以润之也。

安 荣 散 《本事》

治子淋，心烦闷乱子淋，膀胱小肠虚热也。虚则不能制水，热则不得通利，故淋。心与小肠相表里，故烦闷。亦有因房劳，内伤胞门，冲任虚者，宜八珍汤，或肾气丸等方。

人参　细辛一两　当归　甘草　灯草五钱　木通　滑石　麦冬三钱　为末，每二钱，麦冬汤调下。

陈来章曰：虚热宜补，故用人参、甘草之甘，淋闷宜通，故用木通、灯草之渗，滑石之滑，肺燥则天气不降，而麦冬能清之，肾燥则地气不升，而细辛能润之经曰：地气上为云，天气下为雨，上下交，阴阳和，而后便能通也。血燥则沟渎不濡，而当归能滋之也。

胎 元 饮

治妇人冲任失守，胎元不安不固者，随证加减用之，或间日，或二三日，常服一二剂脾肾两亏，而胎不固者，此方最宜。盖胎元不固，皆因脾虚，而因肾虚者为尤多。

人参随宜　当归　杜仲　芍药二钱　熟地二三钱　白术钱半　炙甘草一钱　陈皮七分，无滞者不用

如下元不固，而多遗浊者，加山药、五味子、补骨脂之属；气分虚甚者，倍白术，加黄芪，但芪、术气浮，能滞胃口，倘胸膈有饱闷不快者，须慎用之；倘虚而多寒兼呕者，加炮姜七八分，或一二钱；或虚而兼热者，加黄芩一钱五分，或加生地二钱，去杜仲；阴虚小腹作痛，加枸杞子二钱；多怒气逆者，加香附无妨，或砂仁亦妙；有所触而动血者，加川断、阿胶各一二钱；呕吐不止，加霞天曲二钱，煨姜二三片。

固 胎 煎

治肝脾多火多滞，而屡堕胎者。

黄芩二钱　白术一二钱　当归一钱五
分　砂仁五分　陈皮一钱　芍药一钱五分

凉 胎 饮

治胎气内热不安等证。

生地　芍药二钱　黄芩　当归一二
钱　枳壳　石斛一钱　茯苓一钱五分　甘
草七分,生用　如热甚者,加黄柏一二钱。

参 术 饮 丹溪

治妊娠转胞转胞者,胎逼及胞,压在一边,
胞系转戾,脐下急痛,溲数或闭也。因气血虚弱,痰
饮壅滞以致之。

当归　熟地黄　芎藭　芍药　人参
白术　陈皮留白　半夏　甘草炙　加姜
煎,空心服此即八珍汤,去茯苓,加陈皮、半夏,以
除痰也。

气虚补以四君,血虚补以四物,痰饮
消以二陈,使气得升举,而胞自通也丹溪

曰：转胞之病，妇人禀受弱者、忧闷多者、性躁急者、食厚味者多有之。古方用滑利药鲜效，因思胞不自转，为胎所压。胎若举起，胞系自疏，水道自通矣。近吴宅宠人患此，脉似涩，重则弦。予曰：此得之忧患，涩为血少气虚，弦为有饮。血少则胎弱不能举，气虚有饮，中焦不清而隘，则胎知所避而就下，乃以上药与服，随以指探喉中，吐出药汁，候气定，又与之，八贴而安。此恐偶中，后治数人皆效。仲景云：妇人本肥盛，今反赢瘦，胞系了戾，但利小便则愈，宜服肾气丸，以中有茯苓故也。地黄为君功有补胞。

又法：将孕妇倒竖，胎转而小便自通矣。

表实六合汤 海藏

治妊娠伤寒，头痛身热，无汗脉紧，太阳经病。

四物汤每味一两　麻黄　细辛五钱

凡妇人伤寒，六经治例皆同。有怀妊者，则以安胎为主，药中有犯胎者，则不可用也。海藏皆以四物为君，养血安胎，余同伤寒例，分证而治。麻黄、细辛发汗解表，故加用之，治表实无汗者；四物四两，加桂枝、地骨皮各七钱，名表虚六合汤，治妊娠伤寒，表虚自汗地骨皮凉血，故能退热止汗。身热恶寒，头痛项强，脉浮而弱；四物四两，加防风、苍术各七钱，名风湿六合汤，治妊娠伤寒，中风湿气，肢节烦痛，头痛身热、脉浮；四物四两，加升麻、连翘各七钱，名升麻六合汤，治妊娠伤寒，下后过经不愈，湿毒发斑如锦纹者；四物四两，加柴胡、黄芩各七钱，名柴胡六合汤，治妊娠伤寒，胸胁满痛而脉弦，少阳经证；四物四两，加大黄五钱，桃仁十枚麸炒，名大黄六合汤，治妊娠伤寒，大便闭，小便赤，气满而脉沉数，太阳阳明本病也，急下之大黄、桃仁妊娠所忌，然伤寒间有用之者，谓有病病当之也。经曰：妇人重身，毒之何如？岐伯曰：有故无殒，亦无殒也，此之谓欤？四物四两，加人参、五味各五钱，名人参六合汤，治妊娠伤寒，汗下后，咳嗽不止；四物四两，加厚朴、枳实麸炒各五钱，名朴实六合汤，治妊娠伤寒，虚痞胀满，阳明本虚者本，胃府也。四物四两，加栀子、黄芩各五钱，名栀子六合汤，治妊娠伤寒，汗下后，不得眠；四物四两，加石膏、知母各五钱，名石膏六合汤，治妊娠伤寒，大渴而烦，脉长而大；四物四两，加茯苓、泽泻各五钱，名茯苓六合汤，治妊娠伤寒，小便不利，太阳本病本，膀胱府也。四物四两，加阿胶、艾叶各五钱，名胶艾四物汤一方加甘草。一方加甘草、黄芪、干姜治妊娠伤寒，汗下后，血漏不止，损动胎气者；四物四两，加附子、肉桂各五钱，名附子六合汤，治妊娠伤寒，四肢拘急，身凉微汗，腹中痛，脉沉迟者，少阴病也桂、附虽辛热动胎之药，然寒证用之，适所以主胎。四物四两，加生地酒浸大黄各五钱，名四物大黄汤，治妊娠伤寒，蓄血证歌曰：妇人妊娠若蓄血，抵当桃仁莫妄施，要教母子俱无损，大黄四物对分之。

当　归　散　《金匮》

妊娠有宜常服者妇人血少有热，胎动不安，及数半产、难产者，并宜服之，胎无疾苦，临盆易产，产后百病，悉皆主之。

当归　芎藭　芍药　黄芩一斤　白术半斤　为末,酒调服,日二。

冲任血盛,则能养胎而胎安,归、芎、芍药能养血而益冲任,又怀妊宜清热凉血,血不妄行则胎安,黄芩养阴退阳,能除胃热,白术补脾燥湿亦除胃热胎气系于脾,脾虚则带无所附,故易落。脾胃健,则能运化精微,取汁为血以养胎,自无恶阻呕逆之患矣。《易简方》加山茱萸,治经三四月不行,或一月再至数月不行者,血少也,滋之以芎、归、芍药;补之以白术、山茱。一月再至者,脾虚有热也,白术能补脾,黄芩能凉血,山茱能固经。

达 生 散 （亦名束胎散）丹溪

妊娠八九月,服数十剂,易生有力诗曰:诞弥厥月,先生如达。达,小羊也,其生甚易。产难多因气血虚弱,营卫滞涩,服此则易生如达矣。

当归酒洗　芍药酒炒　人参　白术土炒紫苏一钱　甘草炙,二钱　大腹　陈皮一钱　葱五叶,黄杨脑子七个,煎黄杨木主产难或加枳壳、砂仁,或春加川芎,夏加黄

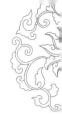

芩，冬如本方，或有别证，以意消息。

当归、芍药以益其血，人参、白术以益其气，腹皮、陈皮、紫苏、葱叶以疏其壅。气血不虚不滞，则临产自无留难之患矣丹溪曰：产难往往见于郁闷安逸之人，富贵奉养之家，若贫贱者鲜有之。古方有瘦胎饮，为湖阳公主而作，恐非至到之言。予族妹苦于难产，遇胎则触而去之，予甚悯焉。视其形肥而勤于女工，知其气血久坐不运，儿因母气虚，亦不能自运尔，当补母气，则儿健易产。令其有孕五六月，以《大全良方》紫苏饮，加补气药，与之数十贴，得男甚快，因以其方，随母之性禀，与时令加减，服无不应，因名曰达生散云。昔湖阳公主难产，方士进瘦胎饮，用枳壳四两，甘草二两炙，五月后日服一钱。洁古改以枳术，名束胎丸，寇宗奭明其不然。盖孕妇全赖血气以养胎，血气充实，胎乃易生，彼公主奉养太过，气实有余，故可服之，若一概滥施，误之甚矣。按：瘦胎饮，又名枳壳散，治胎肥难产，临月服之。张氏加香附，行气宽膈，姜汤下。凡临产坐草，产母用力，须待儿子顺身，临逼门户。谷道挺进，浆破血下，方可用力一送，令儿下生，若用力太早，并妄服催生药，多致不救。生不必催也，催之则摘方苞之萼，揠宋人之苗尔，非唯无益，而又害之矣。古方有用兔脑者，有用猪脂者，有用油蜜葱白者，有用葵子者，有用牛乳、榆皮、滑石者，有用金凤子者，有用柞枝者，有用万年青子者，大都取其滑泽之义，虽近理而莫必其效也。又有用弩牙灰者，有用蛇退灰者，有用笔头灰者，有用百草霜者，有用伏龙肝者，有用凿头灰者，有用蓖麻子贴于足心者，有手握石燕者。虽曰各有深意，但烧灰而服者，徒劫燥其津液，手握足贴者，勿验尔。噫！平时失于将理，至于临产艰难，频以杂药摧之，皆惑也。又回生丹，方书中大夸其催生之效，并产后种种功能，然不过破瘀之效尔，今世执而用之者，为害甚多，所以不录。

殿 胞 煎

治产后儿枕疼痛等证，如神。

当归五七钱，或一两　　川芎　　炙甘草　茯苓一钱　肉桂一二三钱，或五七分　水煎热服。

如脉细而寒，或呕者，加炒黄干姜一二钱；如脉弱阴虚者，加熟地三五钱；如气滞者，加香附一二钱，或乌药亦可；腰痛，加杜仲二三钱；如血热多火者，去肉桂，加酒炒芍药一二钱张景岳曰：丹溪云，芍药性酸，大伐发生之气，产后忌用之。此亦言之过也。夫芍药之寒，不过于生血药中，稍觉其清尔，非若芩、连辈之大苦大寒者也。使芍药犹忌，则他之更寒者，尤为不可用矣。余每见产家过慎者，或因太暖，或因年力方壮，而饮食药饵大补过度，以致产后动火者，病热极多，若尽以产后为虚，必须皆补，岂尽然哉？且芍药性清，味酸而收，最宜于阴气散失之证，岂不为产后之要药乎？不可不辨也。

猪　蹄　汤 《灵苑》

治乳少。

猪啼一支　通草一两

猪蹄咸能润下，通草淡能通窍。

当归补血汤加葱白方

治产后无乳乳者，血气之所成也。故气血充盛之妇，未尝无乳。凡见无乳者，皆气体怯弱之妇也。古方中用穿山甲、王不留行及漏芦等物，唯气血有余而兼壅滞者宜之，虚弱者当禁之矣。

当归二钱　黄芪一两　葱白十枚

当归、黄芪大补其气血，此养乳汁之源也；葱白辛温直走阳明，以达于乳房，故用之为使，此通乳汁之渠也。

参 术 膏 丹溪

治产后胞损，成淋沥证，或遗尿。

人参二钱五分　白术二钱　黄芪钱半　茯苓　陈皮　桃仁一钱　炙甘草五分　用猪羊胞煮汤，入药煎服。

产后胞损必令气血骤长，其胞可完，若稍迟缓，恐难成功，故以参、芪、术、草以补之，加陈皮以宣其滞，桃仁以活其血，茯苓以助其下行，用猪羊胞煮汤，入药煎服，取其以胞补胞之义，不特引经也丹溪曰：收生不谨，以致损胞，而得淋沥。有徐氏妇，壮年患此，因思肌肉破伤，在外者且可补完，胞虽在内，自亦可治，诊其脉虚甚，因悟曰：难产之人，多是气虚，难产之后，气血尤虚，因用峻补，以参术膏，煎以猪羊胞，极饥时与之，每剂一两，一月而安。

黑 神 散 《局方》

治产后恶露不尽，攻冲作痛，及胞衣不下，胎死腹中由血滞不行也。

熟地黄　归尾　赤芍　蒲黄　桂心　干姜炒　甘草四两　黑豆炒去皮，半升　每服二钱，酒、童便各半，煎，便产须知有生地黄。

前证皆因血瘀不行，熟地、归、芍之润以濡血，蒲黄、黑豆之滑以行血，桂心、干姜之热，以破血干姜辛热能去恶生新，故产后发热多用之。用甘草者，缓其正气；用童便者，散其瘀逆；加酒者，引入血分，以助药力也产后恶露不行，坐蓐劳伤者，以前四味从轻治之。若挟宿冷，气滞血凝，胞胎不下，则宜全用，快行之也，寒多及秋冬宜之。若性急形瘦有火之人，及夏月，均宜审用。去蒲黄、黑豆，加茯苓钱半，吴萸五分，当归全用，熟地各三钱，芍药白者，酒炒焦，钱半，炙甘草、炒干姜、肉桂、北细辛各一钱，水煎，名九蜜煎，治产后阳气虚寒，或阴邪入脏，心腹疼痛，呕吐不食，四肢厥冷。

古黑神散　百草霜　白芷　等分，每二钱煎，入童便、醋少许和服。治横生逆产，及胎前产后，虚损崩漏等证。

清 化 饮

治产后因火发热,及血热妄行,阴亏诸火不清等证。

白芍　麦冬二钱　丹皮　茯苓　生地石斛二三钱　黄芩一钱

骨蒸多汗者,加地骨皮一钱半;热甚而渴,或头痛者,加石膏一二三钱;内热便涩者,加木通一二钱,或黄柏、栀子,皆可随证用之;如兼外邪发热,加柴胡一二钱。

失 笑 散 《局方》

治恶露不行,心包络痛,或死血腹痛恶血阻而不行,上冲于包络,下阻于腹中,皆闷而作痛。

蒲黄　五灵脂　等分为末,煎膏,醋调服。

生蒲黄性滑而行血,五灵脂气臊而散血气臊入肝皆能入厥阴而活血止痛,故治血痛如神。

本方各一两,加木通、赤芍各五钱。

每四钱,入盐少许服,名通灵散,治九种心痛。

清魂散 _{严氏}

治产后恶露已尽,忽昏晕不知人产后气血虚弱,又感风寒也。

泽兰叶　炙甘草　人参三分　川芎五分　荆芥一钱　为末,温酒调下,更宜烧漆器,淬醋炭于床前,使闻其气。

气血虚弱,故以人参、甘草补其气;外感风邪,故以荆芥疏其风荆芥最散血中之风,故以为君。泽兰、川芎以去其未下之瘀血。风邪去,余血下,气血生,则神清矣。肝藏魂,故曰清魂。

当归羊肉汤

治产后发热自汗,肢体疼痛,名曰蓐劳。

黄芪一两　人参　当归七钱　生姜五钱用羊肉一斤,煮汁去肉,入前药煎服。

如恶性露未尽,加桂辛热行血;有寒,

加吴茱萸;有热,加生地汁;有气,加细辛。

参、芪,补气而固卫,当归养血而调营,生姜辛温,引气药入气分,而生新血,羊肉甘热,用气血之属,以补虚劳,热退而汗收矣吴绶曰:产后不可轻易发汗,盖有产时伤力发热,有去血过多发热,有恶露不尽发热,有三日乳蒸发热,或早起劳动饮食停滞,亦皆发热,状类伤寒,要须详辨。大抵产后大血空虚,若汗之,则变筋惕肉瞤,或昏迷不醒,或搐搦不定,或大便闭涩,其害匪轻。凡有发热,且与四物汤。芎、归为君,白芍须炒过,酒蒸熟地黄佐之。加软苗、柴胡、干姜、人参主之。盖干姜辛热,能引血药入血分,气药入气分,且能去恶生新,有阳生阴长之道,以热治热,深合《内经》之旨。如恶露不尽者,益母丸、黑神丸必兼用之;胃虚食少,加白术、茯苓;呕逆者,加陈皮、半夏。其余六经,治例皆同,必以四物汤为主,乃养血务本之要也。刘河间曰:大抵产病天行,从增损柴胡;杂证,从增损四物,宜详脉而治之。

除人参、黄芪,用羊肉一斤,生姜五两,当归三两,名当归生姜羊肉汤《金匮》,治产后腹中疠痛,及寒疝腹痛,虚劳不足。

返 魂 丹 （即益母草膏丸）《产宝》

治胎前产后，一切诸病，及月经不调，赤白带下。

五月五日，六月六日，或小暑日，益母草正开时，连根采收，阴干，用花叶及子，石臼捣末，蜜丸，或捣汁，于砂锅内文武火熬成膏服，忌铁。

如胎动腹痛，下血不止，当归汤下；横生逆产，胎衣不下，炒盐汤下；产后血晕，口渴狂言，产后中风，失音口噤，及血结奔痛，时发寒热，面赤心烦，或鼻衄舌黑口干，并童便和酒下；产后喘嗽，恶心吐酸，胁痛无力，酒下；产后泻血，枣汤下；产后崩漏，糯米汤下；产后带下，胶艾汤下；产后二便不通，烦躁口苦，薄荷汤下；凡产后以童便化服一丸，能调经络、破血痛。

益母草功擅消水行血，去瘀生新，利大小便，故为经产所需，然其性辛散寒滑，唯血滞、血热者宜之，稍挟虚寒者服之，为害不浅。今人以其有益母之名，而滥用之,误矣。观其能消疔肿,散乳痈,可知其性之全无补益矣时珍曰:益母草根、茎、花、叶、实,皆可用。若治血分风热,明目调经,用子为良;若胎产疮肿,消水行血,则可并用。盖根、茎、花、实,专于行,子则行中有补也。

免 怀 汤

欲摘乳者,此方主之妇人之血,上则为乳,下则为经。欲摘乳者,通其月事,则乳汁下行,免乳胀之苦矣。

当归尾　赤芍药　酒红花　酒牛膝各五钱

四味皆下行导血之品,故以用之。名曰免怀者,子生三年,然后免于父母之怀也。

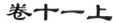

卷十一上

婴孩门

小儿之病，与大人无异。惟初生保护及痘疹等证，不得不另集方法，以便施用。世俗所谓惊风，即四时感证也。方中行《痘书》，喻嘉言《寓意草》中论之最详，当从伤寒门循经救治，切不可用抱龙丸、镇惊丸等金石药，镇坠外邪，深入脏腑，为害不浅。

初生拭口法

婴儿初生急以绵裹指，拭儿口中舌上恶血积露，谓之玉衔。若啼声一发，即入腹成百病薛氏曰：婴儿初生，口含血块，啼声一出，随即咽下。而毒伏于命门，遇天行时气久热，或饮食停滞，或外感风寒发热等因，发为疮疹。急须于未啼时，用软帛裹指，揩去其血。虽出痘也轻矣。又看舌下，若连舌有膜，如石榴子，若啼不出，声不转，速以指爪摘断之，或用苇刀子割之，微有血出即活；若舌下血出多者，以乱发烧灰，同猪脂少许和，涂之《圣惠》云：看齿根有黄筋两条，以苇刀割断，点猪乳佳，如儿口难开，先点猪乳。

甘草下胎毒法

用粉甘草中指一节，拍碎，以水二蚬壳，煎一蚬壳，以绵缠蘸，令儿吮之，若吐出恶汁为佳。若服一蚬壳，不吐即不须更服，不问婴儿虚实寒热，皆须服之《心鉴》曰：古方书言婴儿始生落草，服秉粉、朱砂、白蜜、黄连、牛黄欲下胎毒，今人率承用之。不知今人禀受摄养，与古人不同。其药乃伤脾败阳之物，若与儿服，后必生异证。只宜用淡豆豉煎浓汁，与三五日，其毒自下，又能助养脾气，消化乳食。薛氏预以甘草细切少许，临产时以绵裹沸汤盏内覆温，收生之际，以软绵裹指，蘸甘草汁，拭其口，次用下胎毒诸法。

猪 乳 法

婴儿初生至满月内，常时时旋取猪乳，滴口中佳猪儿饮母次便提后脚，离乳急挤之，即得。

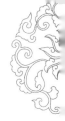

襁 褓 法

《千金》论云：小儿用父故衣，女用母故衣，勿使新绵，切不可过厚，恐令儿壮热，生疮发痫，皆自此始《巢氏》云：儿始生，肌肤未成，不可暖衣，暖衣则令筋骨缓弱，宜时见风日。若不见风日，则令肌肤脆软，便易损伤。婴儿皆常藏在帏幙之内，重衣温暖，譬如阴地草木，不见风日，软脆不任风寒。婴儿皆当以故絮著衣，莫用新绵也。天气和暖无风之时，令母常抱日中嬉戏数见风日，则令血和气刚，肌肉硬密，堪耐风寒，不致疾病。又当习薄衣之法，当从秋习之，不可于春夏卒减其衣，令儿受风寒。冬月但当著夹衣及衲衣之类，极寒则渐加以旧绵。人家多爱子，乃以绵衣过厚，适所以为害也。又当消息，无令汗出，汗出则致虚损便受风寒，昼夜寤寐，皆当戒之。

乳 哺 法

汤氏曰：小儿乳哺，须要得法，乳者奶也，哺者食也。乳后不得便与食，哺后不得便与乳，小儿脾胃怯弱，乳食相并，难以克化。周岁以上，必成乳癖于腹中，作疼作热，疳病从此起也丹溪曰：小儿肠胃尚脆而窄，若稠、粘、干、硬、酸、咸、甜、辣，一切鱼肉水果湿面烧炙煨炒，俱是发热难化之物，皆宜禁绝。只与熟菜白粥，非唯无病，且不纵口，可以养德。此外生栗味咸，干柿性凉，可为长阴之助。然栗太补，柿太涩，俱为难化，亦宜少与。妇人无知，唯务姑息，畏其啼哭，无所不与，积成痼疾，虽悔何及？所以富贵骄养，有子多病，迨至成人，筋骨柔弱，有食则不能忌口以自养，居丧则不能食素尽礼。小节不谨，大义亦亏。可不慎欤？至于乳母，尤宜谨节，饮食下咽，乳汁便通，情欲中动，乳脉便应，病气到乳，汁必凝滞。儿得此乳，疾病立至，不吐则泻，不疮则热，或为口糜，或为惊搐，或为夜啼，或为腹痛。病之初来，其溺必少，使须询问，随证治母，母安亦安，可消患于未形也。

乳　儿　法

凡乳母气血为乳汁也。五情善恶，悉气血所生。宜戒喜怒一切禁忌。不用狐臭、瘿瘘气、嗽病者及身体疥癣、头疮发少、唇紧音哑、耳聋齆鼻、痫病等，方可乳儿。夏天盛热时，乳母浴后或儿啼，不可与奶，使儿胃有热毒，秋成赤白痢。浴后可令定息良久乳之，可无患也。聂氏曰：

盛啼不可食乳，恐气逆不顺，聚而为逆，亦能成疾。《千金》论曰：凡乳儿不可过饱，饱则溢而成呕吐，若乳来多猛，取出接后再乳。切须乳时，合先令捏去宿热乳，然后乳之。如乳母欲卧寐，当以臂枕之，令乳与儿头平。母欲睡着时，即夺其乳，恐其不知饱足，亦成呕吐。父母交合之间，儿卧于侧或惊起，不可乳儿，盖气乱未定，必能杀儿也《圣惠方》云：醉淫喘乳，能杀小儿。《圣济经》论：乳者，夏不欲热，热则致吐逆；冬不欲寒，寒则致下痢；母不欲怒，怒则令上气颠狂；母不欲醉，醉则令身热腹满。母方吐下而乳，则致虚羸；母有积热而乳，则变黄不能食；新房而乳，则瘦悴交胫不能行。

哺 儿 法

钱乙云：儿多因爱惜过当，两三岁犹未饮食，致脾胃虚弱，平生多病。半年后，宜煎陈米稀粥，时时与之。十月后，渐与稠粥烂饮，以助中气，自然易养少病。惟忌生冷、油腻、甜物等《宝鉴》云：儿五十日可哺如枣核，百日弹丸，早晚二哺。三岁未满，勿食鸡肉及子,恐腹内生虫。

杂将护法

嬰儿百日任脉生,能反复,乳母当存节喜怒,适其寒温;嬰儿半睟,尻骨已成,乳母当教儿学坐;嬰儿二百日外,掌骨成,乳母教儿地上匍匐;嬰儿三百日,膑骨成,乳母教儿独立;嬰儿周睟,膝骨已成,乳母教儿行步。上件并是定法,世人不能如法,往往抱儿过时,损伤筋骨,切宜戒之。

柴归饮

治痘疹初起,发热未退,无论是痘是邪,疑似之间,均宜用此平和养营之剂,以为先着。有毒者可托,有邪者可散,实者不致助邪,虚者不致损气凡阳明实热邪盛者,宜升麻葛根汤。如无实邪,悉宜用此增减之。小儿壮热,呵欠顿闷,时发惊悸,或吐或泻,手足时冷,面颊腮赤。嗽嚏者,为痘证也;呵欠顿闷,肝之证也;时发惊悸,心之证也;或吐或泻,手中时冷者,脾之证也;颊赤嗽嚏,肺之证也;腰痛喜寐,肾之证也。五脏之证尽显者,其痘必多,但显一二证者,其痘必

少。其本总由于淫火之毒也。

当归二三钱　芍药或生或炒,一钱半　荆芥一钱　炙甘草七分或一钱　柴胡一二钱　加姜煎服。

血热者,加生地;阴虚者,加熟地;气虚脉弱者,加人参;虚寒者,加炮姜、肉桂;腹痛者,加木香、砂仁;呕恶者,加干姜、陈皮;若治麻疹,以干葛易荆芥。

升麻葛根汤

小儿初间发热壮盛、为风寒、为痘疹,莫能辨的,此方稳当。

方见卷三上表散门

表热壮盛,此邪实于表也。经曰:轻可去实,故用升麻、葛根以疏表,甘草佐之,可以和在表之气;芍药佐之,可以和在表之营。去其实邪,和其营卫,风寒则解,痘疹则出,诚初间之良剂也。如至四五日,痘中夹疹者,亦此方主之,疹散只依常法治痘。

疏 邪 饮

治痘疹初起发热。凡气血强盛,无藉滋补者,单宜解邪,此方为主,以代升麻葛根汤及苏葛等方,最为稳当。

芍药酒炒　柴胡倍用　甘草炙　苏叶　荆芥穗减半　水煎热服。

无火者,加生姜三片;火盛内热者,加黄芩;渴者,加干葛。

去苏叶、荆芥,加干葛、黄芩、连翘,名柴葛煎,治痘疹表热及瘟疫等证。

参 苏 饮

治痘证初起,风寒壮热,体重头痛,痰嗽壅盛。

方见卷五下表里门

风寒客于外,故用紫苏、干葛以发表;痰嗽壅于内,故用半夏、前胡、桔梗、陈皮、茯苓以安里。邪去之后,中外必虚,人参、甘草急固其虚。此则表和而痘易出,里和而气不虚,表里无失,斯良剂矣。

惺 惺 散

发热之初,未明是痘,形体怯弱者宜之。

人参　白术　甘草　细辛　白茯苓　天花粉　白芍药　桔梗各七分

参、苓、术、草防其虚也,细辛、桔梗所以疏其阳,花粉、白芍所以和其阴。

透 邪 煎

凡麻疹初热未出之时,惟恐误药,故云未出之先,不宜用药。然解利得宜,则毒必易散,而势自轻减。欲求妥当,当先用此方为主。

当归二三钱　芍药酒炒,一二钱　防风八分荆芥穗一钱　升麻三分　甘草炙,七分　水煎服。

如热甚脉洪滑者,加柴胡一钱。此外凡有杂证,俱可随宜加减。

麻 黄 汤

治痘疹天寒腠密,表热壮盛。

方见卷三上表散门

解表之药有三品，辛凉、辛温、辛热也。夏月表气易泄，宜用辛凉；春秋表气平调，宜用辛温；若天寒之时表气闭密，辛凉辛温不能解散，故以麻黄、桂枝之辛热者以主之，亦各当其可而已，佐以杏仁利其气也，佐以甘草和其气也。

加味葛根汤

凡小儿发热，看有痘情耳冷、指冷、脚冷、眼如含水、懒于言笑是也。宜用此服至见点。

升麻　　葛根　　前胡　　桔梗　　山楂　青皮　　木通　　荆芥　　抚芎　　甘草　加灯心。

高鼓峰曰：如服此汤而不见点，是毒盛也，其证必重。若热甚气闷、谵语、腰无力，冬月可加麻黄一钱，夏月加石膏一钱，甚者加至二钱如冬月热甚，过四五日，重证已见，而舌灰白色者，亦须以石膏合麻黄用之，夏月苏叶、薄荷俱可进退用之。如见点如糠粃齐布，热甚口臭,此脾经痘也,死不治矣。去葛根、青皮,加红花、蝉蜕,名红花汤二日后宜用。如见点三日,痘已齐而大热不退,此是毒盛,危候见矣。须以凉药凉血,红花汤去升麻、抚芎、山楂,加生地、丹皮与之,然此是干红候,百不一活如热微者,不妨。红花汤去升麻、抚芎、山楂、木通,加僵蚕、大力子,名桔梗汤六日已过,痘脚已齐,浆势欲行者,宜之。又三日发热起顶,浓浆至矣,当用木通、僵蚕、荆芥、连翘、花粉、丹皮、丹参等,以和其毒。其有变白色而发痒者,气血亏也,五味异功散见卷一上,四君子汤附方。加白芍以救其元气,虚甚者,参、术加至五六钱,大剂用之,自然有救。或泥于庸医发未尽而禁补,或反咎发表欠透,以致今日内陷者,此杀人之论,不可信也。信手大补,不一二剂,必然窠下浆来,生气勃然矣。即有挦掐破者,亦自循皮烂臭而回生。

羌活透肌汤

治痘出见点未尽。

羌活　陈皮　柴胡　前胡　半夏　茯苓　甘草　桔梗　川芎　当归　山楂

表气未疏，则出有不尽，故用羌、芎、柴、前，以疏表；里气未利，则出有不速，故用二陈、桔梗以调里；当归活表里之血；山楂消表里之滞。血活滞消，则痘之出也易易耳。

透　肌　散

治气弱痘出不尽。

紫草二钱　木通一钱五分　白芍药酒炒　人参　蝉蜕　升麻　甘草五分

人参、甘草能益气而补中，紫草、木通能透肌而起痘，升麻、蝉蜕能退热而消风，用芍药所以调阴气而和营卫也。

紫草化毒汤

治痘已出未出，热壅不快。

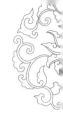

紫草二钱　陈皮一钱　升麻　甘草五分如小便赤,加木通。

紫草活窍,利血化毒;陈皮快膈,消痰利气;升麻消风,发散疮痍;甘草补虚,和中解热;木通加之为导,热邪由溺而泄尔。

搜　毒　煎

解痘疹热毒炽盛,紫黑干枯,烦热便结,纯阳等证。

紫草　地骨皮　牛蒡子　黄芩　木通　连翘　蝉退　芍药　水煎。

渴者,加花粉、麦冬;阳明热甚,头面、牙龈肿痛者,加石膏、知母;大肠干结、脐腹实胀者,加大黄、芒硝;血热妄行者,加犀角、童便;小水热闭者,加山栀、车前子;兼表热者,加柴胡。

凉血养营煎

治痘疮血虚、血热,色红热渴,或色燥不起,及便结溺赤,凡阳盛阴虚等证。

生地　当归　白芍　甘草　地骨皮

紫草　黄芩　红花　水煎服,量儿大小
加减。

渴,加天粉;肌热无汗,加柴胡;血热
毒不透者,加犀角;毒热甚者,加牛蒡子、
木通、连翘之属。

甘 桔 汤

治痘疹咽喉肿痛。

方见卷八下泻火门

消 毒 饮

治痘疹咽喉肿痛,膈上热盛。

牛蒡子二钱　荆芥穗一钱　防风　生
甘草五分

牛蒡子疏喉中风壅之痰,荆芥穗清膈
间风壅之热,生甘草缓喉中风壅之气,防
风散诸风不去之邪。

加味如圣散

治痘疹痰嗽风热,声哑喉痛。

桔梗二钱　牛蒡子　麦门冬钱半　甘

草　元参　荆芥一钱　防风七钱　生犀角
黄芩五分

牛蒡子、麦门冬疗风痰而清肺热，荆
芥、防风散风邪而升郁热，甘草、桔梗、黄
芩利咽喉而清气热，犀角、元参凉心膈而
疗结热。热去则金清，金清则声哑瘥矣。

前胡化斑汤

治痘疹中夹斑，淡红色淡红色，斑之轻
者也。其原由初间不能清热解毒之故。治痘中之
斑，与伤寒、杂证不同。伤寒之斑，宜主寒凉；痘中
之斑，寒之则血凝而痘不起。杂证之斑，间用温补；
痘中之斑，补之则血溢而斑愈盛。此方利营调卫，
不寒不热，诚得治痘斑之理也。

酒红花　当归一钱　前胡八分　荆芥
四分　白芷　甘草节　赤芍　陈皮五
分　郁金七分,酒浸　胡荽子三十粒

红花、当归、赤芍所以活斑中之血，前
胡、白芷、陈皮、荆芥所以利表里之气，胡
荽、甘草、郁金所以散滞气尔。

活 血 散

治痘证气血凝滞。

木香二钱　当归尾酒浸,焙干　赤芍酒浸,炒　川芎　紫草　酒红花五钱　血竭一钱　每服三钱。

气贵利而不贵滞,血贵活而不贵凝。木香、川芎,调其气滞;赤芍、归尾、紫草、红花、血竭,理其血凝。

犀角地黄汤

治痘疹血热及诸失血证。

方见卷一下理血门

心生血,生地黄所以凉心血;肝藏血,白芍药所以和肝血;火能载血,牡丹皮所以去血中之火;热能动血,生犀角所以解诸经之热。

四顺清凉饮

治实热内壅,腹胀秘结,痘不能出。

大黄　当归　芍药　甘草

痘以热而出,固不能以无热。若实热

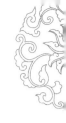

内壅,腹胀便秘,则三焦之气不化,而痘不能以出矣。故用大黄通其滞,当归活其血,芍药养其阴,甘草调其胃。通利之后,表里气血皆承顺矣,故曰四顺如形质虚弱,而大便秘结,不堪攻下者,用蜜导。

黄连解毒汤

治痘证里热壅盛。

方见卷八下泻火门

无热固不化毒,热壅则毒亦不化。故用黄连泻心火,黄芩泻肺肝之火,黄柏泻肾火,栀子泻上下之火。无他证而惟热壅,故用药亦精专焉。

人参白虎汤

治痘证里热渴甚。

方见卷八下泻火门白虎汤附方

石膏清胃热,胃清则不渴;人参、知母、甘草化气而生津液,液生则热自除。

七　正　散

治痘证小便秘涩。

车前子　赤茯苓　山栀仁　生甘草梢　木通　扁蓄　龙胆草

治痘必欲利小便者，水循其道，而后地平天成故也。是方也，车前能滑窍，赤苓能渗湿，木通能通滞，山栀能泻火，草梢能通茎，扁蓄能利水，胆草能利热。七物者，导其热邪，正其中气，故曰七正。

加味导赤散

治痘疹小便黄赤，口干烦渴。

生地黄　人参　麦门冬　木通　甘草　竹叶　灯心

内热，故用生地黄；小便黄赤，故导以木通、竹叶、灯心；口干烦渴，故润以麦冬、人参、甘草，乃气化而津液自生也。

辰砂益元散

治痘疹里热，小便黄赤，神气不清。

方见卷七上消暑门六一散附方

滑石清利六腑，甘草解热调中，辰砂安神去怯。去甘草，滑石、辰砂各一钱。水飞过，加冰片三厘，每用冷水调服一钱，名退火回生散，治痘证血滞枯涩火炎则水干，是故枯涩用滑石、辰砂导去其热，此釜底抽薪之意。入冰片者，欲其速达而无壅滞也。

当归黄连汤

治痘疮毒盛，灰白色不痒。

当归　黄连　丹皮　僵蚕　荆芥　牛蒡子　花粉　银花　生地　加灯心。

保　元　汤

自行起发至顶已起矣。而因气虚，有险证者宜此。

人参　黄芪　甘草　加生姜。

气虚顶陷者，此方主之汪机曰：萧山魏直著《博爱心鉴》三卷，言小儿痘疮，惟有顺、险、逆三证。顺者为吉不用药，逆者为凶，不必用药。唯险乃侮咎之象，当以药转危为安，宜用保元汤加减主之。此方出东垣治慢惊土衰木旺之法，今借而治痘，以其内固营血，外护卫气，滋助阴阳，作为脓血，其证虽异，其理则同。去白芍药，加生姜，改名保元汤。炙黄芪三钱，人参二钱，炙甘草一钱，生姜一片，水煎服之。险证者，初出圆晕干红少润也，将长光泽，顶陷不起也，继出虽起，惨色不明也。浆行色灰不荣也，浆足光润不消也，浆老湿润不敛也。结痂而胃弱内虚也，痂落而口渴不食也，痂后生痈毒也，痈肿溃而敛迟也。凡有诸证，并宜此汤，或加芎䓖、官桂、糯米以助之。嘉谟曰：人参补中，黄芪实表。凡内伤脾胃，发热恶寒，吐泄怠卧，胀满痞塞，神短脉微者，当以人参为君，黄芪为臣；若表虚自汗，亡阳溃疡，痘证阴疮者，当以黄芪为君，人参为臣，不可执一也。

十二味异功散

治痘出不光泽，不起胀，根窠不红，表虚痒塌。

人参　豆蔻　白术　当归　丁香　肉桂　厚朴　陈皮　半夏　茯苓　附子木香

中气有余，气血充满，则痘光泽起发。根窠红活，表无痒塌之患。中气不足，则表亦虚，而诸证作矣。是方也，人参、白术、茯苓、当归,所以补胃;附子、肉桂、丁香、豆蔻,所以温胃;半夏、木香、陈皮、厚朴,所以调胃。胃阳明也。陈氏云:阳明主肌肉,胃气充足,则肌肉温暖,光泽起胀而无痒塌之患。亦见道之言也如浆有不起,顶不充满而发痒,窠壳脱落如梅花片,下发泻者,虚甚也。五味异功散,加黄芪、木香,甚者附子、肉桂、吴茱萸,俱当用。

九味异功煎

治痘疮寒战咬牙,并治男妇阳气虚寒等证,可代陈氏十二味异功散等方。

人参　当归　熟地二三钱　黄芪炙　干姜炮　制附子一二钱　肉桂一钱　甘草炙,七分或一钱　丁香三五分或一钱　上量儿大小加减用水一盏半,煎七分,徐徐与服。如泄泻腹痛,加肉豆蔻,面炒一钱,或白术一二钱。

六　物　煎

治痘疹,气血不足,随证加减用之,神

效不可尽述。并治男妇气血俱虚等证。

熟地_{或用生地}　甘草_炙　当归　芍药
_{俱随宜加减}　川芎_{三四分，不宜多}　人参_{或有}
_{或无，随虚随实用之，气不虚者，不宜用}　水
煎服。

如发热不解，或痘未出之先，宜加柴
胡以疏利，或加防风佐之；见点后痘不起
发，或起而不贯，或贯而浆薄，均宜单用此
汤，或加糯米、人乳、好酒、肉桂以助营气；
红紫血热不退，宜加紫草或犀角；脾气稍
滞者，宜加陈皮、山楂；胃气虚寒多呕者，
加干姜炒用，或加丁香；腹痛兼气滞者，加
陈皮、木香；表虚气陷不起，或多汗者，加
黄芪；气血俱虚，未起未贯而先痒者，加肉
桂、白芷；元气大虚、寒战咬牙、泄泻，宜去
芍药加黄芪、附子、干姜、肉桂。

六　气　煎

治痘疮气虚，痒塌倒陷，寒战咬牙，并
治男妇阳气虚寒等证。

黄芪　肉桂　人参　白术　当

归　甘草炙

上叹咀,水煎服。加减法照前六物煎。

白术茯苓泽泻汤

治痘证水泡中有实热,膈有停水,湿热外行,初则痘色晶亮,顷则痘皆水泡矣。此乃水不能润下,灶底燃薪,釜中发泡之义。

白术　茯苓　泽泻

白术甘而燥,能益土以防水;茯苓甘而淡,能益土以决防;泽泻咸而润,能润下而利水。水利湿消,泡自瘥矣。

补中益气汤

治中气虚弱,痘不起胀《难经》曰:气主呴之,故气者嘘长万物者也。痘不起胀,气之弱也。

方见卷一上治气门

参、芪、术、草以补气,升、柴以升阳,当归以活其营,陈皮以利其气。

四 物 汤

治痘证根淡血弱痘至五六日,气尊血附之时,根脚淡为血弱,故用当归活血,川芎行血,熟地补血,芍药敛血。

方见卷一下理血门

当归活血汤

治痘疮色紫色枯,用此凉血活血。

生地　当归　川芎　赤芍　红花　紫草

色紫为血热,色枯为血滞。热者凉之,枯者泽之,调血之道也。生地凉血之品,余药皆活血之品。血凉而活,壅热可除矣。

内 托 散

治表虚里实,气血皆弱在表者痘顶灰陷,为气虚;痘根色淡,为血虚。若息重气粗,则为里实。

人参　黄芪　甘草　当归　川芎　白芍　厚朴　防风　白芷　肉

桂　木香桔梗

红深黑陷,属热毒者,去桂加紫草、红花、黄芩;淡白灰陷,属虚寒者,加丁香温里,肉桂温表;当贯脓而不贯脓者,倍参、芪、当归,加糯米煎熟,入人乳、好酒。

气虚故用参、芪、甘草,血虚故用归、芍、川芎,然防风、白芷、肉桂,能引诸药自内而托之于外,木香、桔梗、厚朴,能调壅实以归于和。

八　珍　汤

治气血两虚医贵未然之防。痘证虽顺,若气体虚弱,不补恐有后失,故用四君以补气,四物以养血。

方见卷一上治气门四君子汤附方

附子理中汤

治胃中虚寒,或又误服凉药,泻而手足厥冷者。

方见卷六下祛寒门理中汤附方

十全大补汤

治痘证十日以上，血气虚弱者。

方见卷一上治气门四君子汤附方

止痛活血散

治痘浆已满，血滞瘀痛，不可忍者。

白芍药酒炒，二钱　为细末，酒调下。

诸病痒者为虚，痛者为实。痒宜补而痛宜泻。此痛为血实而滞，故用芍药以平血，酒调以行滞。

治痘疮湿烂方

或以败草灰敷之，或以蚕茧灰入枯矾少许敷之，或以墙上白螺蛳壳烧灰敷之，或以蛤粉敷之。四法者，皆是湿者燥之之意。

痧证初起方

升麻　葛根　芍药　甘草　桑皮　地骨皮　桔梗　牛黄　荆芥　连翘

痧证即疹子，又名瘄子，不宜依证施

治,惟当治本。本者,手太阴、足阳明两经之邪热也,解其邪热则诸证自退矣。若服前药,次日标形颧鼻,见点多者,最吉,以其清阳喜上升也。第二日,葛根可去,恶其开肌腠而干津液也。若热甚势重,前汤加白虎、苓粉之类,断不可少;若服药后而热愈甚者,正毒达之故也,得大汗而毒自解矣;若略见标而不见形者,此为痧毒不透,后必防痱,宜从养阴治,甘露饮主之见润燥门。必多服乃效,亦从汗解,乃屡验者有一等小儿乳痧,一日可解,不必尽三朝九朝之说。以清火为主,兼解可也。缘小儿禀质尚弱,神气有限,如遇粗工不审虚实,发散过多,必致正气虚脱,而不可救者多矣。有痧毒痰喘甚者,虽用石膏、黄连,如水淋石,要知是痧毒痰火壅结上焦之故,宜用瓜蒌霜、枳壳、花粉、金沸草,清痰清火。如挟气虚者,加人参立应。痧证多泄泻,慎勿止涩,惟用升麻、葛根、黄连、甘草,则泻自止。痧家不忌泄泻,泻则阳明邪热得解,是亦表里分消之义。痧后泄泻及便脓血,皆由邪热内陷故也,大忌止涩,惟宜升散,仍用升麻葛根汤,加黄连、扁豆。若便脓血,加滑石末必愈。

痈 疡 门

外科方证，至为繁多，不能尽录，兹量采数方，以备择用。若夫泻热解毒，活血托里之剂，多散见于诸门，唯在用者之圆神而已。《内经》曰：营气不从，逆于肉理，乃生痈肿。又曰：诸痛痒疮，皆属心火。丹溪曰：痈疽皆因阴阳相滞而生，盖营行脉中，卫行脉外，相并周流。寒与湿搏之，则凝滞而行迟，为不及；热与火搏之，则沸腾而行速，为太过；气得邪而郁，津液稠粘，为痰为饮，积久渗入脉中，血为之浊，此阴滞于阳也。血得邪而郁，隧道阻滞，或溢或结，积久渗出脉外，气为之乱，此阳滞于阴也。百病皆由于此，不只痈疽为然。

皂 荚 丸 《金匮》

治肺痈。咳逆上气，时唾浊，但坐不眠肺者，五脏之华盖，处于胸中，主气，候在皮毛，劳伤血气，腠理虚而风邪乘之，内感于肺。汗出恶风，咳嗽短气，鼻塞项强，胸膈胀满，久久不瘥，则成肺痿;风伤皮毛,热伤血脉,风热相搏,气血稽留,蕴结于肺,则成肺痈。多吐涎沫,而无脓者,肺痿也;口干喘满,咽燥而渴,甚则四肢微肿,咳吐脓血,胸中隐痛者,肺痈也。痿为正气虚,痈为邪气实。

皂荚刮去皮弦,酥炙　为末,蜜丸,以枣膏和汤服二九。

喻嘉言曰:火热之毒,结聚于肺,表之里之,温之清之,曾不少应,坚而不可攻者,令服此丸,庶几无坚不入,聿成洗荡之功,不可以药之微贱而少之也。

加蛤粉等分,为末,名皂蛤丸,每服二钱,酒下。治妇人风邪客于乳房,而成奶痛此药能导其乳汁,散其风邪,汗出而自愈矣。

桔梗杏仁煎

治咳嗽吐脓,痰中带血,或胸膈隐痛,将成肺痈者,此方为第一此桔梗汤之变方也。

桔梗　杏仁　甘草一钱　阿胶　麦冬百合　金银花　夏枯草　连翘二钱贝母红藤三钱　枳壳钱半　水煎,食远服。火盛兼渴者,加天花粉。

肠痛秘方

凡肠痛生于小肚角,微肿而小腹隐痛不止者,若毒气不散,渐大内攻而溃,则成大患,急宜以此药治之。

先以红藤一两许,以好酒二碗煎一碗,午前一服,醉卧一时。午后用紫花、地丁一两许,亦如前煎服,服后痛必渐止为效,然后服末药除根。

蝉退　僵蚕一钱　当归　天龙　大黄石蝎蚰草五钱　老蜘蛛二个,捉放新瓦上,以酒盅盖定,外用火煅,存性　为末,每空心用酒调送一钱,日逐渐服,自消。

金银花酒

治一切痈疽恶疮,不问发在何处,或肺痈、肠痈,初起便服,奇效痈疽之生,始于喜怒忧思之不时,饮食居处之不节,或金石草药之发动,寒暑燥湿之不调,致阴阳不平而蕴结,营卫凝涩而腐溃。轻者起于六腑,浮达而为痈;重者发于五脏,沉涩而为疽。大抵实者为痈,浅者为疖,深则为疽矣。发于外者为背疽、脑疽、眉鬓等疽,发于内者为肝痈、肺痈、肠肚等痛。外证易识，内证难明。太阳经虚，从背而出；少阳经虚，从鬓而出；阳明经虚，从髭而出；督脉经虚，从脑而出。

金银花五两，干者不及生者力速 甘草一两水二碗，煎一碗，再入酒一碗，略煎，分三服。一日一夜服尽，重者日二剂，服至大小肠通利，则药力到。外以生者烂捣，酒调敷毒四围。

金银花寒能清热解毒，甘能养血补虚，为痈疮圣药，甘草亦扶胃解毒之上剂也。

金银花二两，甘草一两，黄芪四两，酒一升，重汤煮服，名回毒金银花汤，治痈疡，色变紫黑者；又黄芪、当归、金银花、甘草，大剂煎服，名四仙饮，治气血俱虚，服之未成即消，已成即溃，已溃即愈。

附：长春药酒 黄芪十二两，蜜炙，煎膏 大生地六两，铜刀切片 金银花 当归各四两甘草去皮，蜜炙，两半 地骨皮甘草水洗，二两 广陈皮去白，一两 用白糯米二斗，做酒酿一涅，将前药后六味，用绵包好,入埕世内隔汤煮三炷香,将黄芪膏倾入,再煮三炷香,将埕埋地下三尺余深,七日七夜,取起滤清听用此酒不特外科虚证极妙,凡劳伤虚损服之,无不神效。所以苏州陆德敷家,以此酒驰名于天下也。

附:金银花膏一名忍冬膏。四月采鲜花捣汁熬膏,茶酒任点服。养阴退阳,补虚疗风,尤宜于火热炽盛之人,永无疔疽之患,窖酒亦佳花叶同功,而花香尤胜。

真人活命饮

治一切痈疽肿毒,初起未溃者。

金银花五钱　陈皮去白　当归酒洗,钱半防风七分　白芷　甘草节　贝母　天花粉乳香一钱　没药二味另碾,候药熟下　皂角刺五分　穿山甲三片剉,蛤粉炒,去粉　好酒煎,善饮者多饮酒,以行药势,忌酸物、铁器酸性收敛,凡药皆忌铁。

金银花散热解毒,痈疮圣药,故以为君;花粉清痰降火,白芷除湿祛风,并能排脓消肿,当归和阴而活血,陈皮燥湿而行

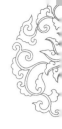

气,防风泻肺疏肝,贝母利痰散结,甘草化毒和中,故以为臣;乳香调气,托里护心能使毒气外不致内攻。没药散瘀消肿定痛,故以为佐;穿山甲善走能散,皂角刺辛散剽锐,皆厥阴阳明正药,能贯穿经络,直达病所,而溃痈破坚,故以为使。加酒者,欲其通行周身,使无邪不散也此药当服于未溃之先,未成者散,已成者溃。若已溃后,不可服。

托 里 散

治一切恶疮,发背疔疽便毒。始发脉弦洪实数,肿甚欲作脓者脉弦洪实数,乃实热坚满之证,故宜下之。

金银花　当归一两　大黄　朴硝　花粉　连翘　牡蛎　皂角刺三钱　黄芩　赤芍一钱　每五钱,半酒半水煎。

金银花清热解毒,痈疮主药,当归、赤芍调营血,大黄、芒硝荡胃热,黄芩清肺火,牡蛎软坚痰,连翘、花粉散结排脓,角刺锋锐,直达病所,而溃散之也东垣曰:疮疡及诸病面赤,虽伏火热毒,禁不得攻里,为阳气怫郁,邪气在经,宣发表以去之,故曰火郁则发之。虽大便数日不见,宜多攻其表以发散阳气,少加润燥药以润之。如见风脉风证,只宜发表风药,便可以通利大便。若只干燥秘涩,尤宜润之,慎不可下。九窍不利,疮疡郁冒,皆不可下,汗之则愈。《纲目》曰:大便秘实,不知其气不降也,便以为实,而行大黄;些少寒热,不知其气血不和也,便以为有外感,而行表散。如此害人最速。

芍药蒺藜煎

治通身湿热疮疹,及下部红肿热痛诸疮,神效。外以螵蛸粉敷之。

龙胆草　栀子　黄芩　木通　泽泻钱半　芍药　生地二钱　白蒺藜连刺捣碎,五钱,甚者用一两

如火不甚者,宜去龙胆草、栀子,加当归、茯苓、米仁之属;如湿毒盛者,加土茯苓五钱或一二两。

当归蒺藜煎

治痈疽疮疹,血气不行,邪毒不化,内无实热,而痛肿淋漓者。悉宜用之,此与

芍药蒺藜煎相为奇正也,当酌其详。

当归　熟地　芍药酒炒　何首乌二钱
甘草炙　防风　川芎　白芷　荆芥穗一钱
白蒺藜炒,捣碎,三钱或五钱　或水或酒煎,
然水不如酒。或以水煎,服后饮酒数杯,
以行药力亦可。

阳虚不能化毒者,加桂枝,甚者,再加
干姜、附子;气虚不化者,加人参、黄芪;毒
陷不能外达者,加穿山甲,或皂刺。

灸　　法

治一切痈疽恶疮。

凡人初觉发背,欲结未结,赤肿焮痛,
以湿纸覆其上,先干处即痛头也。取独头
大蒜切片,安于头上,用艾灸之,三壮换一
蒜片。痛者灸至不痛,不痛者灸至痛时方
住。最要早觉早灸为上。若有十数头者,
即用蒜研作饼,铺头上,聚艾于饼上烧之;
若初发赤肿一片,中间有黄粟米头子,便
用独蒜片,安于头上,着艾灸十四或四十
九壮,使毒气外出,则易愈李迅曰:痈疽着灸,

胜于用药，三壮一易，百壮为率，但头顶以上，切不可用，恐引气上，更生大祸也。史源曰：有灸至八百壮者，约艾一筛，初坏肉不痛，直灸至好肉方痛，至夜火焮满，背高阜，头孔百数，则毒外出，否则内逼五脏而危矣。《纲目》曰：《精要》谓头上发毒，不得灸，此言过矣，头为诸阳所聚，艾炷宜小，壮数宜少，小者如椒粒，少者三五壮而已。按：东垣灸元好问脑疽，以大艾炷如两核许者，灸至百壮，始觉痛而瘁。由是推之，则头上发毒，灸之痛者，艾炷宜小，壮数宜少；若不痛者，艾炷大，壮数多，亦无妨也。

芙蓉外敷法

见《本草从新》卷三下木芙蓉条

百 草 煎

治百般痈毒，诸疮损伤，疼痛腐肉肿胀，或风寒湿气，留聚走注疼痛等证，无不奇效。

百草，凡田野山间者，无论诸品皆可取用，然以山草为胜，辛香者佳，冬月可用干者不及鲜者力速。须预为采取之。上不论多少，取以多煎浓汤，乘热熏洗患处，仍用布帛蘸熨良久，务令药气蒸透，然后敷贴他药。每日二三次不拘，但以频敷为善。盖其性之寒者可以除热，热者可以散寒，香者可以行气，毒者可以解毒。无所不用，亦无所不到。汤得药气，则汤气无害；药得汤气，则药力愈行。凡用百草以煎膏者，其义亦以此，此诚外科中最要最件之法。亦传之方外人者也若洗水鼓肿胀，每次须用二三十斤，煎浓汤二三锅，用大盆贮，以席簟遮风，薰洗良久。每日一二次，内服廓清饮分利等剂，妙甚。

蜡 矾 丸

治一切疮痈恶毒，先服此丸，护膜托里，使毒不攻心。或为毒虫蛇犬所伤，并宜服之。

黄蜡二两　白矾一两　先将蜡溶化，候少冷，入矾和匀为丸，酒下，每服十九、二十九，渐加至百丸则有力，疮愈后，服之亦佳。加雄黄名雄矾丸，治蛊毒蛇犬虫咬毒。

心为君主，不易受邪，凡患痈疽及蛇

犬所伤，毒上攻心，则命立倾矣。黄蜡甘温，白矾酸涩，并能固膜护心，解毒定痛，托里排脓，使毒气不致内攻，故为诸证所必用酒炖①黄明胶亦妙。方见《本草从新》黄明胶条下

托里十补散 《局方》(即《外科精要》十宣散)

治痈疽初发或已发，邪高痛下，疮盛形羸，脉无力者痈疽不因膏粱丹毒火热，因虚劳气郁者，只宜补形气，调经脉，自当消散，不待汗之下之也。

当归　黄芪　人参二钱　川芎　桂心白芷　防风　厚朴　桔梗　甘草一钱

每服二钱，加至六钱，热酒调下。

《千金》加芍药、连翘、木香、乳香、没药，亦名托里散，治发背疔疮。

参、芪补气，芎、归活血，甘草解毒，桂心、白芷、桔梗排脓，厚朴泻实满，防风散风邪，为表里气血之药。共成助阳内托之功也丹溪曰：冬月肿痛用之，可转重为轻。若夏月

---

①炖：原作"顿"，据文义改。

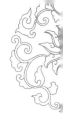

溃疡用之，以桂、朴之温散，佐以防风、白芷，吾恐虽有参、芪，难为倚仗。世人不分冬夏，无论经络，不能无误也。《机要》曰：治病须明托里，疏通脏腑，调和营卫三法：内之外者，其脉洪实，发热烦躁，外无㿀赤，痛深于内，其邪深矣，当疏通脏腑，以绝其源；外之内者，其脉浮数，㿀肿在外，形证外显，恐邪气极而内行，当先托里；内外之中者，外无㿀恶之气，内亦脏腑宣通，知其在经，当和营卫。用此三者，虽未即瘥，必无变证。

托里温中汤

治疮疡为寒变而内陷，脓出清解，皮肤凉，心下痞、满，肠鸣切痛，大便微溏，食则呕逆，气短呃逆，不得安卧，时发昏愦此孙彦和治王伯禄臂疡方也。六脉沉微，色变肤凉，加以呃逆，胃中虚寒极矣。遂于盛夏用此大辛热之剂，盖舍时从证之变法也。

附子炮，四钱　干姜炮　羌活三钱　茴香丁香　沉香　益智仁　甘草炙　陈皮一钱木香钱半　生姜五片

《卫生宝鉴》曰：经云，寒淫于内，治以辛热，佐以苦温。附子、干姜大辛热温中，外发阳气，自里之表为君；羌活味苦，

辛温透关节，炙草甘温，补脾胃，行经络，通血脉为臣；胃寒则呕吐不下食，益智、沉香、丁香大辛热以散寒邪为佐；疮气内攻，聚而为满，木香、茴香、陈皮辛苦温，治痞散满为使。

托里黄芪汤 《总录》

治诸疮溃后，脓多内虚溃后脓血出多，阴阳两竭，宜大补气血。

黄芪　人参　当归　桂心　茯苓　远志　麦冬　五味子　等分，为末，每服五钱，食远服。

人参、黄芪补气固卫，当归、桂心活血生肌，茯苓渗湿健脾，麦冬清热补肺，远志辛散，专理痈疽，五味酸温，善收肿大丹溪曰：痈疽溃后，补气血，理脾胃，实为至要，否则数月半年之后，虚证仍见，转成他病矣。

螵　蛸　散

治湿热破烂，毒水淋漓等疮，或下部肾囊、足股肿痛，下部诸疮，无不神效。

海螵蛸不必浸淡　人中白或人中黄，硇砂亦可，等分　为细末，先以百草浓煎汤，乘热薰洗，后以此药渗之。

如干者，以麻油或熬热猪油，或蜜水调涂之；若肿而痛甚者，加冰片少许，更妙；若湿疮脓水甚者，加蜜陀僧等分，或煅过官粉亦可。

槐　花　蕊

治杨梅、下疳神方。

凡棉花毒或下疳初感，或毒盛经久难愈，用新槐蕊拣净，不必炒，每食前用清酒送下三钱许，早午晚每日三服之，服至二三升，则热毒尽去，可免终身余毒之患。亦无寒凉败脾之虑。此经验神方也如不能饮，即用滚水盐汤，俱可送之，但不及酒送之功捷也。

棉花疮点药

杏仁取霜　真轻粉等分，为末　敷疮上二三日，即痂落。

又武定侯方

雄黄钱半　杏仁三十粒,去皮尖　轻粉
一钱为末,以雄猪胆汁调敷之,二三日即
愈。天下第一方!

当归补血汤加防风连翘方

治疮痒有血无脓,搔痒不止有血无脓,
表气不足也。诸痒属虚,虚者可补。

当归　防风二钱　黄芪五钱　连翘
二钱

当归、黄芪大补其气血,连翘解诸经
之客热,防风引归、芪直达于表,二物得之
而效愈速也此药服之数剂,诸疮化毒生脓,脓满
毒尽,则去病根而无温瘢之患。若脓日久不干者,
去黄芪加白术、茯苓以燥之,如治烂痘之法,则
善矣。

十全大补汤

治气血虚弱,颈面腹背皆疮者疥疮生
于手足者,为轻;生于颈面腹背者,乃气血羸之甚,
小人道长之象,故宜大补。

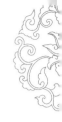

方见卷一上治气门四君子汤附方

四君同黄芪,以大补其气;四物同桂心,以大补其血。气血得其补,则腹背之疮先愈,而君子道长,小人道消矣。参苓白术散亦可酌用见补养门。

连翘金贝煎

治阳分痈毒,或在脏腑胸乳肺膈之间者,此方最佳,甚者速用数服,无有不愈。

金银花 土贝母 蒲公英 夏枯草三钱 红藤七八钱 连翘一两,或五七钱 好酒二碗煎一碗服,服后暖卧片时。

火盛烦渴气肿者,加天花粉;若阳毒内热,或在头项之间者,宜用水煎。

连翘归尾煎

治一切无名肿毒,丹毒流注等,最宜用之。

连翘七八钱 归尾三钱 甘草一钱 金银花 红藤四五钱 好酒煎服如前。如邪热火盛者,加槐蕊二三钱。

降痈散

治痈疽诸毒,消肿止痛散毒,未成者即消,已成者敛毒,速溃可愈。若阳毒炽盛,而疼痛势凶者,先宜用此方,其解毒散邪之功神效。若坚顽深固者,用后方。

薄荷叶新者 茅根 野菊花连根叶,各一握 土贝母减半 上薄荷、野菊,干者可为末,鲜者可捣烂,同贝母研匀,外将茅根煎浓汤,去渣,用调前药末,乘热敷患处,仍留前剩汤炖暖,不时润于药上,但不可用冷汤,冷则不散不行,反能为痛,约敷半日即宜换之。真妙方也!

后 方

凡疽毒坚顽深固及结核痰滞,宜用此方。

生南星 土贝母 朴硝等分 薄荷倍用 石灰风化者倍用,或再倍用之 上同为末,用盐卤杵稠粘,敷患处,经宿干则易之,不必留头,若脓成者,留头亦可,或炒

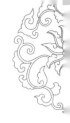

热摊绢上,隔绢贴之亦可。或用麻油调,或用热茅根汤调亦可。若欲止痛速效,加麝香或冰片少许更妙。

止痛当归汤 《总录》

治脑疽背疽,穿溃疼痛。

当归　生地黄　芍药　黄芪　人参甘草炙　官桂

当归、生地,活血、凉血,人参、黄芪益气补中,官桂解毒化脓毒化成脓,则痛自止,芍药和脾,酸以敛之,甘草扶胃,甘以缓之,则痛自减矣齐得之曰:世人皆谓乳没珍贵之药,可住疼痛,不知临病制宜,殊非一端。热痛凉之,寒痛温之。风痛除其风,湿痛导其湿。燥痛润之,塞痛通之。虚痛补之,实痛泻之。脓郁而闭者开之,恶肉败溃者引之,阴阳不和者调之,经络闭涩者利之。不可执一而权也。

卷十二上

眼 目 门

目虽为肝窍,而五脏六腑之精气,皆上注于目而为之精。精之窠为眼,骨之精为瞳子,筋之精为黑眼,血之精为络,气之精为白眼,肉之精为约束,裹撷筋骨气血之精,而与脉并为系,上属于脑,后出于项中。此则眼具五脏六腑也,故其证多,而方亦广。兹仅录数方以备采用,其疏风燥湿泻火养血之剂,散见于各门,可以通用。目有五轮,白睛为气轮,属肺金,故独坚;青睛为风轮,属肝木,内包膏汁,涵养瞳神;目角、大小眦为血轮,大眦属心君火,大眦赤者,为实火,小眦属心包相火,小眦赤者为虚火;两睥为肉轮,属脾土,土藏万物,故包四轮,开动为阳,为应用,闭静为阴,则睡矣;目中有神膏,此由胆中渗润精汁,积而成者,能涵养瞳神;有神水,先天真气所化,润泽之水也;有神光,原于命门,通于胆,发于心,是火之用也;有真血,肝中升运滋目经络之血也;有真气,目之经络中,往来生用之气,先天之元阳也;有真精,先后元气所化精汁,起于肾,施于胆,而及瞳神也;目有坚壳数重,真血滋神水,神水包神膏，膏中一点青莹，乃胆肾所聚之精华。唯此一点，鉴照万物，空阔无穷，为水轮，属肾水。人之邪正、寿夭、贵贱，皆可验目而得之。

人参益胃汤

治劳役饮食不节，内障目病内障者，睛里昏暗，与不病眼无异，惟瞳神内有隐隐青白者。东垣曰：五脏六腑之精气，皆禀受于脾胃，而上贯于目。脾者诸阴之首也。目者气血之宗也。故脾虚则五脏之精气皆失所司，不能归明于目矣。心者君火也，主神宜静而安，相火代行其令，相火者，包络也，主百脉，皆荣于目。既劳役运动，势乃妄行，及因邪气所并，而损其血脉，故诸病生焉。医者不理脾胃，及养血安神，治标不治本，不明正理也。

黄芪　人参一两　甘草炙，八钱　白芍药　黄柏酒炒四次，三钱　蔓荆子二钱　每四钱，日二服。

参、芪、甘草大补中气，以强脾胃，蔓荆升清阳而通九窍，白芍入厥阴而和营血目得血而能视，黄柏除湿热，而泻相火娄全善曰：治目不明，气虚而有火，可于参、芪中，微加连、柏。若气虚无火，连、柏等凉剂，不可施矣。使精气足而清阳升，则脏腑和而障翳退矣。

鸡子黄连膏

治火眼暴赤疼痛，热在肤腠，泄而易解者，用此点之，即可愈若热由内发，火在阴分者，不宜外用凉药，非惟不能去内热，且以闭火邪也。

用鸡子一枚，开一小孔，单取其清，盛以瓷碗。用黄连一钱，研为末，掺于鸡子清上，以箸彻底连打沫得数百，使成浮沫，约得半盏许，即其度矣。安顿少顷，用箸拨开浮沫，倾出清汁，用点眼眦，勿得紧闭，眼胞挤出，其药必热，泪拥出数次即愈。内加冰片少许，尤妙。若鸡子小而清少者，加水二三匙同打，亦可。

羊 肝 丸 《类苑》

治目疾内障倪仲贤曰：经曰，心者五脏之专精，目者其窍也，又为肝窍，肾主骨，骨之精为神水，故肝木不平，内挟心火，为势妄行，火炎不制，神水受伤，上为内障，此五脏病也。诸脉皆属于目。相火者，心包络也，主百脉，上荣于目。火盛则百脉沸腾，上为内障，此虚阳病也，膀胱小肠三焦胆脉，惧循于目，其精气亦上注，为目之精，四腑一衰，则精气尽败、邪火乘之，上为内障，此六腑病也。神水、黑眼皆法于阴，白眼、赤脉皆法于阳，阴齐阳侔，故能为视。阴微不立，阳盛则淫。经曰：壮火食气，壮火散气，上为内障，此弱阴病也。四者皆为阴弱不能配阳也。

夜明砂淘净　蝉蜕　木贼去节　当归一两，酒洗　以羊肝四两，水煮捣烂和丸。

蚊食血之虫，夜明砂皆蚊眼也，故能散目中恶血而明目蝙蝠食蚊而眼不化，其矢为夜明砂。木贼轻扬而善磨木，故能平肝散热而去障。蝉性善蜕，故能退翳。当归能入厥阴养血而和肝，用羊肝者，羊性属火，取其气血之属，能补气血，引诸药入肝以成功也。羊肝丸之方颇多，兹量录其一二。

济生羊肝丸，黄连一两，羖羊肝一具去筋膜生用捣烂和丸。《本事方》煮烂捣用。

治肝经有热、目赤睛痛、及内障青盲娄全善曰：诚哉！河间之言。目盲耳聋，鼻中闻臭，口不知味，手足不能运动者，皆由玄府闭塞，而神气出入升降之道路不通利也。故先贤治目昏花，如羊肝丸，用羊肝引黄连等药入肝，解肝中诸郁。盖肝主目，肝郁解，则目之玄府通利而明矣。黄连之类，解热郁也；椒目之类，解湿郁也；茺蔚之类，解气郁也；芎、归之类，解血郁也；木贼之类，解积郁也；羌活之类，解经郁也；磁石之类，解头目郁，坠邪气使下降也；蔓菁下气通中，理亦同也。凡此诸剂，皆治气血郁结目昏之法。河间之言，信不诬矣。至于东垣、丹溪，用参、芪补气血，亦能明者。盖目主气血，盛则玄府得利，出入升降而明，虚则玄府无以出入升降而昏。此则必用参、芪、四物等剂，助气血运行而明也。

圆 明 膏 <small>东垣</small>

治内障生翳，及瞳子散大，因劳心过度，饮食失节。

柴胡　麻黄　黄连　生地五钱　诃子湿纸裹煨　粉甘草二分　归身三钱　以水二碗，先煮麻黄至一碗，去沫，入后药同熬，至滴水不散，去渣，入蜜少许，再熬，点之。

柴胡、麻黄发表散邪，当归、生地和肝养血，黄连清肝火，甘草和中州，瞳子散大，故加诃子以收之也。

兔　矢　汤

治疮疹入眼，及昏暗障翳。

兔矢二钱　茶清调或吞服，须待疮疹瘥后服之。

兔者，明月之精，得金之气，其矢名明月砂，能解毒杀虫。故专能明目，又可兼治劳瘵也。

滋阴地黄丸　（一名熟地黄丸）东垣

治血弱气虚，不能养心，心火旺盛，肝木自实，瞳子散大，视物不清肝为心母，子能令母实。故心为旺，则肝木作实。肝主风，心主火，瞳子散大，风火动摇之微也。水不能制火，则清和之气乖乱，而精液随之走散矣。精液走则光华失，故视物不清也。《纲目》曰：心脉挟目系，肝脉连目系。手足少阳之脉络于目外小眦，风热从此道上攻头目，致偏头痛肿，瞳子散大，视物昏花，血虚阴弱故也。宜凉血、养血、收火、散火，而除风热。

熟地一两　生地一方两半，一方七钱半　柴胡八钱　黄芩酒妙　当归酒洗，五钱　黄连酒炒五味子　地骨皮　天门

冬　枳壳麸炒　甘草炙　人参二钱　蜜丸,茶清下,日二服,忌食辛热之物助火,寒冷之物损胃,使药不上行。

熟地、当归养血,生地、地骨凉血,黄芩泻肺火,黄连泻肝火,天冬清肺而滋肾,柴胡散肝而升阳,五味收耗而敛散,人参、甘草以益气补中,枳壳以利气行滞也。

消风养血汤

治目赤肿痛风热伤血则赤,风热作实则肿,风热攻注则痛。目外向面者,为外眦,在内近鼻者,为内眦。上为外眦,下为内眦。目痛赤脉从上下者,为太阳证,宜温之散之;从下上者,为阳明证,宜寒之下之;从外走内者,为少阳证,宜和解之。

荆芥　蔓荆子　菊花　白芷　麻黄　防风　桃仁去皮尖　红花酒炒　川芎五分　当归酒洗　白芍酒炒　草决明　石决明　甘草一钱

荆芥、防风、麻黄、白芷、甘菊、蔓荆轻浮上升,并能消风散热;桃仁、红花、川芎、归、芍辛散酸收,并能养血去瘀;两决明皆除肝经风热，专治目疾。瘀去血活则肿消，风散热除则痛止。又目为肝窍，搜风养血，皆以和肝。加甘草者，亦以缓肝而止痛也《保命集》云：目病在腑则为表，当除风散热；在脏则为里，当养血安神。暴发者，为表易疗；久病者，在里难治。

金露散

治目赤肿痛，翳障诸疾。

天竺黄新香者　海螵蛸不必浸洗　月石二两　朱砂飞　芦甘石片子者佳，煅，童便淬七次，飞净，八钱　为极细末，瓷瓶收贮。每用时旋取数分，研入冰片少许，诸目疾皆妙。

若治外内眦障，取一钱许，加珍珠八厘须放豆腐中蒸熟用。胆矾三厘；若烂弦风眼，每一钱，加铜绿、飞丹各八厘；如赤眼肿痛，每一钱，加乳香、没药各五厘。

补阳汤

治青白目翳阳不胜其阴，则生目翳。所谓

阴盛阳虚。则九窍不通,乃阴埃障日之象也。

人参　黄芪炙　白术炒　茯苓　甘草陈皮　柴胡　羌活　独活　防风　知母炒　当归酒洗　生地酒洗　熟地　白芍酒炒泽泻　肉桂去皮

参、术、苓、草、黄芪、陈皮甘温益气之品也,固所以补阳;羌、独、柴、防辛温散翳之品也,亦所以升阳;二地、归、芍、知母、泽泻乃阴分之药,亦所以济夫羌、防、柴、独,使不散其真阳尔。用肉桂者,取其辛热。热者火之象,可以散阴翳。辛者金之味,可以平肝木。盖眼者,肝木之窍也。

益阴肾气丸　东垣

治肾虚,目暗不明。

方见卷二上补养门六味地黄丸附方

精生气,气生神。故肾精一虚,则阳光独治。阳光独治,则壮火食气,无以生神,令人目暗不明。壮水之主,以制阳光,故用生熟地黄、归梢、五味、山萸、泽泻、丹皮,味厚之属,以滋阴养肾滋阴则火自降,养

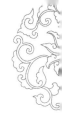

肾则精自生。山药所以益脾，而培万物之母；茯神所以养神，而生明照之精；柴胡所以升阳，而致神明之气于睛明之窍也孙思邈云：中年之后，有目疾者，宜补不宜泻。可谓开万世之蒙矣！东垣此方其近之。

驻 景 丸

治肝肾阴虚，两目昏暗目为肝窍，瞳子神光属肾。故肝肾阴虚，则目昏暗也。

枸杞子　车前子二两　熟地黄五两　菟丝子八两，酒浸　蜜丸，酒下。

熟地、枸杞补肝滋肾，菟丝益精强阴，车前利水而泻肝肾邪热也车前子清肝明目，利小便而不走气。以此泻邪，则补药更为得力。张子和曰：目赤肿，是厥阴肝经风热，利小便，能去肝经风热。

加当归五两，和气血以益肝脾肝藏血，脾统血。目得血而能视；五味二两，敛耗散而助金水能敛肺金，滋肾水，收瞳神散大；川椒一两，补火以逐下焦寒滞，名加味驻景丸。

定 志 丸 《局方》

治目不能远视，能近视者海藏曰：目能近视，责其有水，不能远视，责其无火。法当补心。常服益心强志，能疗健忘。

远志　菖蒲二两　人参　茯苓一两　蜜丸，朱砂为衣。张子和方无菖蒲，加茯神、柏子仁、酸枣仁，亦名定志丸，酒糊丸，姜汤下，安魂定惊。

人参补心气，菖蒲开心窍，茯苓能交心气于肾，远志能通肾气于心，朱砂色赤，清肝镇心。心属离火，火旺则光能及远也。

地 芝 丸 东垣

治目能远视，不能近视海藏曰：目能远视，责其有火；不能近视，责其无水。法当补肾。

生地黄　天冬四两　枳壳　甘菊花二两　蜜丸，茶清或酒下茶者，欲火热之下降；酒者，欲药力之上行。

生地凉血生血，天冬润肺滋肾，枳壳

宽肠去滞,甘菊降火除风。

真人明目丸

治肾水虚竭,肝有风热,目昏多泪肾主目之瞳子,肾水虚竭,则目昏,肝之液为泪,肝有风热,则泪出。

熟地黄　生地黄　川椒去目及闭口者,微炒　蜜丸,桐子大,每服五十丸,空心盐饮吞下。

熟地所以补肾,生地所以凉肝,川椒味辛而热,可以疗肝肾之痹气湿热着而不散之气又于空心以盐饮吞之,宜其直达肝肾矣。病在标而治其本,可谓神于病情者,所以为真人之方与江陵傅氏目昏多泪,家贫鬻纸为业,性喜云水,见必邀迎,一日有客方巾布袍过之,授以此方服之,不一月目明,夜能视物。

防 风 饮 子

治倒睫拳毛倒睫拳毛,由目急皮缩之故也。益伏热内攻,阴气外行,当去其内热并火邪,使眼皮缓,则眼毛立出矣。

黄连炒　甘草炙　人参一钱　当归钱

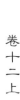

半葛根　防风五分　细辛　蔓荆子三分　服后避风寒湿热。

参、甘以补其气,当归以濡其血,黄连以清其火,防、葛以散其风热,细辛入少阴而润肾,蔓荆走头面而升阳。

除人参、当归、黄连,加黄芪,名神效明目汤东垣,治前证兼赤烂昏痛,冷泪多眵,眵音鸱,眼脂。

又法:摘去拳毛,以虮血点数次即愈。

二百味草花膏　赵谦

治目赤流泪,或痛或痒,昼不能视,夜恶灯光血热则目赤,肝热则多泪,热微则痒,热甚则痛,赤肿昏眊,故昼不能视。阳胜,故夜恶灯光。

羯羊胆　蜂蜜　入蜜胆中蒸熟候干,细研为膏,每含少许,或点目中。

又法:腊月入蜜胆中,纸笔套住,悬屋檐下,待霜出,扫取点眼。

羊胆苦寒,益胆泻热,蜂蜜甘润,补中后肝。曰二百味草花膏者,以羊食百草,蜂采百花也时珍曰:肝开窍于目,胆汁减则目暗。

目者肝之外候，胆之精华也。故诸胆皆治目疾。《点服说》云：病有内外，治各不同。内疾既发，非服不除；外疾既成，非点不退。内疾始盛，浚流不如塞源，伐株不如去根。不服药而除者，未之见也。外障既成，如物污须灌，镜垢须磨，不点而去者，未之有也。若内障不服而外点，反激其火，动其血气，无益反损；若外障已成，虽服药不发不长，而所结不除，当内外夹攻，方尽其妙。

飞丝芒尘入目方

陈墨　浓磨点之。

明目六事方

损读书　减思虑　专内观　简外事早起晚　夜眠早

晋·范宁常苦目疾，就张湛求方。湛书此六事，仍尾之曰：上方宋阳子少得术，以授鲁东门伯，次授左邱明，遂世世相传，以及卜子夏，晋·左太冲，凡此诸贤，并有目疾，得此方之用，熬以视火，下以气筛，蕴于胸中七日，然后纳诸方寸，修之一时，近可数其目睫，远可察夫帘垂。长服不已,洞见墙壁之外,非但明目,乃亦延年。许学士评之曰:审如是而行之,非可谓之嘲谑,真明目之奇方也!

目疾者戒沐头宜濯足

目疾者戒沐头,宜濯足。此二句者,先贤之格言也。太极之道,动而生阳,静而生阴。沐头则上动矣,必生阳而损目,况夫湿气难干,乘风而梳拂不已,则风湿袭于首,而并于目,甚者至于丧明,此沐头之宜戒也。然何以宜濯足也?足太阳之经,根于足之小指端,上贯于睛明;足少阳之经,根于足大指歧骨间,上贯于瞳子窌;足阳明之经,根于足中指内间,上贯于承泣。《易》曰:水流湿,火就燥。若以温水濯其两足,则头目间之热邪,亦能引之而下。况夫温濯之余,腠理疏泄,又足以泻经中之邪,是亦去病之一助也,故曰宜濯足。

卷十二下

救 急 门

凡人以疾病死而得终其天年者，虽曰不幸，犹正命也。若卒暴之疾，暴横之遭，大如缢、溺、砒、蛊、蛇、犬之伤，小如骨硬、刀斧、汤火之害，此等死者则非正命矣。君子顺受其正，胡然而以非命归耶？兹采数方，以备急用。而临用之际，其要在随证制宜，以施活人手眼，方为应变之才尔。

六君子方见卷一上治气门四君子汤附方**加天麻方**

治暴死卒然而倒，不省人事，口噤吐沫风燥则筋急，故令口噤吐沫者，风盛气涌使然，乃风来潮汹之象。身体温暖风为阳邪，故令身体温暖。脉来虚大邪气盛而正气虚也。

脉虚而以辛散之剂驱风，则恹恹之气必绝，非其治也。故用参、术、苓、草之甘温者，急固其气；复用半夏、陈皮之辛利者,以平其沫;天麻之加,定风邪尔。

四君子方见卷一上治气门加姜汁竹沥方

治暴死,有痰声者,名曰痰厥若痰声漉漉,随息渐至而甚者,是气已脱也,不治。痰厥者,顽痰塞其清阳呼吸之道也,痰即塞之,气欲通之,故令喉中有声。经曰:壮者气行则愈,怯者着而成病。故用参、术、苓、草之温补者以壮气;佐之竹沥、姜汁以行痰。

独 参 汤

行立之间,暴眩仆绝,喉无痰声,身无邪热者,阴虚阳暴绝也,此方主之。

人参二两去芦　煎。

阴阳之在人身,互为其根,而不可离者也。若阴道亏乏,则孤阳无所依附,亦自飞越,故令人暴仆眩绝。过不在痰,故无痰声,病中因感,故无体热。斯时也,有形之阴血不能急生,无形之呼吸,所宜急固,况夫阴生于阳,又太极之妙乎? 故以

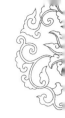

独参主之,取其为固元益气之圣品尔。

五 磨 饮 子

治暴怒、暴死,名曰气厥宜扶正坐,使气顺即稍安,再用皂角末吹鼻,令嚏。

方见卷一上治气门四磨饮附方

怒则气上,气上则上焦气实而不行,下焦气逆而不吸,故令暴死。气上宜降之,故用沉香、槟榔;气逆宜顺之,故用木香、乌药;佐以枳实破其滞也,磨以白酒,和其阴也。若挟虚者,用四磨饮。

火醋熏鼻法

凡感臭秽、瘴毒暴绝者,名曰中恶,不治即死。宜烧炭火一杓,以醋沃之,令患人鼻受醋气,则可复生。即生以藿香正气散主之方见卷五上和解门。

礼 拜 法

凡遇尸丧、玩古庙、入无人所居之室及造天地鬼神坛场,归来暴绝,面赤无语者，名曰尸痊，亦曰鬼痊，即中祟之谓也。进药便死，宜移患人东首，使主人焚香，北面礼拜之，更行火醋薰鼻法，则可复生，否者七窍迸血而死。

附子理中汤

腹痛，额头黎黑，手足收引，脉来沉下，无气以息者，中寒暴死也腹痛病因，固有数种，但额头黎黑，手足收引，脉来沉下，则中寒之验也。所以无气以息者，呼出主阳，吸入主阴，三阴受其真寒，则病不能吸，吸亡则呼不能独存矣，故令人暴死。此方主之祛寒门姜附白通汤、姜附汤等方，俱可酌用。

方见卷六下祛寒门理中汤附方

寒者温之，故用附子、干姜。乃人参、白术、甘草，所以生其呼吸之气也。进药后，更着艾灸其关元，此内外交治之法。是证也，有死一日夜，而治之复生者，幸勿因其危而轻弃之凡冬月冻死有气者，以灰炒热，盛囊中，熨其心头，冷即易之。若遽以火烘，冷与火争，必死。浴以热汤，亦死。或用姜汁、热酒各半温服。

生脉散方见卷七上消暑门**加香薷方**

人本阴虚，复暑途饥困劳倦，暴仆昏绝者，此方主之人本阴虚，则阳独治，复遇暑途，则阳易亢，加之饥困劳倦，则阴益亏。所以暴仆昏绝者，一则阴虚而孤阳欲脱，一则暑邪乘虚而犯神明之府也。

用人参益元而固脱，香薷辟邪而却暑，麦冬之清，所以扶其不胜之肺，五味之酸，所以敛其欲脱之真凡人平素体气不亏，暑月道中，中热卒死。以路上热土围脐，令人尿其中，即活，姜汤、童便皆可灌之，或用热土、大蒜等分，捣水灌之，或置日中、或令近火，以热汤灌之，即活。切勿饮以冷水及卧冷地，正如冻死人，若遽近火，即死。

脱 阳 脱 阴

凡男妇交感而死，在男子，名曰脱阳；在女子，名曰脱阴。男子虽死，阳事犹然不委；女子虽死，阴户犹然不闭。俱不治若男女不曾离，能紧紧抱住，以口接气，暖气呼通，间有得生者，但临时慌忙，焉知料理？所以多死。亦有梦中脱死者，其阳必举，其阴必泄。

尸容有喜色，为可辨也，皆在不救。

缢　死

切不可割断绳索，急用手裹衣物，紧塞谷道，抱起解绳，安放平正，揪发向上，揉其项痕，捻圆喉管，脚踹两肩，以两管吹气入耳内，或刺鸡冠热血，滴口中。男用雌，女用雄，鼻即气转，再屈伸其手足，将手摩之。若气不接，将腰打三四拳，或以皂角末搐鼻虽旦至暮，身冷犹可活。

溺　死

急倒提出水，用牛一头，令横卧，以腹合牛背上，牵牛徐行。令吐出腹中之水，以老姜擦牙，即活。口噤者，搅开横一箸于牙间，使水得出。如无牛，以锅覆地，将溺人脐对锅脐，俯卧以手托其头，水出即活。或俯卧凳上，脚后稍高，盐擦脐中，待其水自流出，或用皂角末，绵裹纳下部，出水即活。切忌火烘，逼寒入内，以致不救。

魇　死

如原有灯即得，切忌火照，但痛咬其脚跟，或咬大拇指，而唾其面，或以皂角末吹入鼻中，得嚏即醒。

中　毒

凡中蛊毒，令尝白矾不涩，食黑豆不腥，即是中毒。可浓煎石榴皮汁饮之，或热茶化胆矾五分，探吐出恶毒，或米饮调真郁金末三钱，令下。凡中砒霜毒，急饮以人溺及人粪汁，或捣乌桕树根叶汁，或盐汁令服，或刺羊血热服。中盐卤毒，纵饮生豆腐浆解之。中诸菌蕈毒，及虫蚳入腹，黄土和水饮下之。绿豆汤、甘草汤能解百毒。

服　铅　粉

以麻油调蜂蜜，加饴糖，与服。

蛇虫犬咬伤

凡恶蛇伤，急于伤处上下扎缚，使毒

不散走,随浸粪缸内,食蒜饮酒,令饱,使毒不攻心。或矾石、甘草等分,冷水服二三钱,更捣蒜,敷患处,加艾圆灸之此法兼治百虫毒螫。

又方:五灵脂一两　雄黄五钱　为末,酒调服,滓敷患处。

又方:贝母为末,酒调,尽醉饮之,顷久,酒自伤处,为水流出,候水尽,以药渣敷疮上,垂死可活。

凡蜈蚣伤,取大蜘蛛放伤处,吸去其毒急投蜘蛛于水中,令吐毒,以全其命。

又方:盐水洗净,鸡粪涂之。

壁虎咬,用桑柴灰,水煎数沸,滤浓汁,调白矾末涂之。

蝎子螫,用白矾、半夏等分,醋调涂之《外台》曰:凡遇一切毒螫之物,切不可起恶念向之,亦不得杀之。若辄杀之,后必遭螫,慎之!

凡疯狗咬伤,用番木鳖半个,碎切,斑螫七个,去头翅足,若过一日,加一个,糯米一撮。慢火炒脆,去斑螫,取米研末,好酒服。取下恶物,多日凶者,头上有红发

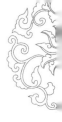

三根，拔去之。若仍凶，腹内有狗声者，再加木鳖一个，斑蝥廿一枚，如前制法与服服后以黄连甘草汤解之。三月不可听锣鼓声，再发则难治，终身不得食羊犬肉。稍轻者，急于无风处，捏去恶血，孔干者，针刺出血，用小便或盐汤洗净，捣葱贴上。若常犬咬者，净洗血水，用虎骨煅研，敷患处，或烂嚼杏仁敷之。

汤 泡 伤

鸡子清，调大黄末涂之，炒黄柏末亦可。一法以冷烧酒浇淋，甚妙！

刀 斧 伤

海螵蛸末傅之，血立止。古矿石灰为末，亦可。金疮血出不止，用原蚕蛾炒为末，敷之。

骨 哽

凡鱼骨哽，食橄榄即下，如无鲜者，用橄榄核磨水，饮之橄榄木作舟楫，鱼触着，即死。物之相畏，有如此者。又猫涎亦能下鱼骨哽。凡鸡骨哽，用野苎根捣烂，如龙眼大，鸡汤化下。如鱼骨哽，鱼汤化下。诸骨硬，用犬吊一足，取其涎，徐徐咽下，或用硼砂，井花水洗，化下，或醋煎威灵仙咽下或加砂糖。凡治哽之法，可以类推如鸬鹚、獭掌治鱼哽，磁石治针哽，发灰治发哽，虎犬治骨哽，亦各从其类也。

误吞铜铁金银

但多食肥肉，自随大便而出。吞针者，煮蚕豆同韭菜食，针菜自从大便下而出。误吞铜者，食荸荠、茨菰即化。

吞发绕喉不出

取自乱发烧灰，白汤调下，一钱。

颊车开不能合

醉之，睡中用皂角末吹其鼻，嚏透自合。

呃逆不止

用纸捻刺鼻中,得嚏即止。

舌胀满口

以生蒲黄末涂之或加干姜末。

乳蛾喉痹

凡乳蛾,水浆不入,先用皂角末点破,再取杜牛膝汁,和醋含咽。

又法:艾叶捣汁,口含良久,肿自消冬月无叶,掘根用之。又喉闭者,取山豆根汁含咽即开。有药不能进者,急取病人两臂,将数十次,使血聚大指上,以发绳扎住拇指,针刺指甲缝边,出血指甲缝边,乃少商井穴。如放痧一般,左右手皆然,其喉即宽。

霍乱搅肠痧

以针刺手指近甲处,一分半许,出血即安,仍先自两臂将下,令恶血聚于指头,后刺之。

鼻衄不止

乱发烧灰，存性，细研，水服，并吹入鼻中。

又方：白及末，新汲水调下。

又法：纸数十层，水浸湿，安顶中，以火熨之，纸干立止。

又法：用线扎中指中节，左孔出血扎左指，右孔出血扎右指，两孔出血则俱扎之。

又法：以大蒜捣饼贴足心。

虫入耳中

以猫尿滴耳中，虫即出以生姜擦猫鼻，即尿。

跌打损伤

韭汁和童便饮，散其瘀血。骨折者，蜜和葱白，捣匀厚封。酒调白及末二钱服。

产妇血晕

猝时昏晕,药有未及,床前烧炭沃醋,或以醋涂口鼻,令酸气入,神收即醒。或用破旧漆器,或干漆,烧烟熏之,使鼻受其气产后血既大行,气随脱去,察其面白、眼闭、口开、手冷、脉微,气脱证也。速用人参一二两,急煎浓汤灌之。凡产后血晕,本属气虚,而血壅痰盛,亦有之。如果形气、脉气俱有余,胸腹胀痛上冲,血逆证也,宜用失笑散;若痰盛气粗,宜二陈汤;如无胀痛气粗之类,悉属气虚,宜大剂芎归汤、八珍汤之类主之。

产后子肠不收

醋三分,冷水七分,和噀其面,一噀一缩,三噀即收。又法:草麻仁一两,捣膏涂顶心,收即去之。

又法:皂角末吹鼻中,嚏作立上。

卷　末

勿　药　元　诠

　　摄生尚元，非崇异也。生身以养寿为先，养身以却病为急。经曰：我命在我，不在于天。昧用者夭，善用者延。故人之所生，神依于形，形依于气，气存则荣，气败则灭。形气相须，全在摄养。设早使气衰而形无所依，神无所主，致殂谢为命尽，岂知命者哉？夫胎息为大道根源，导引乃宣畅要术。人能养气以保神，气清则神爽；运体以却病，体活则病离。规三元养寿之方，绝三尸九虫之害。内究中黄妙旨，外契大道玄言，则阴阳运用，皆在人之掌握，岂特遐龄可保？即玄妙上乘，罔不由兹始矣。噫！顾人之精进何如尔？

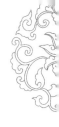

《上古天真论》

《素问·上古天真论》曰：上古之人，其知道者，法于阴阳，和于术数上古，太古也。道，造化之名也。《老子》曰：有物混成，先天地生，寂兮寥兮，独立而不改，周行而不殆，可以为天下母，吾不知其名，字之曰道者是也。法，取法也。和，调也。术数，修身养性之法也。言既法阴阳，而又济之以术数，盖阴阳之道，逆之则灾害生，从之则苛疾不起，故知道者，必法则之，如下文所云者是也。饮食有节，起居有常，不妄作劳，故能形与神俱，而尽终其天年，度百岁乃去饮食有节，则肠①不妄作劳，则血气②年者，天畀之③ 今时之人不然也，以酒为浆，以妄为常，醉以入房，以欲竭其精，以耗散其真多欲不节则精竭，精竭则真气随之而散。盖精能生气，气能生神，营卫一身，莫大乎此。故善养生者，必实其精，精盈则气盛，气盛则神全，神气坚强，老而益壮，皆本乎精也。广成子曰：必静必清，无劳汝形，无摇汝精，乃可以长生，正此之谓。不知持满，不时御

---

① 原缺十二字

② 原缺十二字。

③ 原缺十字。

神保精如持盈满，恐其倾覆，四时调神，以防灾患，其不能者反此。务快其心，逆于生乐，起居无节，故半百而衰也快心事过，终必为殃，是逆于生乐也。起居无节，半百而衰，皆以斫丧精神，事事违道，故不能如上古之尽其天年也。《老子》曰：生之徒十有三，死之徒十有三；民之生，动之死地，亦十有三，其今人之谓欤？乐音洛。

又《上古天真论》

又曰：夫上古之教下也，皆谓之，虚邪贼风，避之有时此下二节，上古圣人教人以保真之道。虚邪贼风，谓风从冲后来者，主杀害万物，故避之有时，此治外之道也。一切四时乖戾不正之气，是谓贼风邪气。夫音扶。恬憺虚无，真气从之，精神内守，病安从来？恬，安静也；憺，朴素也；虚，湛然无物也，无窅然莫测也。恬憺者，泊然不愿乎其外；虚无者，漠然无所动于中也。所以真气无不从，精神无不守，又何病之足虑哉？此治内之道也。按：效法圣贤，则明哲之所必不容已者，欲得其门，当自养心保身始，故但能于动中藏静，忙里偷闲，致远钩深，庶乎近矣。谭景升曰：明镜无心，无物不照；昊天无心，万象自驰；行师无状，敌不敢欺；至人无心，元精自归。恬音甜，憺音淡，宵音杳。是以志闲而少欲,心安而不惧,形劳而不倦内机息,故少欲;外纷静,故心安。物我两亡,起居皆适,虽形劳而神自逸也。气从以顺,各从其欲,皆得所愿气得所养则必从顺。唯其少欲,乃能从欲,以不妄求,故无难得。故美其食精粗皆甘也。任其服美恶随便也。乐其俗与天和者,乐天之时,与人和者,乐人之俗也。高下不相慕,其民故曰朴高忘其贵,下忘其分,两无所慕,皆归于朴。知止所以不殆也。是以嗜欲不能劳其目,淫邪不能惑其心,嗜欲,人欲也。目者,精神之所注也,目不妄视,则嗜欲不能劳心神。既朴而与玄同,则淫邪不能惑。愚智贤不肖,不惧于物,故合于道无论愚智贤不肖,但有养于中,则无惧于物,故皆合养生之道矣。所以能年皆度百岁而动作不衰者,以其德全不危也执道者德全,德全者形全,形全者圣人之道也。又何危焉?

又《上古天真论》

黄帝曰:余闻上古有真人者,提挈天地,把握阴阳此下帝述所闻,以语岐伯。真人者不假修为，天真俱全。天地阴阳，惟其阖辟握持，言其道法之神也。**呼吸精气，独立守神，肌肉若一**呼接于天，故通乎气；吸接于地，故通乎精。有道独存，故能独立。神不外驰，故曰守神。神守于中，形全于外，身心皆合于道，故曰肌肉若一，即首篇形与神俱之义，言不坏也。按：精气神乃人身之三宝也，今将先贤及道家得理诸论，采附于下，以助参悟。白乐天曰：王乔、赤松，吸阴阳之气，食天地之精，呼而出故，吸而入新。方杨曰：凡亡于中者，未有不取足于外者也。故善养物者守根，善养生者守息。此言养气当从呼吸也。曹真人曰：神是性兮是命，神不外驰兮自定。张虚静曰：神若出便收来，神返身中兮自回。此言守神以养气也。《淮南子》曰：事其神者神去之，休其神者神居之。此言静可养神也。《金丹大要》曰：兮聚则精盈，精盈则气盛。此言精气之互根也。《契秘图》曰：坎为水为月，在人为肾，肾藏精，精中有正阳之气，炎升于上，离为火为日，在人为心，心在血，血中有真一之液，流降于下。此言坎离之交媾也。吕纯阳曰：精养灵根气养神，此真之外更无真。此言修真之要，在于精气神也。《胎息经》曰：胎从伏气中结，气从有胎中息，气入身来为之生，神去离形为之死。知神气可以长生，固守虚无，以养神气，神行即气行，神住即气住。若欲长生，神气须注，心不动念，无来无去，不出不入，自然长住，勤而行之，是真道路。《胎息铭》曰：三十六咽，一咽为先，吐唯细细，纳唯绵绵，坐卧亦尔，行立坦然，戒于喧杂，忌以腥膻，假名胎息，实曰内丹，非只治病，决定延年，久久行之，名列上仙。此言养生之道在乎存神养气也。张紫阳曰：心能役神，神亦役心。眼者神游之宅，神游于眼，而役于心。心欲求静，心先制眼，抑之于眼，使归于心，则心静而神亦静矣。此言存神在心，而静心在目也。又曰：神有元神，气有元气，精得无元精乎？盖精依气生，精实而气融，元精失则元气不生，元阳不见。元神见则元气生，元气生则元精产。此言元精、元气、元神者，求精气神于化生之初也。李东垣《省言箴》曰：气乃神之祖，精乃气之子，气者精神之根蒂也。大矣哉！积气以成精，积精以全神，必清必静，御之以道，可以为天人矣。有道者能之，余何人哉？切宜省言而已。此言养身之道，以养气为本也。按：诸论无非精气神之理，夫生化之道，以气为本。故《疏五过论》曰：气内为宝。此诚最重之辞，医家最切之旨也。唯是气义有二，曰先天气，后天气。先天气者，真一之气，气化于虚，因气化形，此气自虚无中来；后天气者，血气之气，气化于谷，因形化气，此气自调摄中来。此形字，即精字也。盖精为天一所生，有形之祖。《龙虎经》曰：水能生万物，圣人独知之。《经脉篇》曰：人始生，先成精，精成而脑髓生。《阴阳应象大论》曰：精化为气，故先天之气，气化为精，后天之气，精化为气。精之与气，本自互生，精气即足，神自王矣。虽神由精气而生，然所以统驭精气，而为运用之主者，则又在吾心之神，三者合一，可言道矣。今之人，但知禁欲，即为养生，殊不知心有妄动，气随心散，气散不聚，精逐气亡。释氏有戒欲者曰：断阴不如断心，心为功曹，若止功曹，从者都息。邪心不止，断阴何益？此言深得制欲之要，亦足为入门之一助也。故能寿敝天地，而无有终时，此其道生敝，尽也。真人体合于道，故后天地而生，原天地之始，先天地而化，要天地之终，形去而心在，气散而神存。故能寿敝天地而与道俱生也。

又《上古天真论》

中古之时，有至人者，淳德全道至，极也。淳，厚也。至极之人，淳庞其德，全体妙道。和于阴阳，调于四时和，合也。调，顺也。至人动息，合于阴阳，顺于四序。去世离俗，积精全神心远世纷，身离俗染，聚精会神，故能积精全神。游行天地之间，视听八荒之外至道之人，动以天行，故神游宇宙，明察无外，故闻见八荒。此盖益其寿命而强者也，亦归于真人真人则寿敝于天地，至人则益其寿命而强。未可同日而语矣,故曰亦者,有间之辞。

又《上古天真论》

其次有圣人者,处天地之和,从八风之理次真人、至人者,谓之圣人。圣,大而化也。圣人之道,与天地合德,日月合明,四时合序,鬼神合吉凶,所以能处天地之和气,顺八风之正理,而邪弗能伤也。适嗜欲于世俗之间,无恚嗔之心适,安便也。恚,怒也。嗔,恶也。适其嗜欲,同于世俗,随遇泰然,无有恚嗔。嗜音示。恚音畏。嗔,昌真切。行不欲离于世,被服章圣人行事,同于世俗。故被服章衣冠而处。《皋陶谟》曰:天命有德,五服五章哉。举不欲观于俗,外不劳形于事,内无思想之患观者,效尤之谓。圣人行事,虽同于世,而举动则不欲观于俗;以观于俗,则外而劳形,内而思想,不观则无此患矣。以恬愉为务,以自得为功,形体不敝,精神不散,亦可以百数恬,静也。愉,悦也。敝,坏也。外不劳形,则身安,内无思想,则心静;恬愉自得,适性而动,内外俱有养,则外而形体不敝,内而精神不散,故寿亦可以百数。恬音甜。愉音俞。其次有贤人者,法则天地次圣人者,谓之贤人。贤,善

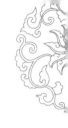

也，才德之称。法，效也，则式也。天地之道，天圆地方，天高地厚，天覆地载，天动地静。乾为天，乾者，健也。坤为地，坤者，顺也。君子之自强不息，安时处顺，能覆能载，能包能容，可方可圆，可动可静，是皆效法天地之道。**象似日月象**，仿也。似，肖也。日为阳精，月为阴精，月以夜见，日以昼明，日中则昃，月盈则亏。贤人象其照临。**辨列星辰**辨，别也。列，分解也。二十八宿，为星之经；金木水火土，为星之纬。经有度数之常，纬有进退之变。日月所会谓之辰，辰有十二谓之次，会当朔晦之期，次定四方之位，贤人则辨列之。**逆从阴阳**逆，反也。从，顺也。阳主生，阴主死；阳主长，阴主消；阳主升，阴主降。升者其数顺，降者其数逆。然阳中有阴，阴中有阳也。贤人则审其支干，而逆从之。**分别四时生长收藏，贤人则因其节序。将从上古，合同于道，亦可使益寿，而有极时**贤人将从上古，由教以入道，亦可使益寿，但终有极尽之时耳。呜呼！人操必化之器，托不停之运，鸟飞兔走，谁其免之？独怪夫贪得者忘殆，自弃者失时，时不待人也！若之何？盍不及早回头，而效法乎贤人也？

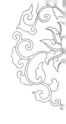

《四气调神论》

《素问·四气调神论》曰：春三月，此谓发陈春月阳和上升，气潜发动，生育庶物，陈其恣容，故曰发陈。天地俱生，万物以荣万物一于生发。夜卧早起，广步于庭广，大也。所以布发生之气也。被发缓形，以使志生缓，和缓也。举动和缓，以应春气，则神定而志生，是即所以使也。后仿此生而勿杀，予而勿夺，赏而勿罚皆所以养发生之德也。故君子于启蛰不杀，方长不折。予，与同。此春气之应，养生之道也凡此应春气者，正所以养生气。逆之则伤肝，夏为寒变，奉长者少逆，不顺也。奉，承也。肝属木，王于春，春失所养，故肝伤。肝伤则心火失其所生，故当夏令，则火有不足，而寒水侮之，因为寒变。寒变者，变热为寒也。春生既逆，承生气而夏长者少矣。夏三月，此谓蕃秀蕃，茂也。阳王已极，物生以长，蕃茂言极盛也。蕃音烦。天地气交，万物华实岁气阴阳盛衰，其交在夏，故曰天地气交。斯时也，阳气生长于前，阴气收成于后，故万物华实。夜卧早起，无厌于日起卧同于春时，不宜藏也。无厌于长日，气不宜惰也。使志无怒,使华英成秀长夏火土用事,怒则肝气易逆,脾土易伤,故欲使志无怒,则华英成秀。华英,言神气也。使气得泄,若所爱在外夏气宜疏泄,时令发扬,故所爱亦顺阳而在外。此夏气之应,养长之道也凡此应夏气者,正所以养长气也。长,上声。逆之则伤心,秋为痎疟,奉收者少心属火,王于夏。夏失所养,故伤心。心伤则暑气乘之,至秋而金气收敛,暑邪内郁,于是阴欲入而阳拒之,故为寒;火欲出而阴束之,故为热。金火相争,故寒热往来,而为痎疟。夏长即逆,承长气而秋收者少矣。痎音皆。冬至重病火病者畏水也。秋三月,此谓容平凡物夏长已极,至秋而定也,故曰容平。天气以急,地气以明风气劲疾曰急,物色清肃曰明。早卧早起,与鸡俱兴早卧以避初寒,早起以从新爽。使志安宁,以缓秋刑阳和日退,阴寒日生,故欲神志安宁,以避肃杀之气。收敛神气,使秋气平,无外其志,使肺气清皆所以顺秋气,欲使肺金清净也。此秋气之应,养收之道也凡此应秋气者,正所以养收气也。逆之则伤肺,冬为飧泄,奉藏者少肺属金,王于秋。秋失所养,故伤肺。肺伤,则肾水失其所生，故当冬令而为肾虚飧泄。飧泄者，水谷不分而为寒泄也。秋收即逆，承收气而冬藏者少矣。飧音孙。**冬三月，**此谓闭藏闭塞成冬，阳气藏伏也。**水冰地坼，无扰乎阳**坼，裂也。天地闭塞，故不可烦扰，以泄阳气。坼音策。**早卧晚起，必待日光**所以避寒也。**使志若伏若匿，若有私意，若已有得**皆所以法冬令，欲其自重，无妄动也。**去寒就温，无泄皮肤，使气亟夺**泄皮肤，谓汗也。阳气在内，汗之则为寒气所迫夺。真氏曰：冬气闭藏不密，温暖无霜雪，则来年阳气无力，五谷不登，人身亦是如此，静时纷扰，则动时安能中节？故周子以主静为本，程子以主敬为本，其理一也。亟，棘、器二音。**此冬气之应，养藏之道也**凡此应冬气者，正所以养藏气者，正所以养藏气也。**逆之则伤肾，春为痿厥，奉生者少**肾属水，王于冬。冬失所养，故伤肾。肾伤，则肝水失其所生，肝主筋，故当春令，而筋病为痿，阳欲藏，故冬不能藏，则阳虚为厥，冬藏即逆，承藏气而春生者少矣。

又《四气调神论》

天气清静，光明者也天气唯清净，则众曜光明也。人禀此气而生，惟清净亦聪明而神慧，天人本一致也。**藏德不止，故不下也**天德不露，故曰藏德。天之藏其阳德，运而不止，故能悬象于上，悠久而不下也。在人之身，能纯全其阳，则亦可以长生而不坏。修身之士，可不知所藏德乎？**天明则日月不明，邪害空窍**惟天藏德，不自为用，故日往月来，寒往暑来，以成阴阳造化之道。设使天不藏德，自专其明，是大明见则小明灭，日月之光隐矣，昼夜寒暑之令废，而阴阳失其和矣。此所以大明之德，不可不藏也。所喻之意，盖谓人之本元不固，发越于外，而空窍疏，则邪得乘虚而害之矣。空，孔同。**阳气者闭塞，地气者冒明**邪害空窍，九窍不通，阳气闭塞矣；而地气反上加于天，而冒蔽乎阳明矣。**云雾不精，则上应白露不下**雾者，云之类。露者，雨之类。《阴阳应象大论》曰：地气上为云，天气下为雨，雨出地气，云出天气。若上下否隔，此地气不升，而云雾不得精于上；天气不降，而白露不得应于下。是即阳气闭塞而不通，地气上加于天，而冒蔽阳明也。人身膻中之气，犹云雾也。膻中气化，则通调水道，下输膀胱；若膻中之气不化，则不能通调水道，下输膀胱，而失降下之令，犹之白露不降矣。**交通不表万物命，故不施，不施则名木多死**独阳不生，独阴不成。

若上下不交，则阴阳乖而生道息，不能表见于万物之命，故生化不施，不施则名木先应，故多死。恶气不发，风雨不节，白露不下，则菀藁不荣恶气不发，即邪害空窍，闭塞冒明也。风雨不节，即交通不表也。白露不下，亦上文所云者。菀藁不荣，抑菀枯藁，无所荣养也。菀，郁同。藁音槁。贼风数至，暴雨数起，天地四时不相保，与道相失则未央绝灭央，中半也。阴阳即失其和，则贼风暴雨，数为残害，天地四时，不保其常，是皆与道相违，故凡禀化生气数者，皆不得其半而绝灭矣。数，音朔。

又《四气调神论》

惟圣人从之，故身无奇病，万物不失，生气不竭从之，谓顺阴阳四时而不逆也。无奇病，谓无寒变、痎疟、飧泄、痿厥之类也。万物不失，谓春时生而勿杀，夏时使华英成秀，秋时缓于秋刑，冬时若伏若匿。若已有得，一身内犹万物得所而无失也。生气不竭，谓生长收藏，各得其养，其机生生而不息也。逆春气，则少阳不生，肝气内变一岁之气，春夏为阳，秋冬为阴。春夏主生长，秋冬主收藏。春令属木，肝胆应之。《藏气法时论》曰：肝主春，足厥阴少阳主治。故逆春气，则少阳之令不能生发，肝气被部，内变为病。此不言胆而只言肝者，以脏气为主也，后仿此。**逆夏气，则太阳不长，心气内洞**夏令属火，心与小肠应之。《藏气法时论》曰：心主夏，手少阴太阳主治。故逆夏气，太阳之令不长，而心虚内洞，诸阳之病生矣。**逆秋气，则太阴不收，肺气焦满**秋令属金，肺与大肠应之。《藏气法时论》曰：肺主秋，手太阴阳明主治。故逆秋气，则太阴之令不收，而肺热叶焦为胀满也。**逆冬气，则少阴不藏，肾气独沉**冬令属水，肾与膀胱应之。《藏气法时论》曰：肾主冬，足少阴太阳主治。故逆冬气，则少阴之令不藏，而肾气独沉。藏者，藏于中；沉者，沉于下。肾气不蓄藏，则注泄、沉寒等病生矣。**夫四时阴阳者，万物之根本也**各因时以受气。**所以圣人春夏养阳，秋冬养阴，以从其根**夫阴根于阳，阳根于阴。阴以阳生，阳以阴长。所以圣人春夏则养阳，以为秋冬之地；秋冬则养阴，以为春夏之地。皆所以从其根也。今人有春夏不能养阳者，每因风凉生冷，伤此阳气，以致秋冬多患疟泻，此阴胜之为病也；有秋冬不能养阴者，每因纵欲过热，伤此阴气，以致春夏多患火证，此阳胜之为病也。善养生者，宜切佩之。**故与万物沉浮生长之门，逆其根，则伐其本，坏其真矣**万物生长收藏于四时,圣人养阴养阳,是与万物浮沉于生长之门。若不能养以从其根,则克伐其本源,败坏其真元矣。故阴阳四时者,万物之终始也,死生之本也阴阳之理,阳为始,阴为终;四时之序,春为始,冬为终;死生之道,分言之,则得其阳者生,得其阴者死。合言之,则阴阳和者生,阴阳离者死。故为万物之终始,死生之本也。逆之则灾害生,从之则苛疾不起,是谓得道苛疾,同深病也。道者圣人行之,愚者佩之圣人行之,愚者佩之,圣人与道无违,故能行之,愚者信道不笃,故但佩服而已。夫即佩之,已匪无悟,而尚称为愚,今有并阴阳不知,而曰医者,又何如其人哉?《老子》曰:上士闻道,勤而行之;中士闻道,若存若亡;下士闻道,大笑之,不笑足以为道。正此谓也。从阴阳则生,逆之则死;从之则治,逆之则乱。反顺为逆,是谓内格顺四时阴阳以养身,而生长收藏各得其道,又何者之不治乎? 反顺者,反常也。为逆者,行逆也。内格者,内性拒格于天道也。言阴阳内外,皆相格拒也。

又《四气调神论》

是故圣人不治已病,治未病;不治已

乱,治未乱。此之谓也此承前篇而言,二句是古语,引之以结言。四气调神,乃圣人未病之治,未乱之防也。**夫病已成而后药之,乱已成而后治之。譬犹渴而穿井,斗而铸兵,不亦晚乎?** 渴而穿井,无及于饮;斗而铸兵,无济于战,诚哉晚矣! 而病不早为之计者,亦犹是也。观扁鹊之初见齐桓侯曰:君有疾在腠理,不治将深。后五日,复见曰:君有疾在血脉,不治将深。又五日,复见曰:君有疾在肠胃间,不治将深。而桓侯俱不能用,再后五日复见,扁鹊望颜而退走曰:疾之居腠理也,汤熨之所及也;在血脉,针石之所及也;在肠胃,酒醪之所及也;其在骨髓,虽司命无奈之何矣! 后五日,桓侯疾作,使人召扁鹊,而扁鹊已去,桓侯遂死。夫桓侯不早用扁鹊之言,及其病深而后召之,是即渴而穿井,斗而铸兵也。故在圣人,则当用意于未病未乱之先,所以灾祸不侵,身命可保。今之人多见病势已成,犹然隐讳,及至不可为,则虽以扁鹊之神,亦云无奈之何。而医非扁鹊,又将若之何哉? 嗟夫! 祸始于微,危因于易,能预此者,谓之治未病,不能预此者,谓之治已病,知命者其谨于微而已矣。

《刺法论》

《素问·遗篇刺法论》曰:所有自来肾

有久病者，可以寅时面向南，净神不乱思，闭气不息七遍，以引颈咽气顺之，如咽甚硬物，如此七遍，后饵舌下津令无数久修炼性命者咽气，令腹中鸣至脐下，子气见母元气，故曰返本还原。久饵之，令深根固蒂也。故咽气精者，名天池之水，资精气血，荡涤五藏，先溉元海，一名离宫之水，一名玉池，一名神水，不可唾之，但可饵之，以补精血，可益元海也。按：人生之本，精与气耳。气能生精，精亦能生气。气聚精盈，则神王；气散精衰，则神去。故修真诸书，无非发明精气神三字，而三者之用，尤先于气。故《悟真篇》曰：道自虚无生一气，便从一气产阴阳。又古歌曰：气是添年药，精为续命芝，世上慢忙兼慢走，不知求我更求谁。盖以天地万物，皆由气化，气存数亦存，气尽数亦尽。所以生者由乎此，所以死者亦由乎此。此气之不可不宝也，能宝其气，则延年之道也。故晋道成论长生养性之旨曰：其要在于存三、抱元、守一。三者，精气神，其名曰三宝；抱元者，抱守元阳真气也；守一者，神灵也。神在心，心有性属阳，是为南方丙丁之火。肾者能生元阳，为真气，其泄为精，是为北方壬癸之水，水为命，命系于阴也，此之谓性命。为三一之道在于存想，下入丹田，抱守元阳，逾三五年，自然神定气和，功满行毕，其道成矣。诸如此类，道家议论尽多，无非祖述本经精气之说耳。

其下手工夫，惟蒋氏《调气篇》、苏氏《养生诀》、李真人《长生十六字诀》，皆得其法，足为入门之阶。如蒋氏《调气篇》曰：天虚空中皆气，人身虚空处皆气，故呼出浊气，身中之气也，吸入清气，天地之气也。人在气中，如鱼游水中，鱼腹中不得水出入即死。人腹中不得气出入亦死。其理一也。善摄生者，必明调气之术。当设密室，闭户安床，暖席偃卧，瞑目，先习闭气，以鼻吸入，渐渐腹满，及闭之久不可忍，乃从口细细吐出，不可一呼即尽，气定复如前闭之，始而十息，或二十息，不可忍。渐熟渐多，但能闭至七八十息以上，则脏腑胸膈之间，皆清气之布濩矣。至于纯熟，当其气闭之时，鼻中惟有短息一寸余，所闭之气，在中如火，蒸润肺宫。一纵则身如委蛇，神在身外，其快其美，有不可言之状。盖一气流通表里，上下彻泽战也。其所闭之气渐消，则恍然复旧，此道以多为贵，以久为功。但能于日夜间行得一二度，久久耳目聪明，精神完固，体健身轻，百病消灭矣。凡调气之初，务要体安气和，无与意气争。若不安和且止，俟和乃为之，久而弗倦，则善矣。闭气如降龙伏虎，须要达其神理，胸膈常宜虚空，不宜饱满。若气结滞，不得宣流，觉之，便当用吐法以除之，如呬、呵、呼、嘻、嘘、吹，六字诀之类是也。不然则泉源壅遏，恐致逆流，疮痏中满之患作矣。又如苏氏《养生诀》曰：每夜于子时之后，寅时之前，披衣拥被，面东或南，盘足而坐，叩齿三十六通，两手握固，拄腰腹间，先须闭目静心，扫除妄念，即闭口并鼻，不令出气，谓之闭息，最是道家要妙。然后内观五脏，存想心为炎火，光明洞彻，降下丹田中，待腹满气极，则徐徐出气，不得令耳闻声。候出息匀调，即以舌搅唇齿内外，漱炼津液，津液满口，即低头咽下，令津与气谷谷然有声，须用意精猛，以气送入丹田中，气定又依前法为之，凡九闭气，三咽津而止。然后以两手擦摩两脚心，使涌泉之气，上彻顶门，及脐下腰脊间，皆令热彻；次以两手摩熨眼角耳项，皆令极热，仍按捏鼻梁左右五七次，梳头百余梳而卧，熟卧至明。又如李氏《十六字诀》云：一吸便提，气气归脐，一提便咽，水火相见。注曰：有十六字，仙家名为十六锭金，乃至简至易之妙诀也。无分在官不妨政事，在俗不妨家务，在士不妨本业。只于二六时中，略得空间，及行住坐卧，意一到处，便可行之，口中先须漱及三五次，舌搅上下腭，仍以舌抵上腭，满中津生，连津咽下，汩然有声，随于鼻中吸清气一口，以意会及心目，寂地直送至腹脐下一寸三分丹田炁海之中，略存一存，谓之一吸。随用下部轻轻如忍便状，以意力提起，使气归脐，连及夹脊、双关、肾门，一路提上，直至后顶玉枕关，透入泥丸顶内，其升而上之，亦不觉气之上出，谓之一呼。一呼一吸，谓之一息。炁既上升，随又似前汩然有声咽下，鼻吸清气，送至丹田，稍存一存，又自下部如前轻轻提上，与脐相接而上，所谓气气归脐，寿与天齐矣。凡咽时口中有液愈妙，无液亦要汩然有声咽之。如是一咽一提，或三五口，或七或九，或十二，或二十四口，要行即行，要止即止，只要不忘作为正事，不使间断方为精进。如有疯疾，见效尤速，久久行之，却病延年，形体不变，百疾不作。自然不饿不渴，安健胜常。行之一年，永绝感冒、痞积逆滞，不生痈疽、疮毒等疾，耳聪目明，心力强记，宿疾俱瘳，长生可望。所谓造化吾手，宇宙吾心，功莫能述也。按：此三家之法，若依蒋氏，则卧亦可，昼亦可；依苏氏，则坐亦可，夜亦可；依李氏，则闲亦可，忙亦可。此三说者，惟李氏稍烦，较难为力，然其中亦有可用者，但不当拘泥耳。故或用此，或用彼，取长舍短，任意为之，贵得自然，第无勉强，则一身皆道，何滞之有？久而精之，诚不止于却病已也。又观之彭祖曰：和气[1]导气之道，密室闭户，安床暖席，枕高二寸半，正身偃卧，瞑目闭气，以鸿毛著鼻上不动。经三百息，耳无所闻，目无所见，心无所思，如此则寒暑不能侵，蜂虿不能毒，寿百六十岁，邻于真人，夫岂虚语哉？然总之金丹之术百数，其要在神水华池；玉女之术百数，其要在还精采气，斯言得之矣。此外有云转辘轳，运河车，到玉关，上泥丸者，皆言提气也；有云进用武火，出用文火者，谓进欲其壮，出欲其徐，皆言呼吸也；有云赤龙搅水混，神水满口匀者，皆言津液也；有想火入脐

---

① 气：《备急千金要方》卷二十七引作"神"。

轮，放火烧遍身者，皆言阳气欲其自下而升，以温元海三焦也。再如或曰龙虎，或曰铅汞，或曰坎离，或曰夫妇，或云导引，或云栽接，迹其宗旨，无非此耳。虽其名目极多，而可以一言蔽之者，则曰出少入多而已。医道通仙，斯其为最矣。此一节乃养气还精之法也。

调 息

调息一法，贯彻三教，大之可以入道，小用亦可养生。故迦文垂教，以目视鼻端白，数出入息，为止观初门。庄子《南华经》曰：至人之息以踵。王龙溪曰：古之至人，有息无睡。故《大易·随卦》曰：君子以向晦入晏息，晏息之法，当向晦时，耳无闻，目无见，四体无动，心无思虑，如种火相似。先天元气、元神，停育相抱。真意绵绵《老子》曰：绵绵若存。开合自然，与虚空同体，故能与虚空同寿也世人终日营扰，精神困惫，夜间靠此一睡，始够一日之用，一点灵光，尽为后天浊气所掩，是谓阳陷于阴也。李东垣曰：夜半收心，静坐片时，此生发周身元气大要也。凡劳心劳力之人，须随时偷闲调息，以保既耗之元气。盖气根于息,息调则气调,气调则身中无不流通四达,而百脉安和,神情清泰,虽劳不甚苦人矣。调息之法,端默静坐,谢境澄心,口目俱闭,止于鼻中徐呼徐吸,任我自然,勿得作意思为,着力太重。反使本来不息之真,窒而不利。读书者必习养生法,能习养生法,不唯于身利,更于心利。举其要,莫先于少睡,少睡则神灵,神灵则气爽,气爽神灵,身心自然交利矣。然少睡之工有六:静而勿躁,一也;疏远房室,二也;常收此心于腔子中,三也;深夜勿寒勿饱,四也;行住坐卧,不忘调息,五也;每当日晡时,神气昏倦,辄偷闲一憩,六也。医者尤须加意调摄,爱养自家精力,精力小足则倦,倦生厌,厌生躁,厌躁相乘,则审脉辨证处方,皆苟率而无诚意矣。思欲救死全生,庸可期乎?今之医者,鲜克不以奔竞为专务,徒劳苦而不自知,大戒也。

调 息 之 法

调息之法,不拘时候,随便而坐,平直其身,纵任其体,不倚不曲,解衣缓带腰带不宽,则上下气不流通。务令周适,口中舌搅数遍,微微呵出浊气不得有声。鼻中微微纳之,或三五遍,或一二遍,有津咽下,叩齿数通,舌抵上腭,唇齿相着,两目垂帘,令胧胧然,渐次调息,不喘不粗,或数息出,或数息入,从一至十,从十至百,数至数千,摄心在数,勿令散乱,如心息相依,杂念不生,则止勿数,任其自然,名曰随息(眉批:随息)。与息俱出,复与俱入,随之不已,一旦自住,不出不入(眉批:无息)。忽觉此身,从毛窍中,八万四千,云蒸雨散,诸病自除,诸障自灭,坐久愈妙。若欲起身,须徐徐舒放手足,勿得遽起,能勤行之,静中光景种种奇特,直可明心悟道静能生慧。不但却病延年而已也息有四相:呼吸有声者,风也,守风则散;虽无声而鼻中涩滞者,喘也,守喘则结;不声不滞,而往来无形者,气也,守气则劳;不声不滞,出入绵绵,若存若亡,神气相依,是息相也。息调则心定,真气往来,自能夺天地之造化,息息归根,命之蒂也。

小 周 天

先要止念,身心澄定,面东珈坐平坐亦可,但前膝不可低,肾子不可着物。呼吸和平,用三昧印掐无名指,右掌加左掌上。按于脐下，叩齿三十六遍，以集身神。赤龙搅海，内外三十六遍赤龙，舌也。内外，齿内外也。双目随舌转运；舌抵上腭，静心数息，三百六十周天毕，待神水满，漱津数遍，用四字诀撮、抵、闭、吸也。撮提谷道，舌抵上腭，目闭上视，鼻吸莫呼。从任脉撮，过谷道到尾闾，以意运送，徐徐上夹脊中关，渐渐速些，闭目上视，鼻吸莫呼，撞过玉枕颈后骨。将目往前一忍，直转昆仑头顶。倒下鹊桥舌也。分津送下重楼，入离宫心也。至气海坎宫丹田。略定一定，复用前法运行三次。口中之津，分三次咽下，所谓天河水逆流也。静坐片时，将手左右，擦丹田一百八下，连脐抱住，放手时，将衣被围佐脐轮，勿令风入古云：养得丹田暖暖热，此是神仙真妙诀。次将大指背擦热，拭目十四遍去心肝火。擦鼻三十六遍润肺。擦耳十四遍补肾。擦面十四遍健脾。双手掩耳鸣天鼓，徐徐将手往上即朝天揖，如是者三，徐徐呵出浊气四五口，收清气，双手抱肩，移筋换骨数

遍,擦玉枕关二十四下,擦眼一百八下,擦足心各一百八下。

《道经》六字诀

呵　呼　呬音戏　嘘　吹音脆　嘻

每日自子至巳,为六阳时,面东静坐,叩齿三十六通,舌搅口中,候水满时,漱炼数遍,分三口,咽咽咽下人一身之水皆咸,惟舌下华池之水甘淡。一秤金诀曰:咽下咽咽响,百脉自调匀。以意送至丹田,微微撮口,念呵字,呵出心中浊气,念时不得有声,反损心气,即闭口,鼻吸清气以补心,吸时亦不得闻吸声,但呼出令短,吸入令长,如此六次。再念呼字六遍,以治脾;再念呬字六遍,以治肺;再念嘘字六遍,以治肝;再念吹字六遍,以治肾;再念嘻字六遍,以治三焦客热。并如前法,谓之三十六小周天也

诗曰:春嘘明目木扶肝,至夏呼心火自闲,秋呬定收金气润,冬吹唯要坎中安,三焦嘻却除烦热,四季常呼脾化食,切忌出声闻两耳,其功尤胜保神丹。

金丹秘诀

金丹秘诀曰：一擦一兜，左右换手，九九之功，真阳不走。戌亥二时，阴旺阳衰之候，一手兜外肾，一手擦脐下丹田。左右换手，各八十一，半月精固，久而弥佳。凡大小便之时，咬紧牙齿，解中方开，亦最能固精。

按摩导引诸法

发直多梳，面宜多擦，目宜常运，耳宜常弹将两手心按两耳，以指弹脑，名鸣天鼓。舌宜抵腭，齿宜数叩，津宜数咽，浊宜常呵，清宜常吸，背宜常暖，胸腹宜常护常摩，谷道宜常撮，肢节宜常摇，手心足心宜常擦，皮肤宜常干沐浴即擦摩也。大小便宜闭口勿言。夜寝语言，大损元气，尤宜戒之。

罗先生论

罗先生曰：收拾一片真正精神，拣择一条直捷路径，安顿一处宽闲地步，其好朋友，涵泳优游，忘年忘世，俾吾心体段，与天地为徒，吾心意况，共莺鱼活泼，其形虽只七尺，而其量实包太虚，其齿虽近壮衰，而其真不减童稚，每读一过，顿开无限心胸，胜服百剂清凉散也此下数条，无非教人勿药之意。

养生宜节饮食

养生者固宜节食，尤宜节饮。食伤人所易知，饮伤人都不觉。不特茶汤、浆酒以及冰泉、瓜果之伤，谓之伤饮，即服药过多，亦谓之伤饮。其见证也，轻则腹满肠鸣，为呕为吐；重则腹急如鼓，为喘为呃；甚则紧闭牙关，涎流口角，昏愦不省人事，状类中风。患此证者，滔滔皆是。或未有识，不得不为来者言之世俗谓病疟之人，忌茶忌药，否则令人中满，深味之亦甚有理，特词未之达耳。所谓忌茶者，非忌茶也，忌茶汤也；忌药者，非忌药也，忌汤药也。盖病疟之人，中宫多湿，若更过饮茶汤，恣投汤药，则以湿助湿，鲜有不败脾元，而成中满之候者。孰谓恒言无补于世哉？

脾胃为养生之本

脾胃者,养生家第一要具也。不可使之熟生物、热冷物、软硬物凡草头药汁,最能伤脾败胃,断不可谩服,胃气虚者,服之必死,纵或不死,胃气终难完复。且更有草类相似,收采不真,误中杀人之毒于顷刻间,而莫之救者矣。历有明验,言之惨人。

痰饮痞积等证宜灼艾

凡胸腹中有痰有饮,有积有痞,或胀或痛,或酸或嘈,或吐或泻一二证,时止时作,经年不瘥者,急须猛意以图全愈。毋候他日别病相加,掣肘莫措。然治之之法,则灼艾先而药石次。盖灼艾之功,远逾草根木皮万万也唯阴血亏损者,不可再用艾火伤阴,灼艾后,唯节饮食为首务,不可饕餐厚味,致伤胃口。

素有湿热饮食宜清胜

素有湿热之人,饮食之间,最宜清胜。若厚味醺酒,纵肆无节,必多痰火痈疽、卒中之患，须戒之凡虫病、痔病、酒病、瘴病，初愈时，断不可骤服滋补药。盖此数病，以湿热为原，滋补之药，乃助湿热之尤者，骤而服之，鲜中致害。

卧病常存退步心

人当卧病，务须常存退步心，心能退步，则天宽地旷，世情俗味，必不致过恋于心，可计日而起矣。不则，今日当归、芍药，明日甘草、人参，是以江河填漏卮，虽多无益也。先儒有言曰：予卧病时，常于胸前多书"死"字，每书数过，顿觉此心寂然不动。万念俱灰，四大几非我有，又何病之足虑哉？虽然，此唯可与达者言也邡子元由翰林补外十余年矣，不得赐还。尝侘傺无聊，遂成心疾，每疾作，辄昏愦如梦，或发谵语，有时不作，无异平日。或曰：真空寺老僧，不用符药，能治心疾。往叩之，老僧曰：贵恙起于烦恼，生于妄想。夫妄想之来，其机有三：或追忆数十年前荣辱恩仇，悲欢离合，及种种闲情，此是过去妄想也；或事到眼前，可以顺应，若乃畏首畏尾，三番四复，犹豫不决，此是现在妄想也；或期日后富贵荣华，皆如所愿，或期功世名遂，告老归田，或期子孙登荣，以继书香，与夫不可必成，不可必得之事，此是未来妄想也。三者妄想，忽然而生，忽然而灭，禅家谓之幻心；能照见其妄，而斩断念头，禅家谓之觉心。故曰：不患念起，唯患觉迟，此心若同太虚，烦恼何安脚？又曰：贵恙亦原于水火不交，凡溺爱冶容而作色荒，禅家谓之外感之欲；夜深枕上，思得冶容，禅家谓之内生之欲。二者之欲，绸缪染着，皆消耗元精。若能离之，则肾水滋生，可以上交于心。至若思索文字，忘其寝食，禅家谓之理障；经纶职业，不告劬勚，禅家谓之事障。二者之障，虽非人欲，亦损性灵，若能遣之，则心火不致上炎，可以下交于肾。故曰：尘不相缘，根无所偶，返流全一，六欲不行。又曰：苦海无边，回头是岸。子元如其言，乃独处一室，扫空万缘，静坐月余，其病如失。

病中不可偏信师巫

病中但可安分调摄，不可偏信师巫，杀害生命，不惟损资造业，更使心志狐疑，溺情鬼窟，而切身珍爱之图，反置勿问，愚孰甚焉！

问疾来者勿得与之相接

凡有问疾来者，勿得与之相接，一人相接，势必人人相接，多费语言，以耗神气。心所契者，又因契而忘倦；心所憎者，又以憎而生嗔。甚或坐盈一室，声起谈风，纵不耐烦，又不敢直辞以去，嗟嗟病人力克几何而堪若此？恐不终朝而病已增剧矣。智者于此，休将性命徇人情。

病加于小愈

病加于小愈者，因小愈而放其心也。天下事，处逆者恒多易，处顺者反多难。病当未愈而求愈，欲不得逞，志不得肆。凡语言动止，饥饱寒温，以及情性喜怒，无不小心翼翼，自然逆可为顺而愈矣。愈则此心不觉自慰，保护渐疏，恣口吻也，爽寒温也，多语言也，费营虑也，近房室也，任情性而烦恼也，广应酬而不自知劳且伤也。其病岂有不加者乎？因忆孟夫子生于忧患，死于安乐之说，信不可不书绅而铭座右也。

素不服药不为无见

有人素不服药者，不为无见，但须知

得病从何来，当从何去，便是药尔。如饥则食，食即药也；不饥则不食，不食即药也；渴则饮，饮即药也；不渴则不饮，不饮即药也；恶风知伤风，避风便是药；恶酒知伤酒，戒酒便是药。逸可治劳，静可治躁，处阴以却暑，就燠以胜寒，衰于精者寡以欲，耗于气者守以默，怯于神者绝以思，无非对病药也。人惟不自知尔。

声 明

由于年代久远，在本书的重印过程中，部分点校及审读者未能及时联系到，在此深表歉意。敬请本书的相关点校及审读者在看到本声明后，及时与我社取得联系，我们将按照国家有关规定支付稿酬。

天津科学技术出版社有限公司